常见肿瘤综合治疗与康复

CHANGJIAN ZHONGLIU ZONGHE ZHILIAO YU KANGFU

主编　文景丽　等

上海科学普及出版社

图书在版编目（CIP）数据

常见肿瘤综合治疗与康复 / 文景丽等主编. —上海：上海科学普及出版社，2024.5
ISBN 978-7-5427-8702-6

Ⅰ. ①常… Ⅱ. ①文… Ⅲ. ①肿瘤-治疗②肿瘤-康复 Ⅳ. ①R730

中国国家版本馆CIP数据核字（2024）第086817号

统　　筹　张善涛
责任编辑　陈星星　黄　鑫
整体设计　宗　宁

常见肿瘤综合治疗与康复
主编　文景丽　等
上海科学普及出版社出版发行
（上海中山北路832号　邮政编码200070）
http://www.pspsh.com

各地新华书店经销　山东麦德森文化传媒有限公司印刷
开本 787 × 1092 1/16　印张 20.5　插页 2　字数 525 000
2024年5月第1版　2024年5月第1次印刷

ISBN 978-7-5427-8702-6　定价：198.00元

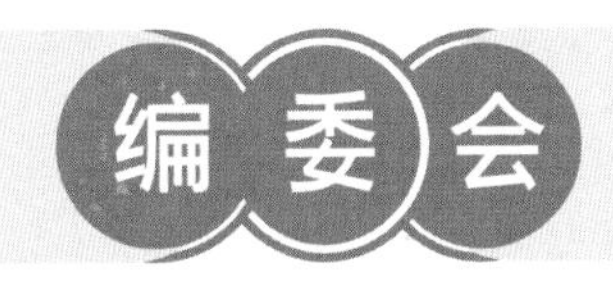

主　编

文景丽　成　健　王文君　王　娜

冯　鑫　张　燕　盖慧荣

副主编

陈克力　刘佳乐　刘俊远　余翠萍

孟　杨　张海东

编　委（按姓氏笔画排序）

王　娜（山东省济南市章丘区人民医院）

王文君（枣庄市胸科医院/枣庄市肿瘤医院）

文景丽（东营市人民医院）

冯　鑫（潍坊滨海经济技术开发区人民医院）

成　健（邹平市人民医院）

刘佳乐（鄂州市中医医院）

刘俊远（新疆医科大学附属肿瘤医院）

余翠萍（湖北省武汉市江夏区第一人民医院）

张　燕（新疆医科大学附属肿瘤医院）

张海东（湖北医药学院附属襄阳市第一人民医院）

陈克力（南方医科大学南方医院）

孟　杨（辽宁省人民医院）

盖慧荣（青岛市肿瘤医院）

前言
FOREWORD

肿瘤是指机体在各种致瘤因子作用下，局部组织细胞增生所形成的新生物，这种新生物多呈占位性块状突起，因此也称为赘生物。作为一类严重威胁人类生命健康的疾病，肿瘤的复杂性、多样性和难治性一直受到全球医学界的广泛关注。随着医学科技的飞速发展，肿瘤的综合治疗与康复已成为当今研究的热点与前沿话题。肿瘤的综合治疗是指根据患者的具体情况，综合运用手术、放疗、化疗、免疫治疗、中医治疗等多种治疗手段，以达到最佳治疗效果的目的。康复则是指在治疗过程中及治疗后，通过一系列康复措施，帮助患者恢复身体功能、提高生活质量，重返社会。近年来，随着分子生物学、遗传学、免疫学等领域的突破，肿瘤的综合治疗与康复取得了显著进展。《常见肿瘤综合治疗与康复》一书旨在全面介绍肿瘤综合治疗与康复的最新理念、技术和方法，以期为提高肿瘤患者的生存质量、延长其寿命、减轻社会负担作出积极贡献。

本书结合专业的知识和权威的数据，着重从病因、临床表现、检查、诊断、鉴别诊断、治疗等方面介绍临床常见肿瘤的诊疗过程。本书反映了规范化、个体化治疗和循证医学的理念，可以指导临床医师从肿瘤的病理诊断中获得信息，达到疾病早发现、早诊断、早治疗的目的，可供肿瘤科临床工作者阅读参考。

虽然全体编写人员为本书的撰写付出了大量的心血，但由于编写时间仓促、经验不足，本书可能存在不足之处，期盼广大读者积极指正，以期再版时予以勘正。

《常见肿瘤综合治疗与康复》编委会

2024年2月

目录
CONTENTS

第一章 肿瘤概论

第一节 肿瘤的概念

肿瘤又称新生物，是机体在各种致病因素的长期作用下发生的细胞过度增殖。肿瘤细胞与正常细胞相比，有结构功能和代谢的异常，具有超常的增殖能力。肿瘤的发生是一个复杂的过程，宿主受某些物理、化学、生物等因素的影响，细胞的DNA发生改变，形成变异细胞，此阶段称为启动阶段。再结合某些因素的影响，进入促进阶段，癌细胞开始形成。癌细胞的特性包括细胞的无休止和无序的分裂，并有侵蚀性和转移性。

肿瘤一旦形成，不因诱因消除而停止生长。良性肿瘤对机体危害一般较轻；恶性肿瘤则会对机体构成严重威胁，特征为失控性过度生长，并由原发部位向其他部位转移和侵犯，如不能得到控制，将侵犯重要器官和组织，引起衰竭，导致患者死亡。

恶性肿瘤以其高发病率和高病死率，严重威胁人民群众的生命安全，并给家庭和社会带来沉重的经济负担。

中医学认为，肿大成块，留居不散之物为瘤。3500年前的甲骨文上已有“瘤”字。2000多年前的《周礼》已记载有专门治疗肿瘤的医师，称为“疡医”。历代中医均对肿瘤进行过描述，病名有20余种，如噎膈、反胃、积聚、乳岩、瘿瘤、崩漏、带下、癌等。明代以后才开始用“癌”来统称恶性肿瘤。

（成　健）

第二节 肿瘤的命名与分类

一、肿瘤的命名

肿瘤的命名应以能反映肿瘤的部位、组织来源及其良、恶性为原则，但因历史的原因，有些命名并不符合这一原则。目前常用的命名方法有普通命名法和特殊命名法。

(一)普通命名法

普通命名法主要依据肿瘤的生物学行为、解剖部位、组织结构、细胞类型等,分为以下几类。

1.良性肿瘤

按部位+组织分化类型+瘤,如支气管乳头状瘤、卵巢浆液性乳头状囊腺瘤等。

2.交界性肿瘤

按部位+交界性或非典型性或侵袭性+组织分化类型+瘤,如卵巢交界性浆液性乳头状囊腺瘤、非典型性脑膜瘤和跟骨侵袭性骨母细胞瘤等。

3.恶性肿瘤

(1)一般命名:①上皮组织来源的恶性肿瘤,按部位+上皮组织分化类型+癌,如食管鳞状细胞癌、直肠腺癌、膀胱移行细胞癌和肺泡细胞癌。②间叶组织来源的恶性肿瘤,按部位+间叶组织分化类型+肉瘤,如腹膜后平滑肌肉瘤、头皮血管肉瘤和小腿上皮样肉瘤等。③有些肿瘤采用恶性+组织分化类型+瘤,如恶性纤维组织细胞瘤、恶性黑色素瘤和恶性淋巴瘤等。④向胚胎组织分化的肿瘤,按部位+母细胞瘤,多数为恶性,如肾母细胞瘤、肝母细胞瘤、胰母细胞瘤、视网膜母细胞瘤和神经母细胞瘤等,少数为良性,如脂肪母细胞瘤和骨母细胞瘤。⑤当肿瘤内同时含有上皮和肉瘤成分时,按部位+癌或腺+肉瘤,如膀胱癌肉瘤和子宫腺肉瘤等。⑥当肿瘤内含有两种或两种胚层以上成分时,按部位+畸胎瘤或未成熟畸胎瘤,如卵巢成熟性囊性畸胎瘤和睾丸未成熟畸胎瘤等,加以恶性,如子宫恶性中胚叶混合瘤等。

(2)也有学者按以下方法命名:①根据生物学行为可将肿瘤分为良性瘤、交界瘤、恶性瘤,其中恶性瘤中来源于上皮组织的称为癌,来自间叶组织的则称为肉瘤。②根据恶性程度可分为低度恶性、中度恶性及高度恶性肿瘤。③根据生长方式可分为原位癌、浸润癌、转移癌。④根据波及范围可分为早期癌、中期癌和晚期癌,以及原发性癌、继发性癌。⑤根据解剖部位可分为食管癌、胃癌、大肠癌、肝癌、鼻咽癌、肺癌、乳腺癌、宫颈癌、皮肤癌等。⑥根据组织结构可分为乳头状瘤、乳头状癌、囊腺瘤、囊腺癌、绒毛状腺瘤、管状癌、腺样囊腺癌、叶状囊肉瘤、腺泡细胞癌、腺泡状软组织肉瘤、滤泡性癌等。⑦根据细胞来源可分为鳞状细胞癌、基底细胞癌、移行细胞癌、腺瘤、腺癌、精原细胞瘤、神经鞘瘤、神经节细胞瘤、软骨肉瘤、骨肉瘤、平滑肌瘤、横纹肌肉瘤等。⑧根据细胞的形状可分为梭形细胞癌、燕麦细胞癌、印戒细胞癌、上皮样肉瘤等。⑨根据细胞的大小可分为大细胞癌、巨细胞癌、小细胞癌等。⑩根据细胞的染色反应可分为嗜银细胞癌、嗜铬细胞瘤、嗜酸细胞瘤、嗜碱细胞瘤、嫌色细胞瘤、透明细胞癌等。⑪根据细胞内所含的内容可分为黏液腺癌、恶性黑色素瘤、浆液性腺瘤。⑫含内分泌激素的可分为生长激素瘤、催乳素瘤、促甲状腺素瘤、促皮质激素瘤、胰岛素瘤、胃泌素瘤、高血糖素瘤等。⑬根据细胞的颜色可分为棕色瘤、绿色瘤、黄色瘤等。⑭根据所含肿瘤成分命名,如癌肉瘤、腺鳞癌、基底鳞状细胞癌、黏液表皮样癌、红白血病、支持间质细胞瘤、纤维腺瘤、血管平滑肌脂肪瘤等。

(二)特殊命名法

特殊命名法无一定规律,多来自传统习惯或特殊情况的约定俗成,有以下几种方式。

1.按传统习惯

如白血病和蕈样真菌病等。

2.按人名

如 Hodgkin 病、Ewing 肉瘤、Wilms 瘤、Askin 瘤、Paget 病、卵巢 Brenner 瘤和 Merkel 细胞癌等。

3.按肿瘤的形态学特点

如海绵状血管瘤、多囊性间皮瘤和丛状神经纤维瘤等。

4.按解剖部位

如迷走神经体瘤和颈动脉体瘤等。

5.按地名命名

如地中海型淋巴瘤、非洲淋巴瘤等。

需要注意的是,有一些并非肿瘤的疾病却被称为瘤,应从肿瘤中剔除,如石蜡瘤、胆脂瘤、淀粉样瘤、动脉瘤等。

二、肿瘤的分类

一般按照肿瘤的生物学行为和肿瘤的组织来源进行分类。从2000年起,WHO分类引入细胞学和遗传学的相关内容。常见肿瘤分类见表1-1。

表1-1 常见肿瘤分类

组织来源	良性肿瘤	交界性肿瘤	恶性肿瘤
上皮组织			
鳞状上皮	鳞状上皮乳头状瘤、角化性棘皮瘤、透明细胞棘细胞瘤、大细胞棘皮瘤		Bowen病、鳞状细胞癌、疣状癌
基底上皮	基底细胞乳头状瘤		基底细胞癌(囊性型、腺样型、角化型、未分化型、实质型,色素型、硬化性、浅表型)
毛发上皮	毛发上皮瘤、毛母质瘤(钙化上皮瘤)、毛发瘤、毛鞘瘤、毛囊瘤		毛根鞘癌、毛母质瘤
移行上皮	移行细胞乳头状瘤		移行细胞癌
黏液细胞	黏液性囊腺瘤	交界性黏液性囊腺瘤	黏液性囊腺瘤、杯状细胞癌、黏液腺癌、黏液表皮样癌、印戒细胞癌
皮脂腺细胞	皮脂腺腺瘤、皮脂腺上皮瘤、睑板腺瘤		皮脂腺腺癌、睑板腺癌
汗腺细胞	汗腺瘤		汗腺癌
Clara 细胞	Clara 细胞瘤		Clara 细胞癌
Ⅱ型肺泡上皮	Ⅱ型肺泡上皮乳头状瘤		Ⅱ型肺泡上皮癌
支气管表面上皮	支气管乳头状瘤		支气管表面上皮癌
腺上皮	腺癌、乳头状腺瘤、管状腺瘤、乳头管状腺瘤、囊腺瘤		腺癌、乳头状腺癌、管状腺癌、乳头管状腺癌、导管腺癌、筛状癌、小梁状癌、腺样囊腺癌、实体癌、髓样癌
非造血系统间叶组织			

续表

组织来源	良性肿瘤	交界性肿瘤	恶性肿瘤
纤维组织	纤维瘤、结节性筋膜炎、增生性筋膜炎/肌炎、婴儿纤维性错构瘤、肌纤维瘤病、钙化性腱膜纤维瘤、各种纤维瘤病		纤维肉瘤
纤维组织细胞	纤维组织细胞瘤、幼年性黄色肉芽网状组织细胞瘤	非典型纤维黄色瘤、隆凸性皮肤纤维瘤、丛状纤维组织细胞癌、血管瘤样纤维组织细胞瘤、巨细胞成纤维细胞瘤	恶性纤维组织细胞瘤(席纹状-多形型、黏液型、巨细胞型、垂体黄色瘤)
脂肪组织	脂肪瘤、脂肪母细胞瘤、血管脂肪瘤、梭形细胞脂肪瘤、多形性脂肪瘤、血管平滑肌脂肪瘤、髓性脂肪瘤、冬眠癣、非典型性脂肪瘤		分化良好的脂肪肉瘤(脂肪瘤样型、硬化型、炎症型)、黏液样脂肪肉瘤、圆形细胞脂肪肉瘤、多形性脂肪肉瘤、去分化性脂肪肉瘤
平滑肌组织	平滑肌瘤、血管平滑肌瘤、上皮样平滑肌瘤(良性平滑肌母细胞瘤)、散在性腹腔平滑肌瘤病		平滑肌肉瘤、上皮样平滑肌肉瘤(恶性平滑肌母细胞瘤)
横纹肌组织	横纹肌瘤(成熟型、生殖道型、胎儿型)		横纹肌肉瘤(胚胎型、葡萄簇型、梭形细胞型、腺泡型、多形型)
血管和淋巴管内皮组织	乳头状血管内皮增生、血管瘤(毛细血管型、海绵型、上皮样型、肉芽肿型)、淋巴管瘤、淋巴管肌瘤和淋巴管肌瘤病、血管瘤病和淋巴管瘤病	血管内皮瘤(上皮样、梭形细胞、血管内乳头状)	血管肉瘤(淋巴管肉瘤)、Kaposi 肉瘤
血管外皮组织	良性血管外皮瘤、血管球瘤		恶性血管外皮瘤、恶性血管球瘤
滑膜组织	腱鞘巨细胞瘤(局限型、弥漫型)		恶性腱鞘巨细胞瘤
间皮组织	局限型纤维性间皮瘤、囊性间皮瘤、腺瘤样瘤、分化良好的乳头状间皮瘤		恶性局限型纤维性间皮瘤、弥漫型间皮瘤(上皮型、梭形型或肉瘤样型)
子宫内膜间质	子宫内膜间质结节		子宫内膜间质肉瘤
骨细胞	骨瘤、骨母细胞瘤、骨样骨瘤	侵袭性骨母细胞瘤	骨肉瘤
软骨细胞	软骨瘤、软骨母细胞瘤、软骨黏液纤维瘤		软骨肉瘤、间叶性软骨肉瘤、去分化软骨肉瘤
破骨细胞	巨细胞瘤		恶性巨细胞瘤
脑膜	脑膜瘤	非典型性脑膜瘤	恶性脑膜瘤
淋巴造血组织			
B 细胞		淋巴滤泡不典型增生	B 细胞性淋巴瘤
T 细胞			T 细胞性淋巴瘤

续表

组织来源	良性肿瘤	交界性肿瘤	恶性肿瘤
组织细胞			真性组织细胞增生症、恶性组织细胞增生症、Langerhans 组织细胞增生症、滤泡树突细胞肉瘤、交指树突细胞肉瘤、浆细胞样单核细胞淋巴瘤
多种细胞 Sternberg-Reed 细胞			Hodgkin 淋巴瘤(淋巴细胞为主型、结节硬化型、混合细胞型、淋巴细胞消减型)
造血细胞			白血病,包括粒细胞白血病、淋巴细胞白血病、单核细胞白血病、红血病、红白血病、嗜酸性粒细胞白血病、嗜碱粒性细胞白血病、巨核细胞白血病、浆细胞白血病、毛细胞白血病、干细胞白血病、肥大细胞白血病
中枢神经组织胶质细胞	星形细胞瘤(纤维型、原浆型、肥胖星形母细胞瘤细胞型)、毛发型星形细胞瘤、多形性黄色星形细胞瘤、室管膜下巨细胞星形细胞瘤、少突胶质细胞瘤、室管膜细胞瘤(细胞丰富型、乳头型、上皮型、透明细胞型)、黏液乳头室管膜瘤。混合性胶质细胞瘤	星形母细胞瘤	间变性星形细胞瘤、多形性胶质母细胞瘤、极性胶质细胞瘤、恶性少突胶质细胞瘤、恶性室管膜瘤、恶性混合性胶质细胞瘤
脉络丛细胞	脉络丛乳头状瘤		脉络丛乳头状癌
神经元及髓上皮	节细胞神经瘤、中央性神经细胞瘤		神经母细胞瘤、髓上皮瘤、髓母细胞瘤(结缔组织增生性髓母细胞瘤、髓肌母细胞瘤、黑素细胞髓母细胞瘤)、原始神经上皮瘤
周围神经组织周围神经	损伤性神经瘤、Morton 神经瘤、神经肌肉错构瘤、Schwann 瘤(丛状型、细胞丰富型、退化型或陈旧型)、神经纤维瘤(弥漫型、丛状型、环层小体型或 Pasini 型、上皮样型)、颗粒细胞瘤、黑色细胞 Schwann 瘤、神经鞘膜黏液瘤、神经节细胞瘤、色素性神经外胚叶瘤(网膜始基瘤)		恶性周围神经鞘膜瘤(恶性蝾螈瘤、腺型恶性周围神经鞘膜瘤、上皮样型恶性周围神经鞘膜瘤)、恶性颗粒细胞瘤、透明细胞肉瘤(软组织恶性黑素瘤)、恶性黑素细胞 Schwann 瘤、神经母细胞瘤、节细胞神经母细胞瘤、神经上皮瘤、视网膜母细胞瘤、嗅神经母细胞瘤
内分泌组织			
松果体细胞	松果体细胞瘤		
促生长细胞	生长激素瘤	浸润性垂体腺瘤	垂体腺癌

续表

组织来源	良性肿瘤	交界性肿瘤	恶性肿瘤
促肾上腺皮质细胞	促肾上腺皮质激素瘤		
促甲状腺细胞	促甲状腺素瘤		
促性腺细胞	促性腺激素瘤		
肾上腺髓质细胞	嗜铬细胞瘤		恶性嗜铬细胞瘤
肾上腺皮质细胞	肾上腺皮质腺瘤		肾上腺皮质腺癌
甲状腺细胞	甲状腺腺瘤		甲状腺癌
甲状旁腺细胞	甲状旁腺腺瘤		甲状旁腺癌
胰岛 β 细胞	胰岛素瘤		恶性胰岛素瘤
胰岛 δ 细胞	胃泌素瘤		恶性胃泌素瘤
胰岛 α 细胞	高血糖素瘤		恶性高血糖素瘤
胰岛非 β 细胞	血管活性肠肽瘤		恶性血管活性肠肽瘤
副交感副神经节细胞	副交感副神经节瘤		恶性副交感副神经节瘤
交感副神经节细胞	交感副神经节瘤		恶性交感副神经节瘤
分散的神经内分泌细胞			神经内分泌癌,包括类癌
Merkel 细胞			Merkel 细胞癌
甲状腺 C 细胞			甲状腺髓样癌
性腺组织			
生殖细胞	畸胎瘤(囊性)	畸胎瘤(实质性)	无性细胞瘤(精原细胞瘤)、卵黄囊瘤(内胚窦瘤)、胚胎性癌、多胚瘤、绒毛膜癌、畸胎瘤(未成熟型)、恶性畸胎瘤
性索间充质细胞			
粒层及卵泡膜细胞	卵泡膜细胞瘤、卵巢纤维瘤、黄体瘤	粒层细胞瘤	恶性粒层细胞瘤、恶性卵泡膜细胞瘤、卵巢纤维肉瘤
支持细胞-间质细胞	PICK 管状腺瘤,门细胞瘤、支持-间质细胞瘤	中间型支持-间质细细胞瘤	恶性支持-间质细胞瘤
两性细胞	两性母细胞瘤		
生殖细胞＋性索间充质细胞	生殖腺母细胞瘤		
特殊组织			

续表

组织来源	良性肿瘤	交界性肿瘤	恶性肿瘤
牙组织	造釉细胞瘤、牙源性腺样瘤(腺样造釉细胞瘤)、牙源性钙化上皮瘤、牙源性钙化囊肿、牙源性鳞状细胞瘤、牙源性纤维瘤、牙源性黏液瘤、牙本质瘤、牙骨质瘤、化牙骨质纤维瘤、造釉细胞纤维瘤、造釉细胞牙瘤、造釉细胞纤维牙瘤、牙瘤(混合性牙瘤、组合性牙瘤)		造釉细胞癌、颌骨原发性鳞状细胞癌、牙源性纤维肉瘤、造釉细胞纤维肉瘤、造釉细胞牙肉瘤
脊索			脊索瘤
颅咽管	颅咽管瘤		
胸腺	胸腺瘤	浸润性胸腺瘤	胸腺癌
黑素细胞	黑痣		恶性黑素瘤
两种以上成分各种“母细胞”			肝母细胞瘤、胰母细胞瘤、肾母细胞瘤、肺母细胞瘤
其他	混合瘤、纤维腺瘤、纤维上皮瘤、间叶瘤		癌肉瘤、恶性混合瘤、叶状囊肉瘤、恶性纤维上皮瘤、恶性中胚叶混合瘤、恶性间叶瘤
组织来源不明	先天性颗粒细胞瘤、黏液瘤(皮肤、肌肉、血管)、副脊索瘤		腺泡状软组织肉瘤、上皮样肉瘤、骨外 Ewing 肉瘤、滑膜肉瘤、恶性横纹肌样瘤、儿童结缔组织增生性小细胞瘤

(成　健)

第三节　肿瘤的形态与结构

一、大体形态

(一)肿瘤的形状

因肿瘤生长的部位不同形态各异,一般呈实性或囊性。膨胀性生长的肿瘤边界清楚或有包膜,浸润性生长的肿瘤边界不清,边缘不规则,常呈犬牙交错状、蟹足样或放射状伸入邻近的正常组织内。常见形状见表 1-2。

(二)肿瘤的体积

肿瘤大小不一,一般位于躯体浅表或狭窄腔道(如颅腔、椎管和耳道)的肿瘤较小,位于深部体腔(如腹膜后和纵隔)的肿瘤体积较大。大者可达数十千克,小者小到不易被肉眼发现,微小癌或隐匿性癌直径不超过 1 cm,如甲状腺乳头状微癌;特大肿瘤多为生长缓慢、长在非要害部位的良性或低度恶性的肿瘤；恶性肿瘤生长迅速，易转移，在未达到巨大体积前患者往往已死亡。

表 1-2 肿瘤常见形状

肿瘤生长部位	肿瘤形状
深部组织	多呈结节状
两层致密组织间	扁圆形
神经鞘内	长梭形
椎孔、肋间处	哑铃形或葫芦状
软组织中、实质器官内	圆、椭圆、分叶状
表浅部位	息肉状、菜花状、蕈伞状、乳头状、浅表播散状、斑块状、皮革袋状、空洞状、溃疡状、草莓状、蟹足状等

(三)肿瘤的颜色

多数肿瘤的切面呈灰白、灰红或灰褐色，体积较大的肿瘤常伴有出血、坏死或囊性变。有时可从肿瘤的色泽推断肿瘤的类型，如脂肪瘤和神经鞘瘤呈黄色，血管瘤呈红色，黑色素性肿瘤呈灰黑色或黑色，粒细胞肉瘤在新鲜标本时呈绿色，软骨性肿瘤呈浅蓝灰色，淋巴管肌瘤切开时可见乳白色液体流出等。但由于肿瘤不断增大，瘤组织营养不良，发生淤血、出血、坏死、纤维化等继发性改变，可致颜色改变，常见肿瘤颜色见表 1-3。

表 1-3 常见肿瘤颜色

肿瘤颜色	原因	常见肿瘤
苍白	供血不足，大量胶原纤维伴玻璃变、钙化	乳腺癌、胃癌、纤维瘤、纤维肉瘤
淡红	供血丰富	血管瘤、肝癌、胃癌
紫红	血管、血窦丰富，继发出血	血管瘤
灰红	组织颜色	肌原性肿瘤
枣红	含大量甲状腺胶质样物质	甲状腺胶质腺瘤、甲状腺滤泡型癌
浅蓝	组织颜色	软骨性肿瘤
淡黄	含脂类多	脂肪瘤、脂肪肉瘤
灰黄	继发坏死	肿瘤坏死区
淡绿	髓过氧化酶引起绿色色素	绿色瘤
铁锈色	陈旧性出血	肿瘤陈旧性出血区
透明胶质状	分泌黏液或伴黏液性变	黏液瘤、黏液癌
黑棕色	黑色素沉着	黑色素瘤、色素性基底细胞癌
多彩	瘤囊腔内含有多种液体	肾透明细胞癌、卵巢黏液型囊腺癌

(四)肿瘤的数目

通常单个出现，有时可为多个或呈多中心性生长。但多灶性肿瘤并不罕见，有报道，子宫平滑肌瘤可多达 310 个，多发生骨髓瘤、神经纤维瘤、家族性大肠腺瘤病常见有数百个病灶。转移性肿瘤大多为多个病灶，常累及多种器官，甚至广泛播散到全身，称为弥漫性癌病。

(五)肿瘤的质地

取决于肿瘤实质和间质的成分和数量，以及有无伴发变性和坏死等。一般来说，实质多于间质的肿瘤较软，反之则较硬。癌的质地一般硬而脆；而高度恶性的肉瘤则软而嫩，呈鱼肉样；各种腺瘤、脂肪瘤和血管瘤的质地较柔软；纤维瘤病、平滑肌瘤则较坚韧；而骨瘤或伴有钙化、骨化的肿瘤质地坚硬。

1.特别坚硬者

硬癌、骨肿瘤、软骨瘤、钙化上皮瘤。

2.特别柔软者

海绵状血管瘤、脂肪瘤、黏液瘤、髓样瘤。

3.骨骼系统以外的肿瘤

一般都较其起源组织或邻近组织坚硬。

肿瘤组织的坚硬度也可因变性、坏死、囊性变而变软，或因纤维化、钙化、骨化而变硬。

（六）肿瘤的包膜

良性肿瘤一般包膜完整，恶性肿瘤包膜不完整或无包膜。

二、组织结构

任何肿瘤的显微镜下形态结构都可分为实质和间质两部分。

（一）实质

实质是肿瘤的主要部分，由肿瘤细胞组成，决定肿瘤的特性及其生物学行为。良性肿瘤的瘤细胞与其起源组织相似，而恶性肿瘤则多显示与其起源组织有相当程度的差异，这种差异越大，表示肿瘤细胞的分化程度越低，反映出肿瘤的恶性程度越高；反之，瘤细胞在形态上越接近起源组织，则瘤细胞分化程度越高，反映肿瘤的恶性程度越低。因此，根据肿瘤的细胞形态可识别其组织来源，根据肿瘤分化程度，可衡量肿瘤的恶性程度。构成肿瘤实质的瘤细胞类型和形态多种多样。肿瘤病理学通常根据瘤细胞的类型及其排列方式来进行肿瘤的分类、命名和诊断，并根据瘤细胞的分化程度和异型性来确定肿瘤的性质。

（二）间质

间质是肿瘤的支持组织，由结缔组织、血管和神经等组成，起着支持和营养肿瘤实质的作用。间质不具有肿瘤的特性，在各种肿瘤中基本相似，只是在数量、分布、各种间质成分的比例上有差别。肿瘤的生长依靠间质的支持，但又受间质固有成分及浸润细胞等制约，即实质与间质互相依赖又相互拮抗。间质中结缔组织的固有细胞由纤维细胞和成纤维细胞组成，还包括一些未分化间叶细胞和巨噬细胞。未分化的间叶细胞多分布于血管周围，具有多向分化的潜能。结缔组织中的纤维成分包括胶原纤维、弹力纤维和网状纤维。结缔组织的基质由黏多糖和蛋白质组成。间质内往往还有数量不等的淋巴细胞、浆细胞、中性粒细胞和嗜酸性粒细胞浸润，常为宿主针对肿瘤组织的免疫反应。一般来说，淋巴造血组织肿瘤、胃肠道黏液腺癌、乳腺髓样癌等肿瘤内的结缔组织较少，而乳腺硬癌、胆管癌和一些促进结缔组织增生的肿瘤内的结缔组织则较多。网状纤维多存在于间叶组织肿瘤内，可出现于瘤细胞之间，而在癌组织中，网状纤维仅围绕在癌巢周围，在癌和肉瘤的鉴别诊断中具有一定的参考价值。间质内血管的数量因肿瘤而异，一般来说，生长较快的肿瘤血管丰富，生长缓慢的肿瘤血管稀少。间质内的神经多为固有神经，指纹状、旋涡状或不规则分支状，腔隙常有不规则扩张。

三、超微结构

一般来说，恶性肿瘤的核异形且大，核膜常曲折，核质比例大，核仁及常染色质都较显著，染色质在有丝分裂期凝集成染色体，染色体的数目偏离正常的二倍体，出现超二倍体、亚四倍体、多倍体、非整倍体，形态不规则，表现为易位、断裂、缺失、重复、倒置、环状等。染色体的改变随恶性程度的递增而加重。肿瘤细胞的线粒体变得十分畸形，线粒体嵴变少，排列方向杂乱。粗面内质网在肿瘤细胞中一般是减少，也有的仍保留丰富的粗面内质网，但显畸形。分化较好或分泌功能旺盛的肿瘤中高尔基体发达，恶性程度高的肿瘤细胞内高尔基体不易见到。肿瘤细胞中微丝减少，直径较小。弹力纤维也减少，肿瘤细胞的微管一般也减少。肿瘤细胞的中间丝在结构和数量上无明显改变，各种中间丝的生化组成及其抗原性具有细胞类型的特点，肿瘤细胞仍可能保持这种特点。肿瘤的溶酶体在侵袭性强的瘤细胞中数量显著增多，常见的为多泡体及残余体。生长活跃的肿瘤细胞有丝分裂增多，中心体容易见到。通常肿瘤细胞的细胞膜连接结构减少，细胞表面可出现较丰富的不规则的微绒毛、胞质突起和伪足等。

四、排列方式

(一)常见上皮性肿瘤的排列方式

腺泡状排列、腺管状排列、栅栏状排列、乳头状排列、筛孔状排列、圆柱状排列、菊形团样排列、条索状排列、片状排列、实性团或巢状排列、丛状排列等。

(二)非上皮性肿瘤的排列方式

栅栏状排列，旋涡状排列，洋葱皮样排列，腺泡状排列，分叶状、结节状或弥漫片状排列，交织的条索状或编织状排列，波纹状排列，席纹状或车辐状排列，鱼骨样或人字形排列，器官样排列，丛状排列，菊形团样排列等。

(张　燕)

第四节　肿瘤的生长与扩散

恶性肿瘤除了不断生长，还发生局部浸润，甚至通过转移播散到其他部位。本节介绍肿瘤的生长与扩散的生物学特点和影响因素。

一、肿瘤的生长

(一)肿瘤的生长方式

肿瘤的生长方式主要有三种：膨胀性生长、外生性生长和浸润性生长。

1.膨胀性生长

实质器官的良性肿瘤多呈膨胀性生长，其生长速度较慢，随着体积增大，肿瘤推挤但不侵犯周围组织，与周围组织分界清楚，可在肿瘤周围形成完整的纤维性包膜。有包膜的肿瘤触诊时常常可以推动，手术容易摘除，不易复发。这种生长方式对局部器官、组织的影响，主要是挤压。

2.外生性生长

体表肿瘤和体腔(如胸腔、腹腔)内的肿瘤，或管道器官(如消化道)腔面的肿瘤，常突向表面，呈乳头状、息肉状、蕈状或菜花状。这种生长方式称为外生性生长。良性肿瘤和恶性肿瘤都可呈外生性生长，但恶性肿瘤在外生性生长的同时，其基底部往往也有浸润。外生性恶性肿瘤，由于生长迅速，肿瘤中央部血液供应相对不足，肿瘤细胞易发生坏死，坏死组织脱落后形成底部高低不平、边缘隆起的溃疡(恶性溃疡)。

3.浸润性生长

恶性肿瘤多呈浸润性生长。肿瘤细胞长入并破坏周围组织(包括组织间隙、淋巴管或血管)，这种现象叫作浸润。浸润性肿瘤没有包膜(或破坏原来的包膜)，与邻近的正常组织无明显界限。触诊时，肿瘤固定，活动度小；手术时，需要将较大范围的周围组织一并切除，因为其中也可能有肿瘤浸润，若切除不彻底，术后容易复发。手术中由病理医师对切缘组织做快速冷冻切片检查以了解有无肿瘤浸润，可帮助手术医师确定是否需要扩大切除范围。

(二)肿瘤的生长速度

不同肿瘤的生长速度差别很大。良性肿瘤生长一般较缓慢，肿瘤生长的时间可达数年甚至数十年。恶性肿瘤生长较快，特别是分化差的恶性肿瘤，可在短期内形成明显的肿块。影响肿瘤生长速度的因素很多，如肿瘤细胞的倍增时间、生长分数、肿瘤细胞的生成和死亡的比例等。

肿瘤细胞的倍增时间指细胞分裂繁殖为两个子代细胞所需的时间。多数恶性肿瘤细胞的倍增时间并不比正常细胞更快，所以，恶性肿瘤生长迅速可能主要不是肿瘤细胞倍增时间缩短引起的。生长分数指肿瘤细胞群体中处于增生状态的细胞的比例(图 1-1)。处于增生状态的细胞，不断分裂繁殖；细胞每一次完成分裂、形成子代细胞的过程称为一个细胞周期，由 G_1、S、G_2 和 M 四个期组成。DNA 的复制在 S 期进行，细胞的分裂发生在 M 期。G_1 期为 S 期做准备，G_2 期为 M 期做准备。恶性肿瘤形成初期，细胞分裂繁殖活跃，生长分数高。随着肿瘤的生长，有的肿瘤细胞进入静止期(G_0 期)，停止分裂繁殖。许多抗肿瘤的化学治疗药物是通过干扰细胞增生起作用的。因此，生长分数高的肿瘤对于化学治疗敏感。如果一个肿瘤中非增生期细胞数量较多，它对化学药物的敏感性可能就比较低。对于这种肿瘤，可以先进行放射治疗或手术，缩小或大部去除瘤体，这时，残余的 G_0 期肿瘤细胞可再进入增生期，从而增加肿瘤对化学治疗的敏感性。

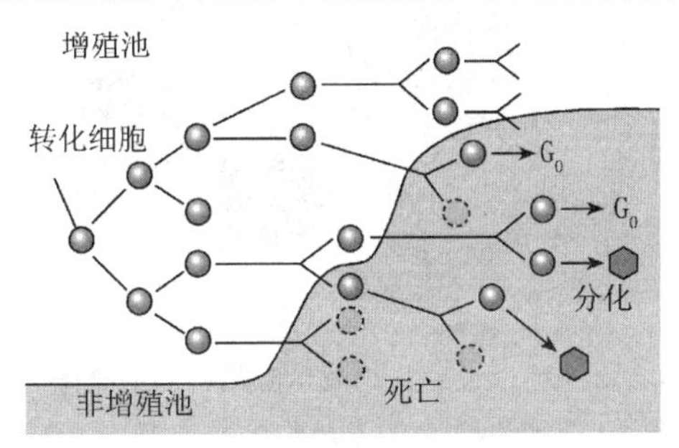

图 1-1 肿瘤细胞增生状态和非增生状态

肿瘤细胞增生过程中，有的细胞进入非增生状态(进入 G_0 期或分化或死亡)，处于增生状态的仅为部分肿瘤细胞

肿瘤细胞的生成和死亡的比例是影响肿瘤生长速度的一个重要因素。肿瘤生长过程中，由于营养供应和机体抗肿瘤反应等因素的影响，有一些肿瘤细胞会死亡，并且常常以凋亡的形式发生。肿瘤细胞的生成与死亡的比例，可能在很大程度上决定肿瘤是否能持续生长、能以多快的速度生长。促进肿瘤细胞死亡和抑制肿瘤细胞增生是肿瘤治疗的两个重要方面。

(三)肿瘤的血管生成

肿瘤直径达到 1～2 mm 后，若无新生血管生成以提供营养，则不能继续增长。实验显示，肿瘤有诱导血管生成的能力。肿瘤细胞本身及炎细胞(主要是巨噬细胞)能产生血管生成因子,如血管内皮细胞生长因子(vascular endothelial growth factor,VEGF),诱导新生血管的生成。血管内皮细胞和成纤维细胞表面有血管生成因子受体。血管生成因子与其受体结合后,可促进血管内皮细胞分裂和毛细血管出芽生长。近年研究还显示,肿瘤细胞本身可形成类似血管、具有基底膜的小管状结构,可与血管交通,作为不依赖于血管生成的肿瘤微循环或微环境成分,称为“血管生成拟态”。肿瘤血管生成由血管生成因子和抗血管生成因子共同控制。抑制肿瘤血管生成或“血管生成拟态”,是抗肿瘤研究的重要课题,也是肿瘤治疗的新途径。

(四)肿瘤的演进和异质性

恶性肿瘤是从一个发生恶性转化的细胞单克隆性增生而来。肿瘤性增生所具有的这种克隆性特点,在女性可用多态 X 性联标记,如雄激素受体的杂合性来测定(图 1-2)。

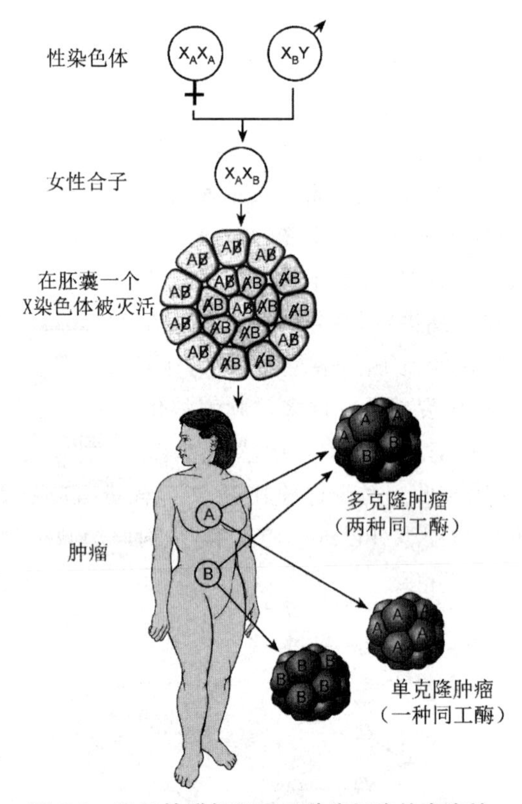

图 1-2 用 X 性联标记显示肿瘤细胞的克隆性

女性的一对 X 染色体分别来自其父母。胚胎发育过程中细胞内的一个 X 染色体被随机灭活。每一体细胞中的活化的 X-性联标记(如雄激素受体或 G6PD 同工酶)基因随机来自其父或母(图中的 A 或 B)。分析 X-性联标记杂合的女性患者发生的肿瘤,可显示肿瘤细胞中 X-性联标记基因或来自母亲的 A,或者来自父亲的 B,而不是同时具有两个等位基因,说明该肿瘤具有克隆性

理论上,一个恶性转化细胞通过这种克隆增生过程,经过大约 40 个倍增周期后,达到 10^{12} 细胞,可引起广泛转移,导致宿主死亡;而临床能检测到的最小肿瘤(数毫米大),恶性转化的细胞也已增生了大约30 个周期,达到 10^{9} 细胞(图 1-3)。

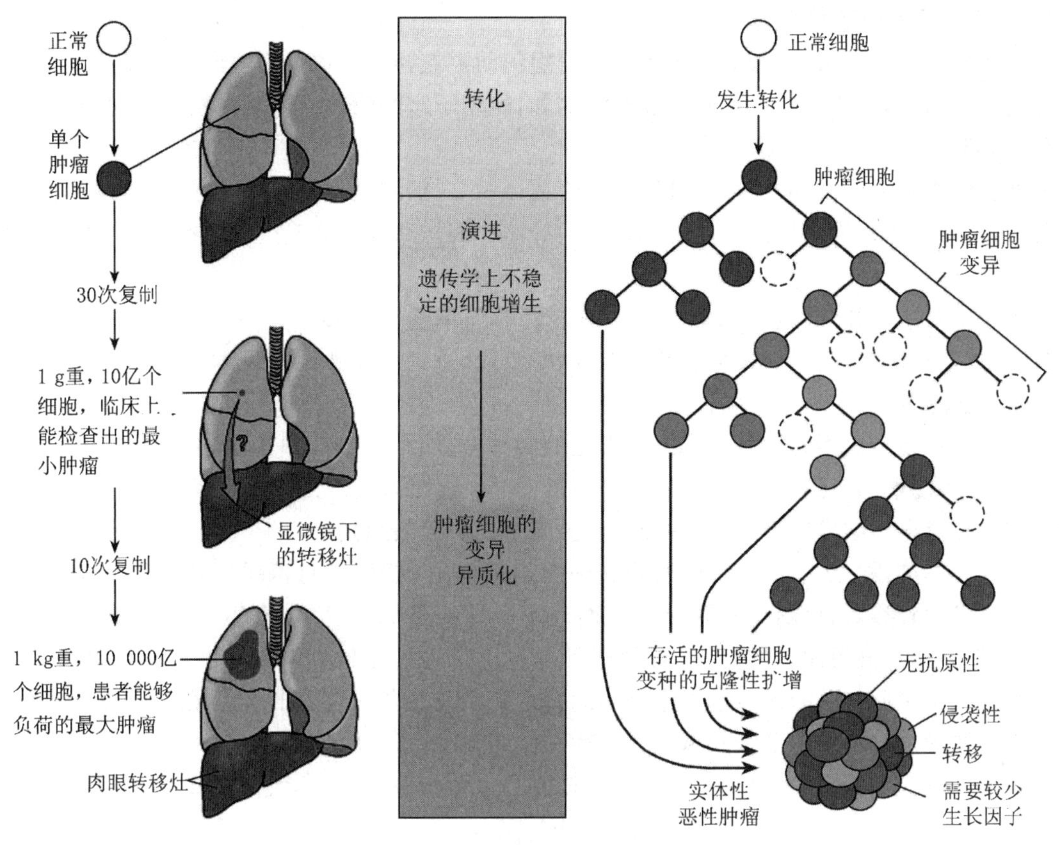

图 1-3 **肿瘤生长的生物学**

肿瘤的克隆性增生、肿瘤细胞演进与异质性的关系：一个发生了转化的细胞（肿瘤细胞）克隆性增生，并衍生出众多亚克隆；侵袭性更强、更能逃避宿主反应的亚克隆得以存活与繁衍，演进为侵袭性更强的异质性的肿瘤

恶性肿瘤在其生长过程中出现侵袭性增加的现象称为肿瘤的演进，可表现为生长速度加快、浸润周围组织和发生远处转移。肿瘤演进与它获得越来越大的异质性有关。肿瘤在生长过程中，经过许多代分裂繁殖产生的子代细胞，可出现不同的基因改变或其他大分子的改变，其生长速度、侵袭能力、对生长信号的反应、对抗癌药物的敏感性等方面都可以有差异。这时，这一肿瘤细胞群体不再是由完全一样的肿瘤细胞组成的，而是具有异质性的肿瘤细胞群体，即具有各自特性的“亚克隆”。在获得这种异质性的肿瘤演进过程中，具有生长优势和较强侵袭力的细胞压倒了没有生长优势和侵袭力弱的细胞。

近年来对白血病、乳腺癌、前列腺癌、胶质瘤等多种肿瘤的研究显示，一个肿瘤虽然是由大量肿瘤细胞组成的，但其中具有启动和维持肿瘤生长、保持自我更新能力的细胞是少数，这些细胞称为癌症干细胞、肿瘤干细胞或肿瘤启动细胞（tumor initiating cell，TIC）。对肿瘤干细胞的进一步研究，将有助于深入认识肿瘤发生、肿瘤生长及其对治疗的反应，以及新的治疗手段的探索。

二、肿瘤的扩散

恶性肿瘤不仅可在原发部位浸润生长、累及邻近器官或组织，而且还可通过多种途径扩散到身体其他部位。这是恶性肿瘤最重要的生物学特性。

(一)局部浸润和直接蔓延

随着恶性肿瘤不断长大,肿瘤细胞常常沿着组织间隙或神经束衣连续地向周围浸润生长,破坏邻近器官或组织,这种现象称为直接蔓延。例如,晚期子宫颈癌可直接蔓延到直肠和膀胱。

(二)转移

恶性肿瘤细胞从原发部位侵入淋巴管、血管或体腔,迁徙到其他部位,继续生长,形成同样类型的肿瘤,这个过程称为转移。通过转移形成的肿瘤称为转移性肿瘤或继发肿瘤,原发部位的肿瘤称为原发肿瘤。

发生转移是恶性肿瘤的特点,但并非所有恶性肿瘤都会发生转移。例如,皮肤的基底细胞癌,多在局部造成破坏,但很少发生转移。恶性肿瘤可通过以下几种途径转移。

1.淋巴道转移

淋巴道转移是上皮性恶性肿瘤(癌)最常见的转移方式,但肉瘤也可以淋巴道转移。肿瘤细胞侵入淋巴管,随淋巴流到达局部淋巴结(区域淋巴结)。例如,乳腺外上象限发生的癌常首先转移至同侧的腋窝淋巴结,形成淋巴结的转移性乳腺癌。肿瘤细胞先聚集于边缘窦,以后累及整个淋巴结(图 1-4),使淋巴结肿大,质地变硬。肿瘤组织侵出包膜,可使相邻的淋巴结融合成团。局部淋巴结发生转移后,可继续转移至淋巴循环下一站的其他淋巴结,最后可经胸导管进入血流,继发血道转移。值得注意的是,有时肿瘤可以逆行转移或者越过引流淋巴结发生跳跃式转移。前哨淋巴结是原发肿瘤区域淋巴结群中承接淋巴引流的第一个淋巴结。在乳腺癌手术中,为了减少同侧腋窝淋巴结全部清扫造成的术后并发症,如淋巴水肿等,临床上做前哨淋巴结术中冷冻活检,判断是否有转移来决定手术方式。该方法也用在恶性黑色素瘤、结肠癌和其他肿瘤的手术中。

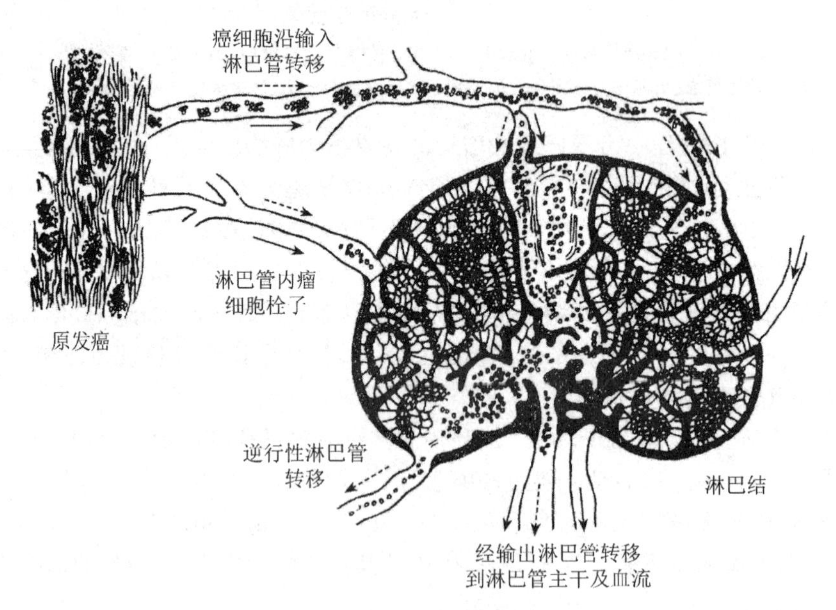

图 1-4　癌的淋巴道转移模式图

淋巴流向(实线箭头);癌细胞流向(虚线箭头)

2.血道转移

瘤细胞侵入血管后,可随血流到达远处的器官,继续生长,形成转移瘤。由于静脉壁较薄,同时管内压力较低，故瘤细胞多经静脉入血。少数亦可经淋巴管间接入血。侵入体循环静脉的肿瘤细胞经右心到肺，在肺内形成转移瘤，如骨肉瘤的肺转移。侵入门静脉系统的肿瘤细胞，首先发生肝转移，例如胃肠道癌的肝转移。原发性肺肿瘤或肺内转移瘤的瘤细胞可直接侵入肺静脉或通过肺毛细血管进入肺静脉，经左心随主动脉血流到达全身各器官，常转移到脑、骨、肾及肾上腺等处。因此，这些器官的转移瘤常发生在肺内已有转移之后。此外，侵入胸、腰、骨盆静脉的肿瘤细胞，也可以通过吻合支进入脊椎静脉丛。例如，前列腺癌可通过这一途径转移到脊椎，进而转移到脑，这时可不伴有肺的转移。

恶性肿瘤可以通过血道转移累及许多器官，但最常受累的脏器是肺和肝。临床上常做肺及肝的影像学检查以判断有无血道转移、确定患者的临床分期和治疗方案。形态学上，转移性肿瘤的特点是边界清楚，常为多个，散在分布，多接近于器官的表面。位于器官表面的转移性肿瘤，由于瘤结节中央出血、坏死而下陷，形成所谓“癌脐”。

3.种植性转移

发生于胸腹腔等体腔内器官的恶性肿瘤，侵及器官表面时，瘤细胞可以脱落，像播种一样种植在体腔其他器官的表面，形成多个转移性肿瘤。这种播散方式称为种植性转移。

种植性转移常见于腹腔器官恶性肿瘤。例如，胃肠道黏液癌侵及浆膜后，可种植到大网膜、腹膜、盆腔器官如卵巢等处。在卵巢可表现为双侧卵巢长大，镜下见富于黏液的印戒细胞癌弥漫浸润。这种特殊类型的卵巢转移性肿瘤称为 Krukenberg 瘤，多由胃肠道黏液癌（特别是胃的印戒细胞癌）转移而来（应注意 Krukenberg 瘤不一定都是种植性转移，也可通过淋巴道和血道转移形成）。

浆膜腔的种植性转移常伴有浆膜腔积液，可为血性浆液性积液，是由于浆膜下淋巴管或毛细血管被瘤栓堵塞、毛细血管通透性增加、血液漏出，以及肿瘤细胞破坏血管引起的出血。体腔积液中可含有不等量的肿瘤细胞。抽取体腔积液做细胞学检查，以发现恶性肿瘤细胞，是诊断恶性肿瘤的重要方法之一。

（王文君）

第五节 肿瘤的分级与分期

一、肿瘤的分级

肿瘤的组织学分级依据肿瘤细胞的分化程度、异型性、核分裂象和有无坏死来确定，一般用于恶性肿瘤。对于上皮性瘤，较常采用的是三级法，即Ⅰ级为高分化，属低度恶性；Ⅱ级为中分化，属中度恶性；Ⅲ级为低分化，属高度恶性。如食管或肺的鳞状细胞癌可分为Ⅰ级、Ⅱ级和Ⅲ级。胃或大肠癌类型可分为分化好、分化中等和分化差，或分为低度恶性（包括分化好和中分化）和高度恶性（包括低分化和未分化）。中枢神经系统肿瘤通常分成 4 级，Ⅰ级为良性，Ⅱ、Ⅲ和Ⅳ级分别代表低度、中度和高度恶性。Ⅳ级肿瘤包括胶质母细胞瘤、松果体母细胞瘤、髓上皮瘤、室管膜母细胞瘤、髓母细胞瘤、幕上原发性神经外胚层瘤（PNET）和非典型性畸胎样/横纹肌样瘤。

二、肿瘤的分期

目前,被大家普遍应用的为国际抗癌联盟(UICC)制定的TNM分期系统。

TNM分期系统是目前国际上最为通用的分期系统。首先由法国人Pierre Denoix于1943年至1952年间提出,后来美国癌症联合委员会(AJCC)和国际抗癌联盟(UICC)逐步开始建立国际性的分期标准,并于1968年正式出版了第1版《恶性肿瘤TNM分类法》手册。TNM分期系统已经成为临床医师和医学科学工作者对于恶性肿瘤进行分期的标准方法。

TNM分期系统是基于肿瘤的范围("T"是肿瘤一词英文"Tumor"的首字母),淋巴结播散情况("N"是淋巴结一词英文"Node"的首字母),是否存在转移("M"是转移一词英文"Metastasis"的首字母)所构成的,见表1-4。

表1-4　肿瘤TNM分期

分期符号	临床意义
Tx	原发肿瘤的情况无法评估
T_0	没有证据说明存在原发肿瘤
Tis	早期肿瘤没有播散至相邻组织
$T_{1\sim4}$	大小和(或)原发肿瘤的范围
Nx	区域淋巴结情况无法评估
N_0	没有区域淋巴结受累(淋巴结未发现肿瘤)
M_0	没有远处转移(肿瘤没有播散至体内其他部分)
M_1	有远处转移(肿瘤播散至体内其他部分)

每一种恶性肿瘤的TNM分期系统各不相同,因此TNM分期中字母和数字的含义在不同肿瘤所代表的意思不同。TNM分期中T,N,M确定后就可以得出相应的总的分期,即Ⅰ期,Ⅱ期,Ⅲ期,Ⅳ期等。有时候也会与字母组合细分为Ⅱa或Ⅲb等。Ⅰ期的肿瘤通常是相对早期的肿瘤有着相对较好的预后。分期越高意味着肿瘤进展程度越高。

(陈克力)

第六节　肿瘤的分子流行病学

肿瘤分子流行病学属肿瘤流行病学的一个分支,其产生和发展得益于分子生物学理论和方法的迅速发展和不同学科间的相互渗透。肿瘤分子流行病学把群体研究与微观研究有机地结合起来,为肿瘤流行病学研究开辟了一个崭新的领域,另一方面,肿瘤分子流行病学的发展也给肿瘤流行病学研究带来了生机。

一、概述

肿瘤分子流行病学是采用流行病学研究方法,结合肿瘤分子生物学的理论和技术,在有代表性人群中用定性或定量方法研究致癌物在体内暴露引起的生物学作用及癌变发生机制。

随着分子生物学技术的发展和进步，肿瘤分子流行病学研究的内容和方法也得到了迅速发展，肿瘤分子流行病学主要研究内容包括测量环境及内源性致癌物在体内暴露的剂量、了解致癌物在体内代谢过程的个体差异、确定致癌物与靶器官作用的生物有效剂量及对 DNA 造成的损伤、评价个体对肿瘤的易感性、在分子水平上评价干预效果等。

在肿瘤发生、发展的多阶段演变过程中，贯穿着一系列分子事件的发生，包括癌基因激活、抑癌基因失活等。此外，个体的遗传易感性在肿瘤的发生、发展中也起重要作用。近年来，随着流行病学研究的不断深入和分子生物学技术的发展，对一些肿瘤的发病机制更加明确，如宫颈癌病因研究取得了重大突破，目前已确证宫颈癌与 HPV 感染密切相关，HPV 感染是造成宫颈癌的必要条件。除宫颈癌外，其他肿瘤的发生机制并不完全清楚，致癌的环境因素如何启动癌变过程，如何引起癌基因或抑癌基因的改变，个体的遗传因素在致癌物的代谢、激活、与大分子结合、对 DNA 损伤修复能力等方面的作用尚不十分明确，需要用肿瘤分子流行病学方法去探索、研究。

二、致癌物暴露的检测

人类对致癌物的暴露状况可通过各种方式进行检测。分析流行病学可通过调查癌症患者和对照有关因素的暴露史或直接测定外环境中某些可疑致癌物获得信息。如在研究肝癌的致病因素时，除乙肝病毒感染外，黄曲霉毒素也是人们高度怀疑的致病因素，通过在高发区对肝癌患者食用发霉食品进行调查，间接测定对黄曲霉毒素的可能暴露剂量。另外，在肿瘤分子流行病学研究中越来越多地采用已成熟的技术直接测定人体内致癌物——DNA 加合物及致癌物代谢产物，即通过对体液如尿液、血清，以及组织细胞中 DNA 加合物及致癌物代谢产物的直接定量测定，来评价致癌物在体内暴露的水平，如在研究肝癌危险因素时可应用免疫亲和纯化联用高效液相色谱测定尿液中黄曲霉毒素 B_1 的鸟嘌呤加合物，从而获得暴露信息。

由于致癌物在体内暴露的剂量低，因此要采用敏感性高、特异性强，且可重复性的检测方法。比较常用的检测方法包括免疫法、荧光法、^{32}P-后标记法等。荧光法中的色谱/质谱法灵敏度可达 0.1～1.0 个加合物/10^8 核苷酸，但每次分析需要 DNA 的量高；而^{32}P-后标记法灵敏度可达 1 个加合物/$10^{8\sim10}$ 核苷酸，每次分析所需的 DNA 量仅为 5～10 μg，因此被广泛应用。

（一）^{32}P-后标记法

^{32}P-后标记法是 1981 年由 Randerath 和 Gupta 等首先建立的一种 DNA 加合物检测分析方法，目前已成为灵敏度最高、应用最为广泛的 DNA 加合物检测方法。该方法的基本步骤包括将完整的 DNA 降解为脱氧 3′-单核苷酸；在 T4 多聚核苷酸激酶的作用下，将^{32}P标记到单核苷酸的 5′端，使之形成 3′，5′-二磷酸核苷；经过多向薄层层析（TLC）分离出^{32}P标记的加合物；通过放射活性测定加合物的含量。^{32}P-后标记分析测试 DNA 加合物可以对所测试的加合物进行定量，并且重现性好，但缺点是不安全，且有污染性。

^{32}P-后标记法可以检测亚硝基化合物、多环芳烃、烷化剂等与 DNA 形成的加合物。

（二）色谱法

高效液相色谱（HPLC）是目前许多实验室普遍拥有的设备，操作简单，分离效果好，其附带的紫外检测器和荧光检测器能够有效检测出具有紫外特定波长吸收特征和荧光特性的物质。如应用高效液相色谱法可以检测苯并(a)芘与 DNA 形成的加合物，此外，应用液相色谱-电化学法可以检测丙烯醛与DNA形成的加合物8-羟基脱氧鸟苷(8-OHdG)。

(三)免疫法

免疫法测定DNA加合物是基于抗原-抗体特异性反应形成免疫复合体的原理,其灵敏度一般为1个加合物/$10^{7\sim8}$核苷酸。1977年Poirier等人率先报道用竞争性放射免疫法(RIA)测定DNA加合物,这种方法利用同位素标记物质与核苷酸结合后,与无同位素标记的核苷酸竞争结合特异性加合物受体,根据所生成免疫复合物的放射性强度对DNA加合物进行定量。此后,逐渐发展了酶联免疫吸附法(ELISA)、放射免疫吸附法(RIST)等。如采用ELISA方法可检测8-甲氧基补骨脂素(8-MOP)与DNA形成的加合物。

总之,DNA加合物的形成被认为是致肿瘤过程的一个重要阶段。近年来,对DNA加合物的检测已成为肿瘤流行病学研究的热点,具有重要意义。

三、分子标志物的筛选

肿瘤分子流行病学研究中很重要的一部分内容是分子标志物的筛选。在环境致癌物的暴露到肿瘤的发生、发展过程中,可以从以下几个方面考虑筛选分子标志物:环境致癌物在体内暴露的指示物、致癌物代谢的中间产物、致癌物与体内大分子形成的加合物、致癌物造成的DNA损伤、遗传易感性因素等。根据研究目的和研究类型不同,筛选不同的标志物。

虽然研究者不断探索和尝试用分子标志物去评价人类对致癌物的暴露及其生物作用,但由于人类对肿瘤的病因及发病机制尚不完全明确,研究范围有限,同时受到样本量、检测方法、混杂因素等限制,分子标志物的研究尚有待深入。

分子标志物的研究需注意以下两个方面:①实验研究方法需完善,寻找更加敏感、特异且重复性好的检测方法。②应考虑个体在代谢致癌物能力上的差异,因此,需发展新的手段,在评价体内暴露剂量高低的同时区别个体危险性的大小。

在研究分子标志物时通常采用的方法包括横断面研究、病例-对照研究、前瞻性研究和干预研究。横断面研究用来了解分子标志物的检出率,建立外环境暴露与体内暴露的联系和剂量反应关系。病例-对照研究用来评价分子标志物与肿瘤发生发展的关系。在进行病例-对照研究时,病例和对照的选择应具有代表性。前瞻性研究是通过对一特定人群的生物标记进行追踪,以了解过去暴露、新的暴露,以及影响生物标记的因素。干预研究是肿瘤预防的重要手段,生物标志物的检测为客观评价干预试验的效果提供了重要手段。

四、肿瘤遗传易感性研究

肿瘤的发生是多因素参与的多阶段过程,是环境因素与遗传因素共同作用的结果。宿主的遗传差异是造成个体对肿瘤易感性不同的主要因素。如何区别和明确不同个体的遗传差异,确定高危个体,有针对性地进行个体化治疗,仍然是肿瘤研究领域面临的重要科学问题。

事实上遗传性肿瘤只占极少部分,大多数常见肿瘤是散发性的而不是家族性的,散发性肿瘤的遗传易感性因素尚没有被完全阐明。近年来,国内外学者对肿瘤易感基因进行了大量研究,发现一些易感基因多态与常见的一些散发性肿瘤的发病风险密切相关。

基因多态性在本质上是染色体DNA中核苷酸排列顺序的差异性,在人群中出现的频率不低于1%。其中单核苷酸多态(single nucleotide polymorphisms,SNPs)是最主要的多态形式,是决定个体之间遗传差异的重要物质基础,占所有已知多态性的90%以上。SNP在人类基因组中广泛存在，平均每500～1 000个碱基对中就有1个，估计其总数可达300万个甚至更多。大量存在的SNP位点可以用于高危个体的发现及疾病相关基因的鉴定等。

目前研究较多的肿瘤易感基因包括代谢酶基因，免疫反应相关基因，DNA损伤修复基因，细胞生长、增殖相关的癌基因、抑癌基因等。

（一）代谢酶基因多态

环境致癌物大多数是前致癌物，没有直接的致癌作用，前致癌物需经过体内代谢活化形成终致癌物。使前致癌物激活的酶为Ⅰ相酶，如细胞色素P450（CYP）酶系统。使致癌物降解失去致癌活性的酶被称为Ⅱ相酶，如谷胱甘肽转移酶（GST）。代谢酶基因多态可以影响酶的活性，因此，研究代谢酶基因多态性对于评价个体对环境致癌因素危险性具有重要意义。

（二）免疫反应相关基因

许多肿瘤的发生与生物致病因素有关，如胃癌的发生与幽门螺杆菌感染密切相关。免疫反应相关基因多态可能影响个体对生物致病因素引起的炎症反应的强度，以及对肿瘤的易感性，目前研究较多的有白细胞介素-1（IL-1）、IL-8、IL-10和肿瘤坏死因子-α（TNF-α）等基因多态与肿瘤的遗传易感性。

（三）DNA损伤修复基因

人类细胞具有一系列DNA修复系统，以保护基因组的稳定和完整性，在极其复杂的DNA损伤修复体系中，已发现某些基因存在多态性，目前研究比较多的有5,10-亚甲基四氢叶酸还原酶（MTHFR），碱基切除修复系统重要基因XRCC1、XPD，^{6}O-甲基鸟嘌呤-DNA甲基转移酶（MGMT），8-羟基鸟嘌呤-DNA糖基化酶（OGG）等，这些基因多态将造成个体对DNA损伤修复能力形成差异。

（四）癌基因、抑癌基因

肿瘤发生过程中涉及众多癌基因的激活和抑癌基因的失活，肿瘤相关基因的多态性如果影响到基因表达调控或其产物的功能，就必然会影响到个体对肿瘤的易感性。p53抑癌基因在细胞周期调控和凋亡中都有重要作用，是与肿瘤发生相关性最高的抑癌基因之一。研究发现，*p53*基因第72位密码子基因多态与许多肿瘤的易感性有关，另外研究较多的还有*p21*、*L-myc*基因多态与肿瘤的发病风险。

上述根据基因功能选择基因的单个或者几个SNPs进行关联研究的策略是候选基因策略，这种策略具有一定的局限性，因为肿瘤是多基因参与的复杂性疾病，候选基因策略无法观察到因实际上存在的多因素间相互作用的结果。近年来，随着高通量技术的迅速发展，全基因组关联研究（genome-wide association study，GWAS）应运而生。GWAS是基于连锁不平衡原理同时选择全基因组范围内数百万个SNPs，应用高通量基因分型平台进行检测，以寻找与疾病或性状关联的基因及遗传变异。GWAS一般所采用的研究样本量非常大，并要进行多个独立验证，因此既能比较全面地观察全基因组遗传变异，又能有效避免候选基因策略的局限性。例如，采用Affymetrix芯片，在全基因组水平上同时检测几百万个SNPs并加以分析，通过SNPs与性状的关联来寻找易感基因，因此，GWAS是研究肿瘤相关基因的一项创新性研究方法，它不事先根据生物功能提出假设，是无偏倚的全面筛查。目前各国科学家运用GWAS在人类肿瘤研究中取得了一系列重要研究成果，如中国科学家运用GWAS对多种肿瘤如肝癌、胃癌、肺癌、食管癌、胰腺癌、前列腺癌等进行研究，发现了多个肿瘤易感基因，为肿瘤病因的研究提供了新的思路和方法。

（刘佳乐）

第七节　肿瘤的预防

一、肿瘤的一级预防

肿瘤的一级预防即病因学预防。主要措施为改善人群的生活方式，减少环境中致癌物的暴露，从而减少发生肿瘤的危险。

(一)控制吸烟

据统计，在引起癌症的各种危险因素中，吸烟占30%～32%。吸烟者比不吸烟者患癌的死亡率高3～4倍。吸烟与肺癌的关系人尽皆知。吸烟还可增加患唇癌、口腔癌、鼻咽癌、喉癌和食管癌的危险。吸烟与胰腺癌、膀胱癌、肾癌的发生也有关。控制吸烟的策略主要有鼓励不吸烟和营造不吸烟的环境。

(二)健康饮食

人们每天通过摄取食物来获取营养，但不健康的饮食习惯，对健康产生不良影响，甚至导致恶性肿瘤的发生。据统计，30%～35%恶性肿瘤的发生与饮食有关。因此要教育人们注意饮食的危险因素，纠正不良的饮食习惯，建立合理的饮食结构。注意食物多样化，维持适宜的体重。

(三)避免或减少职业和环境致癌物的暴露

环境致癌物可引发恶性肿瘤已得到证实。预防策略：对新化学品进行安全性评价；建立职业保护相关法律；设立国家安全允许浓度标准；加强技术改造，寻找安全的新化学物代替致癌物；加强个人防护。

(四)避免日光过度照射

受日光紫外线的过度照射，可引起皮肤癌，因此在强烈的日光下应予以遮挡。

(五)生殖健康的教育

宫颈癌的发生与多种因素有关，包括早婚、早育、多产、性生活混乱。如人类乳头状瘤病毒、疱疹病毒是宫颈癌的危险因素之一。因此，要从学校开始对年轻人进行性与生殖行为教育，强调安全性行为的重要性和安全套的价值。

(六)减少药物患癌的危险

现已证实，有些药物虽然可以治疗某种疾病，但可引发其他疾病甚至导致癌症的发生。因此，应尽量避免使用不必要的药物，如必须使用，应在医师指导下使用。

(七)接种乙型肝炎病毒疫苗

乙型肝炎病毒感染是肝癌发生的危险因素。必须强化乙型肝炎疫苗的接种工作。

二、肿瘤的二级预防

肿瘤的二级预防又称发病学预防。主要措施包括早期信号和症状的识别、肿瘤普查、治疗癌前病变等。

(一)早期信号和症状的识别

恶性肿瘤如能早期发现和诊断，多数患者可治愈。因此，应做好健康宣教，让人们了解恶性肿瘤的早期征象，学会自我发现。恶性肿瘤常见的10个早期征象：①身体任何部位的肿块，尤其是逐渐增大的。②身体任何部位的溃疡，尤其是久治不愈的。③进食时胸骨后不适感，或进行性加重的吞咽梗阻。④持续性咳嗽，痰中带血。⑤耳鸣、听力减退、鼻出血、鼻咽分泌物带血。⑥中年以上的妇女不规则阴道出血或流液。⑦大便习惯改变，或有便血。⑧长期消化不良，进行性食欲减退，消瘦，又未找出明确原因者。⑨黑痣突然增大、出血、脱毛、痒、破溃等现象。⑩无痛性血尿。

（二）对无症状人群的普查和高危人群的筛查

肿瘤普查是指在无症状的人群中发现肿瘤。目前主张在较小范围、高危险人群或高发区对某种或几种肿瘤进行筛查，例如，在育龄妇女中普查宫颈癌并治疗宫颈糜烂，降低宫颈癌发病率；肝癌高发区甲胎蛋白免疫测定（AFP）进行筛查，辅以B超检查，以早期发现肝癌。

（三）治疗癌前病变

癌前病变是恶性肿瘤发生的一个阶段，易演变为癌。虽然并非所有癌前病变都会发展为癌，但及时发现和治疗癌前病变，对癌症的预防有重要意义。常见癌前病变有黏膜白斑、宫颈糜烂、纤维囊性乳腺病、结肠息肉、直肠息肉、萎缩性胃炎及胃溃疡、皮肤慢性溃疡、老年日光性角化病、乙型病毒性肝炎、肝硬化。

（四）加强对易感人群的监测

对遗传因素或家族性肿瘤，除积极采取一级预防措施外，尚需加强对其家族的调查了解，掌握其发病倾向。

（五）肿瘤自检

对身体暴露部位如皮肤、乳腺、睾丸、外阴等，可通过自我检查，早期发现肿瘤或癌前病变。

三、肿瘤的三级预防

肿瘤的三级预防即合理治疗与康复，以提高疗效，延长生存期，提高生活质量。

（一）积极治疗已发生的癌症

对已确诊的患者，即使较晚也应采取及时合理的治疗。当前，肿瘤的治疗手段有手术治疗、放射治疗（简称放疗）、化学治疗（简称化疗）、免疫治疗和中医中药治疗等，应根据患者的具体情况进行综合治疗。

（二）肿瘤康复

康复的主要目的是提高肿瘤患者的生活质量。传统上认为康复是治疗后的一个阶段，但是从预防的角度，康复应贯穿于治疗的全过程，即从患者确诊开始，由医师、护士、心理治疗师、营养师、物理治疗师、社会服务等专业人员共同研究制订康复计划，包括预防、重建、支持和姑息，尽可能减少疾病及治疗对患者造成的影响，重建或代偿已失去的活动能力和功能，使其达到生活自理，重返社会的目的。对已失去治愈机会的患者要减轻疼痛，控制症状，提高生活质量。对终末期的患者要实施临终关怀，为患者提供一个安静舒适的环境，精心护理，使其无痛苦地度过生命的最后时刻，也是肿瘤康复的一个组成部分。

（刘俊远）

第二章

肿瘤的内科治疗

第一节　肿瘤化疗的药理学基础

一、常用抗癌药物及作用机制概要

抗癌药物的理想分类方法是根据它们的作用机制，但有不少药物杀灭肿瘤细胞通过几种途径，另一些药物虽然有效，但作用机制不明。所以仍按传统的方法将抗癌药物分成以下几类（图 2-1、图 2-2）。

（一）烷化剂

烷化剂是第一个用于肿瘤治疗的化疗药物。虽然烷化剂的结构各异，但都具有活泼的烷化基团，能与许多基团（氨基、咪唑、羧基、硫基和磷酸基等）形成共价键。DNA 的碱基对细胞很重要，特别是鸟嘌呤上富含电子的 N-7 位。烷化剂的细胞毒作用主要通过直接与 DNA 分子内鸟嘌呤的 N-7 位和腺嘌呤的 N-3 形成联结，或在 DNA 和蛋白质之间形成交联，这些均影响 DNA 的修复和转录，导致细胞结构破坏而死亡。虽然烷化剂对增殖细胞的毒性高于对非增殖细胞的毒性，但差别不像抗代谢药那么显著。烷化剂是细胞周期非特异性药物，对非增殖期（G_0 期）的细胞也敏感，因而对生长缓慢的肿瘤如多发性骨髓瘤也有效；烷化剂的另一个特点是量效曲线为直线上升型，故成为癌症超大剂量化疗（high dose chemotherapy，HDC）的主要药物。肿瘤细胞对烷化剂耐药的机制主要有减少药物的吸收，通过增加鸟嘌呤 6 位烷基转移酶和移动 DNA 的杂交交联减少错配，增加细胞的硫醇和特别谷胱甘肽转移酶来增强解毒作用，改变细胞凋亡的通路等。

烷化剂主要包括氮芥类的氮芥、环磷酰胺、异环磷酰胺、苯丁酸氮芥、美法仑；亚硝脲类的卡莫司汀、洛莫司汀、司莫司汀和链佐星；磺酸酯类的白消安和曲奥舒凡；氮丙啶类的噻替哌、二氮化合物、丝裂霉素；氮甲基类的六甲密胺、达卡巴嗪、丙卡巴肼和替莫唑胺等。

（二）抗代谢类药物

抗代谢类药物的化学结构与体内某些代谢物相似，但不具有它们的功能，以此干扰核酸、蛋白质的生物合成和利用，导致肿瘤细胞的死亡。甲氨蝶呤（MTX）是叶酸的拮抗物，强力抑制二氢叶酸还原酶。5-FU 在体内必须转化为相应的核苷酸才能发挥其抑制肿瘤的作用，主要产生两种活性物，一为氟尿三磷(FUTP)，结合到肿瘤细胞的 RNA 上，干扰其功能；另一个是通过尿苷激酶的作用，生成氟去氧尿一磷(FdUMP)，它抑制胸苷酸合成酶而阻止肿瘤细胞的 DNA 合成，是5-FU的主要抗肿瘤机制。近年来合成的卡培他滨(Xeloda)是活化 5-氟-2′-脱氧尿苷(5-FUDR)的前体药物，该药口服后，在胃肠道经羧酸酯酶代谢为 5-DFCR，随后在肝脏胞苷脱氨酶作用下代谢为 5-FUDR，最后在肿瘤组织内经胸苷酸磷酸化酶转变为 5-FU。

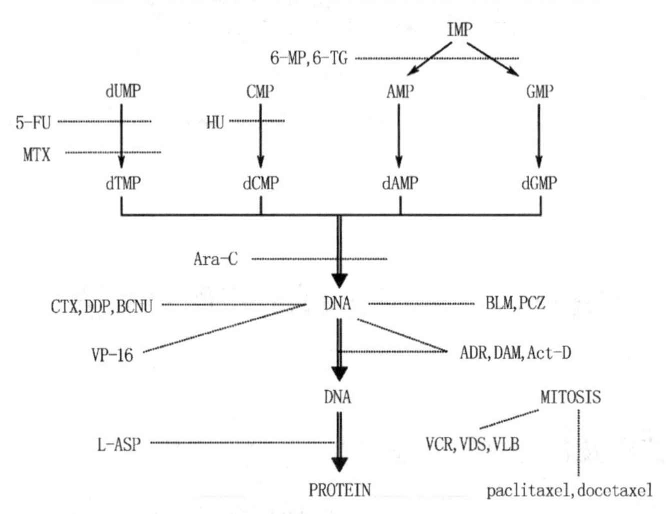

图 2-1 抗恶性肿瘤的主要部位示意图

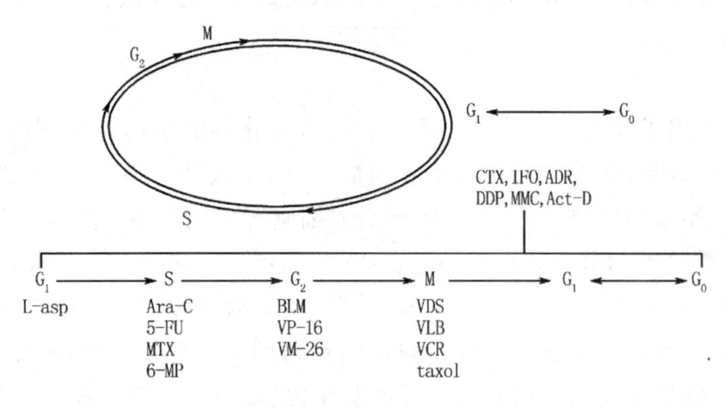

图 2-2 抗癌药物与细胞周期

阿糖胞苷(cytosine arabinoside，Ara-C)在体内转化为阿糖胞三磷(Ara CTP)才能发挥抗癌作用。一直认为 Ara-CTP 的抗癌机制是由于它竞争性抑制 DNA 多聚酶，近来发现 Ara-CTP 分子嵌入到 DNA 的核苷酸键内、阻止 DNA 链的延长和引起链断裂的作用似乎更加重要。吉西他滨(gemcitabine，2′-difluorodeoxycytidine，dFdc)是 Ara-C 的同类物，为核苷类化合物，其在细胞内受脱氧胞苷激酶所催化，变成活化的二磷酸化物dFdCDP及三磷酸化物 dFdCTP，掺入细胞的 DNA 结构中，使 DNA 合成中断，进而诱导细胞的凋亡。DFdCDP 亦是核糖核酸还原酶的抑制底物，可阻止核糖核苷酸还原为脱氧核糖核苷酸，使脱氧核糖核苷酸减少，阻滞 DNA 的合成。

6-巯嘌呤(6-mercaptopurine，6-MP)和 6-硫尿嘌呤(6-thioguanine，6-TG)能分别阻断次黄嘌呤转变为腺嘌呤核苷酸及鸟嘌呤核苷酸而阻断核酸的合成。氟达拉滨(fludarabine，2-fluoro-ara-AMP)是嘌呤的同类物，通过 5′端的核苷酸酶脱磷酸化变成 2-fluoro-ara-A 后进入细胞，

2-fluoro-ara-A 在细胞内经脱氧胞苷激酶的催化成磷酸化，三磷酸盐的产物抑制 DNA 聚合酶和核（糖核）苷酸还原酶，还可以直接与 DNA 或 RNA 结合起抗肿瘤作用。其他的嘌呤同类物还有脱氧柯福霉素、CdA 等，均有一定的抗肿瘤活性。

培美曲塞是一种结构上含有核心为吡咯嘧啶基团的抗叶酸制剂，能够抑制胸苷酸合成酶、二氢叶酸还原酶和甘氨酰胺核苷酸甲酰转移酶的活性，这些酶都是合成叶酸所必需的酶，参与胸腺嘧啶核苷酸和嘌呤核苷酸的生物再合成过程。培美曲塞破坏细胞内叶酸依赖性的正常代谢过程，抑制细胞复制，从而抑制肿瘤的生长。

近年来，抗肿瘤药物生化调节方面亦进行了深入的研究，取得了不少进展，尤其是在应用生化调节来提高 5-FU 的抗瘤活性方面。临床上应用醛氢叶酸（CF）对 5-FU 的化学修饰是目前生化调节应用于抗肿瘤药物从实验室到临床最成功的例子。临床前的研究阐明了 CF 的增效机制：5-FU 在体内活化成 FduMP（脱氧氟苷单磷酸盐）后，抑制胸苷酸合成酶（TS），阻止尿苷酸向胸苷酸的转变，最终影响 DNA 的合成。这一个途径需要一碳单位（CH_3）的供体还原型叶酸（FH_4）的参与。Fdump、TS、5，10-CH_2-FH_4 在细胞内形成三重复合物。在生理情况下，由于还原型叶酸的供给不足，三重复合物易于分离，如果外源性地供给大剂量的 CF，细胞内可形成结合牢固、稳定的三重复合物，对 TS 的抑制作用大大延长，最终增加了 5-FU 的细胞毒作用。1982 年法国的 Machover 等首先报告大剂量（200 mg/m^2）CF 合并 5-FU 治疗胃肠道癌的初步结果。近几年来，大部分随机对照的Ⅲ期临床研究结果证明 5-FU+CF 的有效率比单用 5-FU 高，而且部分研究显示 5-FU+CF 可延长生存期。德国一个多中心随机对照研究亦表明 5-FU 加小剂量 CF 亦可提高疗效、改善生存质量，并且毒性反应较小。在 CF/5-FU 的治疗方案中，有各种剂量组合的报道，但CF/5-FU的最佳剂量方案组合至今未能确定。

5-FU 在体内的降解主要通过二氢嘧啶脱氢酶（DPD）来完成，故 DPD 酶的活性直接影响 5-FU血药浓度。近期有较多的 5-FU 和 DPD 酶抑制剂联合应用的临床报告，采用的 DPD 酶抑制剂有尿嘧啶、CDHP、恩尿嘧啶和 CNDP 等，如口服 UFT（替加氟：尿嘧啶为 1：4）加 CF 的Ⅱ期临床研究报告，有效率为 42.2%。另外，临床前研究发现 CDHP 对 DPD 酶抑制强度比尿嘧啶强 200 倍，采用 CDHP、替加氟等组成的复方口服制剂 S-1 单药治疗晚期胃癌初步结果令人鼓舞，其临床价值有待进一步研究加以证实。

（三）抗肿瘤抗生素类

抗肿瘤抗生素包括很多药物，蒽环类是此类药物中的一大类药，包括多柔比星（阿霉素，adriamycin，ADR）、柔红霉素（daunomycin，DAM）、阿克拉霉素、表柔比星、去甲柔红霉素、米托蒽醌等。抗肿瘤抗生素的作用机制呈多样化，蒽环类抗生素与放线菌素 D 的作用机制相似，与 DNA 结合后，发生嵌入作用而抑制依赖于 DNA 的 RNA 合成，现发现其同时有抑制拓扑异构酶Ⅱ的作用；博莱霉素（bleomycin，BLM）是直接损害 DNA 模板，使 DNA 单链断裂；普卡霉素也与 DNA 结合，抑制依赖 DNA 的 RNA 聚合酶，从而影响 RNA 的合成；链黑霉素对 DNA 合成显示出选择性抑制，可引起 DNA 降解或单链断裂。

（四）抗肿瘤的植物类药物

长春碱类药物是从植物长春花分离得到具有抗癌活性的生物碱，包括长春新碱（vincristine，VCR）、长春碱（vinblastine，VLB）、长春碱酰胺（vindesine，VDS）、长春瑞滨（vinorelbine，VRL）等药物抗肿瘤的作用靶点是微管，药物与管蛋白二聚体结合，抑制微管的聚合，使分裂的细胞不能形成纺锤体，核分裂停止于中期。紫杉醇类药物如紫杉醇和紫杉特尔，能促进微管聚合，抑制微管解聚，使细胞的有丝分裂停止。鬼臼毒素类的药物依托泊苷(etoposide，VP16-213)和替尼泊苷(teniposide VM-26)则主要抑制拓扑异构酶Ⅱ的作用，阻止DNA的复制。喜树碱类包括我国的羟喜树碱及国外的拓扑替康、伊立替康(irinotecan，CPT-11)等则通过抑制拓扑异构酶Ⅰ的活性而阻止DNA的复制。

(五)铂类

铂类抗肿瘤药物的作用机制主要是与DNA双链形成交叉联结，呈现其细胞毒作用。主要包括顺铂(cisplatin，DDP)及其类似物奈达铂、卡铂、草酸铂(oxaliplatin，L-OHP)和乐铂等，卡铂、草酸铂和乐铂的肾毒性和胃肠道毒性均较顺铂轻。其他正在进行临床试验的铂类同类物包括JM216 (BMS 182751)、JM473(AMD473，ZD0473)、BBR3464和脂质体顺铂等。

(六)其他

门冬酰胺酶使肿瘤细胞缺乏合成蛋白质必需的门冬酰胺，使蛋白质的合成受阻。

二、细胞周期动力学与抗癌药物

细胞周期系指亲代细胞有丝分裂的结束到1或2个子细胞有丝分裂结束之间的间隔，细胞经过一个周期所需要的时间称为细胞周期时间。有丝分裂后产生的子代细胞，经过长短不等的间隙期，也称DNA合成前期(G_1)，进入DNA合成期(S)，完成DNA合成倍增后，再经短暂的休止期，也称DNA合成后期(G_2)，细胞又再进行丝状分裂(M期)。有时细胞G_1期明显延长，细胞长期处于静止的非增殖状态，常称为G_0期。G_0期的细胞与G_1期的细胞的区别是它对正常启动DNA合成的信号无反应。但是，处于G_0期的细胞并不是死细胞，它们继续合成DNA和蛋白质，还可以完成某一特殊细胞类型的分化功能。这些细胞可以作为储备细胞，一旦有合适的条件，即可重新进入增殖细胞群中并补充到组织中。

多数临床上常用的化疗药物均直接影响DNA的合成或功能，不同的抗癌药物可有不同的作用机制。有些药物主要作用系阻碍DNA的生物合成，仅作用于细胞增殖的S期，称S期特异性药物，如MTX、5-FU、6MP、Ara-C等。也有些药物主要损伤纺锤体，使丝状分裂停滞于分裂中期(M期)，如VLB、VCR、VDS、紫杉醇等，这些药物称之为M期特异性药物。S期与M期特异性药物均系作用于某一特定的时相，故通称为周期特异性药物。而直接破坏或损伤DNA的药物，如烷化剂、丙卡巴肼、顺铂、亚硝脲类等，则不论细胞处于哪一时相，包括G_0期的细胞，均可起杀伤作用，称之为周期非特异性药物。

周期非特异性药物对肿瘤细胞的杀伤力一般较周期特异性的药物强，且随着药物浓度的升高，对肿瘤细胞的杀伤作用越明显，特别是此类药物对G_0期的细胞亦有作用，故对增殖比率(generation fraction，GF)低的肿瘤也有作用。因此在实体瘤常规化疗和超大剂量化疗方案的组成中经常必不可少。而周期特异性药物仅对某一时相的细胞有杀伤作用，故其作用较弱，单独使用较难达到彻底的抗肿瘤效果。

三、化疗药物的耐药机制

化疗药物对增殖迅速的肿瘤的疗效较好。临床上，我们经常可以观察到，经过化疗后，肿瘤体积缩小，增殖速度逐渐加快，尽管继续用原方案治疗，肿瘤又再次增大。显然，恶性肿瘤对化疗的耐药，无法用肿瘤生长动力学来解释，必然还有其他的机制。

第一，恶性肿瘤细胞可能位于大多数药物不能到达的庇护所，如由于大部分药物不能进入中枢神经系统和睾丸，所以这些部位的肿瘤常常不受影响，成为复发的部位。如儿童急淋白血病治疗中，脑膜是复发的常见部位。可通过用放疗、大剂量 MTX 和 MTX 鞘内注射的预防性治疗方法，使经全身化疗已经达到完全缓解的患儿增加治愈的机会。

第二，发生抗药性的生物化学机制可以有多个方面。例如肿瘤细胞对抗癌药物的摄取减少，药物活化酶的量或活性降低，药物灭活酶含量或活性增加，药物作用靶向酶的含量增高或与药物的亲和力改变，肿瘤细胞的 DNA 修复加快，细胞的代谢替代途径的建立和细胞对药物的排出增加等等。这些耐药性部分可以通过逐渐增加药物剂量，直到对正常组织出现轻度毒性而得到克服。另外，可通过使用联合化疗，从多个靶点代谢途径打击肿瘤细胞来克服抗药性。

第三，恶性肿瘤细胞耐药的遗传基础，已经确立并得到许多证据支持。Goldie 及 Coldman 认为，肿瘤细胞在增殖过程中，有较固定的突变率(约 10^{-5})，每次突变均可导致抗药瘤株的出现。因此，倍增次数越多(亦即肿瘤越大)、抗药瘤株出现的机会越大。每次突变，可导致对某种药物发生抗药，同时对多种药物发生抗药的机会远较小。因此，他们主张为防止抗药性的产生，应尽早在肿瘤负荷最低时，短期内足量使用多种有效的抗癌药，以便及时充分杀灭敏感的及对个别药物抗药的瘤细胞，防止其增殖形成优势。按照他们的理论，20 世纪 70 年代出现了两种所谓无交叉抗药作用的化疗方案：序贯交替治疗方案，如用 MOPP/ABV 方案治疗霍奇金病；尽早使用多种有效药物的方案，例如 ProMACE-MOPP、MACOP-B 等方案用于治疗非霍奇金淋巴瘤。

第四，有些肿瘤(主要为实体瘤)对化疗不敏感，是由于多量瘤细胞处于非增殖的 G_0 期。由于肿瘤负荷越大，增殖比率越低，G_0 细胞所占比率越高。故防治此类抗药性的关键在于尽早治疗，并应用一切手段(包括手术、放疗)减少肿瘤负荷。并有人试用持续长时间静脉输注抗癌药来克服此类抗药性。

近年来发现，肿瘤细胞有多药抗药性，即患者同时对多种作用机制不同的抗癌药均发生抗药(图 2-3)。

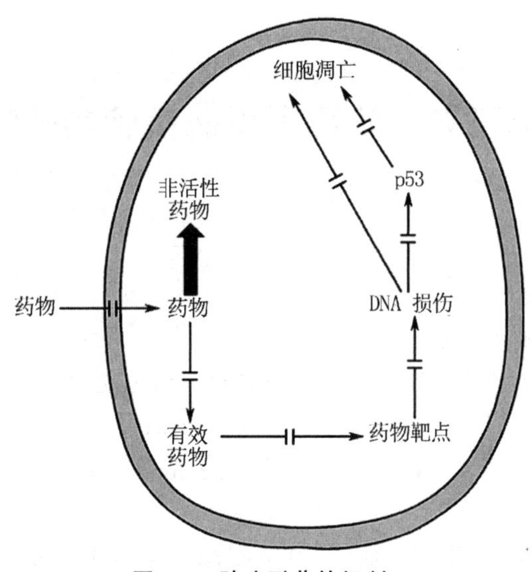

图 2-3　肿瘤耐药的机制

四、多药抗药性

肿瘤细胞对抗癌药物产生抗药性是化疗失败的主要原因。引起抗药性的原因很多，目前很引人注目的是多药抗药性(multidrug resistance,MDR),或称多向抗药性。多药抗药性是指恶性肿瘤细胞在接触一种抗癌药后,产生了对多种结构不同、作用机制各异的其他抗癌药的抗药性。

多药抗药性多出现于天然来源的抗癌药如长春碱类(vincristine,vinblastine,vindesine 和 vinorelbine)、鬼臼毒素(etoposide 和 teniposide)、紫杉醇类(紫杉醇和紫杉特尔)和蒽环类抗生素(多柔比星和柔红霉素)。多药抗药性的共同特点:一般为亲脂性的药物,分子量在300~900 kD;药物进入细胞是通过被动扩散;药物在 MDR 细胞中的积聚比敏感细胞少,结果胞内的药物浓度不足而未能致细胞毒性作用;MDR 细胞膜上多有一种特殊的蛋白,称 P-糖蛋白,编码此蛋白的 MDR 基因扩增。

Endicott 等发现,MDR 细胞膜上往往出现膜糖蛋白的过度表达。进一步研究发现,膜糖蛋白的水平与抗药性及细胞内的药物积聚减少程度呈正相关,提示这种蛋白与药物在细胞内的积聚有关,亦可能与细胞膜的通透性有关,故称这种膜糖蛋白为 P-糖蛋白,编码此 P-糖蛋白的基因为 MDR 基因。P-糖蛋白具有膜转运蛋白的许多结构特征,一旦与抗癌药物结合,通过 ATP 提供能量,将药物从胞内泵出胞外,抗癌药物在胞内的浓度就不断下降,其细胞毒性作用因此减弱或消失,出现抗药现象。

有人发现,一些钙通道阻滞剂如维拉帕米、硫氮䓬酮、硝苯地平,钙调蛋白抑制剂如三氮拉嗪、氯丙嗪和奎尼丁、利血平等亦能与 P-糖蛋白结合,且可有效地与抗癌药物竞争同一结合部位,使抗癌药物不再或减少从胞内泵出胞外,从而在细胞内不断积聚,多药抗药性得以克服或纠正。这一现象已经在体外和体内实验中得到证实。但临床上如维拉帕米的最大耐受浓度为 2 μmol/L,这一浓度在体外组织培养中不能纠正多药抗药性,如超过此血浓度,人体可出现不适甚至较严重的毒性反应,限制了临床的使用。更安全的可逆转多药抗药性的药物正在研究中。

(文景丽)

第二节　临床常用的抗肿瘤药物

一、分类

(一)根据细胞增殖周期分类

肿瘤细胞包括增殖期细胞群、非增殖期细胞群和无增殖能力细胞 3 类(图 2-4)。

增殖细胞按细胞分裂能力,可分为 4 期:DNA 合成前期(G_1 期)、DNA 合成期(S 期)、DNA 合成后期(G_2 期)、有丝分裂期(M 期)。增殖期细胞呈指数方式生长,代谢活跃,增殖迅速,是肿瘤组织不断增大的根源。此类肿瘤细胞对药物敏感。

非增殖期细胞主要是静止期(G_0)细胞,有增殖能力但暂不增殖,当增殖周期中对药物敏感的细胞被杀灭后,G_0 期细胞即可进入增殖期,以补充其损失,是肿瘤复发的根源。G_0 期细胞对药物不敏感。

肿瘤组织中尚有一部分无增殖能力的细胞群,不能进行分裂增殖,通过老化而死亡,在肿瘤化疗中无意义。

根据对细胞周期不同阶段的选择性作用，抗恶性肿瘤化疗药物可分为以下两类。

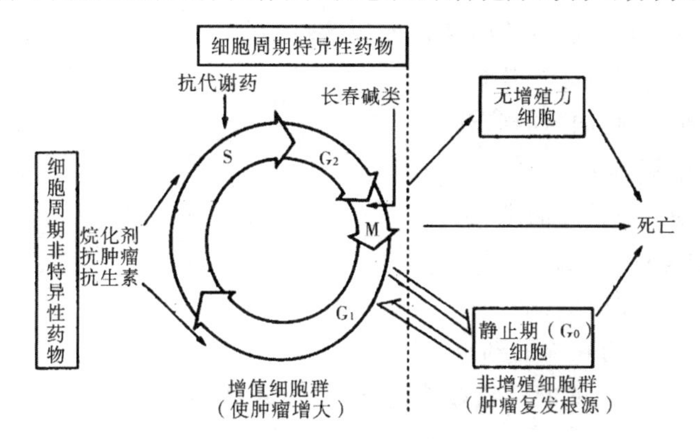

图 2-4　细胞增殖周期与抗肿瘤药分类示意图

1.细胞周期非特异性药

细胞周期非特异性药对增殖周期各阶段细胞均有杀灭作用。如烷化剂和抗肿瘤抗生素等。

2.细胞周期特异药

细胞周期特异药仅对增殖周期中某一阶段细胞有杀灭作用。

(1)主要作用于 S 期的药物：如抗代谢类药甲氨蝶呤、氟尿嘧啶等。

(2)主要作用于 M 期的药物：如长春新碱。

(二)根据药物作用机制分类

根据作用机制可将抗肿瘤药分为以下 4 类，主要抗肿瘤药作用如下(图 2-5)。

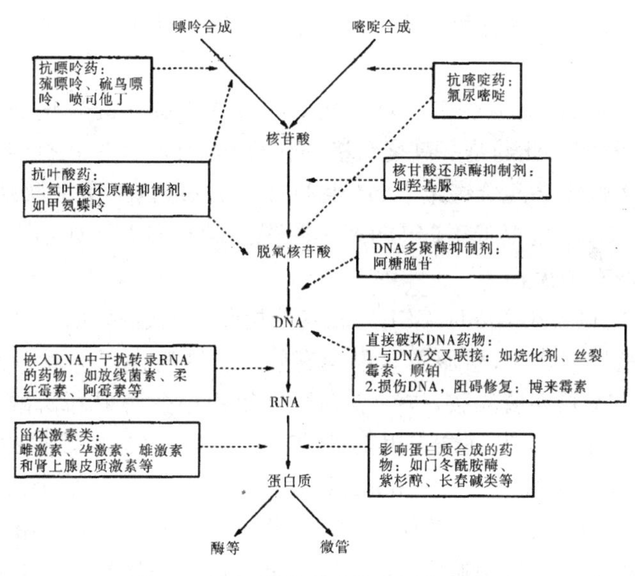

图 2-5　抗恶性肿瘤药的主要作用机制

1.干扰核酸合成的药物

这类药物的化学结构与核酸合成代谢所必需的物质如叶酸、嘌呤、嘧啶相似，起到干扰酸代谢而阻碍肿瘤细胞分裂的作用，故又称为抗代谢药。根据作用靶位的不同分为下列几种。

(1)二氢叶酸还原酶抑制剂(叶酸拮抗药)：如甲氨蝶呤等。

(2)胸苷酸合成酶抑制剂(抗嘧啶药):如氟尿嘧啶等。

(3)嘌呤核苷酸互变抑制剂(抗嘌呤药):如巯嘌呤等。

(4)核苷酸还原酶抑制剂:如羟基脲。

(5)DNA 聚合酶抑制剂:如阿糖胞苷。

2.干扰蛋白质合成的药物

(1)微管蛋白抑制剂:如长春碱类、紫杉类和鬼臼毒素。

(2)干扰核糖体功能:如高三尖杉碱。

(3)影响氨基酸供应:如门冬酰胺酶。

3.直接破坏 DNA 结构与功能的药物

直接破坏 DNA 结构与功能的药物如烷化剂、丝裂霉素、柔红霉素等。

4.影响激素平衡的药物

影响激素平衡的药物如肾上腺皮质激素、性激素及其拮抗药。

二、常用抗恶性肿瘤药

(一)烷化剂

目前临床上常用的烷化剂主要有氮芥、环磷酰胺、塞替哌、白消安、福莫司汀等。此类药物分子中均含有 1～2 个烷基,所含烷基是活性基团,可使 DNA、RNA 及蛋白质中的亲核基团烷化,该类药物对 DNA 分子作用强,在一定条件下,DNA 碱基上的所有 N 和 O 原子都可以不同程度地被烷化,DNA 结构受到破坏,影响细胞分裂。属细胞周期非特异性药物。

1.药物作用及机制

此类药物对细胞增殖周期各时相均有细胞毒作用,而且对静止细胞 G_0 期亦有明显的杀伤作用。

(1)氮芥(nitrogen mustard,mustine,HN_2):最早应用于临床的烷化剂是注射液,其盐酸盐易溶于水,水溶液极不稳定。此药是一高度活泼的化合物,可与多种有机亲核基团结合,其重要的反应是与鸟嘌呤第 7 位氮呈共价键结合,产生 DNA 的双链内的交叉联结或链内不同碱基的交叉联结,从而阻碍 DNA 的复制或引起 DNA 链断裂。对 G_1 期及 M 期细胞作用最强,对其他各期以及非增殖细胞均有杀灭作用。

(2)环磷酰胺(cycllophosphamide,CPA):较其他烷化剂的选择性高,体外无细胞毒作用,在体内活化后才能产生抗肿瘤作用,口服及注射均有效。抗肿瘤作用机制为无活性的 CPA,在体内经肝药酶作用转化为 4-羟环磷酰胺,进一步在肿瘤组织中分解成环磷酰胺氮芥,其分子中的β-氯乙基与 DNA 双螺旋链起交叉联结作用,破坏 DNA 结构,抑制肿瘤细胞分裂。

(3)塞替哌(thiotepa,triethylene thiophosphoramide,TSPA):有三个乙烯亚胺基,能与细胞内 DNA 的碱基结合,从而改变 DNA 功能。对多种移植性肿瘤有抑制作用。虽属周期非特异性药物,但选择性高,除可抑制人体细胞及肿瘤细胞的核分裂、使卵巢滤泡萎缩外,还可影响睾丸功能。

(4)白消安:属磺酸酯类化合物,在体内解离而起烷化作用。

2.药动学特点

(1)氮芥:注射给药后,在体内停留时间极短(0.5～1 分钟),起效迅速,作用剧烈且无选择性。有 90%以上很快从血中消除,迅速分布于肺、小肠、脾、肾脏、肝脏及肌肉等组织中,脑中含量最少。给药后6小时与24小时血中及组织中含量很低，20%的药物以二氧化碳形式经呼吸道排出，有多种代谢产物从尿中排除。

(2)环磷酰胺：口服吸收良好，生物利用度为75%～90%，经肝转化成磷酰胺氮芥，产生细胞毒作用。静脉注射后，血中药物浓度呈双指数曲线下降，为二房室开放模型，$t_{1/2\alpha}$为0.97小时，$t_{1/2\beta}$为6.5小时，V_d为21.6 L/kg，清除率为(10.7±3.3)mL/min。主要经肾排泄，48小时内尿中排出用药量的70%左右，其中2/3为其代谢产物。肾功能不良时，清除率下降，$t_{1/2\beta}$可延长到10小时以上。

(3)塞替哌：口服易被胃酸破坏，胃肠道吸收差，静脉注射后1～4小时血中药物浓度下降90%，$t_{1/2}$约为2小时，能透过血-脑屏障。主要以代谢物形式经尿中排泄，排泄量达60%～85%。

(4)白消安：口服易吸收，口服后1～2小时可达血药高峰，$t_{1/2}$约为2.5小时。易通过血-脑屏障，脑脊液中浓度可达血浓度的95%。绝大部分以甲基磺酸形式从尿中排出。

3.适应证及疗效评价

(1)氮芥：是第一个用于恶性肿瘤治疗的药物，在临床上主要用于恶性淋巴瘤，如霍奇金淋巴瘤及非霍奇金淋巴瘤等。尤其适用于纵隔压迫症状明显的恶性淋巴瘤患者。亦可用于肺癌，对未分化肺癌的疗效较好。

(2)环磷酰胺：具有广谱的抗肿瘤作用，可用以治疗多种恶性肿瘤。①恶性淋巴瘤：单独应用对霍奇金病的有效率达60%左右，与长春新碱、丙卡巴肼及泼尼松合用对晚期霍奇金病的完全缓解率达65%。②急性白血病和慢性淋巴细胞白血病：有一定疗效，且与其他抗代谢药物无交叉抗药性，联合用药可增加疗效。③其他肿瘤：对多发性骨髓瘤、乳腺癌、肺癌、卵巢癌、尤文神经母细胞瘤、软组织肉瘤、精原细胞瘤、胸腺瘤等均有一定疗效。④自身免疫性疾病：类风湿关节炎、肾病综合征、系统性红斑狼疮、特发性血小板减少性紫癜及自身免疫性溶血性贫血等。

(3)塞替哌：对卵巢癌的有效率达40%；对乳腺癌的有效率达20%～30%，和睾酮合用可提高疗效；对膀胱癌可采用膀胱内灌注法进行治疗，每次50～100 mg溶于50～100 mL生理盐水中灌入，保留2小时，每周给药1次，10次为1个疗程；对癌性腹水、胃癌、食管癌、宫颈癌、恶性黑色素瘤、淋巴瘤等亦有一定疗效。

(4)白消安：低剂量即对粒细胞的生成有明显选择性抑制作用，仅在大剂量下才对红细胞和淋巴细胞有抑制作用，由于它对粒细胞的选择性作用，对慢性粒细胞白血病有明显疗效，缓解率可达80%～90%，但对慢性粒细胞白血病急性病变和急性白血病无效，对其他肿瘤的疗效也不明显。

福莫司汀(fotemustine)：主要用于治疗已扩散的恶性黑色素瘤(包括脑内部位)和原发性脑内肿瘤，也用于淋巴瘤、非小细胞肺癌、肾癌等。

4.治疗方案

(1)氮芥：静脉注射，每次4～6 mg/m^2(或0.1 mg/kg)，每周1次，连用2次，休息1～2周重复。腔内给药：每次5～10 mg，加生理盐水20～40 mL稀释，在抽液后即时注入，每周1次，可根据需要重复。局部皮肤涂抹：新配制每次5 mg，加生理盐水50 mL，每天1～2次，主要用于皮肤蕈样霉菌病。

(2)环磷酰胺：口服，每次50～100 mg，每天3次。注射剂用其粉针剂，每瓶100～200 mg，于冰箱保存，临用前溶解，于3小时内用完。静脉注射每次200 mg，每天或隔天注射1次，1个疗程为8～10 g。冲击疗法可用每次800 mg，每周1次，以生理盐水溶解后缓慢静脉注射，1个疗程为8 g。儿童用量为每次3～4 mg/kg,每天或隔天静脉注射1次。

(3)塞替哌:常静脉给药,亦可行肌内及皮下注射,常用剂量为0.2 mg/kg,成人每次10 mg,每天1次,连用5天,以后改为每周2～3次,200～300 mg为1个疗程。腔内注射为1次20～40 mg,5～7天1次,3～5次为1个疗程。瘤体注射为1次5～15 mg,加用2%普鲁卡因,以减轻疼痛。

(4)白消安:常用量为口服6～8 mg/d,儿童0.05 mg/kg,当白细胞下降至1×10^4～2×10^4后停药或改为1～3 mg/d,或每周用2次的维持量。

5.不良反应

(1)胃肠道反应:均有不同程度的胃肠道反应,预先应用氯丙嗪类药物可防止胃肠道反应,其中塞替哌的胃肠道反应较轻。福莫司汀可有肝氨基转移酶、碱性磷酸酶和血胆红素中度、暂时性增高。

(2)骨髓抑制:均有不同程度的骨髓抑制。抑制骨髓功能的程度与剂量有关,停药后多可恢复。

(3)皮肤及毛发损害:以氮芥、环磷酰胺等多见。

(4)特殊不良反应:①环磷酰胺可致化学性膀胱炎,出现血尿,血尿出现之前,可产生尿频和排尿困难,发生率及严重程度与剂量有关,主要是因为环磷酰胺代谢产物经肾排泄,可在膀胱中浓集引起膀胱炎,故用药期间应多饮水和碱化尿液以减轻症状;大剂量可引起心肌病变,可致心内膜、心肌损伤,起病急骤,可因急性心力衰竭而死亡,与放射治疗或阿霉素类抗生素并用时,也能促进心脏毒性的发生。②白消安久用可致闭经或睾丸萎缩,偶见出血、再障及肺纤维化等严重反应。

(5)其他:①环磷酰胺有时可引起肝损害,出现黄疸,肝功能不良者慎用。少数患者有头昏、不安、幻视、脱发、皮疹、色素沉着、月经失调及精子减少等。②氮芥有时可引起轻度休克、血栓性静脉炎、月经失调及男性不育。③福莫司汀少见发热、注射部位静脉炎、腹泻、腹痛、尿素暂时性增加、瘙痒、暂时性神经功能障碍(意识障碍、感觉异常、失味症)。

6.禁忌证

烷化剂类抗恶性肿瘤药毒性较大,因此,凡有骨髓抑制、感染、肝肾功能损害者禁用或慎用。过敏者禁用。妊娠及哺乳期妇女禁用。

7.药物相互作用

(1)氮芥:与长春新碱、丙卡巴肼、泼尼松合用(MOPP疗法)可提高对霍奇金淋巴瘤的疗效。

(2)环磷酰胺:可使血清中假胆碱酯酶减少,使血清尿酸水平增高,因此,与抗痛风药如别嘌呤醇、秋水仙碱、丙磺舒等同用时,应调整抗痛风药物的剂量。此外也加强了琥珀胆碱的神经肌肉阻滞作用,可使呼吸暂停延长。环磷酰胺可抑制胆碱酯酶活性,因而延长可卡因的作用并增加毒性。大剂量巴比妥类、皮质激素类药物可影响环磷酰胺的代谢,同时应用可增加环磷酰胺的急性毒性。

(3)塞替哌:可增加血尿酸水平,为了控制高尿酸血症可给予别嘌呤醇;与放疗同时应用时,应适当调整剂量;与琥珀胆碱同时应用可使呼吸暂停延长,在接受塞替哌治疗的患者,应用琥珀胆碱前必须测定血中假胆碱酯酶水平;与尿激酶同时应用可增加塞替哌治疗膀胱癌的疗效,尿激酶为纤维蛋白溶酶原的活化剂,可增加药物在肿瘤组织中的浓度。

(4)白消安:可增加血及尿中尿酸水平,故对有痛风病史的患者或服用本品后尿酸增高的患者可用抗痛风药物。

8.注意事项

(1)氮芥:本品剂量限制性毒性为骨髓抑制,故应密切观察血象变化,每周查血象1～2次。氮芥对局部组织刺激性强,若漏出血管外,可导致局部组织坏死,故严禁口服、皮下及肌内注射,药物一旦溢出,应立即用硫代硫酸钠注射液或1%普鲁卡因注射液局部注射,用冰袋冷敷局部6～12小时。氮芥水溶液极易分解,故药物开封后应在10分钟内注入体内。

(2)环磷酰胺:其代谢产物对尿路有刺激性,应用时应多饮水,大剂量应用时应水化、利尿,同时给予尿路保护剂美司钠。当大剂量用药时,除应密切观察骨髓功能外,尤其要注意非血液学毒性如心肌炎、中毒性肝炎及肺纤维化等。当肝肾功能损害、骨髓转移或既往曾接受多程化放疗时,环磷酰胺的剂量应减少至治疗量的1/3～1/2。腔内给药无直接作用。环磷酰胺水溶液不稳定,最好现配现用。

(3)塞替哌:用药期间每周都要定期检查外周血象,白细胞与血小板及肝、肾功能。停药后3周内应继续进行相应检查,防止出现持续的严重骨髓抑制;尽量减少与其他烷化剂联合使用,或同时接受放射治疗。

(4)白消安:治疗前及治疗中应严密观察血象及肝肾功能的变化,及时调整剂量,特别注意检查血尿素氮、内生肌酐清除率、胆红素、丙氨酸转移酶(ALT)及血清尿酸。用药期间应多饮水并碱化尿液或服用别嘌呤醇以防止高尿酸血症及尿酸性肾病的产生。发现粒细胞或血小板迅速大幅度下降时应立即停药或减量以防止出现严重骨髓抑制。

(二)抗代谢药

抗代谢药是一类化学结构与机体中核酸、蛋白质代谢物极其相似的化合物,所以在体内与内源性代谢物产生特异性、竞争性拮抗:①二者在同一生化反应体系中竞争同一酶系统,影响其正常反应速度,降低或取消代谢产物的生成,影响大分子(DNA、RNA及蛋白质)的生物合成,并抑制核分裂。②以伪代谢物的身份参与生化反应,经酶的作用所生成的产物是无生理功能的,从而阻断某一生化反应而抑制细胞的分裂。此类药物属细胞周期特异性药物,临床上常用的有甲氨蝶呤、巯嘌呤、氟尿嘧啶、阿糖胞苷、盐酸吉西他滨等。

1.药理作用

(1)甲氨蝶呤:为叶酸类抗代谢药,其化学结构与叶酸相似,对二氢叶酸还原酶有强大的抑制作用,可与二氢叶酸还原酶形成假性不可逆的、强大而持久的结合,从而使四氢叶酸的生成障碍,干扰体内一碳基团的代谢,致使核苷酸的合成受阻,最终抑制DNA的合成。该药选择性地作用于细胞增殖周期中的S期,故对增殖比率较高的肿瘤作用较强。但由于其可抑制DNA及蛋白质合成,故可延缓G_1-S转换期。

(2)巯嘌呤:为嘌呤类抗代谢药,能阻止嘌呤核苷酸类的生物合成,从而抑制DNA的合成,属作用于S期的药物,亦可抑制RNA的合成。还具有免疫抑制作用。

(3)氟尿嘧啶:为嘧啶类抗代谢药。在体内外均有较强的细胞毒作用,且抗瘤谱广。进入体内经转化后形成氟脲嘧啶脱氧核苷(5-FUdRP),5-FUdRP可抑制胸腺嘧啶核肾酸合成酶(thymidylate synthetase,TS)活力,阻断尿嘧啶脱氧核苷酸(dUMP)甲基化形成胸腺嘧啶脱氧核苷酸(dTMP),从而阻止DNA合成,抑制肿瘤细胞分裂繁殖。另外,在体内可转化为氟尿嘧啶核苷掺入RNA,从而干扰蛋白质合成。该药对S期敏感。

(4)阿糖胞苷:属于脱氧核糖核苷酸多聚酶抑制剂,抗肿瘤作用强大,另外还具有促分化、免疫抑制及抗病毒作用。Ara-C 抗肿瘤作用的机制是经主动转运进入细胞后，转化为阿糖胞苷三磷酸(Ara-CTP)而产生如下作用：①Ara-CTP 可抑制 DNA 聚合酶而抑制 DNA 合成。②Ara-CTP 也可掺入 DNA，干扰 DNA 的生理功能。③Ara-CTP 可抑制核苷酸还原酶活性，影响 DNA 合成。④Ara-C 还可抑制膜糖脂及膜糖蛋白的合成，影响膜功能。⑤Ara-CTP 亦可掺入 RNA，干扰其功能。

2.抗药性作用

(1)癌细胞与 6-MP 长期接触，可产生抗药性，主要是由于癌细胞内缺乏 6-MP 转化为 6-巯基嘌呤核苷酸的转换酶，另外也与膜结合型碱性磷酸酶活力升高导致癌细胞中硫代嘌呤核苷酸减少有关。

(2)肿瘤细胞与 5-FU 长期接触可出现抗药性，其抗药机制为：①肿瘤细胞合成大量的 TS。②细胞内缺乏足够的 5-FU 转化酶。③胸苷激酶量增加，可促进肿瘤细胞直接利用胸苷。

(3)肿瘤细胞与 Ara-C 长期接触可产生抗药性，可能与下列原因有关：细胞膜转运 Ara-C 能力下降；瘤细胞中活化 Ara-C 的酶活性提高，使之代谢失活；脱氧三磷酸胞苷(dCTP)增高，阻断其他脱氧核苷酸合成；细胞内 Ara-CTP 与 DNA 聚合酶的亲和力下降；Ara-CTP 从 DNA 解离。

3.药动学特点

(1)甲氨蝶呤(Methotrexate，amethopterin，MTX)：口服小剂量(0.1 mg/kg)吸收较好，大剂量(10 mg/kg)吸收较不完全，食物可影响其吸收。进入体内后全身分布，肝、肾等组织中含量最高，不易透过血-脑屏障，但可进入胸腔积液及腹水中。血药浓度呈三房室模型衰减：$t_{1/2\alpha}$为 2～8 分钟；$t_{1/2\beta}$为 0.9～2 小时；$t_{1/2\gamma}$为 0.4 小时，清除率每分钟大于9 mL/m^2。在体内基本不代谢，主要以原形通过肾小球滤过及肾小管主动分泌，经尿排出，排除速度与尿 pH 有关，碱化尿液可加速排出。MTX 血药浓度与其骨髓毒性密切相关，可根据血药浓度监测毒性。

(2)巯嘌呤(6-mercaptopurine，6-MP)：口服吸收不完全，生物利用度个体差异较大，为5%～37%，可能与首关效应有关。静脉注射后，半衰期较短，$t_{1/2}$约为 50 分钟，脑脊液中分布较少。体内代谢有两种途径：①巯基甲基化后再被氧化失活，甲基化由硫嘌呤甲基转移酶(TPMP)催化；当 TPMP 活性低时，6-MP 代谢减慢，作用增强，易引起毒性反应。该酶活性在白种人为多态分布(约 15%的人酶活性较低)，而在中国人为均态分布。②被黄嘌呤氧化酶(XO)催化氧化为 6-硫代鸟酸。该药主要经肾排泄。

(3)氟尿嘧啶(5-氟尿嘧啶，5-fluorouracil，6-MP)：口服吸收不规则且不完全，生物利用度可随剂量而增加，临床一般采用静脉注射给药。血中药物清除为一房室模型，$t_{1/2}$为 10～20 分钟。吸收后分布于肿瘤组织、肝和肠黏膜细胞内，可透过血-脑屏障及进入胸、腹腔癌性积液中。80%在肝内代谢。在 8～12 小时内由呼吸道排出其代谢产物 CO_2，15%左右以原形经尿排出。

(4)阿糖胞苷(cytarabine，Ara-C)：口服无效，需静脉滴注。易透过血-脑屏障，在体内经胞嘧啶核苷脱氨酶作用，形成无活性的阿拉伯糖苷(ara-U)。该酶在肝、脾、肠、肾、血细胞及血浆中含量较高。药物的消除为二房室模型，$t_{1/2\alpha}$为 10～15 分钟，$t_{1/2\beta}$为 2～3 小时，24 小时内约有 80%的药物以阿糖尿苷的形式排泄。

4.适应证及疗效评价

(1)甲氨蝶呤。①急性白血病：对于急性淋巴性白血病和急性粒细胞性白血病均有良好疗效，对儿童急性淋巴性白血病的疗效尤佳，对于成人白血病疗效有限，但可用于白血病脑膜炎的预防。②绒毛膜上皮癌、恶性葡萄胎：疗效较为突出，大部分患者可得到缓解，对于早期诊断的患者疗效可达90%。③骨肉瘤、软组织肉瘤、肺癌、乳腺癌、卵巢癌：使用大剂量有一定疗效。④头颈部肿瘤：以口腔、口咽癌疗效最好，其次是喉癌，鼻咽癌疗效较差，常以动脉插管滴注给药。⑤其他：鞘内注射给药对于缓解症状较好，亦可用于预防给药和防止肿瘤转移。对肢体、盆腔、肝、头颈部肿瘤可于肿瘤区域动脉注射或输注，加用醛氢叶酸(CF)，疗效较好。对自身免疫系统疾病如全身系统性红斑狼疮、类风湿关节炎等有一定疗效。另外，对牛皮癣有较好的疗效。

(2)巯嘌呤。①急性白血病：常用于急性淋巴性白血病，对儿童患者的疗效较成人好；对急性粒细胞、慢性粒细胞或单核细胞白血病亦有效。②绒毛膜上皮癌和恶性葡萄胎：我国使用大剂量6-MP治疗绒毛膜上皮癌收到一定疗效，但不如MTX。③对恶性淋巴瘤、多发性骨髓瘤也有一定疗效。④近年已利用其免疫抑制作用，用于原发性血小板减少性紫癜、自身免疫性溶血性贫血、红斑狼疮、器官移植、肾病综合征的治疗。

(3)氟尿嘧啶。①消化道癌：为胃癌、结肠癌、直肠癌的最常用药物，常与丝裂霉素、阿糖胞苷、阿霉素、卡莫司汀、长春新碱、达卡巴嗪等合用；可作为晚期消化道癌手术后的辅助化疗；亦可采用动脉插管注药或持久输注法治疗原发性肝癌。②绒毛膜上皮癌：我国采用大剂量5-FU与放线菌素D合用，治愈率较高。③头颈部肿瘤：以全身用药或动脉插管注射、滴注，用于包括鼻咽癌等的头颈部肿瘤治疗。④皮肤癌：局部用药对多发性基膜细胞癌、浅表鳞状上皮癌等有效，对广泛的皮肤光化性角化症及角化棘皮瘤等亦有效。⑤对乳腺癌、卵巢癌、肺癌、甲状腺癌、肾癌、膀胱癌、胰腺癌有效，对宫颈癌除联合化疗外，还可并用局部注射。

(4)阿糖胞苷。①急性白血病：对急性粒细胞白血病疗效最好，对急性单核细胞白血病及急性淋巴细胞白血病也有效。但单独使用缓解率差，常与6-MP、长春新碱、环磷酰胺等合用。②对恶性淋巴肉瘤、消化道癌也有一定疗效，对多数实体瘤无效。③还可用于病毒感染性疾病，如单纯疱疹病毒所致疱疹；牛痘病毒、单纯疱疹及带状疱疹病毒所致眼部感染。

5.治疗方案

(1)甲氨蝶呤。①急性白血病：口服每天0.1 mg/kg，也可肌内注射或静脉注射给药。一般有效疗程的安全剂量为50～100 mg，此总剂量视骨髓情况和血象而定。脑膜白血病或中枢神经系统肿瘤：鞘内注射5～10 mg/d，每周1～2次。②绒毛膜上皮癌及恶性葡萄胎：成人一般10～30 mg/d，每天1次，口服或肌内给药，5天为1个疗程，视患者反应可重复上述疗程，亦可以10～20 mg/d静脉滴注(加于5%葡萄糖注射液500 mL中于4小时滴完)，5～10天为1个疗程。③骨肉瘤、恶性淋巴瘤、头颈部肿瘤等：常采用大剂量(3～15 g/m^2)静脉注射，并加用亚叶酸(6～12 mg)肌内注射或口服，每6小时一次，共3天，这称为救援疗法。因为大剂量的MTX可提高饱和血药浓度，由此可升高肿瘤细胞内的药物浓度并便于扩散至血流较差的实体瘤中，但因血药浓度的提高，其毒性也相应增加，故加用CF，后者转化四氢叶酸不受MTX所阻断的代谢途径的限制，故起解救作用，提高化疗指数。为了充分发挥解救作用，应补充电解质、水分及碳酸氢钠以保持尿液为碱性，尿量维持在每天3 000 mL以上，并对肝、肾功能、血象以及血浆MTX的浓度逐日检查，以保证用药的安全有效。对有远处转移的高危患者，则需和放线菌素D等联合应用，缓解率达70%以上。

(2)巯嘌呤。①白血病：2.5～3.0 mg/(kg·d)，分2～3次口服，根据血象调整剂量，由于其作用比较缓慢，用药后3～4周才发生疗效，2～4月为1个疗程。②绒毛膜上皮癌：6 mg/(kg·d)，1个疗程为10天，间隔3～4周后重复疗程。③用于免疫抑制：1.2～2 mg/(kg·d)。

(3)氟尿嘧啶。①静脉注射：10～12 mg/(kg·d)，每天给药量约为500 mg，隔天1次；国外常用“饱和”剂量法，即 12～15 mg/(kg·d)，连用 4～5 天后，改为隔天 1 次，出现毒性反应后剂量减半；亦有以500～600 mg·m^2，每周给药 1 次；成人的疗程总量为 5.0～8.0 g。②静脉滴注：毒性较静脉注射低，一般为 10～20 mg/(kg·d)，把药物溶于生理盐水或 5%葡萄糖注射液中，2～8 小时滴完，每天 1 次，连续 5 天，以后减半剂量，隔天 1 次，直至出现毒性反应。治疗绒毛膜上皮癌时，可加大剂量至 25～30 mg/(kg·d)，药物溶于 5%葡萄糖注射液 500～1 000 mL 中点滴6～8 小时，10 天为 1 个疗程，但此量不宜用作静脉注射，否则，将产生严重毒性反应。③动脉插管滴注：以5～20 mg/kg溶于 5%葡萄糖注射液中(500～1 000 mL)滴注 6～8 小时，每天 1 次，总量为 5～8 g。④胸腹腔内注射：一般每次 1.0 g，5～7 天 1 次，共 3～5 次。⑤瘤内注射：如宫颈癌每次250～500 mg。⑥局部应用：治疗皮肤基底癌及癌性溃疡，可用 5%～10%的软膏或 20%霜剂外敷，每天 1～2 次。⑦口服：一般 5 mg/(kg·d)，总量为 10～15 g 或连续服用至出现毒性反应，即停药。

(4)阿糖胞苷。①静脉注射：1～3 mg/(kg·d)，连续 8～15 天。②静脉滴注：1～3 mg/(kg·d)，溶于葡萄糖注射液中缓慢滴注，14～20 天为 1 个疗程。③皮下注射：作维持治疗，每次 1～3 mg/kg，每周 1～2 次。④鞘内注射：25～75 mg/次，每天或隔天注射一次，连用 3 次。

6.不良反应

(1)胃肠道反应：均有不同程度的胃肠道反应，为常见的早期毒性症状。MTX 较严重，可引起广泛性溃疡及出血，有生命危险。巯嘌呤大剂量可致口腔炎、胃肠黏膜损害、胆汁淤积及黄疸，停药后可消退。5-FU可致假膜性肠炎，此时需停药，并给予乳酶生等药治疗。

(2)骨髓抑制：均有不同程度的骨髓抑制。MTX 严重者引起全血抑制，当白细胞计数低于 3×10^9/L、血小板计数低于 0.7×10^9/L 或有消化道黏膜溃疡时，应停用或用亚叶酸钙救援及对症治疗。6-MP 严重者也可发生全血抑制，高度分叶核中性白细胞的出现，常是毒性的早期征兆。

(3)皮肤及毛发损害：常见于阿糖胞苷和盐酸吉西他滨。

(4)特殊不良反应：①MTX 有肝、肾功能损害，长期应用可能引起药物性肝炎、肝硬化和门脉高压；大剂量 MTX 应用，其原形及代谢产物从肾排泄，易形成结晶尿及尿路阻塞，形成肾损害，要多饮水及碱化尿液。②6-MP 可致部分患者出现高尿酸血症、尿酸结晶及肾功能障碍。③5-FU毒性较大，治疗量与中毒量相近，可致神经系统损害：颈动脉插管注药时，部分患者可发生小脑变性、共济失调和瘫痪；还可引起心脏毒性：出现胸痛、心率加快，心电图表现为 ST 段抬高，T 波升高或倒置，同时可见血中乳酸脱氢酶升高。④阿糖胞苷可致肝损害，可见转氨酶升高、轻度黄疸，停药后可恢复。大剂量可致阻塞性黄疸。⑤盐酸吉西他滨可致泌尿生殖系统毒性：轻度蛋白尿及血尿常见，偶尔见类似溶血尿毒症综合性的临床表现，若有微血管病性溶血性贫血的表现，如血红蛋白及血小板迅速下降，血清胆红素、肌酐、尿素氮、乳酸脱氢酶上升，应立即停药。有时停药后，肾功能仍不能好转，则应给予透析治疗；呼吸系统：气喘常见，静脉滴注过程中可见支气管痉挛；心血管系统：可有水肿，少数有低血压。

(5)其他：①MTX 鞘内注射，可引起蛛网膜炎，出现脑膜刺激症状；长期大量用药可产生坏死性脱髓性白质炎。可引起间质性肺炎，出现咳嗽、发热、气急等症，部分患者可致肺纤维化；少数患者有生殖功能减退、月经不调，妊娠前 3 个月可致畸胎、流产或死胎。②5-FU 有时引起注射部位动脉炎，动脉滴注可引起局部皮肤红斑、水肿、破溃、色素沉着，一般于停药后可恢复。③阿糖胞苷有时可致小脑或大脑功能失调及异常抗利尿激素分泌综合征。

7.禁忌证

过敏者、感染患者、孕妇、哺乳妇女禁用，肝、肾功能障碍患者慎用。

8.药物相互作用

(1)MTX 蛋白结合率高，与磺胺类、水杨酸盐、巴比妥类、苯妥英钠合用，可竞争与血浆蛋白结合，使其浓度增高。糖皮质激素、头孢菌素、青霉素、卡那霉素可抑制细胞摄取 MTX，减弱其作用。苯胺蝶呤可增加白血病细胞中的二氢叶酸还原酶浓度，减弱 MTX 的作用。该药与氟尿嘧啶序贯应用，可使 MTX 作用增加，反之可产生阻断作用。长春新碱于 MTX 用前 30 分钟给予，可加速细胞对 MTX 的摄取，并阻止其逸出，加强 MTX 的抗肿瘤作用。门冬酰胺酶可减轻 MTX 的毒性反应。在给 MTX 24 小时后加用门冬酰胺酶，可提高 MTX 对急性淋巴细胞白血病的疗效。

(2)与别嘌呤醇合用，可使 6-MP 抗肿瘤作用加强，还可减少 6-硫代尿酸的生成。

(3)甲酰四氢叶酸、胸腺嘧啶核苷、甲氨蝶呤、顺铂、尿嘧啶、双嘧达莫、磷乙天门冬氨酸可增强 5-FU 的抗肿瘤作用。别嘌呤醇可降低 5-FU 的毒性，但不影响抗肿瘤作用。

阿糖胞苷与硫鸟嘌呤合用可提高对急性粒细胞性白血病的疗效；与四氢尿嘧啶核苷合用，使其 $t_{1/2}$ 延长，增强骨髓抑制。大剂量胸腺嘧啶核苷酸、羟基脲可增强其抗肿瘤作用，阿糖胞苷亦可增强其他抗肿瘤药物的作用。

9.注意事项

应对患者的血小板、白细胞、中性粒细胞数进行监测，应根据骨髓毒性的程度相应调整剂量；静脉滴注药物时间延长和增加用药频率可增加药物的毒性；静脉滴注时，如发生严重呼吸困难(如出现肺水肿、间质性肺炎或成人呼吸窘迫综合征)，应停止药物治疗。早期给予支持疗法，有助于纠正不良反应；应定期检查肝、肾功能；盐酸吉西他滨可引起轻度困倦，患者在用药期间应禁止驾驶和操纵机器。

(三)抗肿瘤抗生素

抗肿瘤抗生素是由微生物产生的具有抗肿瘤活性的化学物质，至今报道具有抗肿瘤活性的微生物产物已超过 1 500 种，但应用于临床的抗肿瘤抗生素只有 20 多种，此类药物属细胞周期非特异性药物，他们通过各种方式干扰转录，阻止 mRNA 合成，抑制 DNA 复制，阻止肿瘤细胞的分裂、繁殖而起到抗肿瘤作用。此类药物对肿瘤选择性差，不良反应较多，毒性较大。常用的有多柔比星及柔红霉素、丝裂霉素、博来霉素、放线菌素 D 等。

1.药理作用

(1)多柔比星(doxorubicin，adriamycin，ADM，DOX，阿霉素)及柔红霉素(daunorubicin，DNR)：属于醌环类抗生素，体外具有明显的细胞毒作用，体内具有广谱抗肿瘤作用，还具有免疫调节作用。柔红霉素的细胞毒作用比多柔比星小。两药的抗肿瘤作用相似，经主动转运机制进入细胞内，其分子可插入 DNA 分子中，影响 DNA 功能。ADM 在细胞内的浓度较血浓度高出数倍，进入细胞后，很快与细胞核结合，与 DNA 形成稳定的复合物，使 DNA 链易于折断，导致 DNA、RNA 及蛋白质合成受到抑制。ADM 对 S 期细胞的杀伤作用最大。

(2)丝裂霉素(mitomycin，MMC)：本品具有烷化作用，主要影响 DNA 功能，可抑制 DNA 的合成，高浓度时使 DNA 崩解，细胞核溶解。还可抑制 RNA 合成。MMC 在体内经转化后，可与 DNA 产生交叉联结破坏 DNA，使 DNA 发生烷化，其中对 G_1 期细胞尤其是 G_1 晚期及 S 期最为敏感。对多种移植性肿瘤有强大抗肿瘤作用，抗瘤谱广。此外，还具有较强的抗菌作用，其抗菌谱广，对革兰阳性及阴性菌作用强，对立克次体及病毒亦有作用。同时具有免疫抑制作用。

(3)博来霉素(Blemycin,BLM)：与铁离子络合产生游离氧破坏DNA，使DNA单链断裂，阻止DNA的复制，其抗瘤谱广。另外，还具有抗菌和抗病毒作用，可阻止DNA病毒的复制，对葡萄球菌、炭疽杆菌、枯草杆菌、大肠埃希菌、痢疾杆菌、伤寒杆菌及分枝杆菌均有抑制作用。

(4)放线菌素D(dactinomycin,DACT)：抗瘤谱广，具有免疫抑制作用。其抗肿瘤机制主要为低浓度抑制DNA指导下的RNA合成；高浓度时抑制DNA合成，还可使某些肿瘤细胞发生凋亡。

2.抗药性作用

癌细胞与ADM及DNR长期接触会产生抗药性。其间亦可产生交叉抗药性，并对长春新碱、长春碱及放线菌素D等产生抗药性。出现多药抗药性的机制复杂，可能是由于抗药性细胞抗药基因(*mdr*)的扩增，其基因产物P170糖蛋白具有能量依赖性药物外排泵性质，使大量药物被泵出细胞外。抗药性的产生还与某些肿瘤细胞内产生大量的谷胱甘肽过氧化物酶有关，可消除ADM及DNR所产生的自由基。此外，有些肿瘤细胞与ADM及DNR长期接触后，细胞内蛋白激酶C含量升高，肿瘤坏死因子(TNF)增加，膜流动性提高，由此也可产生抗药性。

长期与MMC接触，瘤细胞可产生抗药性。抗药性与药物还原型活化能力下降及DNA修复能力增加有关。该药与蒽环类及长春碱类可呈交叉抗药性。

瘤细胞与BLM长期接触可产生抗药性，机制未明，可能与细胞内BLM灭活酶B含量增高、谷胱甘肽、谷胱甘肽过氧化物酶(GSH-PX)含量增高，细胞对BLM摄取减少，BLM从细胞内溢出增高有关，也可能与BLM所诱导的DNA损伤易于修补有关。

癌细胞与DACT长期接触可产生抗药性：与蒽环类抗生素及长春碱类之间有交叉抗药性，出现多药抗药性。抗药性主要是由于*mdr*基因过度表达，癌细胞上产生大量P170糖蛋白，致使DACT泵出细胞。抗药性产生还与瘤细胞内拓扑异构酶-Ⅱ活性降低有关。

3.药动学特点

(1)多柔比星及柔红霉素：ADM口服无效，DNR口服吸收欠佳。ADM静脉给药后很快分布于肝、心、肾、肺等组织中，在肿瘤组织中浓度亦较高，不易透过血-脑屏障。ADM及DNR在血中皆呈二房室模型衰减，ADM的$t_{1/2\alpha}$为10分钟，$t_{1/2\beta}$为30小时；DNR的$t_{1/2\alpha}$为30～40分钟，$t_{1/2\beta}$为24～55小时。两药均在体内代谢转化，原形及代谢产物主要通过胆汁排泄，肝功能严重受损时，可使ADM的血药浓度升高，半衰期延长，DNR部分自肾排泄。

(2)丝裂霉素：口服吸收不规则，口服同等剂量的MMC，血中浓度仅达静脉注射的1/20，分布广泛，以肾、舌、肌肉、心、肺等组织中浓度较高，脑组织中含量很低，腹水中浓度亦较高。常静脉注射给药，吸收后分布于全身各组织器官，$t_{1/2}$为50分钟，体内许多组织如肝、脾、肾、脑及心脏可灭活MMC。主要经肾小球滤过排泄，但尿中排泄量仅为用药量的15%。

(3)博来霉素：局部刺激性小，除可用静脉注射外，还可做肌内、腔内注射。体内分布广，尤以皮肤、肺、腹膜及淋巴组织中积聚较多，癌组织中浓度高于邻近组织。一次静脉注射消除呈二房室模型，$t_{1/2\beta}$为2～4小时，肌内注射于1～2小时达峰浓度，$t_{1/2\beta}$为2.5小时，V_d为0.39 L/kg，主要经肾排泄，24小时内排出给药量的1/2～2/3，肾功能障碍者排出减少，$t_{1/2}$延长。

(4)放线菌素D：口服吸收差。静脉注射后，迅速分布于机体各组织中，血药浓度迅速降低，主要分布于肝、肾、脾及颌下腺中，不易透过血-脑屏障。骨髓及肿瘤组织中浓度明显高于血浆。体内很少被代谢，主要从胆汁和尿中原型排出，末端相半衰期为36小时。

4.适应证及疗效评价

(1)多柔比星及柔红霉素:ADM临床可用于恶性淋巴瘤、肺癌、消化道恶性肿瘤、乳腺癌、膀胱癌、骨及软组织肉瘤、卵巢癌、前列腺癌、甲状腺癌等。DNR主要用于白血病的治疗。

(2)丝裂霉素。①消化道恶性肿瘤:如胃、肠、肝、胰腺癌等疗效较好。②对肺、乳腺、宫颈、膀胱、绒毛膜上皮癌也有效。③对恶性淋巴瘤有效。

(3)博来霉素:主要用于治疗鳞状上皮癌,包括皮肤、鼻咽、食管、阴茎、肺、外阴部和宫颈癌等,常可取得较好效果,另对淋巴瘤类,如霍奇金病、非霍奇金淋巴瘤、蕈样肉芽肿以及睾丸癌、黑色素瘤也有一定疗效。

(4)放线菌素D:对霍奇金病和神经母细胞瘤有突出疗效,对绒毛膜上皮癌疗效也较好,但对睾丸绒毛膜上皮癌疗效差,与放疗合用可提高瘤组织对放疗的敏感性。另外,对小儿肾母细胞瘤、横纹肌肉瘤、纤维肉瘤、原发性及转移性睾丸肿瘤、Kaposi肉瘤也有一定疗效。

5.治疗方案

(1)多柔比星及柔红霉素:ADM一般采用静脉注射,1次50～60 mg/m^2,每3周1次,或每天20～25 mg/m^2,连用3天,3周为1个疗程,总剂量不超过550 mg/m^2。对浅表性扩散型膀胱癌以ADM 60 mg溶于30 mL生理盐水中做膀胱内灌注,保留2小时,每周2次,每3周重复1次。DNR每天静脉注射30～60 mg/m^2,连续3天,每3～6周为1个疗程。

(2)丝裂霉素:常用静脉注射给药,1次4～6 mg,1周1～2次,40～60 mg为1个疗程。做腔内注射,剂量为4～10 mg,每5～7天1次,4～6次为1个疗程。口服每次2～6 mg,每天1次,80～120 mg为1个疗程。

(3)博来霉素:肌内和静脉注射15～30 mg/次,每天1次或每周2～3次,300～600 mg为1个疗程。还可用软膏外涂来治疗溃疡面。

(4)放线菌素D:成人每次静脉注射或静脉滴注200 μg,每天或隔天1次,连用5次,每4周为1个疗程。儿童每天15 μg/kg,连用5天,每4周为1个疗程。

6.不良反应

(1)胃肠道反应:均有不同程度的胃肠道反应。

(2)骨髓抑制:均有不同程度的骨髓抑制,多柔比星和柔红霉素发生率高达60%～80%。

(3)皮肤及毛发损害:均有不同程度的皮肤损害及脱发。

(4)特殊不良反应:①多柔比星及柔红霉素有较严重的心脏毒性,也是最严重的毒性反应,成人及儿童均可产生,一种为心脏急性毒性,主要为各型心律失常,常发生于用药后数小时或数天内;另一种为与剂量有关的心肌病变,常表现为充血性心力衰竭。②丝裂霉素可引起肺毒性,且与剂量有关,主要表现为间质性肺炎,出现呼吸困难、干咳,肺部X射线可见肺部浸润阴影,此时应立即停药,并服用糖皮质激素类;可引起心脏毒性,也与剂量有关,表现为少数患者于停药后突发心力衰竭而死亡,心脏病患者应慎用;可致肾毒性,也与剂量有关,表现为血肌酐升高、血尿、尿蛋白及贫血,常伴有微血管病变性溶血性贫血;还可引起肝性静脉阻塞性疾病综合征,表现为进行性肝功能损害、腹水、胸腔积液。

(5)其他:①多柔比星及柔红霉素还可致药热;ADM偶致肝功能障碍及蛋白尿,还可引起变态反应;局部刺激性强,静脉注射可引起静脉炎,药液外漏时可引起局部组织坏死,该药的代谢产物可使尿液变红,一次给药可持续1～2天。②丝裂霉素可引起发热、头痛、四肢乏力、视力模糊、肌肉酸痛和注射部位蜂窝组织发炎及致畸、致癌作用。③放线菌素D可使放疗效过加强,使既往放疗部位皮肤出现发红及脱皮;静脉注射可引起静脉炎,漏出血管外可致局部炎症,疼痛及组织坏死。还可致药热,少数患者可见肝大及肝功能异常,还可致突变和致畸作用。

7.禁忌证

孕妇禁用;抗生素过敏者,肝、肾功能障碍患者慎用。

8.药物相互作用

(1)多柔比星等蒽环类抗生素在体外可与硫酸黏多糖类(如肝素及硫酸软骨素等)结合产生沉淀,避免与肝素及硫酸软骨素同时合用。苯巴比妥钠可加强 ADM 的心脏毒性,维生素 E 及乙酰半胱氨酸可减轻 ADM 所致心肌病变,雷佐生及其右旋体(ICRF-187)可对抗 ADM 的心脏毒性。ICRF 的同系化合物乙双吗啉及氯丙嗪等亦有相似作用,两性霉素 B 可部分降低癌细胞对 ADM 的抗药性。

(2)鸟嘌呤及黄嘌呤可使 MMC 的抗大肠埃希菌作用减弱;维拉帕米可逆转其抗药性,可加强 6-MP 的免疫抑制作用。

(3)半胱氨酸及谷胱甘肽等含巯基化合物的药物可减弱 BLM 的作用,与 CPA、VCR、ADM 及 Pred 合用(COAP 方案)可使肺部毒性增加。

(4)维拉帕米可逆转瘤细胞对 DACT 的抗药性,氯丙嗪可减轻 DACT 的胃肠道反应。

9.注意事项

抗恶性肿瘤抗生素的应用应在有经验的肿瘤化疗医师指导下使用,用药期间应密切随访血常规及血小板、血尿素氮、肌酐等。

(四)植物类抗肿瘤药

从植物中寻找有效的抗肿瘤药物已成为国内外重要研究课题,目前用于治疗肿瘤的植物药已筛选出 20 多种。它们分别通过抑制微管蛋白活性、干扰核蛋白体功能、抑制 DNA 拓扑异构酶活性等发挥抗肿瘤作用。临床常用的有长春碱类、喜树碱类、鬼臼毒素类、紫杉醇和三尖杉碱等。

1.药理作用

(1)长春碱类抗肿瘤药主要有长春碱(vinblastine.VLB)、长春新碱(vincristine,VCR)及人工半合成的长春地辛(vindesine,VDS),皆有广谱抗肿瘤作用,均属细胞周期特异性抗肿瘤药。VCR 抗肿瘤作用强度与 VDS 相似,强于 VLB。VDS 还具有增强皮肤迟发性变态反应及淋巴细胞转化率的作用。长春碱类抗肿瘤作用机制:主要抑制微管蛋白聚合,妨碍纺锤体的形成,使纺锤体主动收缩功能受到抑制,使核分裂停止于中期,可致核崩解,呈空泡状或固缩成团,主要作用于细胞增殖的 M 期。VCR 还可干扰蛋白质代谢,抑制细胞膜类脂质的合成,抑制氨基酸在细胞膜上的转运,还可抑制 RNA 聚合酶的活力,从而抑制 RNA 合成。

(2)喜树碱类包括喜树碱(camptothecin,CPT)及羟喜树碱(10-chydmxycamptothecin),其中羟喜树碱亦可人工合成。抗肿瘤作用强,具有广谱抗肿瘤作用,为周期特异性抗肿瘤药。10-OHCPT抗肿瘤作用较 CPT 明显,毒性较小。二者抗肿瘤原理相似,直接破坏 DNA 并抑制其合成,对 S 期细胞的作用比对G_1 期和 G_2 期细胞的作用明显,较高浓度抑制核分裂,阻止细胞进入分裂期。

(3)依托泊苷及替尼泊苷(teniposide,VM-26)是从小檗科鬼臼属植物鬼臼(Podophyllum,versipelle Hance)中提取的鬼臼毒素的衍生物,在体外有广谱的抗肿瘤作用,属细胞周期非特异性药物。体外 VM-26 的细胞毒作用较 VP-16 强 10 倍。VP-16 还具有抗转移作用。此类化合物主要作用于 S 及 G_2 期细胞，使 S 及 G_2 期延缓，从而杀伤肿瘤细胞。作用靶点为拓扑异构酶Ⅱ（TOPO-Ⅱ），干扰拓扑异构酶Ⅱ修复 DNA 断裂链作用，导致 DNA 链断裂。VM-26 对 TOPO-Ⅱ的作用较 VP-16 强 1.4 倍。

（4）紫杉醇具有独特的抗肿瘤机制，作用靶点为微管，促使微管蛋白组装成微管，形成稳定的微管束，且不易拆散，破坏组装一扩散之间的平衡，使微管功能受到破坏，从而影响纺锤体功能，抑制肿瘤细胞的有丝分裂，使细胞周期停止于 G_2 及 M 期，属周期特异性药物。

（5）三尖杉碱属细胞周期非特异性药物。抑制蛋白质生物合成，抑制 DNA 合成，还可促进细胞分化，促进细胞凋亡。

2.抗药性作用

VLB、VCR 之间存在交叉抗药性，与其他抗肿瘤药间亦有交叉抗药性，呈多药抗药性。但 VDS 与 VCR 间交叉抗药性不明显。抗药性产生机制与肿瘤细胞膜上 P 糖蛋白扩增，微管蛋白结构的改变从而影响药物与微管蛋白结合有关。

肿瘤细胞与 VP-16 长期接触可产生抗药性，与其他抗肿瘤药物出现交叉抗药性，呈现典型性多药抗药性。主要与细胞膜上 P 糖蛋白的扩增，导致药物从胞内泵出，胞内药物浓度明显降低有关。还可出现非典型性多药抗药性，其原因往往与 TOPO-Ⅱ的低表达及出现功能异常有关。VP-16 的抗药性主要为典型性多药抗药性，VM-26 的抗药性主要为非典型性多药抗药性。

肿瘤细胞与紫杉醇长期接触可产生抗药性，抗药性产生的机制是 α 及 β 微管蛋白变性，使之不能聚合组装成微管；另一机制是抗药细胞膜上存在 *mdr* 基因，P 糖蛋白过度表达，使紫杉醇在细胞内聚集减少，并呈多药抗药性。

3.药动学特点

（1）长春碱类：口服不吸收，静脉给药，VCR 体内半衰期约为 24 小时，末端相半衰期长达 85 小时。主要集中于肝、血小板、血细胞中，经肝代谢，其代谢产物从胆汁排出，肝功能不全应减量应用。

（2）喜树碱类：CPT 静脉注射后，很快分布于肝、肾及胃肠道，在胃肠道停留时间长，浓度高，胆囊中浓度较血中高出 300 倍，肝中药物浓度较血中高出 2 倍，$t_{1/2}$ 为 1.5～2.0 小时，主要从尿中排泄。10-OHCPT 静脉注射后，分布于各组织，肿瘤组织中含量较高，维持时间较长，主要通过粪便排出。

（3）鬼臼毒素类：①静脉注射 VP-16 后，蛋白结合率为 74％～90％，主要分布于肝、肾、小肠，不易透过血-脑屏障，血药浓度的衰减呈二房室开放模型，$t_{1/2\alpha}$ 为 1.4±0.4 小时，$t_{1/2\beta}$ 为 5.7±1.8 小时；VP-16 亦可口服，口服后生物利用度有个体差异，吸收不规则，且口服吸收后有效血浓度仅为静脉注射的 28％～52％，口服后0.5～4 小时血药浓度达峰值，$t_{1/2}$ 为 4～8 小时；原形及代谢产物主要经尿排泄。②静脉注射 VM-26，血中蛋白结合率达 99％，脑脊液中浓度低，血浆中药物浓度的衰减呈三房室开放模型，末相 $t_{1/2}$ 为 11～38 小时，主要经尿排泄，原形占 35％。

（4）紫杉醇：静脉注射后，蛋白结合率达 95％～98％。体内分布广，Vd 为 55～182 L/m^2。血药浓度的衰减呈二室开放模型：$t_{1/2\alpha}$ 为 16.2 分钟；$t_{1/2\beta}$ 为 6.4 小时，清除率为每分钟 253 mL/m^2。主要由尿排泄，大部分为其代谢产物。

（5）三尖杉碱：口服吸收迅速，但不完全。静脉注射血中药物浓度呈二房室模型衰减，$t_{1/2\alpha}$ 为 3.5 分钟，$t_{1/2\beta}$ 为 50 分钟。注射后 15 分钟，分布于全身各组织中，肾中分布最高，其次为肝、骨髓、肺、心、胃肠、脾、肌肉、睾丸，血及脑中最低。给药 2 小时后，各组织中药物浓度迅速降低，但骨髓中浓度下降慢。主要通过肾及胆汁排泄。

4.适应证及疗效评价

(1)长春碱类:VLB 主要用于恶性淋巴瘤、睾丸癌、泌尿系统肿瘤。对乳腺癌、Kaposi 肉瘤亦有一定疗效。VCR 可用于急性淋巴细胞白血病、恶性淋巴瘤、儿童肿瘤及治疗晚期肺鳞癌作为同步化药物使用。VDS 可用于白血病,如急性淋巴细胞性白血病、急性非淋巴细胞性白血病及慢性粒细胞白血病急性病变,还可用于肺癌、乳腺癌、食管癌、恶性黑色素瘤。

(2)喜树碱类:CPT 对胃癌、绒毛膜上皮癌、恶性葡萄胎、急性及慢性粒细胞白血病、膀胱癌、大肠癌及肝癌均有一定的疗效。10-OHCPT 用于原发性肝癌、头颈部恶性肿瘤、胃癌、膀胱癌及急性白血病。

(3)鬼臼毒素类:①VP-16 临床上对肺癌、睾丸癌、恶性淋巴瘤、急性粒细胞性白血病有较好疗效,对食管癌、胃癌、儿科肿瘤、Kaposi 肉瘤、原发性肝癌亦有一定疗效。②VM-26 主要用于急性淋巴细胞白血病、恶性淋巴瘤、肺癌、儿童肿瘤、脑癌、卵巢癌、宫颈癌、子宫内膜癌及膀胱癌,与顺铂合用治疗伴有肺、淋巴结、肝、盆腔转移的膀胱癌。

(4)紫杉醇:主要用于晚期卵巢癌、乳腺癌、肺癌、食管癌、头颈部肿瘤、恶性淋巴瘤及膀胱癌的治疗。

(5)三尖杉碱:主要用于急性粒细胞性白血病。对真性红细胞增多症及恶性淋巴瘤有一定疗效。

5.治疗方案

(1)长春碱类。①VCR:静脉注射成人 25 μ/kg,儿童 75 μ/kg,1 周 1 次,总量为 10～20 mg,亦可用同一剂量点滴;胸腹腔内注射每次 1～3 mg,用 20～30 mL 生理盐水稀释后注入。②VLB:一般用量为0.1～0.2 mg/kg,每周 1 次。③VDS:一般用量为每次 3 mg/m^2,每周 1 次,快速静脉注射,连用 4～6 次。

(2)喜树碱类:临床常静脉给药,CPT 每次 5～10 mg,每天 1 次,或 15～20 mg,隔天 1 次,总剂量140～200 mg为 1 个疗程。10-OHCPT 每次 4～8 mg,每天或隔天 1 次,总剂量 60～120 mg 为 1 个疗程;动脉内注射:1 次 5～10 mg,每天或隔天 1 次,总剂量 100～140 mg 为 1 个疗程;膀胱内注射:1 次20 mg,每月2 次,总量 200 mg 为 1 个疗程。

(3)鬼臼毒素类。①VP-16:静脉注射每天 60 mg/m^2,每天 1 次,连续 5 天,每 3～4 周重复 1 次;胶囊每天口服 120 mg/m^2,连服 5 天,隔 10～15 天重复 1 个疗程。②VM-26:静脉注射,每次 1～3 mg/kg,每周2 次,可连用 2～3 个月。

(4)紫杉醇:每 3 周给药 1 次,每次 135 mg/m^2 或 175 mg/m^2,用生理盐水或葡萄糖注射液稀释后静脉滴注,持续 3 小时、6 小时或 24 小时。

(5)三尖杉碱:成人每天 0.1～0.15 mg/kg;儿童为 0.15 mg/kg,溶于 250～500 mL 葡萄糖注射液中静脉滴注,4～6 天为 1 个疗程,间歇 2 周重复 1 个疗程。

6.不良反应

(1)胃肠道反应:均有不同程度的胃肠道反应。VLB 可致口腔炎、口腔溃疡等,严重可产生胃肠溃疡,甚至危及生命的血性腹泻。VDS 很少引起胃肠道反应。

(2)骨髓抑制:均有不同程度的骨髓抑制,多为剂量-限制性毒性。三尖杉碱可致全血减少。

(3)皮肤及毛发损害:均有不同程度的皮肤损害及脱发。

(4)特殊不良反应:①长春碱类可致神经系统毒性,多在用药 6～8 周出现,可引起腹泻、便秘、四肢麻木及感觉异常、跟腱反射消失、颅神经麻痹、麻痹性肠梗阻、眼睑下垂及声带麻痹等；总量超过 25 mg 应警惕出现永久性神经系统损害；神经系统毒性 VCR 较重，VDS 较轻。②鬼臼毒素类可引起变态反应，少数患者于静脉注射给药后出现发热、寒战、皮疹、支气管痉挛、血压下降，抗组胺药可缓解，减慢静脉滴注速度可减轻低血压症状。③紫杉醇引起的变态反应，与赋形剂聚乙基蓖麻油促使肥大细胞释放组胺等血管活性物质有关，主要表现为Ⅰ型变态反应；还可引起心脏毒性，表现为不同类型的心律失常，常见为心动过缓，个别病例心率可降低至 40 次/分；可致神经毒性，以感觉神经毒性最常见，表现为手套-袜状分布的感觉麻木、刺痛及灼痛，还可出现口周围麻木感，常于用药后 24～72 小时出现，呈对称性和蓄积性。④三尖杉碱可引起心脏毒性，表现为心动过速、胸闷、传导阻滞、心肌梗死、心力衰竭。

(5)其他：①长春碱类还可引起精神抑郁、眩晕、精子减少及静脉炎，外漏可造成局部坏死、溃疡，VCR 还可致复发性低钠血症；VDS 还可引起肌痛及咽痛、碱性磷酸酶升高及药热。②喜树碱类中 CVT 毒副作用较大，主要为骨髓抑制，尿路刺激症状，胃肠道反应，另有肝毒性；10-OHCPT泌尿系统损伤少见，少数可见心律失常，一般不需处理可自然恢复。③鬼臼毒素类可引起少数患者轻度视神经炎、中毒性肝炎，出现黄疸及碱性磷酸酶升高，还可诱发急性淋巴细胞性白血病及急性非淋巴细胞白血病。④紫杉醇可致肝肾轻度损伤，局部刺激性大，可致静脉炎，外漏可致局部组织红肿、坏死。⑤三尖杉碱还可导致肝功能损伤、蛋白尿。

7.禁忌证

禁用于白细胞减少患者、细菌感染患者及孕妇、哺乳妇女，另外，肝、肾功能障碍，有痛风史的患者，恶病质，大面积皮肤溃疡患者慎用。

8.药物相互作用

(1)甘草酸单胺盐可降低 CPT 的毒性。

(2)鬼臼毒素类与长春碱类生物碱合用可加重神经炎，抗组胺药可减轻变态反应。

(3)肿瘤组织对紫杉醇的抗药性可被维拉帕米等钙阻断剂、他莫昔芬、环孢素等逆转。与顺铂、长春碱类药物合用，可加重紫杉醇的神经毒性，与顺铂合用还可加重紫杉醇的心脏毒性。

9.注意事项

长春碱类仅供静脉应用，不能肌内、皮下、鞘内注射，鞘内应用可致死。

(五)肿瘤的生物治疗

肿瘤的生物治疗发展非常迅速，自 20 世纪 80 年代以来，肿瘤生物治疗已成为继手术、化疗和放疗之后的第四种治疗肿瘤的方法，它已被广泛研究和应用于临床，并取得一定疗效。肿瘤生物治疗主要包括免疫治疗、基因治疗以及抗血管生成三方面。免疫治疗的种类较多，但是大体的分类上主要有细胞免疫治疗和体液免疫治疗两种。免疫治疗还包括抗癌效应细胞的激活、细胞因子的诱发、抗癌抗体的筛选、新型疫苗的研制，这些都与免疫学理论的发展和分子生物技术的进步密切相关。基因治疗是指将细胞的遗传物质——核苷酸通过某种手段转移到靶细胞中(机体的免疫细胞、瘤细胞和其他一些能起到治疗作用的细胞中)以纠正或扰乱某些病理生理过程，基因治疗虽然难度很大，但它是生物治疗的方向，让这些细胞自然增长，分泌有效因子，以调节各种抗癌免疫活性细胞或直接作用于癌细胞，这应是治疗微小转移灶和防止复发最理想的手段。对此已在多方面进行深入、细致地研究。根据肿瘤生长与转移有赖于血管生成这一基本现象，针对肿瘤血管形成的分子机制来设计的抗血管生成治疗策略，已成为目前肿瘤治疗的热点研究领域，许多抗血管生成剂已进入临床研究阶段。肿瘤生物治疗合理方案的制订，基础和临床研究的密切配合以及基因治疗等都有待进一步深入研究。

目前常用的一些生物反应调节剂(biological response modifiers,BRM)的抗肿瘤作用大致有:①激活巨噬细胞或中性粒细胞。②激活自然杀伤细胞。③促使T淋巴细胞分裂、增殖、成熟、分化,调整抑制性T细胞与辅助性T细胞的比值。④增强体液免疫功能。⑤诱生干扰素、白介素、肿瘤坏死因子等细胞因子。⑥通过产生某些细胞因子再进一步激活有关免疫细胞而起作用。由免疫效应细胞和相关细胞产生的、具有重要生物活性的细胞调节蛋白,统称为细胞因子。这些细胞因子在介导机体多种免疫反应过程中发挥重要的作用,他们除了单独地具有多种生物学活性外,彼此之间在诱生、受体调节和生物效应的发挥等水平上相互作用。细胞因子的功能总和概括了BRM效应。

(六)其他类

1.铂类配合物

临床常用的有顺铂及卡铂。二者具有相似的抗肿瘤作用,卡铂的某些抗肿瘤作用强于顺铂,其毒性作用亦小于顺铂。该类化合物能抑制多种肿瘤细胞的生长繁殖,在体内先将氯解离,然后与DNA上的碱基共价结合。形成双链间的交叉联结成单链内两点的联结而破坏DNA的结构和功能,属周期非特异性药物。为目前联合化疗中常用的药物之一。

主要对睾丸癌、恶性淋巴瘤、头颈部肿瘤、卵巢癌、肺癌及膀胱癌有较好疗效,对食管癌、乳腺癌等亦有一定的疗效。

常用静脉滴注给药。顺铂:每天25 mg/m^2,连用5天为1个疗程,休息3～4周重复1个疗程,亦可1次50～120 mg/m^2,每3～4周1次;卡铂:100 mg/m^2,每天1次,连用5天,每3～4周重复1个疗程,亦可1次300～400 mg/m^2,每4周重复1次。

不良反应主要表现为消化道反应,如恶心、呕吐、骨髓抑制、耳毒性及肾毒性,卡铂的上述不良反应均较顺铂轻。

2.激素类抗肿瘤药

激素与肿瘤的关系早已为人们所注意,用激素可诱发肿瘤,当应用一些激素或抗激素后,体内激素平衡受到影响,使肿瘤生长所依赖的条件发生变化,肿瘤的生长可因之受到抑制。常用的有糖皮质激素、雌激素等。

临床常用的雌激素制剂己烯雌酚,实验证明,对大白鼠乳腺癌有抑制作用。另外,可激活巨噬细胞的吞噬功能及刺激体内网状内皮系统功能。临床主要用于前列腺癌和乳腺癌的治疗。治疗前列腺癌:3～5 mg/d,3次/天。治疗乳腺癌:5 mg 3次/天。

临床上常用的孕激素一般为其衍生物,如甲地孕酮、去甲脱氢羟孕酮。主要用于子宫内膜癌、乳腺癌及肾癌的治疗。甲地黄体酮口服,由4 mg/d渐增至30 mg,连服6～8周,或4次/天,每次4 mg,连用2周;去甲脱氢羟孕酮口服,开始0.1 g/d,每周递增1倍,3周后剂量可达0.8 g/d。

(文景丽)

第三节 化疗的毒副作用与处理

肿瘤化疗的合理应用使恶性肿瘤治疗的疗效有较大幅度的提高。但是抗肿瘤药物在杀灭肿瘤细胞的同时，对人体正常组织器官也有损害或毒性作用，尤其是骨髓造血细胞与胃肠道黏膜上皮细胞。这些与治疗目的无关的作用就是抗肿瘤药物的不良反应。在临床治疗过程中，不良反应发生的严重程度与用药种类、剂量、患者个体差异均有直接关系。因此，了解抗肿瘤药物的不良反应及其处理原则不仅可以取得较好的治疗效果，还可以尽量减轻患者的痛苦。

一、常见不良反应的分类

目前，临床中常用的是世界卫生组织分类(WHO)法(表 2-1)。

表 2-1　抗肿性反应的分度标准(WHO 标准)

	0 度	Ⅰ度	Ⅱ度	Ⅲ度	Ⅳ度
血液学(成人)					
血红蛋白(g/L)	≥110	95～109	80～94	65～79	＜65
白细胞(×10^9/L)	≥4.0	3.0～3.9	2.0～2.9	1.0～1.9	＜1.0
粒细胞(×10^9/L)	≥2.0	1.5～1.9	1.0～1.4	0.5～0.9	＜0.5
血小板(×10^9/L)	≥100	75～99	50～74	25～49	＜25
出血	无	瘀点	轻度失血	明显失血	严重失血
消化系统					
胆红素	≤1.25 N	1.26～2.5 N	2.6～5 N	5.1～10 N	＞10 N
ALT/AST	≤1.25 N	1.26～2.5 N	2.6～5 N	5.1～10 N	＞10 N
碱性磷酸酶(AKP)	≤1.25 N	1.26～2.5 N	2.6～5 N	5.1～10 N	＞10 N
口腔	正常	疼痛、红斑	红斑、溃疡可进一般饮食	溃疡只进流食	不能进食
恶性呕吐	无	恶心	短暂呕吐	呕吐需治疗	难控制呕吐
腹泻	无	短暂(＜2 天)	能耐受(＞2 天)	不能耐受、需治疗	血性腹泻
肾					
尿素氮、血尿酸	≤1.25 N	1.26～2.5 N	2.6～5 N	5.1～10 N	＞10 N
肌酐	≤1.25 N	1.26～2.5 N	2.6～5 N	5.1～10 N	＞10 N
蛋白尿	无	+，＜0.3 g/L			肾病综合征
血尿	无	镜下血尿	严重血尿	严重血尿、血块	泌尿道梗阻
肺	正常	症状轻微	活动后呼吸困难	休息时呼吸困难	需安全卧床
药物热	无	＜38 ℃	38 ～40 ℃	＞40 ℃	发热伴低血压
变态反应	无	水肿	支气管痉挛无须注射治疗	支气管痉挛，需注射治疗	变态反应
皮肤	正常	红斑	干性脱皮，水疱，瘙痒	湿性皮炎，溃疡坏死	剥脱性皮炎
头发	正常	少量脱发	中等斑片脱发	完全脱发但可恢复	不能恢复的脱发
感染	无	轻度感染	中度感染	重度感染	重度感染伴低血压
心脏节律	正常	窦性心动过速休息时心率 110 次/分	单灶 PVC，房性心律失常	多灶性 PVC	室性心律失常

续表

	0度	Ⅰ度	Ⅱ度	Ⅲ度	Ⅳ度
心功能	正常	无症状，但有异常心脏体征	有暂时心功能不全症状，但无须治疗	有心功能不全症状，治疗有效	有心功能不全症状，治疗无效
心包炎	无	有心包积液无症状	有症状，但不需抽水	心包压塞需抽水	心脏压塞需手术治疗
神经系统					
神志情况	清醒	短暂嗜睡	嗜睡时间不到清醒的50%	嗜睡时间多于清醒的50%	昏迷
周围神经	正常	感觉异常和(或)腱反射减弱	严重感觉异常和(或)轻度无力	不能耐受的感觉异常和(或)显著运动障碍	瘫痪
便秘	无	轻度	中度	重度，腹胀	腹胀，呕吐
疼痛	无	轻度	中度	重度	难治的

注：N——指正常值上限；PVC——房性期前收缩；便秘——不包括麻醉药物引起的；疼痛——指药物所致疼痛，不包括疾病引起的疼痛。

二、不良药物反应的处理

化疗药物绝大多数在杀伤肿瘤细胞的同时，对正常组织器官也会造成不同程度的损害。认识化疗不良反应并正确予以处理，是保证肿瘤化疗达到预期效果的重要环节。

(一)骨髓抑制

骨髓是储存造血干细胞的器官。骨髓抑制是肿瘤化疗十分常见的毒性反应，90%以上的化疗药物可出现此反应，表现为白细胞计数下降、血小板计数减少、贫血等。紫杉醇、CBP、米托蒽醌、IFO、长春地辛、替尼泊苷、氮芥类对骨髓的抑制作用较明显，而VCR、博来霉素、DDP对骨髓抑制较轻。人类红细胞的半衰期为120天，血小板的半衰期为5～7天，粒细胞的半衰期为6～8小时，故化疗后通常白细胞计数下降最常见，一般多在用药后第2天开始，7～10天降至最低。其次为血小板，对红细胞的影响较少。有些药物抑制时间可达4周左右。粒细胞的明显减少往往可导致各种继发感染，严重感染和出血通常是这些患者的直接死因。

处理要点。①根据外周血象进行药物剂量调整：一般化疗前后及过程中需监测外周血象变化，除白血病外，当白细胞计数<3.5×10^9/L，血小板计数<80×10^9/L时不宜应用化疗药物。必要时应调整药物剂量。②提升血象：当3.5×10^9/L<白细胞计数<4.0×10^9/L时，可以口服升白药为主，如利血生、鲨肝醇等；若白细胞计数<3.0×10^9/L时，可皮下注射粒细胞、巨噬细胞集落刺激因子；若白细胞计数<1.0×10^9/L时，除了使用升白药，还可以给予成分输血，如白细胞等。贫血明显，可用促红细胞生成素皮下注射。血小板计数减少可用白细胞介素-Ⅱ或输注血小板。③防治感染：当白细胞计数<3.0×10^9/L时，应积极预防感染；若已经出现发热等感染症状时，应使用敏感抗生素。当白细胞计数<1.0×10^9/L时，应让患者进入无菌隔离室。④防止出血：有出血倾向者应给予止血药。

(二)胃肠道反应

胃肠道反应是化疗药物常见的不良反应之一，发生率在65%～85%。其反应程度与用药的种类、剂量、次数、单用还是联用，以及患者个体差异、心理状态等因素相关。大多数化疗药物可刺激胃肠道黏膜上皮细胞，抑制其生长。其刺激可经传入神经至自主神经系统与脑干，兴奋第四脑室底部的化学感受区，引起不同程度、不同类型胃肠道反应。较强烈的致吐剂有 DDP、ADM、CTX、IFO、CBP 等。

1.常见症状

(1)恶心、呕吐：是最常见的早期毒性反应，严重的呕吐可导致脱水、电解质紊乱和体重减轻，并可增加患者对化疗的恐惧感。化疗药物引起的呕吐可分为急性呕吐、延迟性呕吐与预期性呕吐3 种。急性呕吐是指化疗后 24 小时内发生的呕吐；延迟性呕吐是指化疗 24 小时后至第 7 天发生的呕吐；预期性呕吐是指患者在第一个化疗周期中经历了难受的急性呕吐之后，在下一次化疗即将开始之前发生的恶心或呕吐，是一种条件反射。

(2)黏膜炎：化疗药物可损伤增殖活跃的黏膜上皮组织，易引起消化道黏膜炎，如口腔炎、唇损害、舌炎、食管炎和口腔溃疡，导致疼痛和进食减少，甚至吞咽困难。

(3)腹泻与便秘：5-FU 引起的腹泻最常见，大剂量或连续给药，可能会引起血性腹泻。长春新碱类药物尤其是长春新碱可影响肠道运动功能而产生便秘，甚至麻痹性肠梗阻，老年患者及用量较大的患者更易发生。

2.处理要点

(1)心理治疗：解除患者对化疗的恐惧感，减轻心理压力。

(2)饮食调理：化疗期间忌生冷硬及各种刺激性、不易消化的食物，可少食多餐，多饮水及流质饮食。可同时服用具有促进脾胃运动功能的中药。

(3)预防和对症处理：目前临床上用于预防化疗所致恶心、呕吐的药物品种较多，大部分为5-羟色胺受体拮抗剂，如恩丹西酮等。还有镇静剂、普通止吐药，如盐酸甲氧氯普胺、吗丁啉、维生素 B_6、地塞米松等，但这类药物止吐作用较弱，单用很难预防和控制较明显的呕吐。因此，多采用联合止吐，即用中等剂量作用强的止吐药与中等剂量作用弱的止吐药并用。腹泻较明显者可使用思密达，或口服洛哌丁胺，同时应补液及电解质，尤其注意补钾。若出现血性腹泻，则应停用化疗药，同时补液、止血，给予肠道黏膜保护剂，并监测生命体征及时对症处理。发生口腔炎或溃疡者，首先保持口腔卫生，进行口腔护理。

(三)肝脏损伤

肝脏是许多抗癌药物代谢的重要器官，许多抗癌药物或其代谢产物，如 CTX、多柔比星、阿糖胞苷、MTX 等，均可引起肝脏损伤。

1.临床表现

(1)肝细胞功能障碍：通常由药物或其代谢产物直接作用引起，是一个急性过程。表现为一过性的血清氨基转移酶升高，严重者可产生脂肪浸润和胆汁郁积，一般停药后可恢复。

(2)静脉闭塞性肝病：是由于肝小叶下小血管阻塞，静脉回流障碍所引起的。表现为血清肝酶显著增高、腹水、肝大和肝性脑病。

(3)慢性肝纤维化：多次接受化疗或大剂量化疗后的患者可以出现。

2.处理要点

(1)化疗开始前认真了解患者的肝脏功能，正确选择化疗药物；化疗期间及结束后应监测肝功能，随时给予对症处理。

(2)化疗过程中若出现肝功能损害，首先是药物减量或停药(表 2-2)，其次给予保肝治疗，如联苯双酯、维生素 C 等。有严重肝功能损害者以后的治疗应换药或进行剂量调整。

表 2-2 肝功能障碍时化疗药物剂量调整标准

磺溴酞钠(BSP)潴留百分率(45 分钟)	血清胆红素/(μmol/L)	其他肝功能参数	药物剂量调整	
			蒽环类	其他
<9	<20.5	2 N	100%	100%
9～15	20.5～51.3	2～5 N	50%	75%
>15	>51.3	>5 N	25%	50%

注:N 为正常值上限;其他肝功能参数包括凝血酶原时间、血清蛋白、血清氨基转移酶等,这些指标异常时,亦应减少剂量;其他药物包括甲氨蝶呤、亚硝脲类、长春碱类、丝裂霉素等。

(四)心血管损伤

许多化疗药均可引起心脏损伤,如多柔比星、紫杉醇、CTX 等。其中首推蒽环类抗癌药物对心脏毒性最大。统计表明多柔比星的慢性心肌毒性与总剂量密切相关。化疗药物诱发的心脏毒性包括急性毒性反应与慢性毒性反应。急性毒性反应包括一过性心电图改变如窦性心动过速、ST 段与 T 波的改变,这一反应与剂量关系不大,出现与消失均较快,不必停药。慢性毒性反应为不可逆的“心肌病综合征”,呈充血性心力衰竭的征象。既往如有因胸部肿瘤及恶性淋巴瘤等放疗后的患者,照射常可累及心脏,加重化疗药物对心脏的毒性反应。另外,化疗可加重以往存在的心脏病。

处理要点:①主要以预防为主,化疗前应对患者的心脏功能仔细评价。②目前推荐阿霉素的累积总剂量≤500 mg/m^2;老年人、15 岁以下儿童、有心脏病病史及纵隔或左侧乳腺曾接受过放疗的患者,ADM 总剂量不应超过 350 mg/m^2;合用氨磷汀可减轻反应;同时应给予一定心肌营养药,如维生素 E、维生素 B_6、维生素 B_{12} 等。③同用 CTX、放线菌素 D、MMC、曲妥珠单抗等可能会增加心脏毒性;曲妥珠单抗本身可引起严重的心脏毒性,如联用蒽环类易诱发或加重慢性心功能衰竭。④若出现心律失常,可用维拉帕米、乙胺碘酮。⑤若出现心衰可给予能量合剂、洋地黄强心剂、利尿剂及低钠饮食。

(五)泌尿系统毒性

泌尿系统毒性主要指化疗药物对肾及膀胱所产生的毒性。肾脏是体内药物排泄的主要器官,许多抗癌药物及其代谢产物经肾及膀胱排泄的同时给肾及膀胱造成损伤。常见的药物有 DDP,MTX,IFO,CTX,MMC 等。临床症状轻度只表现为血肌酐升高、轻微蛋白尿或镜下血尿,严重可出现少尿、无尿、急性肾衰竭、尿毒症。

1.肾毒性

化疗药物引起的肾脏毒性,可在用药时即刻出现,如 DDP、大剂量 MTX 等;也可在长期应用中或停药后发生,如 MMC、洛莫司汀等。肾脏毒性是 DDP 的剂量限制性毒性。单一剂量<40 mg/m^2 通常很少引起肾损害,但大剂量化疗而不水化,则可发生不可逆性肾衰竭;CBP 肾毒性较轻,过去接受过肾毒性药物治疗的患者或大剂量应用时,卡铂也可产生肾毒性。MTX 大剂量用药可产生急性肾毒性,导致急性。肾功能不全,血清肌酐和血尿素氮迅速增加,出现脱水、少尿甚至无尿。IFO 肾毒性发生率在儿童较高,表现为肾小管功能障碍。

2.化学性膀胱炎

CTX、IFO 代谢产物可损伤泌尿道上皮尤其是膀胱上皮,引起泌尿道毒性。两者诱发的膀胱炎通常在静脉给药后早期发生，而口服给药通常发生较晚。另外膀胱内灌注化疗药物或生物反应调节剂治疗膀胱表浅肿瘤也可引起化学性膀胱炎。

处理要点：①化疗前应评估患者肾功能状况，老年人、有肾病病史者慎用有肾毒性药物，而肾功能不全者不用；在使用易致肾功能损害的药物时，应严密定期检测肾功能指标。如尿素氮、肌酐等。②DDP单次剂量>40 mg/m² 时，化疗前后均需水化，尿量每天应大于100 mL/h。一般而言，水化用生理盐水最好，因为高氯化物浓度可抑制DDP在肾小管水解，使肾脏得到保护。③大剂量MTX静脉滴注，应碱化尿液，防止肾小管损伤；可提前口服别嘌呤醇防止高尿酸血症发生；用IFO和大剂量CTX时，必须同用美司钠，可大大减少血尿的发生。④肾功能差者需减量或停药，剂量调整见表2-3。

表2-3 肾功能损害时化疗药物剂量调整标准

肌酐清除率 mL/(min×1.73)	血清肌酐 (μmol/L)	尿素氮 (mmol/L)	药物剂量调整		
			DDP	MTX	其他药物
>70	<132.6	<7.14	100%	100%	100%
70～50	132.6～176.8	7.14～17.85	50%	50%	75%
<50	>176.8	>17.85	—	25%	50%

注：蛋白尿≥3 g/L也应调整剂量；其他药物包括博来霉素、依托泊苷、环磷酰胺、丙卡巴肼、丝裂霉素、六甲密胺。

(六)肺毒性

引起肺组织损害的药物首推博来霉素、MTX、白消安、卡莫司汀、MMC、CTX等。临床表现常呈缓慢发展趋势，早期多为非特异性表现，可有咳嗽、呼吸短促，X线表现为慢性肺间质性病变，晚期可呈不可逆肺纤维化改变。确诊需结合用药史，以往接受过胸部放疗的人容易发生肺毒性。

处理要点：①限制药物累积总量，如白消安的总剂量不超过500 mg，博来霉素不超过450 mg，MMC 40～60 mg等。②对于放疗后、联合化疗、70岁以上半年内用过博来霉素、既往有慢性肺病患者，应慎用博来霉素。③用药期间密切观察肺部症状、体征及X线改变，定期行血气分析及肺功能检查。④出现肺毒性症状时则立即停药，并给予对症处理：可试用类固醇皮质激素治疗，有发热时应合并使用抗生素，同时予以支持治疗。

(七)神经毒性

化疗引起神经系统损伤并非少见，放疗、化疗或联合治疗都可引起神经毒性。VCR、长春碱等对周围神经有明显毒性，临床表现肢体感觉异常、肌无力、便秘、尿潴留、肠麻痹等。MTX鞘内大剂量注射可引起中枢神经系统不良反应，表现为脑膜刺激征。DDP诱发的神经病变可表现为末梢神经病、听神经损伤等。

处理要点：抗癌药物引起的神经系统损伤应及时减量或停药，给予B族维生素、胞磷胆碱，并可配合中药、针灸治疗。一般神经功能可能需要数周至数月恢复。

(八)生殖功能障碍

已知在实验动物中丙卡巴肼、白消安、CTX、阿糖胞苷和多柔比星等都明显影响精子的形成或直接损伤精子，但临床上以氮芥类药物和丙卡巴肼最易引起不育，而大多抗代谢药物似不易发生。联合化疗特别是长期应用后，其发生率较高。闭经在化疗患者中虽多见，但化疗对卵巢功能的影响了解尚少。

(九)皮肤毒性

化疗药物可引起局部和全身性皮肤毒性。局部毒性是指发生于药物注射部位周围组织的反应,包括静脉炎、疼痛、红斑和局部组织坏死。全身毒性包括脱发、皮疹、瘙痒、皮炎及皮肤色素沉着等。

处理要点。①化疗药物所致的脱发为可逆性的,通常在停药后1～2个月内头发开始再生,不需做特殊处理。②药物外渗需预防:给药期间应细心观察注射部位,若疑有外渗,应立即停止药物输注;若发现药物外渗,可立即予氢化可的松琥珀酸钠局部多点向心性注射,以稀释止痛或普鲁卡因局部封闭,局部冷敷;在顺利的静脉滴注过程中,直接推注或经输液管将这些药物注入静脉然后再予冲洗可避免静脉炎或栓塞。③若合并感染,适当加用抗生素。④若出现溃疡长期不愈,应请外科处理。

三、远期反应

由于肿瘤治疗的进展,许多患者能长期生存。随访中发现与治疗相关的远期反应主要有发育不良、不育、第二原发肿瘤等。

(一)对性腺的影响

CTX、长春碱等常引起闭经;CTX可致精子缺乏。

(二)第二原发肿瘤

第二原发肿瘤比正常人的预期发病率高20～30倍。发生在治疗后1～20年,发病高峰为3～9年。霍奇金病常发生急性非淋巴细胞性白血病和非霍奇金淋巴瘤。非霍奇金淋巴瘤常发生实体瘤和急性淋巴细胞性白血病。

(文景丽)

第四节　化疗药物监测的临床应用

肿瘤的化疗药物毒性大,安全系数比较小,而且在人体代谢和排泄个体差异大,因此可能导致个体间的不同的治疗结果。有的患者可能因达不到治疗浓度导致化疗失败;有的患者可能因药物浓度过高而产生严重的不良反应。临床药代动力学和治疗药物检测(TDM)工作,是通过对用药患者血药浓度的检测,采集相关数据,计算出个体对药物的代谢和排泄能力的参数,根据这些参数就可设计个体化的理想给予方案,这对于提高肿瘤化疗疗效、肿瘤的及时治疗及高效合理应用现有医疗资源有重大意义。

一、获取个体药动学参数

药动学模型及参数是反映药物体内过程随时间变化规律的较客观的指标,也是制定用药方案的基础。虽然现在新药上市前均要求进行临床药动学研究,但由于历史原因,目前临床上广泛应用的药物中,不少仍缺乏药动学资料,即便有,也多得自国外其他人种。近年来遗传药理学研究表明,不同人种间在生物转化及排泄等体内过程上存在着差异。即便在同一人种间,由于先天因素及后天环境因素和病理情况的影响,也存在巨大的个体差异。因此通过治疗药物监测

(TDM)工作，求得具体监测对象的药动学模型及各有关参数，是一重要的基础工作。并且，还可借以积累我国人群的群体药动学资料。只要确定药物在具体监测对象的房室模型、消除动力学方式及有关药动学参数后，即可制订出较合理的个体化用药方案。

二、制订用药方案

需进行 TDM 的药物，其药物效应(包括治疗作用及多数毒性作用)与血药浓度间存在着密切的相关性，并且各药的群体治疗浓度范围及中毒水平均已确定，故在制订用药方案时，可参照有关资料，确定欲达到的稳态浓度水平(静脉滴注)或范围(多剂间隔用药)。应用测定计算得到的该个体有关药动学模型及参数，可按公式计算出静脉滴注时的用药速度；对于非线性动力学消除的药物，在确定个体的 Vm 和 Km 值后，可计算出每天用药量。如果不能获得监测患者的具体药动学模型及参数时，可采用有关药物的群体模型及参数均值，作为制订用药方案的依据，但最好能选用同一人种及同一病种的群体资料，以求尽量与接受用药方案的个体接近。此外，对二室及多室模型药物，在制订静脉滴注或多剂用药方案时，一般均按一室模型处理。需强调指出，无论用什么方法制订的用药方案，在实施过程中，仍需通过 TDM 监测效果，并做出必要的调整。

三、指导调整剂量

通过上述方法制订的用药方案，仅是一理论上的理想方案，实际工作中由于患者具体情况千差万别，在用药过程中任一影响药物体内过程的因素发生改变，均可使血药浓度不是恰在预期水平。即便正好达到预期水平者，也可能在继续用药过程中因上述因素改变，或病情的好转、恶化，使血药浓度改变。因此，通过 TDM 测定血药浓度，监测用药方案实施效果，指导进行必要的剂量调整，是剂量个体化的必需环节，也是 TDM 的常规工作。常用的方法有以下两种。①比例法：凡属一级消除动力学的药物，假设其剂量调整期间接受治疗的个体体内过程无较大变动，则药动学参数可视做不变，在其达稳态浓度时，血药浓度与剂量间存在正比例关系。因此，根据使用 X1 剂量或滴注速度达稳态后(5～6 个半寿期)，某次用药后取样测定的稳态血药浓度 Css1 及在该时刻所需的 Css，可计算出调整剂量 X＝Css・X1/Css1。按调整剂量 X 用药后，经过 5～6 个半寿期又可达到新的稳态浓度。可如此多次重复定期监测、调整，以达到维持在有效而安全的血药浓度范围水平的目的。②Bayes 法：该法使用预先按群体药动学资料编制的电脑程序，根据群体药动学参数，结合患者的体质及病理情况，先估算出该个体的药动学参数及用药方案。在按该方案实施过程中，分别在不论是否达稳态的不同时间取血 2～4 次测定血药浓度，将相应血药浓度和时间输入电脑，用渐近法原理修正出该个体所需的调整方案，经几次反复即可逼近最适方案。该法优点是将前述确定个体药动学参数、制订用药方案及调整剂量多步合在一起完成，并且可同时考虑心、肝、肾功能的影响。但使用本法时，不同药物需不同程序软件，目前仅有地高辛、苯妥英钠、利多卡因等少数药物采用。例如，以亚叶酸钙作为解救剂可使甲氨蝶呤的剂量增加，但以大剂量甲氨蝶呤化疗一定要在合理的血药浓度监测下进行，恶性肿瘤患者给予大剂量甲氨蝶呤为主的化疗，对甲氨蝶呤的血药浓度以荧光偏正免疫测定法进行监测，以甲氨蝶呤血药浓度比值决定亚叶酸钙的剂量，合理应用亚叶酸钙，既能充分发挥甲氨蝶呤的抗癌作用，又能保护正常细胞。

四、肝、肾功能损伤时剂量的调整

肝脏生物转化和经肾及肝胆系统的排泄，是绝大多数药物消除的主要方式。肝、肾功能的改变将显著影响药物的消除动力学，这是 TDM 工作中必须考虑的。对于肝、肾功能不良的患者，能测定其个体药动学参数或用 Bayes 法制定用药方案，最为理想。若仅能借用群体资料时，则应通过 TDM 进行必要的调整。该类个体药动学参数中，仅有消除速率常数 k 因肝、肾功能损伤而发生改变，而 V、F、ka 等参数均不受影响。若在按群体资料制订的用药方案实施中，第一次和第二次给药后相同的 t 时间（选在消除相中）分别取血，测定得血药浓度 C1 和 C2，则此两点间的时间恰等于给药间隔。根据上面计算所得患者 k 值及群体资料的其他药动学参数，可按下式计算出按此试验剂量和间隔时间用药所能达的最小稳态浓度。(Css) min＝C1 · e－kt/e－kt(1－e－kt)，式中 t 为 C1 的取样时间。若此最小稳态浓度与欲达到的值不相符，则可按本节中介绍的比例法，求出达到期望的最小稳态浓度所需的剂量。

必须强调指出，通过 TDM 指导临床用药时依据的有效治疗血药浓度范围及中毒水平，仅是根据群体资料获得的，并未考虑靶器官、组织或靶细胞对药物反应性的个体差异，以及同时使用的其他药物在药效学上的相互作用（协同或拮抗）。因此，判断患者药物治疗是否有效或发生毒性反应，绝不能仅拘泥于 TDM 结果，而应结合患者临床表现及其他有关检查，综合分析才能做出正确结论。

（王　娜）

第五节　局部化疗

肿瘤局部化疗的目的，将药物直接灌注到肿瘤所在区域，以增加该部位与抗肿瘤药物接触的机会，同时减少全身的毒性反应。临床上应用时，具体选择何种形式的局部化疗，取决于肿瘤所处部位的特殊性和局部肿瘤正常组织血液供应的差异性。

一、腔内化疗

腔内化疗是指胸、腹膜腔及心包腔内化疗。一般选用可重复使用、局部化疗刺激较小、抗瘤活性好、腔内注药后 AUC（曲线下面积）明显比其血浆 AUC 高的药物。

（一）胸腔内化疗

治疗恶性胸腔积液可通过闭合胸腔或在腔内直接杀灭肿瘤而达到目的。目前主要选择：①非抗肿瘤药物，如四环素、米帕林、滑石粉、细菌制剂，其作用是导致局部纤维化，胸膜腔闭合；②抗肿瘤药物，如 BLM 每次 40～60 mg，还可选择 DDP、卡铂、MMC、ADM 和 HN（氮芥）等，这类药物既可引起局部纤维化，又可杀灭肿瘤，但其杀死腔内肿瘤的作用比粘连更重要。目前临床应用最多的药物是 DDP 和 BLM 等。

（二）腹腔内化疗

腹腔内化疗一般选择 AUC 比值高、刺激性小的药物，以免引起腹痛和肠粘连。为了使药物更均匀分布，需先将药物溶解于较大量的溶液中（如 1 400 mL/m^2），再注入腹腔。卵巢癌可选

DDP、卡铂、VP-16、米托蒽醌和紫杉醇等，并且可以进行腔内联合化疗，如 DDP＋VP-16 等。目前尚不能确定联合化疗比单药好。腹腔内化疗最适合卵巢癌术后残留病灶小或全身化疗获完全缓解但有复发危险的患者；恶性间皮瘤疗效次之，消化道肿瘤疗效较差。

近年，亦有提出在腹腔内注射抗癌药的同时，通过静脉给予解毒药，中和血中抗癌药，以减少全身毒副反应，即所谓双途径化疗，如腹腔内或胸腔内给 DDP，静脉给硫代硫酸钠。但这些解毒药可能从血液循环中进入腹腔或通过毛细血管进入肿瘤组织而影响局部疗效。

（三）心包内化疗

恶性心包积液可用心包穿刺、手术心包开窗、心包硬化剂、全身化疗和放射治疗。心包内化疗可选用 DDP、卡铂、5-FU、BLM、噻替哌和 IL-2 等。

二、鞘内化疗

鞘内化疗的药物可通过腰椎穿刺或 Ommaya Reservoir（一种埋在皮下的药泵）给药。鞘管与侧脑室相连，经长时间灌注将抗癌药物带到脑脊液中。这种方法给药，药物分布均匀，有效率高，复发率低。另外，常规腰椎穿刺注射药物的患者，如果连续平卧一段时间，可明显改善药物分布。目前鞘内用药仍以 MTX、Ara-C 和皮质激素为主，尚有报告应用噻替哌。

MTX 鞘内注射后，脑脊液浓度达 1～20 μm，维持大于 0.1 μm 的浓度达 48 小时，并且腰骶部消除比脑室慢，浓度比侧脑室高 4～5 倍。部分患者鞘内注射后可出现急性蛛网膜下腔炎、假性脑膜炎、恶心呕吐、脑脊液淋巴细胞增多，此外还可引起轻瘫、截瘫、脑神经损害、共济失调等。

Ara-C 亦是常用药物，鞘内注射剂量在 30～100 mg/m^2，每周 1～2 次，侧脑室每次 30 mg Ara-C 注入，脑脊液浓度达 2 mmol，半衰期 3.4 小时，由于脑脊液内胞嘧啶脱氨酶活性低，因此脑脊液Ara-C半衰期明显比血浆中长。鞘内注射脂质体 Ara-C 后 Ara-C 缓慢释放，与普通 Ara-C 比较峰浓度降低，维持时间延长，临床上可每 2 周给药一次。Ara-C 鞘内注射的毒性反应与 MTX 相似，但发生率明显为少。

MTX、Ara-C 和皮质激素多为联合应用治疗中枢神经系统（CNS）白血病或肿瘤侵犯，亦可与局部放疗结合应用。如治疗儿童前 B 细胞性急性白血病伴单独 CNS 复发患者，联合方案几乎可使 100％患者 CNS 转为正常。该组合对预防儿童急淋或高度恶性淋巴瘤的中脑侵犯非常重要。随机对照研究表明，对于标危和中危儿童 ALL 多次应用 MTX＋Ara-C＋皮质激素做联合鞘内预防，可避免全颅放疗，并可延长生存期。鞘内联合化疗和放疗治疗脑膜白血病，有效率 40％～60％，但复发常见，中位生存期 1～5 个月。然而，鞘内注射上述药物单独治疗其他肿瘤 CNS 受累则效果欠佳，常与放疗同时应用。

三、动脉内化疗

为了提高抗癌药物在肿瘤局部有效浓度，可用动脉内给药化疗（intra-arterial chemotherapy，IACT），药代动力学研究表明，动脉内药物的灌注术，药物首先进入靶器官，使靶器官的药物分布量不受血流分布的影响，同时靶器官的首过效应使其成为全身药物分布最多的部位。而且动脉内给药时，减少靶器官的血流量能进一步提高其药物接受量。实验表明，采用球囊导管阻塞和可降解微球阻塞的方法减少靶器官血流量，使靶器官的局部药物浓度在较长时间内保持较身体其他部位高13～15 倍。另外，抗癌药物通过与载体的结合，更有选择性地进入肿瘤组织，是提高疗效的另一个方式。如以脂质体为载体，是目前广泛采用的一种形式；碘化油一抗癌药物混悬液或乳化剂是临床上最常用的给药方法。脂质体在水中形成微球，将药物包埋其中，通过改变脂质体的生物物理性质，使微球易进入肿瘤细胞，并且被细胞内溶酶体释放的酶作用，而使药物释出，从而延长肿瘤药物的作用时间。此外，抗癌药物还可以与单克隆抗体结合，用导管直接注入肿瘤部位，有可能进一步提高抗癌药物的选择性杀伤作用。

动脉内化疗对一些实质性器官的肿瘤确比静脉给药优越，能达到提高疗效和减低不良反应的效果。原发性肝癌由于确诊时大部分已晚期，无法手术切除，而且全身化疗效果欠佳。目前常采用经导管肝动脉栓塞化疗（TAE）和经导管碘油化疗药物栓塞术（transcatheter oily，TOCE）治疗，使晚期复发性肝癌的治疗有了明显的进步。有报告用 TOCE 治疗 125 例晚期肝癌，2 年生存率 32.8%（41/125），其中巨块型、结节型和弥漫型分别为 75.0%、39.0%和 0。在头颈癌放疗期间，每周动脉灌注 DDP 150 mg/m^2，共4 次，同时静脉用硫代硫酸钠解毒，治疗 60 例不能手术的Ⅲ和Ⅳ期头颈癌，结果 4 年无病生存率为 29%、总生存率 50%，局部复发的比例明显下降。此外还在肾癌、盆腔肿瘤、肢体骨及软组织肿瘤、头颈癌和脑瘤等方面也取得一定的进展。相信随着介入诊疗技术及器材和相关学科的发展和完善，介入治疗在肿瘤治疗中会起到越来越重要的作用。

（王　娜）

第六节　靶向药物治疗

选择性导向药物到肿瘤能克服常规治疗的弱点，明显增强抗肿瘤活性，减少正常组织的毒性。靶向治疗已经有很长的历史。1895 年，Hericourt 和 Richet 报道用人类的肿瘤免疫动物并用其血清治疗患者，有一定的效果和不良反应。开始了利用抗体的靶向治疗。另一种是依靠肿瘤组织器官的特异性，如 20 世纪 40 年代用 ^{131}I治疗甲状腺癌。至 20 世纪 90 年代，随着对分子生物学和遗传学技术的发展，人们已经认识到肿瘤基因突变的产物或肿瘤伴随的特异蛋白可以作为肿瘤治疗的特异靶点，并成功开发出肿瘤特异代谢位点的药物，STI571 治疗 CML。这一成功具有里程碑的意义，此后随着肿瘤分子机制研究的深入，很多靶向药物被开发并成功用于多种肿瘤的治疗。目前分子靶向治疗已经取得了很多重要的进展，并成为抗肿瘤药物开发的最重要的研究方向。

一、抗体

抗体有复杂的抗原结合区和潜在的巨大的结构多样性。它们对恶性细胞的特异蛋白或碳水化合物有高度的亲和力；IgG 是最普遍用于肿瘤治疗的抗体，通过改造抗体的特异性位点、大小及连接上放射物质或化学物质能提高抗体的治疗效果。尽管早期对抗体的作用机制并不是很了解，但已经将其应用于肿瘤的临床治疗。因其抗肿瘤的效果有限且不良反应较大而不被重视。近来，通过分子免疫学和分子生物学的发展，已经发现抗体的抗肿瘤作用主要是通过直接激活抗体依赖的细胞毒作用，激活补体途径、抗独特型效果或通过与细胞膜受体结合启动膜介导的生长控制作用。目前，已经有多个抗体正式批准进入肿瘤临床应用。初步临床结果表明，无论单独应用或联合治疗，其效果仍有限，仅少数获得 CR，PR 率达20%～40%。治疗失败的原因是多方面的，但最主要的是肿瘤抗原表达的异质性，抗体的异源性及抗体转运生理障碍，后者即"肿瘤内介质高压"，可阻碍大分子的渗入。目前，正在研究之中的基因工程抗体包括：①嵌合抗体和人源化单克隆抗体；②重构型抗体；③单链抗体；④单区抗体；⑤抗体库等。这些基因工程抗体的应用，将对肿瘤被动免疫治疗和导向治疗的发展产生重大的推动作用。

（一）抗 c-erbB2 曲妥珠单抗

曲妥珠单抗是一种人源抗体，被发现能直接对抗 c-erbB2 生长因子受体，下调 c-erbB2 引起的细胞内信号从而引起细胞凋亡，属抗体依赖的细胞毒性作用。曲妥珠单抗已经批准用于Her-2过表达的早期乳腺癌的辅助治疗以及晚期乳腺癌癌患者的姑息治疗。对于早期乳腺癌来说曲妥珠单抗治疗后 3 年内无病生存率的绝对获益为 12%，使患者死亡的危险降低 33%。对化疗失败的乳腺癌患者，单用曲妥珠单抗仍有 11%的疗效，合用化疗能提高有效率并延长生存期。2009 年曲妥珠单抗被 FDA 批准与化疗联合用于晚期胃癌的姑息治疗。其在其他肿瘤治疗中的应用价值也正在进一步研究中。

（二）西妥昔单抗

西妥昔单抗是第一个针对 EGFR 的人鼠嵌合单克隆抗体，其通过与 EGFR 的细胞外结构域高度结合，从而竞争性抑制 EGFR 配体的功能。临床前研究表明，西妥昔单抗可与化疗和放疗联合应用，产生协同作用，且有助于逆转肿瘤细胞对顺铂的耐药。其抗肿瘤疗效已在包括非小细胞肺癌、肠癌、头颈部鳞癌等肿瘤中获数项Ⅲ期临床试验结果的证实，且患者的耐受性良好。美国 FDA 于 2004 年批准其用于转移性结直肠癌，2006 年 2 月被批准与放疗联合治疗局部晚期不可切除的头颈部鳞癌，亦可单药治疗化疗耐药的转移性疾病。Ⅲ期临床试验显示在化疗的基础上联合西妥昔单抗可以进一步提高晚期非小细胞肺癌生存期。

（三）帕曲珠单抗

帕尼单抗是一种用 XenoMouse 技术生产的完全人源 IgG_2 抗 EGFR 的单抗，无鼠源蛋白，于 2006 年被 FDA 批准上市，与氟尿嘧啶、奥沙利铂和伊立替康合用或在化疗后用于治疗 EGFR 阳性的转移性直结肠癌。帕尼单抗的作用机制是通过阻断 EGF 和 TGF-α，与肿瘤细胞上的 EGFR 结合，诱导 EGFR 的内化，进而消除 EGFR 介导的细胞效应。它对 EGFR 有着很高的亲和力和特异性，呈剂量依赖的药代动力学过程，其 IC-50 显著低于西妥珠单抗。本药无须负荷剂量或预防用药。即使是高剂量完全人源化的帕尼单抗也没有出现变态反应性不良反应和人抗人抗体。帕尼单抗单药治疗既往治疗失败的转移性结直肠癌，可以降低 46%的肿瘤进展风险，部分有效(PR)率达到 8%。皮疹是最常见的不良反应，但是皮疹的发生率与帕尼单抗的剂量有关。

（四）抗 CD20 抗体利妥昔单抗

利妥昔单抗是一种针对 CD20 抗原的人鼠嵌合型单克隆抗体，是第一个被 FDA 批准用于临床治疗的单抗。CD20 存在于 95%以上的 B 细胞非霍奇金淋巴瘤(NHL)中。利妥昔单抗进入人体后可与 CD20 特异性结合导致 B 细胞溶解，从而抑制 B 细胞增殖，诱导成熟 B 细胞凋亡，但不影响原始 B 细胞。它能通过介导抗体依赖的细胞毒性(ADCC)、补体依赖的细胞毒性(CDC)作用，以及与 CD20 分子结合引起的直接效应，抑制细胞生长、改变细胞周期及以凋亡等方式杀死淋巴瘤细胞。1997 年，FDA 批准利妥昔单抗用于治疗 CD20 阳性的惰性及侵袭性 B 细胞非霍奇金淋巴瘤。单药治疗初治滤泡型非霍奇金淋巴瘤(follicular lymphoma，FL)有效率达 73%，治疗复发的 FL 患者总有效率为 48%，其中完全有效(CR)率 6%。疾病复发时间为 13 个月，平均有效时间为11.8个月。在欧洲的一项针对399例60～80岁侵袭性B细胞淋巴瘤患者的Ⅲ期随机治疗试验中，与单用CHOP（环磷酰胺＋阿霉素＋长春新碱＋泼尼松）化疗相比，利妥昔单抗与CHOP联用的有效率、完全缓解率、无事件生存、总生存均显著增加，且能克服bcl-2导致的耐药。

将CD20抗体联接上同位素（如^{131}I-抗-CD20抗体西莫单抗，^{90}Y标记的CD20单抗替伊莫单抗）可以明显增加CD20单克隆抗体的疗效，目前西莫单抗和替伊莫单抗已经上市。替伊莫单抗于2002年被FDA批准用于治疗难治和复发NHL的治疗。与其他放射性同位素相比，^{90}Y释放的是纯β射线，具有更强的射线能量；临床试验结果显示对侵袭性NHL的有效率为67%，对低度恶性NHL的有效率为82%。对利妥昔单抗耐药的NHL，使用替伊莫单抗治疗仍然有效。对滤泡性NHL经利妥昔单抗治疗失败后给予替伊莫单抗，有效率达70%左右。西莫单抗于2003年被FDA批准用于治疗复发性和难治性滤泡型和低分化、变异性NHL。复发性低度恶性或转化性低度恶性的NHL患者，总有效率为65%，30%的患者获得CR。对利妥昔单抗无效或在利妥昔单抗治疗后复发的患者，再用西莫单抗治疗也有68%的有效率，平均疾病缓解时间是14.7个月。

（五）抗CD52单克隆抗体阿仑单抗（alemtuzumab，campath）

阿仑单抗是重组的人源化抗CD52单抗，其作用靶点是细胞表面的糖蛋白CD52。该抗原CD52表达于正常及恶性的B淋巴细胞与T淋巴细胞，NK细胞，单核细胞以及巨噬细胞；但在造血干细胞以及成熟的浆细胞均无表达。大部分淋巴细胞白血病幼稚细胞表达CD52，Campath的抗肿瘤活性有赖于多种免疫机制包括依赖抗体的细胞介导细胞毒性和补体介导的细胞溶解。2001年5月7日被美国FDA批准用于复发的或顽固性慢性B淋巴细胞白血病。FDA于2007年9月20日批准其用于B细胞慢性淋巴细胞性白血病（B-CLL）的一线治疗。

单独使用阿仑单抗治疗进展期CLL且对化疗耐药或复发的患者的有效率为33%～53%，中位有效持续时间为8.7～15.4个月。阿仑单抗对预后差的CLL，如有染色体11q缺失（11q－）、17p缺失（17p－）及p53突变有较好的疗效，如果这些结果为进一步的前瞻性试验结果所证实，可以考虑作为预后不良的CLL患者的一线治疗药物。另外，阿仑单抗作为福达拉滨治疗后的巩固治疗可以明显改善疗效，部分患者可以达到分子缓解，无疾病进展生存时间明显延长。阿仑单抗单药对于部分难治ALL也有一定疗效，一些研究试验的结果推荐在CD52^{+} ALL的巩固化疗时如怀疑仍有微小残留病变，可以应用阿仑单抗每次30 mg，每周3次，共4周，皮下注射。阿仑单抗与化疗联合也被用于复发耐药的外周T细胞淋巴瘤。但是由于该药免疫抑制作用严重、毒性较大，其临床应用受到限制。

此外一些针对其他细胞表面的分化抗原如CD33的单抗隆抗体也已经上市，还有其他一些对乳腺癌、大肠癌、头颈癌、白血病、卵巢癌、黑色素瘤和其他恶性肿瘤较有前途的抗体也正在进行临床试验。

二、酪氨酸激酶的抑制剂

酪氨酸激酶催化酪氨酸的磷酸化过程，从而激活特殊蛋白底物而起作用，这些蛋白的磷酸化导致激活信号传导途径，控制细胞的生长、分化和死亡。人类恶性肿瘤已经发现有几种酪氨酸激酶的表达，包括慢性髓性白血病（CML）中的Bcr-Abl酪氨酸激酶，恶性胶质瘤中的PDGF-R（platelet-derived growth factor receptor）酪氨酸激酶和胃肠道间质肿瘤（gastrointestinal stromal tumor，GIST）中

c-kit(CD117)酪氨酸激酶等等。Ciba-Gergy 公司(现为 Novartis 公司)的科学家通过化学物筛选发现 2-phenylaminopyrimidine 化合物能抑制多种酪氨酸激酶的活性,但特异性差且强度有限。通过反复试验终于合成了类似物格列卫(imatinib mesylate,STI571)。格列卫能明显抑制以上几种酪氨酸激酶的磷酸化过程。

90%以上 CML 患者可检出 Philadelpia 染色体(9;22 染色体易位),易位的结果 9 号染色体上的原癌基因*ABL* (Abelson)与*BCR* (breakpoint cluster region)基因共同位于 22 号染色体上并表达 Bcr-Abl 蛋白,为酪氨酸激酶。CML 的慢性阶段主要依靠 Bcr-Abl 蛋白的酪氨酸激酶作用。格列卫能明显抑制其活性而减少白血病细胞,同时恢复正常骨髓的造血作用。Ⅱ期临床试验的结果,每天口服 400 mg,95%的患者达到临床完全缓解,其中 41%为细胞遗传学缓解。主要毒性为恶心、呕吐、皮疹、水肿和轻度的骨髓抑制,多能很快恢复。FDA 于 2001 年 12 月 20 日宣布将格列卫作为治疗慢性髓样白血病(CML)患者的一线用药。

格列卫也能抑制 c-kit 和 PDGF-R 的活性。几乎所有的胃肠道基质瘤均表达 c-kit。50%以上的胃肠道基质瘤口服格列卫治疗有效,2002 年 2 月 1 日,FDA 批准了格列卫的第二适应证,用于治疗不能进行手术切除的胃肠道间质肿瘤。c-kit 除在胃肠道基质瘤表达外,也表达于其他的恶性肿瘤如神经母细胞瘤、小细胞肺癌、黑色素瘤、乳腺癌、卵巢癌和急性髓细胞白血病,PDGF-R 也表达于胶质瘤、类癌、黑色素瘤和肉瘤,格列卫在这些肿瘤中的疗效正在研究中。

吉非替尼是第一个用于治疗非小细胞肺癌的分子靶向治疗药物,通过选择性地抑制表皮生长因子受体酪氨酸激酶的信号传导通路而发挥作用。吉非替尼可抑制肿瘤的生长、转移和血管生成、诱导肿瘤细胞的凋亡。吉非替尼在晚期 NSCLC 二线治疗的临床试验 ISEL 中,欧美人种的患者未能显示出明显的生存获益,但在亚裔、女性、不吸烟、腺癌的优势人群中可以有明显的获益,因此被推荐用于亚裔人群的晚期非小细胞肺癌的标准二线治疗。在中国吉非替尼的适应证包括一线、二线化疗失败的晚期非小细胞肺癌,EGFR 基因突变的患者往往可以从治疗中获益,而其皮肤毒性反应的发生,例如痤疮样皮疹及其程度也是预测疗效的重要临床指标。

在亚裔患者中,吉非替尼也可以用于 NSCLC 的一线治疗。IPASS 的Ⅲ期临床研究结果证实,在有 EGFR 基因突变的患者中,吉非替尼治疗的 PFS 优于常规化疗,在无突变人群中则相反。而在晚期 NSCLC 维持治疗方面,WJTOG 0203 研究亦取得了突破:初治采用含铂方案化疗后序贯吉非替尼治疗能显著改善 PFS,并能改善腺癌患者的 OS。

厄洛替尼(tarceva,erlotinib)作用机制与吉非替尼相似,为特异性抑制 EGFR 胞内段酪氨酸激酶的小分子化合物,可抑制该受体传导的生长刺激信号,其作为二线或三线治疗药物对晚期非小细胞肺癌的疗效已获Ⅱ期及Ⅲ期临床试验结果的证实。2005 年被美国 FDA 批准用于晚期非小细胞肺癌的二线治疗,且是目前唯一被美国 FDA 批准的三线治疗药物。而在中国厄罗替尼的适应证与易瑞沙相似。与吉非替尼相似,它也可以用于 NSCLC 一线治疗,但是需要对患者进行选择,如细支气管肺泡癌、不吸烟的患者。其与化疗联合在一线治疗中未能显示出协同作用。在维持治疗方面,2009 年美国临床肿瘤学会(ASCO)年会和世界肺癌大会(WCLC)公布的 SATURN 研究证实,一线化疗结束后未发生疾病进展的患者接受厄洛替尼维持治疗可显著延长无进展生存 PFS 和 OS。

三、血管生成抑制剂

肿瘤的生长、浸润和转移与血管生成有密切的关系,人们一直对以血管为靶治疗肿瘤寄予极大关注。近年来这方面的研究有了较大的进展，对肿瘤的治疗提供了新希望。

研究显示，在正常人的组织中，血管内皮细胞的倍增时间约1年；而实体瘤组织中的血管内皮细胞的倍增时间仅4天。近年来的研究亦发现，当转移灶的癌细胞处于无血管生成的血管前期时，其增殖速度较慢，当肿瘤血管系统在转移灶里形成并使癌灶进入血管期后，转移灶快速生长。因此，利用血管生成抑制剂特异性地抑制血管内皮细胞的增殖和活性，理论上有可能抑制肿瘤的生长和转移而不影响其他的宿主细胞。

在肿瘤生长时期，血管的生长速度是正常血管生长的50～200倍。血管的新生受多种细胞释放的正、负因子调节。目前，已知正调节因子十多种，主要有血管内皮生长因子(VEGF)、血小板衍生生长因子(PDGF)、碱性成纤维细胞生长因子(FGF)和转化生长因子(TGF)等，这些因子促进血管的新生和生长。而负调节因子是抑制血管生长，包括天然和合成两大类，宿主产生的天然因子有血管抑制素、内皮抑制素、凝血栓蛋白(TSP)和生长激素抑素等；化学合成的有激素类、金属蛋白酶抑制剂、黏附分子的拮抗剂、烟曲霉素及其衍生物TNP-470和紫杉醇等。目前已经有多种抗血管生成的药物上市。

(一)抗血管内皮生长因子(VEGF)药物

贝伐单抗是第一个重组人源化抗血管内皮生长因子的单克隆抗体。作用于血管内皮生长因子，阻止人体血管内皮生长因子与受体结合。贝伐单抗不仅可以抑制肿瘤的血管生成，还可以使残存的肿瘤血管正常化，同时抑制新生的或复发的血管生成。与化疗联合可以显著地提高有效率并延长无进展生存。美国FDA已经批准贝伐单抗联合PC作为晚期非鳞癌非小细胞肺癌的一线治疗；联合5-FU/LV治疗转移性结直肠癌的一线治疗方案。此外它还被批准用于转移性乳腺癌和胶质母细胞瘤、转移性肾细胞癌的治疗。

(二)多靶点Raf激酶抑制剂

许多资料证明，Raf激酶及其介导的Raf/MEK/ERK通路的过度激活将导致细胞增殖的加速，在肿瘤进展及转移过程中具有显著作用，且与诸多生长因子包括表皮生长因子、血管内皮生长因子及血小板衍生生长因子等密切相关。大部分肿瘤并非单一信号传导通路所支配，针对多靶点进行治疗可能取得更大的疗效。

1.索拉非尼

索拉非尼是首个主要针对Raf激酶的多靶点治疗药物，具有较广谱的抗肿瘤作用。其不但可阻断Raf /MEK/ERK通路所介导的信号传导，还能够抑制多种酪氨酸激酶，其中包括与促进新生血管有关的VEGF-2、VEGF-3与PDGFR-β及肿瘤生长相关的c-kit及flt-3等蛋白。

Escudier等将多吉美治疗晚期肾透明细胞癌的Ⅲ期临床试验(TARGET)显示，索拉非尼组和安慰剂组患者中分别有76%和25%的患者肿瘤缩小，中位PFS分别为24周和12周，中位生存时间延长3.4个月(19.3个月 *vs*.15.9个月)，基于这项研究的结果，美国FDA于2005年12月20日快速批准索拉非尼为晚期肾细胞癌的治疗药物。之后又有两项大规模、Ⅲ期随机对照研究——SHARP和Oriental奠定了索拉非尼在HCC治疗中的地位，特别是Oriental的研究结果，使索拉非尼在中国晚期HCC患者治疗中的应用获得了循证医学依据。索拉非尼组中位OS长于安慰剂治疗组(8.9个月 *vs*.5.6个月；6.1个月 *vs*.3.9个月)，并且在不同地区人群(北美和欧洲、亚洲-太平洋地区)和不同基线水平预后因素的患者中均有明显疗效。因此2007年10月29日欧洲委员会批准多吉美用于治疗肝细胞癌，美国FDA也批准其用于治疗原发性肝癌。目前多吉美已经被批准的适应证有治疗不能手术的晚期肾细胞癌、肝细胞癌、转移性黑色素瘤、非小细胞肺癌。

2.舒尼替尼

舒尼替尼靶向VEGFR-2、c-kit、PDGFR-β及FLT3。C-kit受体的活性结构常在胃肠间质瘤中表达，胃肠间质瘤常因为c-kit、PDGFR-A激酶区的特异性突变而产生对伊马替尼的耐药。舒尼替尼可以抑制c-Kit的酪氨酸激酶。Ⅲ期临床试验证实，舒尼替尼能够大大延长已对伊马替尼治疗耐药或不能耐受的胃肠间质瘤患者的肿瘤进展时间(6.3个月 *vs*.安慰剂组的1.5个月)，并降低50%的死亡风险。舒尼替尼与α-干扰素随机对照治疗一线晚期肾细胞癌的Ⅲ期临床试验显示，客观缓解率舒尼替尼组46%，而对照组仅12%；生存期延长一倍(28.1个月 *vs*.14.1个月)。因此2006年FDA批准舒尼替尼作为肾细胞癌及伊马替尼耐药的进展期胃肠间质瘤的治疗药物。舒尼替尼在多种肿瘤如黑色素瘤、NSCLC、乳腺癌、白血病、淋巴瘤等的临床试验也正在进行中。

3.范得他尼

范得他尼是一种合成的苯胺喹唑啉化合物，为口服的小分子TKI、EGFR、VEGFR和RET酪氨酸激酶，还可选择性抑制其他的酪氨酸激酶及丝氨酸/苏氨酸激酶。RET可促进肿瘤细胞生长和存活，40%的散发性和100%的遗传性甲状腺髓样癌有RET的过表达。2006年2月，FDA快速通道审批了阿斯利康公司开发的髓质型甲状腺癌治疗药物范得他尼，适应证为滤泡型、髓质型、未分化型，以及局部复发或转移的乳突型甲状腺癌。临床前期试验显示其对胃癌、肝细胞性肝癌、非小细胞肺癌等的增殖、转移有抑制作用。范得他尼联合紫杉醇或健择能更为显著地抑制肿瘤生长，以及对放疗增敏的作用。范得他尼治疗NSCLC的临床研究显示，在二线或三线治疗时，其疗效似乎优于吉非替尼，与化疗联合的抗肿瘤作用更强，毒副反应轻微。其在乳腺癌、多发性骨髓瘤等多种肿瘤的临床试验也正在进行中。

4.拉帕替尼

拉帕替尼是葛兰素史克公司研发的一种新型的小分子靶向双重酪氨酸激酶抑制剂，于2007年被FDA批准上市。拉帕替尼是可逆的酪氨酸激酶抑制剂，其作用的机制为抑制细胞内的EGFR和Her-2的ATP位点，阻止两者的磷酸化和激活以及同源和异源二聚体形成而抑制其活性。与曲妥珠单抗相比，它是小分子化合物，更容易通过血-脑屏障，其同时阻断ErbB1和ErbB2的机制可能进一步增加疗效和抗瘤谱。目前批准的适应证是与卡培他滨联合用于治疗晚期Her-2阳性乳癌患者以及对曲妥珠单抗耐药的Her-2阳性乳癌患者。拉帕替尼用于乳腺癌辅助治疗的国际多中心Ⅲ期临床试验正在进行中。

5.达沙替尼

第二代TKI药物达沙替尼是一个噻唑咪唑羧酰胺类药物，可抑制BCR-ABL、SRC家族(SRC、LCK、YES、FYN)、c-kit、EPHA2和PDGFRS等激酶。在体外，本品对多种不同的伊马替尼敏感或耐药的白血病细胞株有活性，可抑制BCRABL来表达的CML和ALL细胞株的生长。ZvD胸部肿瘤防治工作组体外研究显示其抑制BDR-ABL的强度为伊马替尼的325倍，尼洛替尼的16倍。对几乎所有伊马替尼耐药性突变的细胞均具有抑制作用。达沙替尼较短的半衰期(<4小时)及更强的活性使其对于BCRABL产生间歇抑制，从而引起细胞凋亡。

2006年达沙替尼被美国FDA批准用于治疗伊马替尼耐药或不耐受的CML及Ph染色体阳性的CML以及费城染色体阳性急性淋巴细胞性白血病(Ph+ALL)成年患者。ZvD胸部肿瘤防治工作组其剂量为70 mg，口服，2次/日。慢性期CML患者的显著细胞遗传学缓解率(McyR)为45%。完全缓解率为33%；急变期CML患者的显著血液学缓解率(MaHR)为59%；

髓细胞急变期、淋巴细胞急变期及 Ph^{+} ALL 患者的 MaHR 率分别为 32%、31%和 42%。

之后的随机对照研究显示，与 70 mg 口服，每天两次的剂量相比，每天 100 mg、每天一次的剂量疗效相似，但是胸腔积液、血小板下降等毒性明显降低。DASISION Ⅲ期对照临床试验显示，在初诊的费城染色体阳性的 CML 患者中，每天 100 mg 的达沙替尼与伊马替尼相比疗效更佳。最少随访12 个月后，用达沙替尼较高于用伊马替尼证实的完全细胞遗传学反应率为(77% *vs.*66%，$P=0.007$)，完全细胞遗传学反应率一样(83% *vs.*72%，$P=0.001$)。重要分子学反应率是用达沙替尼较高于用伊马替尼(46% *vs.* 28%，$P<0.000\ 1$)，和用达沙替尼在较短时间达到反应($P<0.000\ 1$)。5 例正在接受达沙替尼患者(1.9%)和9 例正在接受伊马替尼患者(3.5%)发生进展至 CML 的加速或母细胞期，两种治疗的安全性谱形相似。因此 2010 年 10 月 FDA 批准其用于初治费城染色体阳性慢性期 CML 的一线治疗。

Src 激酶家族(Src family kinases，SFKs)具有促进肿瘤增殖的作用并且在非小细胞肺癌中表达比较普遍。M.D Anderson 癌症中心的 Faye 等开展了一项Ⅱ期临床研究以了解 SFK 抑制剂达沙替尼对晚期非小细胞肺癌患者的作用。该研究总共入组 34 例患者，中位治疗时间是 1.36 个月(0.16～17.2 个月)，ZvD 胸部肿瘤防治工作组结果显示，疾病控制率为 43%，其中 1 例患者达到部分缓解，11 例在 PET 代谢水平上显示有效。中位 PFS 1.36 个月，中位 OS 11.4 个月。最主要的并发症包括疲劳和呼吸困难。治疗前存在胸腔积液者也会出现积液增多。今后临床研究重点将放在寻找适合达沙替尼的亚组人群并进一步了解达沙替尼作用的靶基因的拷贝数及突变状况与疗效的相关性。

四、细胞分化诱导剂

恶性肿瘤细胞由于基因调控异常，导致成熟分化阻碍，因此，除采用常规手术、放射和抗癌药物等治疗外，分化诱导治疗作为肿瘤新的治疗方法，也日益引起人们的兴趣并成为目前肿瘤学研究的热点之一。现阶段分化诱导剂主要有维 A 酸类、细胞因子、抗肿瘤化疗药物以及其他一些分化诱导剂。其中研究最深入、临床疗效最确定的分化诱导剂为维 A 酸类。

维 A 酸类药物主要包括全反式视黄酸(all-trans retinoic acid，ATRA)、13-顺式维 A 酸(13-cis retinoic acid，13-CRA)和 9-顺式维 A 酸(9-CRA)。从 1986 年至今全世界已应用 ATRA 治疗了近万名 APL 患者，CR 率已达到了 80%～97%，ATRA 的问世使得 APL 的预后得到了非常显著的改善。该类化合物能够激活相应的维 A 酸核受体(RAR)蛋白，核受体蛋白被激活后构象发生改变，具有与基因调控区域上的特定 DNA 序列——维 A 酸应答元件(retinoic acid response elements，RARE)特异性结合的能力，从而调控特定基因的转录活性，产生调节细胞增殖、分化和细胞凋亡的生物学效应。研究表明，维 A 酸类化合物作用极其广泛，可调控一系列癌基因、转录调控因子、细胞增殖因子及其受体的基因、酶及细胞结构蛋白的基因表达。

此外肿瘤还常常存在表观遗传学异常，包括 DNA 异常甲基化、组蛋白去乙酰化异常及其所致染色质结构重塑异常，异常的表观遗传学可影响许多基因转录，包括与细胞生长、分化、凋亡、转化和肿瘤进程有关的基因。

(一)组蛋白去乙酰化酶抑制剂

组蛋白乙酰基转移酶(HAT)或组蛋白去乙酰基转移酶(HDAC)均能与对某些造血细胞分化、发育十分关键的信号传导途径(RAS/MAPK、JAK-STAT 等)和一系列影响造血细胞发育分化的转录因子相互作用。许多类型的白血病均涉及染色体易位、倒位和基因重排，其中某些染色体易位的共同特点之一就是能够招募 HDAC/转录共抑制因子(CoR)复合体的转录因子与造血发育分化相关的转录因子融合,抑制后者所调控的靶基因表达,引起造血分化受阻和白血病发生。因此可以 HDAC 为作用靶点,设计 HDAC 抑制剂(HDACI),通过抑制 HDAC 活性使组蛋白乙酰化,重新激活白血病细胞中由于不适当的组蛋白去乙酰化而表达受阻的基因,并诱导其分化。第二代 HDACI,suberoylanilide hydroxamic acid(SAHA),可显著下调 BCR-ABL 蛋白的表达,诱导 BCR-ABL 阳性细胞株的凋亡。

(二)DNA 甲基化

DNA 甲基化在 DNA 修复、基因稳定、分化及基因抑制方面起重要作用。在正常 DNA 链上,肿瘤刺激基因甲基化,肿瘤抑制基因不甲基化。在*ras* 致癌途径调节下,引起甲基转移酶过度表达、肿瘤抑制基因超甲基化、肿瘤刺激基因脱甲基化,导致肿瘤产生。用甲基转移酶抑制剂或反义核苷酸探针抑制转移酶活性,使肿瘤抑制基因恢复,即去甲基化,达到治疗肿瘤的目的。如5 杂氮-2′-脱氧胞嘧啶(又名5-aza-CdR)是去甲基化治疗白血病的代表性药物,5-aza-CdR 治疗 MDS 已经显示出较好的疗效。

1979 年,廖明徽等发现人尿提取物可诱导 HL-60 细胞向成熟分化,并与其抑制异常的甲基转移酶活性有关,他们将这种纯化的人尿制剂命名为 CDA-2(cell differentiation agent,细胞分化剂)。CDA-2 的主要成分为甲基转移酶抑制剂,在体内通过抑制甲基转移酶的活性,使 DNA 去甲基化,解除癌细胞对分化基因的抑制,使分化基因能够正常表达,诱导癌细胞向成熟分化。2004 年7 月 CDA-2 获得中国国家市场监督管理总局的审核通过,于 2004 年 12 月正式上市。CDA-2 治疗 MDS 的总反应率为 69.22%,2 个疗程时骨髓象 CR 率为 4.27%;PR 率为 18.80%。血液学改善达 53.84%。

五、其他的靶治疗药物

小分子肽没有抗体复杂的结构,属小分子,能有效与细胞表面的受体结合,发挥靶点治疗作用。如钇-90标记的多肽与能与生长激素抑制素受体结合,治疗类癌。

大分子靶点药物的机制是大分子可通过肿瘤血管的缺口进入血液循环,但在血管少或坏死的区域,非肿瘤特异性的大分子蛋白往往被稽留在癌瘤中。这可能是脂质体蛋白质能稽留在此区域的缘故。临床试验已经证实脂质体包裹的多柔比星比常规使用的多柔比星效果好,原因可能是脂质体包裹的多柔比星延长了在病灶的停留时间,血浆的半衰期延长。

^{131}I治疗甲状腺癌是一个很好的利用肿瘤代谢底物靶点的例子,进一步用^{131}I苯甲基胍(^{131}I meta-iodobenzylguanidine,MIBG)治疗嗜铬细胞瘤、神经母细胞瘤和其他肿瘤也是相同的机制。

肿瘤基础研究的发展将有助于发现新的作用靶点。癌基因和抑癌基因及其产物、各种生长因子及受体、信号传导通路,法尼基蛋白转移酶、端粒及端粒酶、DNA 拓扑异构酶等等都是可利用的抗癌药物作用靶点。针对新靶点和新作用机制,将有助于发现一些选择性高而不良反应低的新型抗癌药物。

(王 娜)

第七节　基 因 治 疗

基因治疗是指将一段基因序列转移进入靶细胞，通过转基因高水平的表达并最终获得治疗效应。换言之，这是一种通过基因转移技术改变人的遗传信息，达到预防或治疗疾病的生物医学治疗手段。随着众多疾病的病因在基因水平上的认识和阐明，以及基因分子克隆和转移技术的提高与成熟，基因治疗作为一种治疗手段日益被临床接受并进行了大量的临床新药研究。

恶性肿瘤本质上是一种基因病，是由于基因突变导致正常细胞恶性转化为具有表达恶性表型细胞的发生、发展的疾病过程。理论上通过转基因技术纠正缺陷基因或靶基因可以达到临床治疗目的。但肿瘤的演进过程中涉及多基因突变或多阶段基因突变，这对基因治疗策略的实施和疗效带来了巨大的挑战。尽管如此，面对肿瘤的高发病率和高死亡率的现实，研发新型、低毒和有效的基因治疗方法或基因制剂，是肿瘤基因治疗研究的未来目标。

一、肿瘤基因治疗基础

(一)基本概念

基因治疗包括两个基本要素，一是载体系统，二是通过转基因技术导入载体中的治疗性基因(目的基因)或转基因。基因治疗的靶细胞包括生殖细胞和体细胞两类，由于生物安全性和转移技术的问题，目前仅限于体细胞。肿瘤基因治疗是在两个基本要素的基础上作用于肿瘤细胞。

1.载体系统

依据载体的生物学特性，分为病毒性载体和非病毒性载体两类。常用重组病毒载体系统包括腺病毒、反转录病毒、单纯疱疹病毒、腺相关病毒、慢病毒等。非病毒性载体主要包括质粒DNA(裸 DNA)、DNA/蛋白脂质体复合物、RNA 转导系统，以及寡核苷酸，后者包括小干扰RNA(Small Interfering RNA，siRNA)、反义技术，核酸酶等。

2.目的基因

肿瘤基因治疗的外源目的基因主要是抑癌基因、自杀基因、肿瘤抗原编码基因、细胞因子编码基因、细胞黏附分子编码基因，癌基因调节因子基因等。其中，功能基因通过表达蛋白质或多肽发挥治疗作用;寡核苷酸片段通过反义技术，特异性封闭靶基因的表达或选择性降解基因的mRNA，或是产生 RNA 核酶，降解靶基因的转录产物。目的基因分为 4 类。

(1)靶向肿瘤细胞的基因包括具有杀伤细胞或促进凋亡的基因，以及改变其恶性生物学特征的基因。如抑癌基因 *p*53、*p*16、*RB*、*BRCA*1 等，细胞杀伤基因胸苷酶基因(*TK*)，以及 *Fas* 或 *Fas* 配体基因。

(2)靶向免疫系统的基因主要是细胞因子如 *IL*-15 基因、*IL*-24 基因，共刺激分子如 *B*7 基因，以及激发对外源性抗原免疫应答的 *MHC-I* 编码基因。

(3) 靶向肿瘤血管的基因血管内皮抑素基因、*IL*-12 基因。

(4) 靶向正常细胞的基因如保护正常细胞免受化疗毒性作用的耐药基因 *MDR*1。

3.基因转移技术

将目的基因导入载体并转移进入肿瘤患者体内涉及基因转移技术。常用的基因转移技术分为体外转移和自体转移两种。体外转移指在体外培养条件下，应用载体将外源基因或目的基因转移进入受体细胞如淋巴细胞，再将重组的受体细胞回输患者体内，通过表达某种基因表型的受体细胞介导激活肿瘤免疫反应或直接攻击肿瘤细胞。自体转移是指将已重组入载体的外源基因直接注射至患者肿瘤体内，使目的基因在肿瘤细胞内转录、表达而发挥治疗效应。两种转移技术各有利弊，体外转移通常应用病毒性载体，效果容易控制，安全性较高，缺点是回输的受体细胞不能长期存活，技术步骤多，操作难度较大，临床不易推广；自体转移载体可以是病毒，也可以是非病毒载体如质粒 DNA 或 DNA/蛋白脂质体复合物，其操作简单、经济、容易推广，缺点是疗效短，存在免疫排斥和安全性等问题。

4.受体细胞

肿瘤基因治疗的受体细胞主要是淋巴细胞、肿瘤细胞和干细胞。

(1)淋巴细胞：主要是自体外周血 T 淋巴细胞、肿瘤浸润性淋巴细胞(TIL)和巨噬细胞。外周血 T 淋巴细胞在临床试验中应用较为广泛。

(2)肿瘤细胞：通过基因工程技术改造后的原代肿瘤细胞，经辐射后失去致癌性而制备成疫苗，临床应用不多。

(3)干细胞：主要是造血干细胞，通过基因修饰的干细胞可在体内持久表达外源基因。但因获取困难，以及在基因修饰实施过程中的技术障碍，临床应用有限。

(二)治疗策略

肿瘤基因治疗策略的选择与插入载体中的目的基因有关。常用策略大致分为 5 类：免疫基因治疗、恢复抑癌基因功能、抑制癌基因的异常活化、杀伤肿瘤细胞和抑制肿瘤血管生成。

1.免疫基因治疗

肿瘤细胞通过各种方式隐藏肿瘤抗原或降低肿瘤抗原的表达，从而逃逸机体的免疫监视和攻击，称为肿瘤免疫逃逸。肿瘤的发生、进展与肿瘤免疫逃逸机制有关。免疫基因治疗是通过基因重组技术，将免疫调节基因或者抗原基因导入到免疫效应细胞或者肿瘤细胞，之后将其输入患者体内，增强机体对肿瘤细胞的识别及杀伤能力，达到治疗肿瘤的目的。主要包括以下几个方面。

(1)增强肿瘤抗原的暴露：肿瘤细胞本身的免疫原性不强(如 MHC-I 表达不足)，抗原递呈细胞不能提供足够的共刺激信号(如 B7 分子缺乏)，以及机体免疫因子分泌不足等原因，致使肿瘤细胞可以逃避免疫系统的监控和攻击。目前，针对上述基因的多项治疗方案已进入临床试验，但由于肿瘤细胞和机体的异质性，其临床效应不尽如人意。

(2)提高抗原呈递细胞(APC)的抗原呈递作用：树突状细胞(DC)将肿瘤特异性抗原呈递给免疫效应细胞，再通过 B 淋巴细胞分泌抗体发挥抗肿瘤效应，或激活 T 淋巴细胞直接杀伤癌细胞。研究发现体外扩增 DC 细胞，或将细胞因子或者肿瘤抗原基因导入 DC 细胞，制成疫苗，回输入患者体内可以增强机体的 CTL 免疫应答。目前，该研究领域研究活跃。

(3)提高淋巴细胞的免疫杀伤能力：经过免疫的特定淋巴细胞能够直接而特异性杀伤肿瘤细胞。该研究领域可以分为三大类：非特异性免疫调节治疗、主动免疫治疗(也即肿瘤疫苗)、过继细胞治疗(Adoptive cell therapy，ACT)。其中，ACT 研究最为活跃，临床应用也较为广泛。

2.恢复抑癌基因的功能

抑癌基因是指正常细胞内存在的能抑制细胞转化和肿瘤发生的一类基因群。约半数的人类肿瘤存在抑癌基因的缺失或失活。将正常的抑癌基因导入肿瘤细胞中，以补偿和代替突变或缺失的抑癌基因，可达到抑制肿瘤细胞生长、诱导细胞凋亡的目的。这些基因包括 *p53*、*p16*、*RB*、*BRCA1*、*E1A*、*PTEN* 等，目前研究最多的是 *p53* 基因。超过 50%的肿瘤中存在 *p53* 的失活突变。研究报道用携带*p53* 基因的腺病毒（SCH58500）治疗复发的卵巢癌患者，并在之后给予铂类为主的化疗，随访显示给予多次病毒治疗组患者中位生存 12～13 个月，而给予单次病毒治疗组中位生存仅有 5 个月。SCH58500 联合化疗治疗Ⅲ期卵巢癌及腹膜转移癌的Ⅱ/Ⅲ期临床试验已经完成。用携带*p53* 基因的腺病毒（Advexin）治疗化放疗抵抗的食管癌患者，局部肿瘤有9 例达到 SD，综合全身评价 6 例 SD。我国学者报道联合今又生与放疗治疗鼻咽癌患者，CR 到达 66.7%，而单独放疗组只有 24.4%，并且联合治疗组明显延长了 5 年的 OS 及 DFS。目前应用 p53 进行肿瘤基因治疗的临床试验多达 55 个。

3.抑制原癌基因的异常活化

正常细胞中，原癌基因的蛋白质产物参与正常细胞的生长、分化和增殖。肿瘤的发生与原癌基因的异常活化表达有密切的关系。因此可以通过反义核酸、核酶、siRNA 等技术来沉默目的原癌基因表达或者通过单克隆抗体抑制其信号传递。目前研究比较多的基因有 *c-fos*、*c-myc*、*K-ras*、*Bcl-2*、*IGF-*Ⅰ 受体、*IGF-*Ⅱ 受体等。

4.杀伤肿瘤细胞

这种治疗策略最常用的是利用自杀基因。自杀基因是指将某些病毒或细菌的基因转导入肿瘤细胞，此基因编码的特异性酶能将对细胞无毒或毒性极低的药物前体在肿瘤细胞内代谢成细胞的毒性产物，以达到杀死肿瘤细胞的目的。此外，自杀基因还可以通过旁观者效应杀伤邻近未导入基因的肿瘤细胞，扩大杀伤效应。其机制可能与有毒代谢物通过缝隙连接或凋亡小体从转导细胞移动到邻近细胞有关。

5.抑制肿瘤血管生成

肿瘤细胞往往通过分泌各种生长因子促使新的血管生成，以获取足够的血供。抗血管生成的目的在于干扰肿瘤的血供进而干扰肿瘤获得更多的营养物质及氧气。目前的主要的策略有下列几种。

（1）抑制血管生长因子，如通过反义核酸、核酶、siRNA 下调 *VEGF*、*HIF-1α*、*bFGF*、*PDGF* 等基因的表达或者通过中和性抗体、受体酪氨酸激酶抑制剂阻断其信号传递。

（2）上调血管生长抑制因子，如导入血管抑素或内皮抑素基因。

（3）抑制细胞外基质的降解进而起到抑制内皮细胞迁移的作用，或者通过抑制内皮祖细胞的动员从而减少肿瘤血管生成。

二、肿瘤基因治疗现状和存在的问题

肿瘤基因治疗目前仍处于临床探索性阶段，适应对象常常属于常规治疗失败后的晚期肿瘤患者。截至 2014 年 8 月，全球共有 2 076 项基因治疗的临床试验获得批准，其中恶性肿瘤占了基因治疗疾病总数的近 2/3（1 331 项，64.1%），其中处在Ⅰ、Ⅰ/Ⅱ、Ⅱ、Ⅱ/Ⅲ、Ⅲ、Ⅳ期临床研究分别为 803 项、234 项、227 项、12 项、51 项、2 项。绝大多数试验（95.9%）还在早中期阶段，评价其生物安全性或有效性、真正进入Ⅲ期临床试验的仅占 3.8%。欧洲药品管理局于 2012 年首次批准 Glybera 药物用于治疗脂蛋白脂酶缺乏。在恶性肿瘤方面，仅有 *Ad-p53* 基因制剂（Gendicine，今又生）于 2004 年在我国批准上市。

尽管基因治疗的研究较过去的 10 年更加理性和严谨，并取得了较大的进展，但是，阻碍肿瘤基因治疗快速发展并实现临床有效治疗的几个瓶颈因素依然存在。

(1)载体系统未能实现有效和充分的体内基因传递与表达,这在非病毒载体中表现突出。给予全身用药,其游离载体系统的不稳定性和低复制能力常常导致目的基因表达持久性的下降。

(2)载体系统缺乏基因传递的靶向性与病毒载体的免疫原性问题。这是病毒性载体主要缺点,为此,常常采用基因制剂直接注射方式,但恶性肿瘤是一种全身性疾病,即使局部的高效控制并不意味着肿瘤患者的生存获益。

(3)单一目的基因的表达和预期效应能否为多基因突变或多阶段基因突变的肿瘤带来实质性临床疗效的问题。这是以纠正或改变突变基因为治疗目标的基因治疗主要障碍。

(4)生物安全性问题:这是肿瘤基因治疗毒理学研究的重要内容。包括:①病毒性载体潜在的致瘤性;②生殖系统转导的可能性与风险;③目的基因在体内表达的毒性,以及在非靶组织中的异位表达的潜在后果;④机体免疫系统对载体和目的基因蛋白的免疫反应及其造成的结果。

(王 娜)

第八节 生物免疫治疗

肿瘤免疫治疗是通过调动宿主的天然防御机制或给予某些生物制剂以取得抗肿瘤效应,根据作用机制分3类:主动性免疫治疗(也称肿瘤疫苗)、过继性免疫治疗和非特异性免疫调节剂。

一、肿瘤的主动特异性免疫治疗——肿瘤疫苗

肿瘤疫苗也称肿瘤主动特异性免疫治疗,指利用灭活的肿瘤细胞、肿瘤细胞提取物、肿瘤抗原、肿瘤多肽或独特型抗体来免疫机体,诱导肿瘤特异性的免疫应答,阻止肿瘤生长、扩散和复发。虽然乙肝疫苗和人乳头状瘤病毒疫苗通过预防肝炎和宫颈炎的发生,能够减少肝癌和宫颈癌的发病率,但当前研发的肿瘤疫苗主要用于肿瘤治疗。肿瘤疫苗的优势在于一旦获得成功,可产生长期的免疫记忆,抗肿瘤作用比较持久。肿瘤疫苗可分为肿瘤细胞疫苗、DC疫苗、肿瘤多肽疫苗、独特型疫苗和核酸疫苗等。

(一)肿瘤细胞疫苗

采用灭活的自体或异体肿瘤细胞作为疫苗刺激机体产生抗肿瘤免疫应答,是研究最早、最多的肿瘤疫苗。肿瘤细胞疫苗的优势在于富含肿瘤抗原,如自体肿瘤细胞疫苗具有全部肿瘤细胞的抗原。为避免肿瘤种植,肿瘤细胞必须经过可靠的灭活才能临床使用。采用肿瘤细胞的裂解物或外泌小体(胞外体)等亚细胞结构,既可以保留肿瘤的抗原性,又可以保证疫苗的安全性,是肿瘤疫苗治疗常采用的办法之一。自体肿瘤疫苗由于肿瘤组织获取困难、制备过程复杂、机体存在免疫耐受以及肿瘤抗原被正常组织稀释等原因,临床应用有一定困难。异基因肿瘤细胞疫苗利用交叉抗原,可部分替代自体肿瘤疫苗。近年来多采用基因修饰的肿瘤疫苗,如转染粒细胞-巨噬细胞集落刺激因子(GM-CSF)、共刺激分子B4-1等增强肿瘤细胞的免疫原性,或TGF-β反义核苷酸去除肿瘤的免疫抑制,提高抗瘤活性。

黑色素瘤疫苗由两种黑色素瘤细胞系的裂解物辅以佐剂制备而成,是世界上第一个被批准上市的肿瘤疫苗。在一项临床研究中,黑色素瘤患者随机接受环磷酰胺联合黑色素瘤疫苗治疗

或 CBDT 方案化疗，两组疗效相当，但黑色素瘤疫苗组的Ⅲ/Ⅳ度毒性更低。基于此研究，加拿大批准黑色素瘤疫苗上市。而Ⅲ期临床研究中发现，尽管黑色素瘤疫苗不能减少Ⅱ期黑色素瘤患者术后的复发风险，但其中 HLA-A2/C3 患者的 5 年无病生存率(DFS)和总生存率(os)显著高于观察组。该研究提示，疫苗的疗效可能受患者的 HLA 类型影响。另外一项Ⅲ期临床研究中，Ⅲ期黑色素瘤患者接受黑色素瘤疫苗联合低剂量 IFN 治疗或单纯大剂量 IFN 治疗，两组的中位生存期(MS)和无复发生存期(RFS)无显著性差异，而黑色素瘤疫苗组的神经和精神毒性明显减少。

OncoVAX 疫苗是通过照射灭活自体肿瘤细胞，辅以 BCG 作为佐剂制备而成，是目前已被多个国家批准的肿瘤疫苗。最初的一项随机研究发现，OncoVAX 能够改善结肠癌患者术后的疗效，但在直肠癌患者中无明显作用。随后进行的临床研究证实，OncoVAX 能够降低Ⅱ/Ⅲ期结肠癌患者术后的复发风险，其中Ⅱ期患者尤其明显，下降达 61%。尽管Ⅲ期临床研究显示，OncoVAX 不能延长结肠癌患者术后的 MS 和 DFS，但 OncoVAX 组患者的疗效与迟发性皮肤超敏反应(皮疹大小)的程度相关，而迟发性皮肤超敏反应一般在治疗后 6 个月消退。近来在一项Ⅲ期临床研究中，OncoVAX 组患者在既往疫苗治疗(每周 1 次，连续 3 周)的基础上，增加疫苗治疗 1 周期(6 个月时)，该研究发现，OncoVAX 能够显著减少结肠癌Ⅱ期患者的复发风险(57.1%，$P=0.015$)，而在Ⅲ期患者无显著疗效。上述研究表明，OncoVAX 的疗效不仅受患者的疾病类型和临床分期影响，而且还与治疗的次数密切相关。在动物实验以及肾癌的临床研究中同样发现，肿瘤疫苗的疗效与治疗次数正相关。

GVAX 前列腺癌疫苗是两种前列腺癌细胞系经 GM-CSF 转染后获得的肿瘤疫苗，已经有两个Ⅲ期临床研究(VITAL-1 和 VITAL-2)完成。VITAL-1 采用 GVAX 或多烯紫杉醇联合泼尼松治疗，入组的前列腺患者均无临床症状。结果显示，两组患者的 MS 无显著性差异，然而 GVAX 组患者在 22 个月时开始出现生存优势，并且毒性远低于化疗。VITAL-2 研究采用多烯紫杉醇联合 GVAX 或多烯紫杉醇联合泼尼松治疗，纳入 408 例有症状的前列腺癌患者，两组患者的 MS 为 12.2 和 14.1 个月($P=0.007\ 6$)，而毒性接近。VITAL-1 研究提示，GVAX 在前列腺癌患者中的疗效与联合化疗相当，而且抗癌作用持久。而 GVAX 在 VITAL-2 研究中疗效不佳的原因，可能与患者的瘤负荷较大有关。

(二)DC 疫苗

通过肿瘤抗原与 DC 孵育后获得的肿瘤疫苗。DC 作为专职的抗原递呈细胞，具有强大的抗原递呈能力，一直受到肿瘤疫苗研究的关注。

一项Ⅲ期临床研究中，黑色素瘤患者随机分为 DC 疫苗组和达卡巴嗪化疗组。入组 108 例患者时发现，两组的客观反应率(ORR)为 3.8%和 5.5%。进一步亚组分析发现，DC 组中 HLA-A2+/B44－患者与其他患者相比，MS 显著延长，而在 DTIC 组中无明显差异。该研究与黑色素瘤疫苗的发现非常相似，即 DC 的疗效可能受患者的 HLA 类型影响。

DCVax-Brain 是患者胶质瘤细胞与 DC 共孵育后获得的一种自体肿瘤疫苗。临床研究中发现，胶质瘤患者经 DCVax-Brain 治疗后的 3 年生存率达 53%，MS 和无进展时间(TTP)分别为超过 36 个月和18.1 个月，远优于传统胶质瘤治疗的疗效(分别为 14.6 个月和 6.9 个月)。

Sipuleucel-T 是 PA2024(前列腺酸性磷酸酶和 GM-CSF 的融合蛋白)与患者 DC 孵育后获得的肿瘤疫苗。一项Ⅲ期临床研究中，127 例前列腺癌患者根据 2∶1 随机接受 Sipuleucel-T 或安慰剂治疗，Sipuleucel-T 组患者的 MS 延长 4.5 个月($P=0.01$)，TTP 也有延长趋势(1.7 周，

$P=0.052$)。最近一项Ⅲ期临床研究中,有521例无症状或轻微症状的前列腺癌患者参加,Sipuleucel-T组的死亡风险与安慰剂组相比下降22.5%($P=0.032$),MS延长4.1个月。这两项研究表明,Sipuleucel-T能够延长前列腺癌患者的生存期。该疫苗已经向美国食品和药物管理局(FDA)提出申请,如获得批准,将有可能成为FDA批准的第一个肿瘤治疗性疫苗。

(三)肿瘤多肽疫苗

肿瘤多肽疫苗指以肿瘤抗原或肿瘤生长所需的细胞因子为靶点的疫苗。多肽疫苗成分比较单一,便于研究,易于生产,不存在肿瘤细胞的抑制成分,而且无肿瘤种植的危险。缺点是该疫苗的疗效受MHC类型限制,而且肿瘤一旦出现该抗原变异,便会逃避免疫的攻击。目前多采用多肽联合,或增加多肽的长度来提高疫苗的疗效。

Oncophage是由通过加工、纯化自体肿瘤细胞的gp96等热休克蛋白(HSP)制备而成。一项Ⅲ期临床研究中,728例肾癌术后患者被随机分为Oncophage组和观察组。尽管两组患者的复发率无显著性差异,但Oncophage治疗能够降低中危患者(肿瘤细胞低分化的Ⅰ/Ⅱ期患者或高分化的Ⅲ期患者)的复发风险达45%($P=0.004$)。另外一项Ⅲ期临床研究中,Ⅳ期黑色素瘤患者随机分为Oncophage组(61.86%的患者制备出Oncophage)和传统治疗组(化疗、大剂量IL-2治疗等)。两组患者的MS无显著性差异,而Oncophage组患者的疗效与疫苗治疗次数相关。另外,与传统治疗组相比,疫苗治疗≥10次的M1a(转移部位限于皮肤、皮下组织或淋巴结)和M1b(肺转移)期患者的死亡风险下降55%($P=0.03$),而在M1c(伴LDH增高或存在肺以外的内脏转移)期患者中无显著性差异。该研究提示:Oncophage对于黑色素瘤负荷较小的患者有效,并受治疗次数影响。

Cima Vax Egf由2个重组人表皮生长因子(EGF)分子和1个P64K分子经化学交联,辅以佐剂制备而成。该疫苗通过诱导机体产生EGF抗体,减少内源性EGF,来抑制肿瘤生长。一项Ⅱ期研究中,80例Ⅲb/Ⅳ期非小细胞肺癌(NSCLC)患者在一线化疗后随机分为Cima Vax Egf组和最佳支持组。疫苗治疗组患者的MS有延长趋势,其中60岁以下患者延长达6个月($P=0.012$)。另外,疫苗组患者的MS与EGF抗体滴度正相关。

IDM-2101是一个人工合成的多肽疫苗,含10个抗原表位(9个为CEA、p53、HER^{-2}/Neu和MAGE2/3的HLA-A*0201限制性CTL表位和1个辅助性的全HLA-D表位)。一项Ⅱ期临床研究中,63例HLA-A2+的ⅢB/Ⅳ期NSCLC患者接受IDM-2101治疗,1例CR,1例PR,MS和1年生存率分别达17.3个月和60%。其中14例患者治疗超过2年,其疾病无一例进展。而且,患者的MS与机体产生免疫应答的表位数量有关,如0~1个表位为406天,2~3个表位为778天,4~5个表位为875天($P<0.001$)。

BiovestID、MyVax和Mitumprotimut-T都是利用滤泡性淋巴瘤细胞的B细胞受体(BCR)独特型,将患者BCR与钥孔虫戚血兰素(KLH)耦联,辅以GM-CSF制备而成的肿瘤疫苗。一项Ⅲ期临床研究中,177例滤泡性淋巴瘤化疗CR后的患者按2∶1随机分为BiovestID治疗或KLH/GM-CSF治疗(对照组)。两组的RFS为44.2个月和30.6个月($P=0.045$)。在MyVax的Ⅲ期临床研究中,287例滤泡性淋巴瘤患者一线化疗后按2∶1随机分为MyVax治疗或KLH/GM-CSF治疗组。两组的TTP为19个月和23个月($P=0.297$)。MyVax组中产生My-Vax免疫应答患者的TTP为40个月,未产生者为16个月($P=0.000\ 3$)。在Mituraprotimut-T的Ⅲ期临床研究中,349例$CD20^{+}$滤泡性淋巴瘤经利妥昔单抗(抗CD20单克隆抗体)治疗4周疾病无进展者随机接受Mitumprotimut-T/GM-CSF或KLH/GM-CSF治疗。两组的TTP为

9.0 个月和12.6 个月($P=0.019$)。该研究根据滤泡性淋巴瘤国际预后指数进一步分析发现,Mitumprotimut-T 的疗效与对照组无显著差异。上述 3 个Ⅲ期临床研究结果迥异的原因与疫苗制备的工艺有关外,还可能与试验设计有关。三组临床研究中,BiovesfID 的研究中单纯选择 CR 患者,肿瘤负荷最小。Mitumprotimut-T 研究中,全部患者接受过利妥昔单抗治疗,常免疫功能低下,不能有效地产生抗肿瘤的免疫应答。而 MyVax 研究提示,抗肿瘤免疫应答与疗效密切相关。上述研究表明,肿瘤疫苗的抗肿瘤能力有限,而且需要患者具备一定的免疫功能。

(四)独特型疫苗

通过抗原与抗体结合的特异性,利用某些抗体也称抗独特型抗体作为抗原的内影像来模拟抗原免疫机体。独特型抗体可部分代替相应的肿瘤抗原,主要用于某些不易获得的肿瘤抗原或难以分离纯化的肿瘤抗原。独特型疫苗的最大优势在于不含真正的肿瘤蛋白,避免了癌基因和病毒的污染。独特型抗体多为鼠源性,常诱导人体产生中和抗体,需要人源化和单区抗独特型抗体来避免。

Bec2 是神经节苷脂抗原 GD3 的抗独特型抗体,而 GD3 在小细胞肺癌(SCLC)等肿瘤细胞表面广泛表达。一项Ⅲ期临床研究中,515 例局限期 SCLC 患者在放化疗后随机分为 Bec2/Bcg 组和安慰剂组,两组的 MS 为 14.3 个月和 16.4 个月($P=0.28$)。Bec2/Bcg 组中 1/3 患者产生 Bec2 的体液免疫反应,而体液免疫反应阳性者与阴性者相比,MS 有延长趋势(22.3 个月和14.1 个月,$P=0.076$)。

(五)核酸疫苗

核酸疫苗也称基因疫苗或 DNA 疫苗,是一种含有肿瘤抗原编码基因的真核表达质粒。当核酸疫苗注入体内后,能够被体细胞摄取并表达肿瘤抗原,从而诱导机体的抗肿瘤免疫应答。核酸疫苗的优势在于便于生产,使用安全,在体内表达时间较长,易于诱发抗肿瘤免疫应答。缺点是肿瘤抗原的表达差异很大,而长期低水平的肿瘤抗原常诱导免疫耐受。

MVA-5T4 是携带 5T4 的减毒安哥拉病毒瘤苗,而 5T4 在肾癌等多种肿瘤中过表达,参与肿瘤转移。一项 MVA-5T4 的Ⅲ期临床研究中,733 例肾癌患者在一线治疗(舒尼替尼、低剂量 IL-2 或 IFN-α)的基础上,随机接受 MVA-5T4 或安慰剂治疗。尽管两组的 MS 无显著性差异,但 MVA-5T4 在 IL-2 有效的患者中有显著优势($P=0.04$)。另外,抗 5T4 抗体阳性患者的生存期较阴性者延长,表明 IL-2 与 MVA-5T4 有协同作用的可能。

Tg4010(Mva-Muc1-IL2)是一个表达 Muc1 和 IL-2 的减毒安哥拉病毒瘤苗,利用 Muc1 作为肿瘤相关抗原,通过 IL-2 活化免疫细胞。而 Muc1 是上皮细胞表达的Ⅰ型跨膜蛋白,在肺癌等肿瘤中过表达或异常糖基化。一项Ⅱb 期临床研究中,148 例 NSCLC 患者随机分为吉西他滨联合顺铂化疗或化疗联合 TG4010,两组患者的 ORR 为 27%和 43%($P=0.03$)。对于 NK 细胞数量正常的患者,两组的 ORR 为 26%和 56%($P=0.007$),MS 为 11.3 个月和 18 个月($P=0.02$)。以上结果提示,NK 细胞可能参与了 TG4010 的抗瘤活性。

迄今为止的研究表明,肿瘤疫苗虽然能够诱导机体产生肿瘤特异性的 CTL 或抗体,但确切的抗肿瘤能力有限,因此更适于肿瘤负荷较小的患者。对于瘤负荷较大的患者,肿瘤疫苗应在化疗等方法降低瘤负荷、打破免疫耐受的基础上进行。

二、过继性免疫治疗

过继性免疫治疗包括过继性细胞治疗和以肿瘤抗原为靶点的抗体治疗。一般情况下,过继性免疫治疗指过继性细胞治疗或过继性淋巴细胞治疗。过继性细胞治疗通过分离自体或异体淋巴细胞，经体外激活并回输，直接或间接（如免疫介导的抗血管生成作用）消除肿瘤。另外，过继性细胞治疗还可替代、修补或改善细胞毒治疗引起的免疫功能受损。过继性细胞治疗的关键在于产生数量足够、能够识别肿瘤抗原的 T 细胞；效应细胞能够到达肿瘤细胞，并在肿瘤周围被激活且发挥抗瘤作用。以肿瘤抗原为基础的抗体治疗，如利妥昔单抗、曲妥珠单抗、西妥昔单抗等主要通过抗体依赖性细胞介导的细胞毒作用、补体依赖的细胞毒作用以及免疫调理作用等机制控制肿瘤。

过继性免疫治疗与肿瘤疫苗不同，并不需要机体产生初始免疫应答，这对于已经没有时间或能力产生初始免疫应答的肿瘤晚期患者极具吸引力。

（一）淋巴因子活化的杀伤细胞（LAK）

LAK 是外周血单个核细胞在体外经 IL-2 刺激培养后诱导产生的一类杀伤细胞，如 NK 和 T 细胞等，其抗肿瘤作用不依赖抗原致敏，且无 MHC 限制性。1985 年，Rosenberg 采用 LAK 联合 IL-2 治疗 25 例难治性肾癌、黑色素瘤、肺癌、结肠癌等肿瘤，11 例有效，提示 LAK 有高效、广谱的抗肿瘤活性。但随后进行的一项随机对照临床研究中，181 例难治性晚期肿瘤患者（以肾癌和黑色素瘤为主）被分为大剂量 IL-2 联合 LAK 组或单纯大剂量 IL-2 组，两组的 MS 无显著性差异，表明 LAK 细胞并不能提高大剂量 IL-2 的疗效。进一步分析发现，该研究中黑色素瘤患者（54 例）的 2 年生存率为 32%和 15%，4 年生存率为 18%和 4%（$P=0.064$）。平均随访63.2 个月时 LAK 组（28 例）中 5 例存活（其中 3 例持续 CR），而单纯 IL-2 组中的 26 例全部死亡，提示 LAK 有提高 IL-2 在黑色素瘤患者中疗效的可能。在一项Ⅲ期临床研究中发现，LAK 作为 NSCLC 的辅助治疗，可显著改善 5 年生存率。

（二）肿瘤浸润性淋巴细胞（TLL）

TLL 是从肿瘤部位分离出的一群淋巴细胞，经 IL-2 等细胞因子扩增后产生。TIL 具有一定的肿瘤特异性，但操作过程相对复杂。最初报道 TIL 联合 IL-2 在 IL-2 无效黑色素瘤患者中的 ORR 为 32%，在 IL-2 初治患者中为 35%，提示 TIL 具有抗黑色素瘤活性，且不完全依赖 IL-2。一项Ⅱ/Ⅲ期临床研究中，88 例Ⅲ期黑色素瘤术后患者随机分为 TIL 联合 IL-2 组和单纯 IL-2 组，两组的 RFS 和 MS 无显著性差异。其中仅单个淋巴结转移的患者经 TIL 联合 IL-2 治疗后，复发风险显著减低，MS 明显延长，表明 TIL 的疗效可能受肿瘤负荷的影响。还有研究发现，经放疗或化疗预先抑制体内的淋巴细胞、后进行 TIL 治疗，转移性黑色素瘤患者的 ORR 可达 50%以上。另外，一项Ⅲ期临床研究发现 TIL 具有抗肺癌活性。

（三）细胞因子诱导的杀伤细胞（CIK）

CIK 是外周血单个核细胞经抗 CD3 单克隆抗体、IL-2、IFN-γ、肿瘤坏死因子（TNF）-α 等细胞因子体外诱导分化获得的 NK 样 T 细胞。CIK 呈 $CD3^+CD56^+$ 表型，与 LAK 相比具有更强的增殖活性和抗瘤活性。目前发现 CIK 在白血病、肝癌、肺癌等多种肿瘤中具有抗瘤活性。

（四）供者淋巴细胞输注（DLI）

大量研究发现，肿瘤复发率在异基因干细胞移植后明显低于同基因移植，而前者的肿瘤复发率和移植物抗宿主病（GVHD）的程度呈负相关，减少淋巴细胞输注的数量或去除 $CD8^+$ 淋巴细胞可以降低 GVHD 的发生，同时伴复发率的增加，表明供者的淋巴细胞具有抗肿瘤作用。目前，供者淋巴细胞的输注已成为慢性粒细胞白血病异基因骨髓移植后复发和 EBV 病毒相关淋巴瘤的主要治疗，这种治疗简称 DLI。已知慢性粒细胞白血病异基因移植后复发的患者在 DLI 治疗后，60%以上可以获得分子生物学水平上的完全缓解。疗效通常出现在治疗后几周至几个月，符合T细胞介导的获得性免疫应答，最严重的不良反应是GVHD，可通过调整淋巴细胞的输注次数和数量得到减轻。

目前，提高淋巴细胞的肿瘤特异性是过继性免疫治疗研究的一个热点。最近一项研究中，将黑色素瘤特异性TCR转染患者T细胞，用于治疗15例转移性黑色素瘤患者。治疗后1年，2例缓解患者体内仍然可以检测到转染细胞的存在。在另外一项研究中，1例细胞因子治疗失败的黑色素瘤患者，病理结果显示NY-ESO-1、MAGE-3和MART-1阳性，gp100阴性。研究者分离出患者NY-ESO-1特异性$CD4^{+}$ T细胞克隆，体外扩增至5×10^{9}后回输患者，2个月后肿瘤全部消失。令人吃惊的是，该治疗不仅诱导出NY-ESO-1特异性$CD8^{+}$ T细胞，而且通过"抗原扩展"产生MAGE-3和MART-1特异性免疫应答，但无gp100特异性免疫应答。这些研究给过继性细胞治疗提供了新的思路。

三、非特异性免疫调节剂

非特异性免疫调节剂的抗癌机制主要有两种，如α-干扰素、IL-2、咪喹莫特和卡介苗等通过刺激效应细胞来治疗肿瘤，而抗CTLA-4单克隆抗体、地尼白介素等通过抑制免疫负调控细胞或分子发挥作用。

（一）α-干扰素

α-干扰素具有免疫调节、抗增殖、诱导分化、促凋亡、抗血管生成等多种作用，是第一个被证实具有抗肿瘤活性的细胞因子，目前已被FDA批准用于的粒细胞白血病、慢性淋巴细胞白血病、非霍奇金淋巴瘤、卡波肉瘤、黑色素瘤、多发性骨髓瘤和肾癌的治疗。

（二）IL-2

IL-2调控T细胞和NK细胞等淋巴细胞生长的重要因子，目前被FDA批准用于治疗黑色素瘤和肾癌。大剂量IL-2治疗转移性肾癌的ORR和CR率为21%和7%，5%的患者能够长期无病生存（10年以上），是当前唯一能够使转移性肾癌患者长期无病生存的药物。

（三）咪喹莫特

咪喹莫特是Toll样受体7（TLR7）的激动剂，能增强天然免疫应答和获得性免疫应答。研究发现浅表性基底细胞癌患者经咪喹莫特局部治疗，12周时的CR率达75%。另外一项研究中，咪喹莫特治疗后2年的CR率达79%。目前，咪喹莫特已经被FDA批准用于治疗浅表性和结节性基底细胞癌。

（四）地尼白介素

地尼白介素是重组的白喉毒素/IL-2融合蛋白，与IL-2受体（CD25）结合后，能够抑制细胞的蛋白合成，导致细胞死亡，已被FDA批准用于治疗CD25阳性的皮肤T细胞淋巴瘤。该融合蛋白能够去除T调节细胞，从而活化$CD4^{+}$和$CD8^{+}$效应细胞。一项研究中，16例转移性黑色素瘤患者接受地尼白介素治疗，5例CR，1例接近CR。治疗期间，多数患者出现T调节细胞、$CD4^{+}$ T细胞和$CD8^{+}$ T细胞一过性缺失。

（五）CTLA-4单克隆抗体

CTLA-4单克隆抗体有伊匹单抗和替西木单抗，主要通过抑制活化T细胞的CTLA-4与抗原递呈细胞的B7结合，打破免疫耐受，增强T细胞的活性。伊匹单抗二线治疗黑色素瘤的ORR达17%，部分患者的疗效表现为迟发性反应（如停药8个月后达最大疗效）。而替西木单抗在黑色素瘤的一线治疗中疗效与化疗相当，二线治疗的 ORR 为 8.3%，达最大疗效的中位时间超过 4 个月。

（六）其他

卡介苗也已经被 FDA 批准用于膀胱癌治疗，可以减少 67%浅表性膀胱癌患者的复发。

近来，新的非特异性免疫调节剂不断涌现，如 1-甲基-色氨酸（IDO 抑制剂）、抗 4-1BB 单克隆抗体等，将推动肿瘤免疫治疗的快速发展。

（王　娜）

第三章 肿瘤的放射治疗

第一节 近距离放射治疗

“近距离治疗”来源于希腊字 Brachy，是“近”或“短”的意思，它与希腊字 tele(远)相对。从广义的角度上说，近距离就是放射源与治疗靶区距离为 0.5～5.0 cm 以内的放射治疗，是指将密封的放射源通过人体的天然腔道(如食管、气管)，或经插针置入、经模板敷贴于瘤体内或临近瘤体表面进行的照射，指腔内照射、管内照射、组织间照射、术中置管术后照射和模具或敷贴器治疗。其基本特征是放射源可以最大限度地贴近肿瘤组织，使肿瘤组织得到有效的杀伤剂量，而周围正常组织受量较低。近距离放疗是放射治疗的重要方法之一，由早期的镭针插植、施源器、氡籽植入演变至目前常用的后装治疗，是一个不断发展的过程。它随社会科技进步而不断进行演变、改进以适应临床的需要。在电子计算机发展迅速的年代，剂量测量准确度明显提高，由计算机控制的遥控和治疗计划系统可使靶区剂量分布更理想、疗效更明显。因此近距离治疗在放射治疗学中占据了不可替代的地位。

“近距离治疗”至今已有很长历史。1898 年居里夫人发现镭，1905 年即进行了第一例镭针插置治疗。1930 年 Paterson 及 Parker 建立了曼彻斯特系统，即建立了镭模制作及插植的规则及剂量计算方法。1935 年小居里夫妇发现了人工放射性同位素。20 世纪 50 年代，外照射发展很快，^{60}Co 远距离治疗机，以及后来迅速发展的电子直线加速器，它们的防护性能好，深度剂量高，因而近距离治疗的发展受到一定限制。1965 年 Pierquin 及 Dutrex 建立了巴黎系统，20 世纪 80 年代中期现代近距离治疗迅速发展起来。它安全、可靠、防护好、灵活性高，因而近年来发展很快，取代了传统的近距离治疗。

一、近距离放射治疗的特点

与远距离放射治疗相比较，近距离放射治疗的特点见表 3-1，主要有以下几方面。

(1)近距离放射治疗的放射源活度小(一般不大于 10 Ci)、治疗距离短(在 0.5～5.0 cm)。

(2)近距离放射治疗的辐射能量大部分被组织吸收，而远距离治疗，其放射线的能量大部分被准直器、限束器等屏蔽，只有少部分能达到组织。

表 3-1 近距离放射与远距离放射的区别

比较项目	近距离放疗	远距离放疗
放射源强度	小(10 Ci)	大
治疗距离	短(0.5～5 cm)	长
组织吸收的能量	多	少
到达肿瘤的途径	直接	经皮肤及正常组织
区靶剂量分布	不均匀	均匀

(3)远距离放射治疗因必须经过皮肤和正常组织才可到达病变,为防止正常组织超过耐受量,必须选择不同能量的射线和多野或旋转照射等复杂技术,而近距离照射则不一样。

(4)吸收剂量分布特点:外照射治疗计划要求靶区内剂量变化保持在肿瘤量的±10%以内,而精度误差(即周边-中心量差)控制在±5%以内。近距离照射时施源器的表面剂量最高,随离源距离的增加而剂量迅速减小,故近距离治疗是在不均匀递减剂量(率)模式下进行(图 3-1)。靶区剂量分布的均匀性远比远距离照射的差,应注意靶区部分组织剂量过高或部分组织剂量过低的情况发生。再则在内外组合照射时,其射线的生物效应与剂量率、治疗分次及分次剂量等参数密切相关,故显示其内外合照时应采用线性二次方程 L-Q 公式换算成等效生物剂量(BED)表示,用叠成物理剂量方式处理没有意义。

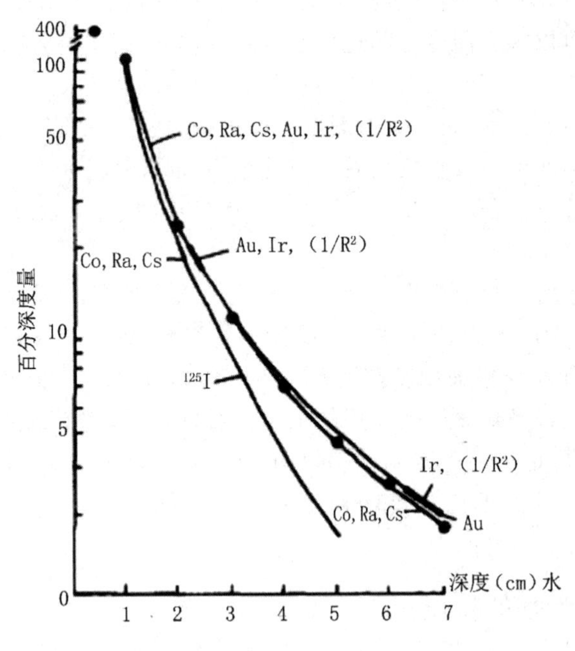

图 3-1 不同核素在水中的剂量递减变化与距离反平方曲线的比较

(5)近距离治疗放射物理概念:与远距离照射互为相通,原理一致,基本物理效应相同,但某些范畴上有差异。例如,远距离照射靶区指接受特定吸收剂量和剂量时间模式照射的区域,不仅包括显在的瘤体,还包括潜在的、可能受肿瘤侵犯的组织(靶区可能不止一个),靶区的确定与剂量分布无关。近距离照射的靶区主要指显见的瘤体,应给出物理尺寸,以便进行体积剂量(率)的计算。近距离和外照射合用时，应对各自的靶区分别描述。

(6)远距离照射的治疗区由特定的等剂量面即以靶区剂量的最小值形成的等值面来描述。而近距离治疗时，只能由医师指定的剂量等值面来确定治疗区。通常采用绝对吸收剂量(率)值，不用百分相对剂量(率)来确定，因放射源周围剂量梯度变化大，加上肿瘤位置、形状和大小的千差万别，很难选择普遍认可的归一点。近代腔管内治疗，宫颈癌仍以传统的A点为剂量参考点，食管、气管癌的剂量参考点，一般设在距源轴10 mm处，直肠、阴道癌设在黏膜下，即施源器表面外5 mm处。

(7)远距离照射的照射区比治疗区范围广，它接受的剂量用于评价组织耐受性，通常用靶区剂量的50%所定的区域。近距离照射的照射区与外照射类同，但照射区的范围实际上是全身照射。

(8)参考体积：近距离照射时应确定参考区的大小，参考体积即是由参考剂量值包括的范围，参考剂量是为了便于各放疗部门之间相互比较而约定的剂量值，治疗区的治疗处方剂量值与参考剂量值可相等也可不等。而外照射则不用参考体积的概念。近距离照射靶区内剂量不均匀，因此只有靶区剂量最小值和参考点剂量才有实际意义，越邻近放射源剂量越高。

(9)危及器官：指邻近及位于靶区内的敏感器官，它们的放射耐受量直接影响治疗方案及放射量的选定，腔内照射范围的定义与外照射相同，如宫颈癌腔内放疗，主要危及的器官有直肠、膀胱，应考虑直肠、膀胱的受量。

二、近距离照射技术分类

(一)模具或敷贴器治疗

将放射源置于按病种需要制成的模具(一般用牙模塑胶)或敷贴器内进行治疗，多用于表浅病变或容易接近的腔内(如硬腭)。为降低靶区剂量变化梯度，需避免直接将塑管贴敷于皮肤表面，可用组织等效材料、蜡块或凡士林纱布隔开。辐射源和病变间的距离通常为0.5～1.0 cm。近年来已为浅层X射线或电子束治疗所替代。

(二)组织间插植治疗

组织间插植治疗是通过一定的方法将放射源直接植入人体治疗部位，对肿瘤组织(瘤床)进行高剂量照射的一种近距离治疗方法。根据放射源的排列方式，可将其分为单平面插植、双平面或多平面插植，以及直接用插植的几何形状，如圆柱形予以叙述。具体的植入方式可分为以下几种：①模板插植；②B超或CT图像引导下插植；③立体定向插植；④借助各种内镜辅助插植；⑤术中直接插植(手术中在瘤体范围预置数根软性塑管，术后行高剂量率后装分次照射)。

组织间植入治疗可分为暂时性插植和永久性插植两种。暂时性插植现多采用高剂量率后装分次照射，先将空心针管植入组织内或瘤体内，再导入步进源进行照射。永久性插植需用特殊的施源器将放射性粒子种植到组织内或瘤体内，粒子可长期留存在体内，最常用的有^{125}I、^{103}Pd、^{198}Au。随着后装放疗技术的迅速发展和普及，组织间的照射应用很广泛，如脑瘤、头颈部肿瘤、乳腺癌、前列腺癌、软组织肿瘤等。单纯使用组织间插植根治性治疗时，必须是病变小、局限、放射敏感性中等或较好并且无淋巴结转移的病变。最常用于外照射后和手术中插植。如果肿瘤过大，易造成坏死；在肿瘤边界不清时，如肿瘤侵犯骨组织，则治愈机会很少，造成骨坏死概率却较大；如肿瘤体积难确定，容易造成某一部位低剂量或超量，以上情况都不适合组织间插植治疗。

（三）腔内治疗或管内治疗

先将不带放射源的施源器或导管置放于人体自然体腔或管道内，固定后再用放射源输送管将施源器或导管与放射源贮源罐连接，遥控操作后装机导入步进源进行照射。适用于宫颈、宫体、阴道、鼻咽、气管、支气管、肝管、胆管、直肠、肛管等癌肿的治疗。传统的腔内放疗需带源操作，防护性差，现已弃之不用。

（四）放射粒子植入治疗

粒子种植治疗属于近距离治疗的范畴，但是又有别于传统的后装近距离治疗，包括短暂种植治疗和永久种植治疗两种。短暂种植治疗需要后装机将放射性粒子传输到肿瘤组织间，根据计划进行治疗，达到规定时间后粒子自动回到后装机内；永久种植治疗是通过术中或在CT、B超图像引导下，根据三维立体种植治疗计划，利用特殊的设备直接将放射性粒子种植到肿瘤靶区，放射性粒子永久留在体内。它一般需三个基本条件：①放射性粒子；②粒子种植三维治疗计划系统和质量验证系统；③粒子种植治疗所需要辅助设备。

1.放射性粒子

放射性粒子的选择取决于肿瘤种植治疗的种类、放射性粒子的供应情况和医师对其特性的了解。短暂种植治疗核素包括^{192}Ir、^{60}Co和^{125}I；永久种植治疗核素包括^{198}Au和^{125}I等。^{125}I是既可作为短暂治疗，又可作为永久治疗的放射性粒子。短暂粒子种植治疗的放射性核素穿透力较强，不宜防护，因此临床应用受到很大限制。而永久粒子种植治疗的放射性核素穿透力较弱、临床操作易于防护、对患者和医护人员损伤小，尤其是^{103}Pd和^{125}I两种粒子，近年来临床应用发展非常迅猛。

2.三维治疗计划系统和质量验证系统

粒子种植治疗有三种治疗方式：①模板种植；②B超和CT图像引导下种植；③术中种植。由于粒子种植是在三维空间上进行，而每种放射性粒子的物理特征又不相同，因此每一种核素均需要一种特殊的三维治疗计划系统。

这一系统的原理是根据B超和CT扫描获得的靶区图像，计算机模拟出粒子种植的空间分布，同时决定粒子种植个数和了解靶区及周围危及器官的剂量分布，指导临床粒子种植治疗。

3.粒子种植治疗的辅助设备

根据肿瘤部位不同，选择粒子种植治疗的辅助设备，如脑瘤可利用Leksell头架辅助三维立体定向种植粒子。头颈和胸腹部肿瘤可利用粒子种植枪或粒子种植针进行术中种植。盆腔肿瘤可在B超或CT图像引导下利用模板引导种植粒子。其他的一些辅助设备包括粒子储存、消毒和运输装置等，用以确保放射性粒子的防护安全。

粒子治疗后由于人体活动和器官的相对运动，需要通过平片和(或)CT扫描来验证粒子种植的质量，分析种植后的粒子空间分布是否与种植前的治疗计划相吻合，剂量分布是否有变异和种植的粒子是否发生移位。

放射性粒子种植治疗肿瘤是一种非常有效的局部治疗手段，它的生物学优势是：①放射性粒子种植可以提高靶区局部与正常组织剂量分配比。②永久种植时放射性粒子留在体内，肿瘤的再增殖由于受到射线持续的照射而明显减少。③连续低剂量的照射抑制肿瘤细胞的有丝分裂。④近距离治疗时，乏氧细胞放射抗拒力降低，同时在持续低剂量照射的条件下乏氧细胞再氧合，提高了其对射线的敏感性。

放射性粒子种植治疗已应用于临床，如脑胶质瘤及脑转移瘤、鼻咽癌、口腔癌、肺癌、胰腺癌、直肠癌和前列腺癌等。对于术后复发的肿瘤，尤其是外科和放疗后复发的肿瘤，粒子种植治疗无疑是更合理、更有效的治疗途径。由于其创伤小、靶区剂量分布均匀和对周围正常组织损伤小等特点，粒子种植治疗肿瘤已显示了广泛的应用前景。

三、现代近距离治疗常用的放射性核素

表 3-2 列出了现代近距离治疗常用的放射性核素。其中铯-137 已少用，因为它的活度低，体积大。为暂时性插植，腔内及管内照射主要用钴-60，而铱-192 更合适更常用，这是因为其能量低，便于防护，作为永久性插值则用碘-125 及钯-103。

表 3-2　现代近距离治疗常用的放射性核素

核素	符号	半衰期	能量/MeV		
			α	β	γ
铯-137	^{137}Cs	30.0a	−	+	0.66
钴-60	^{60}Co	5.26a	−	+	1.17～1.33
铱-192	^{192}Ir	74.2d	−	+	0.03～0.40
碘-125	^{125}I	59.4d	−	+	0.28～0.35
金-198	^{198}Au	2.7d	−	+	0.41
钯-103	^{103}Pd	16.79d	−	+	0.020～0.023

注：+/−表示是否产生 α/β 射线。

四、近距离治疗剂量率的划分

ICRU 第 38 号出版物(ICRU，1985)将剂量率按以下标准进行分类：0.4～2.0 Gy/h为低剂量率(LDR)，2.0～12.0 Gy/h 为中剂量率(MDR)，超过12.0 Gy/h为高剂量率(HDR)。长期以来采用镭针、镭模(低剂量率照射)治疗宫颈癌、舌癌、阴道癌、皮肤癌等已积累了大量的经验，取得了较好的效果，且有一整套完整的布源规范和剂量计算法可借鉴。有人认为低剂量率在一定范围内存在一个生物学的等效效应平台区。近期高剂量率技术的应用有发展，但应用时间较短，对它们的短时间高剂量照射的生物效应仍不十分清楚，临床也缺乏长期观察对比结果。然而它减少了医护人员工作量，缩短了患者治疗时间；方便患者，减少痛苦，受到患者的欢迎。高剂量率后期反应的问题应引起重视，采用增加分割次数、减少每次剂量的方法，类似于体外照射常规分割方法来消除远期不良反应，也是近来行之有效的方法，它与体外常规分割有类似之处。相反，次数减少，每次剂量增大则近期、远期反应都重。

五、现代近距离治疗的特点

(1)后装技术：早期近距离治疗基本是手工操作。具体操作步骤如下：首先由主管医师根据治疗部位的形状和体积，以及解剖结构的特点，按照特定剂量学系统的规则设计放射源的几何分布；然后主管医师在护理人员协助下，用手工方法直接将放射源植入治疗部位，即可实施治疗；待治疗结束后，医护人员再将放射源取出，放置在贮源器中。不难看出，这一操作方法，医护人员协助下，用手工方法直接将放射源植入治疗部位，即可实施治疗；待治疗结束后，医护人员一般只能采取简单的防护手段，不可避免地会受到放射源的辐照。后装技术正是为克服上述方法的不足而发展起来的。

后装技术，顾名思义，是主管医师首先通过手术方法或直接在患者的治疗部位放置不带放射源的治疗容器，包括能与放射源传导管连接的空的装源管、针和相应的辅助器材（又称施源器，可为单个或多个容器），使用“假源”通过 X 射线影像技术，检验施源器位置准确无误后，再由医护人员在安全防护条件下或用遥控装置，用手工或机械驱动方式在隔室将放射源通过放射源导管，送至已安放在患者体腔内空的管道内，进行放射治疗。由于放射源是后来才装进去的，故称之为“后装式”。这种技术在手工操作或机械传动时都大大地减少或较好地防止了医护人员在放射治疗中的职业性放射，在解决防护问题上向前跨进了大大的一步。这种机器的面世，使传统的腔内治疗产生了根本的变革，起了革命性的改造，成为先进近距离放疗发展的重要基础。

现代近距离放疗实际上是远距离（控制）高剂量率（HDR）近距离治疗。应用高强度的微型源（以^{192}Ir 为最多），直径 0.5 mm×0.5 mm 或 1.1 mm×6.0 mm，在程控步进电机驱动下，可通过任何角度到达身体各部位肿瘤之中，并由电脑控制，得到任意的潴留位置及潴留时间，实现适应临床治疗要求的各种剂量分布（调强近距离治疗）。而且治疗时限短，仅需数分钟（一般为 1～12 分钟），再加上良好施源器的使用，使得治疗过程可在门诊完成，不必占床位。通常不需要麻醉，治疗过程中施源器移动的风险很低，器官运动幅度也很小，可精确控制给予肿瘤和周围正常组织的剂量，并可减少患者的不适感，因此颇受患者和医护人员的欢迎。

（2）治疗方式方法多元化，在临床更能适合体腔及组织或器官治疗所需的条件，因而补充了外放射治疗的不足，在单独根治或辅助性治疗或综合治疗等方面，已成为放射治疗中必不可少的方法之一。

（3）计算机优化、测算、控制、贮存治疗计划，使治疗更为合理、精细、准确、方便。

六、后装放射治疗的基本操作步骤

近距离治疗和远距离治疗一样也需要一组专业人员，包括放射治疗医师、护士、技术员及物理师等，治疗时要职责分明、配合默契、有条不紊。

（一）治疗前准备、施源器置放及护理措施

适合于做近距离放疗的肿瘤患者需按照治疗病种及技术充分做好疗前准备。准备工作主要由近距离治疗室的护士负责，他们除了要了解肿瘤患者的基础护理知识外，还需掌握近距离放射治疗中腔内、管内组织间插植、术中置管及模板敷贴等各具特点的技术操作。

（二）确定治疗靶区体积

通过详细的体格检查、各种特殊检查（内镜、B 超、X 线、CT、MRI 检查等），以及手术记录等材料，明确肿瘤的大小、侵及范围，以及和周围组织、器官的关系，确定靶区和治疗范围，设置剂量参考点和参考剂量低剂量率的治疗类似于传统镭疗，治疗时间长达数十小时。高剂量率后装治疗为分钟级，其生物效应比低剂量率者高，故应注意高低剂量率的转换（转换系数多为0.60～0.65）以避免正常组织的损伤。

（三）放置施源器和定位缆

施源器的置放可通过手术或非手术的方法，组织间插植一般需要手术方法，而腔内治疗一般可通过正常解剖腔道放入施源器，再通过施源器放置定位缆，在它上面按一定距离镶嵌着金属颗粒，可在 X 线片上显影，然后确切固定施源器和定位缆。

（四）拍摄定位片

一般要求等中心正交或成角两张平片；在模拟机或 X 射线机下拍摄 2 张不同的 X 线片。摄片

首先确定中心点，再确定通过此点的中心轴，此点可作为三维空间坐标重建的原点。摄片定位的方法有正交法、等中心法、半正交法、变角法及空间平移法等。其中以正交法及等中心法为最常用。

1.正交法

该方法适用于同中心回转模拟定位机或附加影像增强器、重建装置的X射线机，拍摄正侧位片各一张，2片线束中轴线垂直通过中心点，类似拍正侧位诊断片，但要求2片严格垂直(图3-2)。

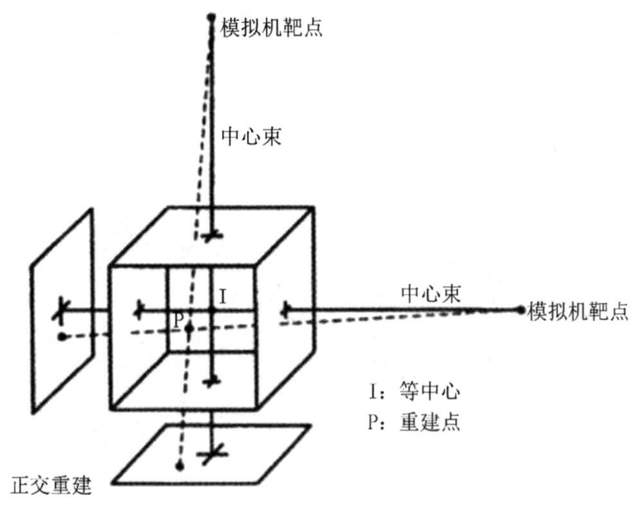

图3-2 正交法示意图

2.等中心法

该方法适用于回转式模拟定位机或回转式X射线诊断机。先确定靶点到中心点的垂直距离，然后左、右摆动相同角度，拍摄2张X线片。图中FID为焦点到等中心的距离，IFD为等中心与X线片的距离，α为摆动角度(图3-3)。

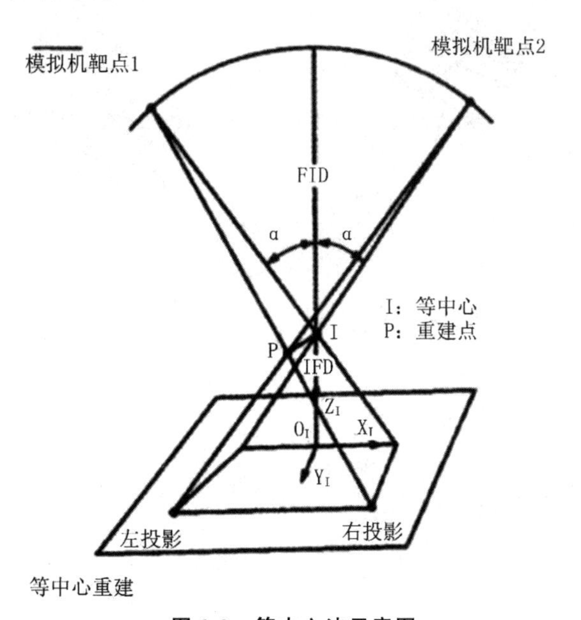

图3-3 等中心法示意图

3.半正交法

半正交法似正交法,但在某些特殊情况下,拍摄正交片存在困难(如手术床上多针插植,患者不易挪动),可采取半正交法。本方法不要求严格的同中心正交,但经计算机相关的数学处理后,仍可获得准确的重建数据(图 3-4)。

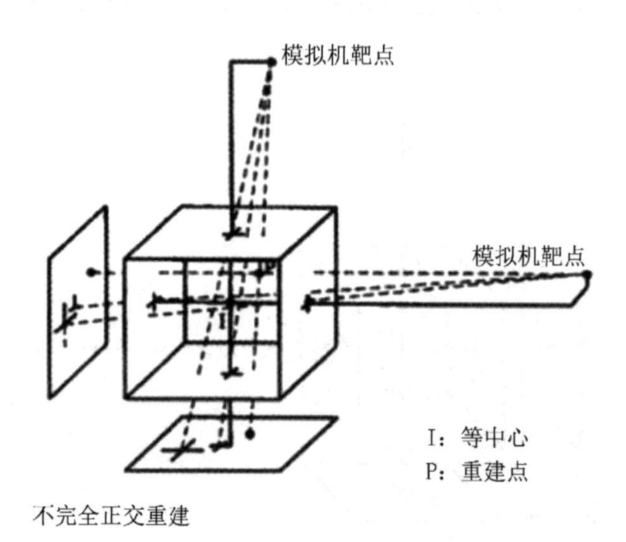

图 3-4 半正交法示意图

4.变角法

变角法类似于等中心法,但左右 2 片的角度可不相等,焦点到等中心的距离也可不同(图 3-5)。

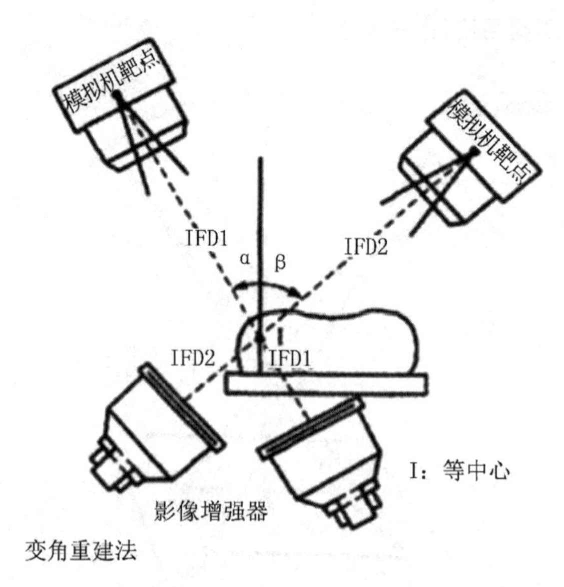

图 3-5 变角法示意图

5.平移法

平移法系拍摄患者在同一平面的 2 张 X 线片,可将 X 射线机球管与所要拍摄的平面平行移动一定距离摄片，但本方法不够精确，故不常用(图 3-6)。

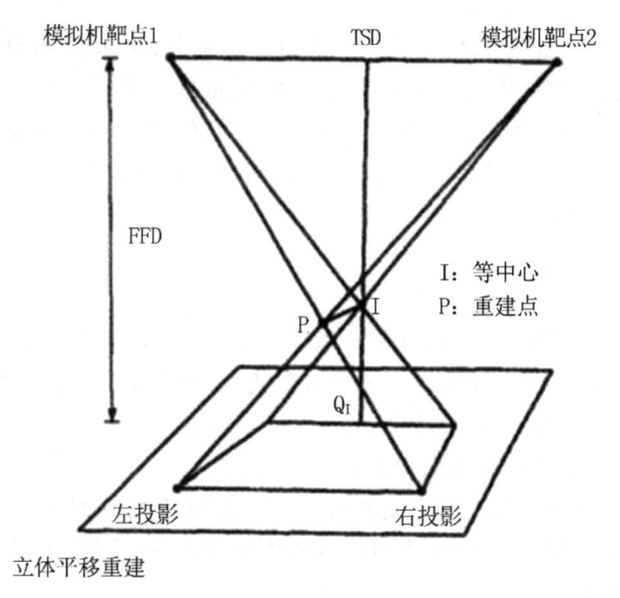

图 3-6　平移法示意图

(五)放射源空间位置重建

重建的概念是从两组不同视角拍摄的投影定位片，经数学处理后获取施源器、放射源或解剖结构的三维空间位置坐标的过程。完成这一操作的是近距离后装治疗机的计划系统，它实际是一套计算机系统，主要有三部分功能。首先是获取患者的解剖图像和放射源信息；其次是剂量计算和优化处理剂量分布的显示和治疗计划的评估；最后生成步进源的驱动文件。首先在计算机计划系统中找“重建”菜单，重建项目中有关的子项(如正交法、等中心法等)，输入计算机内，并逐步回答计算机提出的问题。如等中心法应回答以下问题：①焦点至中心距离；②中心至 X 线片距离；③对称角度；④所用管道数；⑤步数：国内后装机常按放射源移动 2.5 mm 为 1 步，5 mm为 2 步，依此类推；⑥起始点：可为驻留点开始处，亦可为管道顶点；⑦终止点：指与起始点相对应的驻留点。回答完毕后，先将左侧等中心 X 线片置于图像数字化处理仪的发光板上，定出坐标原点及 X 轴，然后将 X 线片显示的定位金属标志点输入计算机内，再同法将右侧等中心 X 线片中显示的定位金属标志点输入计算机内，至此重建完成，计算机可显示三维空间的不同平面(如 XY、YZ、XZ 平面)中放射源的位置。现多使用三维计划系统，可接收 CT/MRI/PET 等影像信息，自动完成重建。

(六)治疗计划、优化处理及计划的执行

放射源空间位置重建完成后，即着手设计具体的治疗计划。首先确定参照点的位置，对于子宫癌，参照点 A 点、F 点均在源旁 2 cm 的轴上，其他则依肿瘤具体情况及部位决定。如选择肿瘤表面、中心、基底、周围正常组织黏膜面及黏膜下层等，一般均离源 2 cm 以内。输入参照点，再将参照点的剂量输入计算机，然后进行剂量计算及剂量优化。所谓优化是利用计算机进行复杂的数学运算，根据临床对靶体积剂量分布的要求，设计和调整放射源配量——位置和(或)强度，即放射源在驻留点停留不同的时间，使得照射形成的剂量分布最大限度符合临床剂量学原则要求。近距离治疗剂量优化是对布源方式，包括施源器的使用数目和排列，放射源的位置和强度等,做个体化处理,以使得近距离照射形成的等剂量分布在三维方向能更好地覆盖患者的靶体积,同时周边的正常组织中剂量跌落更快。

根据计划系统显示的剂量分布图,以及一些计划评估工具,如剂量-体积图等,由主管医师确定治疗计划是否可以接受,并可适当调整剂量限制条件,重新计算和优化处理。待计划通过后,计划系统生成相应的后装治疗机步进源驱动文件。这一文件包括治疗所使用的放射源通道数,每一通道内放射源不同的驻留位置及相对驻留时间,和总治疗时间及参考总剂量。将驱动文件输入后装治疗机后即可实施治疗。

七、现代近距离治疗的发展

我国人口众多,癌症患者相应也多,近年来恶性肿瘤死亡率已攀升至我国死因的第1位。社会的迫切要求和临床实践的需要,促使我国现代近距离放疗取得突飞猛进的发展。为了取得更好的疗效,新的近距离放疗法在不断探求中。

(一)"吻合式放射疗法"(或称适形放疗)

其目的是利用3D(三维)图像及CT或磁共振检查所确定的肿瘤大小,在组织间插植治疗时,从多角度多针插植给予剂量,以便加大对肿瘤的放射剂量,同时避免伤害周围正常组织,这样就改善了对局部的控制而不增加并发症的发生率。

(二)放射性同位素永久插入法

对某些局限化的肿瘤(如前列腺癌B期)近年开发了一种新的治疗选择,即永久插入^{125}I(碘)种子形小管。种子形小管是在经直肠超声波的指引下用针插入的,这种治疗的5年控制率与根治性前列腺切除或根治性外放射治疗疗效相同。而且它有一个好处,就是不会引起旧疗法中常见的阳痿的并发症,所以颇受患者的欢迎。

(三)对良性疾病的探索性治疗

随着现代近距离放疗的广泛临床应用,治疗方法的改进,使用^{192}Ir同位素为放射源进行治疗,在剂量学及放射生物学方面已有更深刻的认识。临床学家们注意到高剂量率后装治疗剂量学的特点是靶区局部剂量极高,剂量下降梯度显著和射程短,符合对良性疾病治疗的要求:低剂量、高局控率、短时治疗、无严重并发症等,所以为良性疾病提供了新的治疗方法。目前临床已有报道的有血管瘤、男女生殖器性病中乳头状瘤包括尖锐湿疣等。

(四)中子后装治疗机

它是现代近距离治疗的新生儿,经过半个世纪的努力,以当前治疗的规范,现代遥控后装治疗机的机型和品种已基本定形,根本变革的机会不大。20世纪90年代早期,寻求新型放射源机械的发展有了新的动向。应用中子治疗癌症始于20世纪30年代,初期主要采用加速器中子源进行治疗,属于远距离放疗技术,直至近30年,属于近距离放疗技术的中子后装技术才得到较大的发展。欧、美、日等国在这方面取得较大的进展。目前经临床治疗实验已确认疗效显著的有子宫颈癌、子宫体癌、阴道癌、食管癌及皮肤黑色素细胞瘤等。^{252}Cf(锎)放射同位素在放射生物学领域中有一定的独特优势,从理论上讲大多数恶性肿瘤中存在乏氧细胞,而少许乏氧细胞的存在,将使肿瘤抗辐射能力加强,对低LET辐射(光子、电子)具有抗性[OER(增氧比)≈3]。相比之下,中子的OER值约为1.6,RBE(相对生物效应)一般在2~10。可见,中子治疗癌症的优势是明显的。

^{252}Cf中子后装机是新一代的现代近距离治疗机械,由于还在研制阶段,其临床评价还不能

定论，但造价十分昂贵，还不能商品化，相信在今后的发展中会在γ射线后装机中突围而出，成为近距离放疗的新式武器。

20多年来，近距离放疗随着放射肿瘤学的发展也在高速前进。进入20世纪90年代，由于高科技电子技术的快速发展，生物工程技术的开拓，在基础研究和理论验证的配合下，大大促进了新技术、新方法应用于临床，扩大了近距离治疗的适应证，产生了许多新理论。近距离放疗配合外照射，取得了明显的治疗效果，一些早期肿瘤，单纯放疗也获得治愈。

八、近距离治疗技术员职责

(1)检查施源器和其他辅助设备。

(2)对治疗设备进行日检。

(3)在插植过程中辅助医师(或护士)。

(4)拍摄定位片。

(5)在物理师监督下执行治疗计划。

(6)实施治疗。

(7)在控制台监测治疗过程。

(8)在相关档案中记录治疗过程。

九、近距离放射治疗病历报道的内容

完整的病历报道和记录有助于正确设计后续治疗的剂量，并为预后结果提供分析、总结的依据。报道和记录所需参数。

(一)对各区域的阐述最低限度

其应包括GTV、CTV和TV。

(二)对源的描述

(1)核素及滤过壳层结构。

(2)源类型，如丝源、子粒源、塑封串源、发针型源及针状源。

(3)源的几何尺寸。

(4)源的参考空气比释动能率。

(5)源强分布(均匀分布或非均匀分布)。

(三)对治疗技术和源布局

若源布局是遵从某标准剂量学系统，则需明确指出，否则应按前面段落要求描述。与此同时还需记录以下数据。

(1)源的数量。

(2)线源间距和层间距。

(3)中心平面的源布局几何形状(如三角形、正方形等)。

(4)插植表面的形状(平面或曲面)。

(5)线源是否有交叉，交叉形式如何。

(6)施源管的材料、性质(柔性或刚性)、源位置是否采用模板确定。

(7)若采用遥控后装技术需指明类型。

(四)时间模式

对时间模式的叙述应包括与辐照方式有关的数据如剂量等,目的是计算瞬时和平均剂量率。

(1)连续照射:记录全程治疗时间。

(2)非连续照射:记录全程治疗时间和总照射时间,以及治疗间隔时间。

(3)分次和超分次照射:记录每次照射时间和脉冲宽度、分次间隔时间和脉冲间隔。

(4)当不同源的照射时间不相同时需分别记录。

(5)对移动源、步进源,应记录步长、驻留时间。

通过改变步进源的驻留时间可改变剂量分布。若采用了剂量优化处理需指出所用的类型(参考点优化还是几何优化)。

对脉冲照射需指出脉冲平均剂量率,即脉冲剂量与脉宽(时间)之比,另外还应指明距源1 cm处的最大局部剂量率。

振荡源:记录源向量在不同位置的速度。

(五)总参考空气比释动能

总照射时间内的参考空气比释动能(TRAK)应予记录。

(六)剂量分布的描述

以下剂量参数应予记录。

(1)处方剂量:若处方剂量不是按最小靶剂量(MTD)或平均中心剂量(MCD)概念定义的需另外指明;若因临床和技术原因,接受的剂量与处方不同时需加以说明。

(2)MTD 和 MCD。

(3)应记录高剂区 HDV 的大小、任何低剂量区的尺寸、剂量均度数据等。

(文景丽)

第二节　远距离放射治疗

远距离放射治疗是放射治疗最主要的方式,通常提及放射治疗时多指远距离放射治疗。远距离放射治疗亦称外射束治疗(简称外照射),是指辐射源位于体外一定距离处(一般指至皮肤距离大于 50 cm),照射人体某一部位。远距离放射治疗的特点除了治疗距离外,主要采用辐射束形式进行治疗。外照射时射线需经过人体正常组织及邻近器官照射肿瘤。

一、远距离放射治疗的临床用途

(一)深部放射治疗

深部放射治疗是对位于人体内部并可能为健康组织包围的靶区所进行的放射治疗。

(二)表浅放射治疗

表浅放射治疗是对人体表浅组织(通常不超过 1 cm 深度)所进行的放射治疗。

(三)全身放射治疗

全身放射治疗是对人体全身所进行的放射治疗,主要用于骨髓移植或外周血干细胞移植前的预处理。

(四)全身皮肤电子束治疗

全身皮肤电子束治疗是用低能(4～6 MeV)电子束对全身皮肤病变进行的放射治疗。

(五)术中放射治疗

术中放射治疗是指在经外科手术切除肿瘤后或暴露不能切除的肿瘤,对术后瘤床、残存灶淋巴引流区或原发灶,在直视下避开正常组织和重要器官,一次给予大剂量电子束照射的放射治疗。术中放射治疗必须配备不同尺寸和形状的术中限束器。

二、远距离放射治疗对辐射性能的要求

辐射不是单个的粒子,而是粒子的集合。不是所有的电离辐射都适合用于放射治疗,放射治疗对电离辐射的性能有一定的要求。

(一)对电离辐射类型的要求

辐射类型是表征辐射或粒子性质的方式之一,不同类型具有不同的性能。放射治疗常关心辐射的放射生物学性能和放射物理学性能。对于所使用的每一种类型的电离辐射,希望这种类型电离辐射不要掺杂其他类型的电离辐射。

1.放射生物学性能

从放射生物学角度,辐射的生物学效应除依赖于吸收剂量外,还依赖于吸收剂量的分次给予、吸收剂量率和电离辐射在微观体积内局部授予的能量,即传能线密度(Linear Energy Transfer,LET)。常用的 X 辐射、γ 辐射和电子辐射都属低 LET 射线,相对生物效应为 1,它们对细胞分裂周期时相及氧的依赖性较大,所以对 G_0 期、S 期和乏氧细胞的作用较小。中子辐射、重离子辐射(^{4}He、^{12}C、^{14}N、^{16}O等)属高 LET 射线,相对生物效应远大于 1,它们对细胞分裂周期时相及氧的依赖性较小,所以对处于 G_0 期、S 期和乏氧细胞的作用仍较大。对普通 X 射线,γ 射线不敏感的肿瘤,采用这类射线可能获得较好的治疗效果。

虽然理论上高 LET 辐射的生物效应优于低 LET 辐射,但高 LET 辐射的装置复杂庞大,价格很贵,因此实际使用的主要是低 LET 辐射。

2.放射物理学性能

从放射物理学角度,辐射射入人体后的剂量分布影响它们的效果。从深度剂量分布,可分为有射程(带电粒子如电子、β 粒子、质子、α 粒子等)和无明显射程(电磁辐射如 X、γ、中性粒子如中子等)的两大类。电磁辐射虽没有明显的射程但具有剂量建成现象。重带电粒子辐射(电子除外)入射与出射剂量低于中心靶区剂量,相对于电磁辐射及中性粒子辐射具有物理特性方面的优越性。

(二)对电离辐射能量方面的要求

一般而言,1～50 MeV 都是放射治疗的适用能量范围。临床应用的最佳能量范围必须具体分析。总的需要考虑的因素:在靶区有均匀而比较高的辐射剂量,周围正常组织的辐射剂量尽可能低,皮肤入射、出射的剂量尽可能低,侧散射少,骨吸收少,体剂量比大。

$^{60}_{27}Co$辐射源,在衰变过程中放出电子(β 射线)、γ 射线,最后变成稳定的元素镍($^{60}_{28}Ni$)。β 射线能被钴源外壳吸收,故可将^{60}Co源看成为单纯的 γ 射线源,它的两种 γ 射线能量比较接近,分别为 1.17 MeV 和1.33 MeV,平均能量为 1.25 MeV,可认为是单能射线,其深度量相当于峰值 3～4 MeV 的高能 X 射线;对于提供 X 辐射及电子辐射的医用电子加速器,电子辐射和 X 辐射的能量均取决于电子加速能量,加速器输出的电子束能量不可能完全是单一的,而是具有一定的

能谱分布范围，故放射治疗希望加速器输出的电子束有尽可能窄的能谱。

在远距离放射治疗中电子辐射主要用于表浅放射治疗及术中放射治疗、全身放射治疗等。能量在2～20 MeV范围，电子辐射在人体中的最大射程约为标称能量数值乘以0.5。50％剂量深度（cm）为标称能量数值的0.4左右。能量超过25 MeV时逐渐失去电子辐射射程特征。综合考虑，电子辐射能量一般选在4～25 MeV范围。

（三）对电离辐射强度的要求

远距离放射治疗最常用的辐射为X辐射及电子辐射。由于辐射强度即发射量率直接与吸收剂量率有关，而吸收剂量率又直接与每次治疗时间有关，故常用吸收剂量率表征辐射强度。

1.对X辐射强度的要求

对于大多数肿瘤，放射治疗要求在肿瘤靶区给予50～70 Gy的剂量。放射生物学要求采用分次疗法。常规放射治疗1个疗程一般分为25～35次，每次给予1.8～2.0 Gy。以每次治疗时间1分钟计，吸收剂量率在2～3 Gy/min范围即可。在全身放射治疗时，一般要求用低剂量率，在SSD＝（350～400 cm）处，吸收剂量率以低于0.05 Gy/min为佳。

精确放射治疗往往采用低分次疗法，每次要求给予较高剂量，故希望有较高的剂量率，要求剂量率在5～8 Gy/min。

2.对电子辐射强度的要求

常规放射治疗电子辐射剂量率在2～4 Gy/min范围，过高的剂量率有不安全的隐患，最大剂量率常限制在10 Gy/min以下。采用全身电子束放射治疗，因为治疗距离往往要延长到350～400 cm，要求有高剂量率。

（四）对辐射野轮廓的要求

远距离放射治疗所用辐射野形状分为规则辐射野和适形辐射野两大类。

1.X辐射

（1）规则辐射野：常规放射治疗常用可调矩形辐射野，必要时加挡块，立体定向放射外科治疗常用圆形辐射野。

（2）适形辐射野：三维适形放射治疗及调强适形放射治疗需要采用适形辐射野，可以通过不规则形状挡块或多叶准直器来产生。

2.电子辐射

采用不同尺寸的矩形及圆形限束器获得矩形或圆形辐射野，必要时加挡块。

（五）对辐射野强度分布的要求

远距离放射治疗所用X辐射强度分布有三种方式。

1.均匀分布

均匀分布指在辐射野内，最高与最低吸收剂量之比不超过一定范围的分布，均匀分布是基本方式，用于常规放射治疗、三维适形放射治疗。

2.楔形分布

用于常规放射治疗，配合均匀分布的辐射野使用。

3.调强分布

不规则的、变化的强度分布，由逆向放射治疗计划求得，用于调强放射治疗。

远距离放射治疗对电子辐射强度分布要求是均匀分布。

三、远距离放射治疗装置

根据辐射来源可划分为以下类型。

(1)放射性核素远距离放射治疗机：临床最常用的是^{60}Co远距离治疗机，其次有^{137}Cs远距离治疗机。

(2)医用加速器：临床最常用的是医用电子直线加速器，另外还有医用质子加速器、医用重离子加速器、医用中子发生器。

四、远距离放射治疗技术

远距离放射治疗技术正逐渐由常规放射治疗(传统的二维放射治疗)向精确放射治疗发展，所谓精确放射治疗是指采用精确定位/精确计划/精确照射的放射治疗。

(一)常规放射治疗

常规放射治疗的照射区(Irradiation Volume，IV)(50%等剂量面包围的区域)是由2～3个共面的直角锥形束相交而成的照射体积，往往还会加上铅挡块，能将肿瘤全部包围住。由于大多数肿瘤形状是不规则的，所以不可能与靶区形状大小一致，特别是当肿瘤附近有要害器官时，不易躲开，照射区与靶区差别更大。正常组织及要害器官的耐受剂量往往限制了靶区内治疗剂量的提高，影响局部控制率。因此，随着放疗技术的发展，有逐渐被淘汰的趋势，仅用于姑息治疗和(或)患者经济条件不能承担更先进放疗技术的情况。但常规放射治疗每次照射所需时间短(1～2分钟)，摆位操作简单，是我国目前最常用的治疗方法。通常所说的放射治疗就是指常规放射治疗。

1.常规放射治疗的特点

(1)常用^{60}Co远距离治疗机发出的γ射线及医用电子直线加速器产生的高能X射线治疗深部肿瘤，有时采用电子辐射治疗浅表肿瘤，亦可采用低能X射线治疗浅表肿瘤。

(2)采用均匀分布辐射野，在X辐射时用均整过滤器，在电子辐射时用散射过滤器。IEC规定了允许的X辐射与电子辐射均整度。

(3)采用规则形状辐射野，X辐射野轮廓是由上下两对矩形准直器产生，最大辐射野的面积40 cm×40 cm，辐射束为锥形束，截面为可调矩形，有时附加挡块以保护重要器官；电子辐射野则由用不同形状和尺寸的矩形或圆形限束器来获得矩形或圆形辐射野，最大辐射野面积的直径在20 cm左右，附加低熔点合金块以保护正常组织。

(4)采用楔形过滤器，在X辐射时有时补充采用由楔形过滤器产生深部剂量的楔形分布和用补偿过滤器来补偿由于被照组织表面形状不规则而引起的辐射分布不均匀。

(5)采用放射治疗模拟机进行治疗前的模拟定位工作。

(6)治疗计划设计采用手工或计算机辅助二维治疗计划系统进行，主要计算剖面内的剂量分布。

2.常规放射治疗的方法

常规放射治疗通常用三种方法：源皮距(SSD)放射治疗技术、等中心定角放射治疗(SAD)技术和旋转放射治疗技术(ROT)。无论采用哪种治疗技术，放射治疗的疗效与治疗的定位、摆位都有着十分重要的关系。

(1)源皮距放射治疗技术：放射源到患者皮肤的距离是固定的，而不论机头处于何种角度。

治疗时将机架的旋转中心轴放在患者皮肤上的 A 点，肿瘤或靶区中心 T 放在放射源 S 和皮肤入射点 A 的连线的延长线上[图 3-7(a)]。

摆位要点：机架的转角一定要准确，同时要注意患者体位的重复性，否则肿瘤中心会偏离射野中心轴，甚至在射野之外。由此，SSD 技术在大的肿瘤中心只在姑息治疗和非标称源皮距治疗时才使用。

源皮距垂直照射摆位程序为：①体位，根据治疗要求，借助解剖标志，安置与固定好患者体位，并使照射野中心垂线垂直于床面，如需特殊固定，可应用头、颈和体部固定装置。②机架角和床转角都调整为 0°。③确定源皮距，打开距离指示灯，将灯光野中心“+”字线对准体表照射野中心“+”，升降机头或将床升降到医嘱要求的照射距离。一般源皮距为 60 cm、80 cm 或 100 cm。④照射野，打开照射野指示灯，调节照射野开关，将灯光野开到体表照射野大小，必要时调整小机头转方位角使灯光野与体表照射野完全重合。⑤挡野，根据治疗情况把照射野范围内需要保护的部分用铅块遮挡。应正确使用挡野铅块，将照射野挡至所需的形状。一般 5 个半价层厚度的铅块可遮挡 95%的射线。⑥填充物，按医嘱要求，放置改变照射剂量的蜡块或其他等效物质。⑦摆好位回到操作室，不要急于开机治疗，要认真核实医嘱准确无误后，方可治疗。照射摆位工作要求医务工作者要有高度责任心，要严格按操作规范做，养成良好的科学作风，摆位治疗就会有条不紊，就能做到摆位既迅速又准确。

源皮距照射技术，在摆位时只注重照射野与体表中心相一致是远远不够的，因为每照射一野时都可能要改变患者体位。例如，食管癌用前一垂直野和后两成角野时，就需分别取仰卧位和俯卧位；对较肥胖或软组织松弛患者，按皮肤标记摆位误差更大。因此，源皮距摆位多用于姑息性放射治疗和简单照射野的放射治疗，如脊髓转移瘤的姑息照射、锁骨上或腹股沟淋巴区的照射等。

(2)等中心定角放射治疗技术(等中心照射技术)：等中心是准直器旋转轴(假定为照射野中心)和机架旋转轴的相交点，与机房中所有激光灯出射平面的焦点相重合。此点到放射源的距离称源轴距(Source Axis Distance，SAD)。

等中心定角放射治疗，亦称固定源瘤距治疗，即放射源到肿瘤或靶区中心 T 的距离是固定的。其特点是只要将机器旋转中心放在肿瘤或靶区中心 T 上，即使机器转角准确性稍有误差或患者体位稍有偏差，都能保证射野中心轴能通过肿瘤或靶区中心[图 3-7(b)]。但是该技术要求升床距离必须准确。SAD 技术摆位方便、准确，故此技术应用广泛。这项技术实际上是一个完整的工艺，包括肿瘤定位、摆位、剂量处理等一系列过程。

坐标系统与面：要执行放射治疗，必须明确患者、组织、器官、靶区等与射线的关系，这就需要定义坐标系统。坐标系统由原点和三个相互垂直的轴构成。ICRU 62 号报道指出应定义三种坐标系统，为患者的坐标系统、影像设备的坐标系统、治疗机的坐标系统。

放射治疗中常用的人体坐标系统如图 3-8(a)所示：X 轴代表左右的方向，正方向为观察者面对患者时原点的右边(通常是患者的左边)；Y 轴为头脚方向，正方向为原点向头的方向；Z 轴为前后方向，正方向指向前方。患者的坐标系统是对真实人体的抽象，通常是在模拟的时候确定的。在这个过程中，患者躺在舒适而可重复的位置，称为治疗位置。典型的情况是患者左右、前后水平的平面床上，无论是仰卧还是俯卧，都不应观察到有明显的扭曲和旋转。一般来说将患者坐标系统的原点放置在治疗靶区的中心上，并用体表的标志点来标志，这种方法比较方便，但不是必要的。患者的坐标系统也不总是要将标志点放在患者的皮肤上，也可根据一些明显的体内标志。有时，为了准确，也可使患者的坐标原点离开靶区的中心，而将其标在皮肤比较固定、平坦的地方，这样可避免由于皮肤的移位而造成的摆位误差。但总的来说，标记点应该离靶中心越近越好，而且体内标记比体外标记引起的误差要小得多。

人体三个面的确定如下：横断面为平行于 X 轴与 Z 轴确定的平面的面，将人体分为上下两部分。矢状面为平行于 Y 轴与 Z 轴确定的平面的面，纵向地由前向后将人体分为左右两部分。冠状面为平行于X 轴与 Y 轴确定的平面的面，将人体分为前后两部分。

影像设备的坐标系统如图 3-8(b)所示，治疗机的坐标系统如图 3-8(c)所示，坐标系统的原点定义在治疗机的等中心点上。X 轴为水平轴，Y 轴与治疗机的臂架旋转轴重合，Z 轴为垂直方向轴。如果患者仰卧在治疗床上，患者 Y 轴与治疗床纵轴平行，床的旋转角度为 0 的话，患者的坐标系统就与治疗机的坐标系统一致。

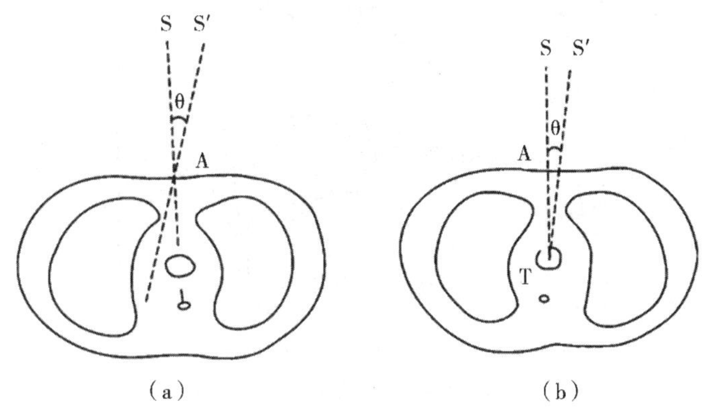

图 3-7　SSD 照射技术与 SAD 照射技术示意图

(a)SSD 照射技术；(b)SAD 照射技术

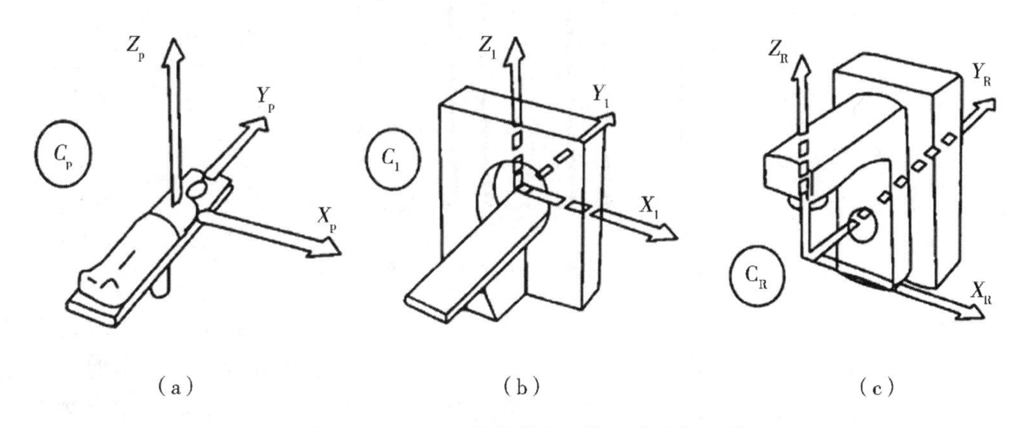

图 3-8　ICRU62 号报道定义的三种坐标系统

(a)患者的坐标系统；(b)影像设备的坐标系统；(c)治疗机的坐标系统

激光定位灯：现代放射治疗模拟机、治疗机机房一般都配备激光定位灯。激光定位灯是摆位的主要工具，激光定位灯安装是否准确直接影响到摆位的精确性。

激光定位灯目前种类品牌很多，有安装在治疗机机头上的，有安装在治疗室墙壁上的。有三个一组或四个一组的，也有按不同要求多个组合的。激光灯的光束有点状、十字点状，有纵轴线、横轴线或相交成十字线，还有随人体曲面投影激光线。其颜色有红色和绿色两种。

三个一组壁挂式是最常用的普通型组合(图 3-9)。在机架对面中央上方墙壁上安装一个人体曲面纵轴激光束激光灯，其作用是校正人体纵轴矢状面是否成直线，人体纵轴和人体中线要相重叠。在机架左、右两侧壁上安装一个具有双窗口双功能，有纵轴线和横轴线的双线激光灯，其纵轴线和横轴线相交成十字线，两侧纵轴线和横轴线在同一平面，十字线需相交重叠。它们的交点也正是旋转中心，即等中心治疗的靶区中心。在体表纵轴线可以校正人体横断面是否在一平面，横轴线可以校正人体冠状面是否在一平面(图 3-10)。

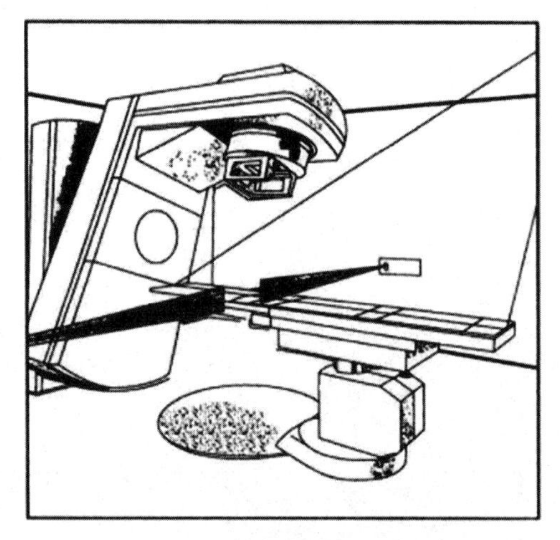

图 3-9　三个一组挂壁式激光定位灯的组合

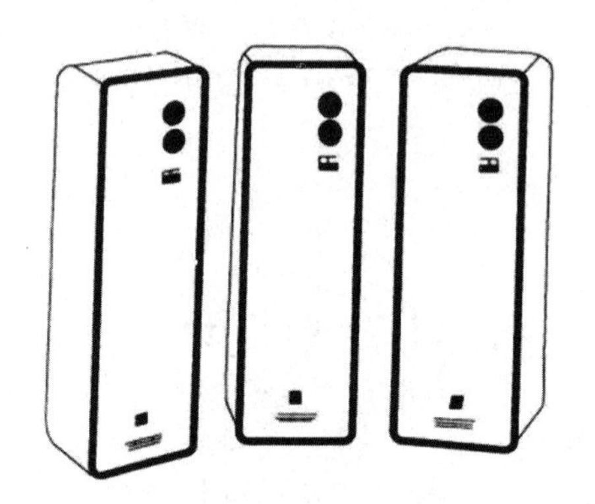

图 3-10　双窗口十字线激光定位灯

激光定位灯在放射治疗、模拟定位及放疗摆位照射中都具有一定的意义。它可以使患者定位时的体位较好地在治疗机床上得到复原，可以保证每次治疗时的重复性。在照射时可以提供射线的入射点及入射方向，并可提示射线出射点及出射方向。在等中心照射时可提示靶区中心的体表位置，因此对一些照射技术要求严格的，如照射野偏小、体位易移动重复性差，周围重要器官比较多的照射野，最好都使用激光定位灯。

中央人体曲面纵轴激光束：它与治疗机机架在零度时的射野中心相重叠。在摆体位时，一般中央激光线都定到人体中线，它可以随人体曲面将人体中轴线表示出来。这就要求模拟定位机和治疗机中央激光体位线，在定位、治疗时保持一致，才能保证患者体位躺正不变，并可弥补单凭视觉摆体位的不足，达到摆位简捷、方便、精确、重复性好的效果。

左右两侧纵横双线激光束：纵轴激光束在人体横断面与射野中心线相交，它可以保证人体左右在一个平面，横轴激光束与等中心照射的靶区中心在一水平面。它可以提示出肿瘤中心在体表的位置，使用左、右激光十字线定两侧野照射野中心，可以保证体位要求正确，达到水平照射野在同一照射中心，并可保证左右两侧的射野中心入射角的正确，达到水平照射的目的。如两侧野照射面积相同，剂量比也相同。SSD 和 SAD 用激光灯水平照射摆位，这样两对穿野会得到一个较理想的剂量均匀分布。

激光灯的要求：性能精确、稳定，激光线清晰可见度好，在较强光环境下仍清楚可见，射线要精细，在3 m距离激光束不得宽于 1.5 mm。要准确可靠，在 1.5 m 距离时误差不得大于0.2 mm，同时要定期校正。

等中心治疗技术的定位方法：①在模拟机下对好 SSD，一般直线加速器为 100 cm。②找出肿瘤病变中心，打角。③升床，使病变中心置于旋转中心上。④机器复位，计算升床高度，即肿瘤深度，然后可进行等中心照射。

等中心治疗技术的摆位方法：摆位的最终目标是实现射线束与人体的相互关系。人体的空间位置与形状的确定，只是这个过程中的一个环节，要实现这个最终目标，放疗机、模拟机与空间坐标关系也应严格确定。实施等中心治疗技术，放疗设备必须是“等中心型”的机器，该机器必须有三个转轴和一个等中心点。①准直器必须能沿射野中心轴旋转，该轴通过等中心点。②机器臂架必须能绕一固定的水平轴旋转，该轴也通过等中心点。③治疗床身沿铅直线旋转，此轴同样通过等中心点。此三轴交于一点是等中心治疗机的必要条件，治疗机的灯光野投射一个光学的十字叉丝，可精确地表明射野中心轴的位置(图 3-11)。根据治疗机的质量保证要求，治疗机的床也要经过精确的校准，其运动轴必须为水平或者垂直的。通常，计划设计时将靶区的中心放在机器的等中心点上，然后从各个不同的臂架方向照射靶区。

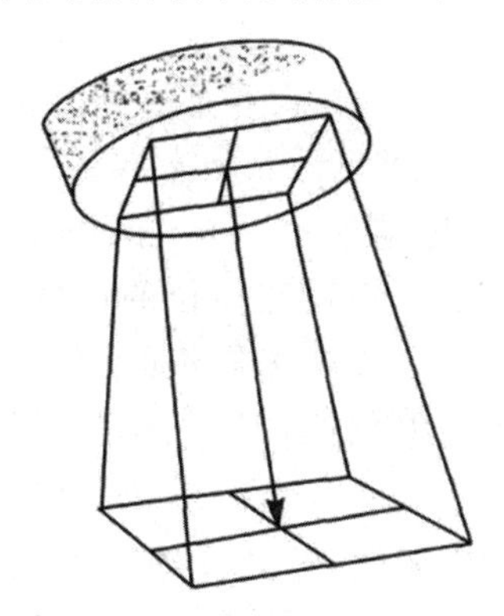

图 3-11　治疗机的灯光野投射一个光学的十字交叉丝

那么，怎样才能把靶区中心放在机器的等中心点上，这里可以先做一个简化，将患者简化成一个刚性的物体，他的背部是平直的，而且肿瘤体积与周围正常器官的位置相对固定，对这样一个患者的摆位是很容易实现的。如图 3-12 所示，治疗机臂架取 0 度(垂直向下)，由于患者背部是平直的，让他仰卧在平整的水平床面上，在该平面内左右、前后移动床面，使射野中心轴的十字叉丝与患者前表面的标志点重合，再垂直升高或降低床面。一般来说，治疗机都有一个简单的工具(光距尺)可以读出源到皮肤表面的距离(源皮距 SSD)，它可以帮助精确地确定床面的高度。由于治疗机的源轴距 SAD 是确定的，根据患者肿瘤中心距体表的深度 d，源轴距减去深度就可知道0位源皮距。这样,就可将患者的靶区中心放在治疗机的等中心点上。也就是说,对这样一个简单的患者,一个患者前表面的标志点和一个深度似乎就足以确定等中心。

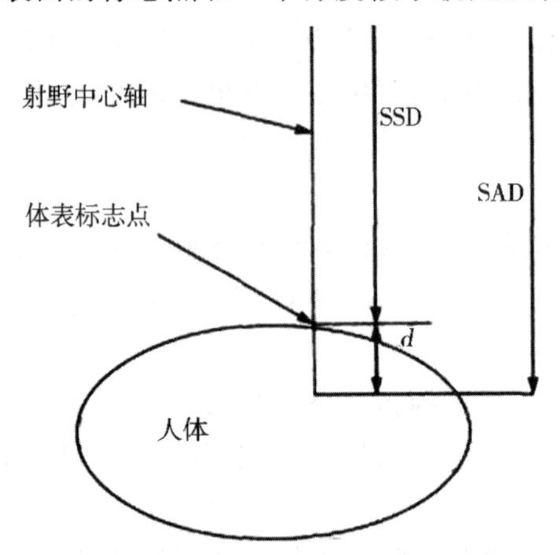

图3-12 刚性患者的摆位:源皮距SSD=源轴距SAD-深度d

但实际的摆位是一个复杂的过程,即使对以上假设的刚性患者,上述的摆位过程也不足以充分地确定患者位置。假定已将靶区中心放在机器的等中心点上,然而,患者可旋转、滚动、倾斜,这样即使靶区中心受到了正确的照射,但整个靶体积及周围的正常组织却可能受到不正确的照射。因为,除中心点的坐标外,要描述一个刚性患者的位置还应有三种情况:左右滚动、上下倾斜及围绕垂直轴的旋转。如果一个刚性患者的背部是平坦的,仰卧在一个平板床上,就可限制他的左右滚动、上下倾斜。但围绕垂直轴的旋转问题依然没有解决。

以上讲到现代放射治疗模拟机、治疗机机房都配备激光灯。可通过激光灯的帮助来完善刚性患者的摆位:一般要求患者的纵轴与顶后壁激光灯平行,建立合适的患者坐标系统、定位,并根据激光灯做好体表的标志,包括患者两侧的标记和前表面的标志;在治疗机的床上仔细摆位,使患者坐标与治疗机坐标重合。重合的标准是两侧激光点对准患者两侧的标志,侧向激光灯的垂直激光线应精确通过患者体表的三个标志点,顶后激光通过患者的前表面标志,定义矢状面的位置(图3-13)。由此可见,激光灯在摆位中有确定体位的作用,即根据患者体表上的标志点调整床面的位置及刚性患者的左右滚动、上下倾斜及围绕垂直轴的旋转,使激光点与标记点重合,确定患者的体位。这样,可将刚性患者等中心放射治疗计划的摆位总结为以下的步骤。①体位:患者采用合适的体位躺在治疗床上,必要时使用沙袋、枕头及同定设备。若治疗条件需要更换治疗床面时,应首先选定网状床面还是撤板床面,避免患者上床后更换。如需撤板床面治疗,还应注意按照射野大小撤同侧相应块数床板,多撤会影响体位,少撤会使部分照射野被挡。②确定距离:使用激光灯调节患者,按要求对准激光定位点(或"十"字线),再升床使患者两侧标记与激光投影重合。或将灯光野中心"十"字对准医师定位的体表"十"字,把床缓缓升至所需高度,达到SSD距离要求。③打角:按医嘱要求给大机架角度和小机头方位角,一定要准确无误,误差为0.1°。在给角度时,开始转速可快,但到所需角度时应该放慢速度,以确保角度准确。④照射野:如在操作台上可以设置照射野的治疗机,可首先在操作台上设置好照射时间、剂量、照射野面积,但要注意照射野X、Y轴的方向,它与机头角方位有关,并要注意医师对照射野宽度与长度要求。一般都是宽×长,如6 cm×12 cm,6 cm是照射野宽,12 cm是照射野长。如有楔形板照射野,可在操作台上设置楔形板的角度及方向,同时注意机头角的方向。旋转臂架到照射的角度,读出源皮距

SSD,验证关系 SSD=SAD-d 是否正确,做进一步的验证。

以上的步骤可以充分地定位一个刚性患者的体位,但是对一个实际的患者,可能还不大充分。因为即使使用激光点的帮助,确定了等中心点的位置,阻止了患者三个轴向的旋转,可是患者的体形并不确定。患者体形的变形可能有弯曲变形、扭转变形、剪切变形、压缩变形和体积变形等。举例说明,虽然患者仰卧在平板床上,但是患者的颈部、脊柱、四肢等却难以保证每次都可重复。这样,由于器官相对于患者坐标的移动,可能会造成靶区出现低剂量而危及器官却遭受高剂量的照射,患者实际的 DVH 与计划设计的 DVH 有很大不同。所以,越能使患者成为一个刚性的物体,就越容易实行精确的治疗摆位。以下给出一些建议:①定位时,患者应采取舒适、放松的体位,如果患者对体位感到不舒适,就会不由自主地运动,直到找到一个相对比较舒服的体位,另外,如果定位时,患者的肌肉比较紧张,而治疗时却放松,患者的体形也会发生改变。②充分地使用激光线调整体形,为了更好地调整体形,尽可能将患者体表的标志线画得长一些。③使用有效的固定装置。

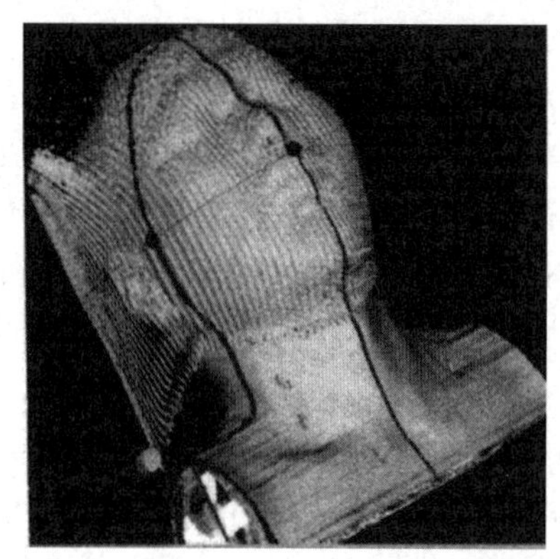

图 3-13 摆位中使用激光灯确定体位(深色圆点为体表标志,深色线为激光线)

(3)SSD 与 SAD 放射治疗技术的区别如下:①SSD 是固定由源到皮肤的距离进行的照射。射线束从放射源中心射出由机架转角后通过身体照射野中心照射到肿瘤中心(靶区中心)位置。这就要求模拟机角度一定要准确,治疗时机架角要给准,若角度有偏差,即使源皮距离很准、射线束中心也通过照射野体表中心,但不一定照射到肿瘤中心(靶区中心)。因此,用 SSD 照射时,一定要先给准角度再对源皮距。②SAD是将肿瘤中心(靶区中心)定到治疗机的旋转中心轴部位,也就是以肿瘤为中心,以治疗机源轴距为半径来照射。因此,只要将肿瘤定到旋转轴中心部位,角度略有误差肿瘤也会照到。最重要的是升床高度,因为升床高度也就是将肿瘤中心(靶区中心)送到治疗机旋转中心轴的位置。因此,SAD 照射时,必须先对好距离再给机架角度。③SSD 与 SAD 照射野标记的区别。SAD 照射时,医师在模拟定位机下定好升床高度及机架角度、照射野面积、机头转角等条件。患者采取仰卧体位时,只在照射野中心标记标出“十”字线,技术员摆位时按照模拟定位的条件,给好照射野大小,将灯光野中心对准体表野中心,按要求升床,给好机头角后,再转机架角,机架在任何角度都可以照射到病变,但为避开危险组织器官,一定按医嘱执行。SSD 给角照射时,体表一定要画出照射野的范围,如果背部给角度野照射时,患者取俯卧位,要先调准角度,再对距离和照射野。④SSD 剂量计算是用中心百分深度量查中心轴百分深度剂量(PDD)表求出,SAD 剂量计算是用肿瘤最大剂量比查组织最大剂量比(TMR)表求得。

等中心技术优于源皮距技术主要是摆位准确。如果患者采用等中心技术,那么只要第一个照射野摆位准确,照射以后的照射野时只需转动机架和小机头,调整照射野大小等,而不需要改变患者对治疗床的位置,既准确又省时。

(4)旋转放射治疗技术(ROT):与SAD技术相同,也是以肿瘤或靶区中心T为旋转中心,用机架的旋转运动照射代替SAD技术中机架定角照射。旋转照射是等中心照射的延伸,是放射源连续围绕患者移动进行的照射,可看作无数个等中心的照射。

旋转放射治疗可分为360°旋转照射和定角旋转照射。360°旋转照射即机架在转动时一直出射线。而定角旋转照射则是机架在做360°旋转时,为了保护某一角度内的正常组织和重要器官而在规定的角度中不出射线。如果只是部分旋转则称为弧形照射。旋转照射时照射野从各方向集中于患者体内某一点(该点为旋转中心),这样可以提高旋转中心的剂量,并可以大大降低表面剂量,同时也可以降低所经过的正常组织和重要器官的照射剂量。高能光子束旋转照射由于照射区范围较大,不同机架角度肿瘤的形状不一致,因此适用范围较窄。但对于一些小病变或圆柱形病变,简单的旋转照射就可取得较高的治疗增益比。另外,对于一些特殊部位的肿瘤如外周胸膜间皮瘤,不用旋转照射很难获得较理想的照射剂量分布。

旋转照射摆位程序:①按医嘱要求摆好体位,将照射野开至治疗单上要求的面积,再将灯光野中心“十”字对准体表野中心“十”字,如果是等中心旋转照射还需将床升至要求高度。②摆好位后不要急于离开治疗室,要检查治疗机头方位钮是否固定,在不出射线的情况下旋转一次,看周围有无障碍物、患者照射部位有无遮挡和吸收物质等。③在控制台上核对照射剂量,时间,照射方式,向左、向右旋转,起始角和终止角。④治疗时应在监视器中观察患者和机器运转情况,如遇异常情况随时停止治疗。

由于模拟定位机的普遍采用,多数钴治疗机和医用加速器都是等中心旋转型,加之SAD和ROT技术给摆位带来的方便和准确,SAD技术应用越来越多,可用于固定野治疗,也可用于旋转和弧形治疗,它不仅可用于共面的二维治疗,也可用于非共面的三维立体照射技术。

(二)精确放射治疗

1.精确放射治疗概述

放射治疗是肿瘤的一种局部治疗模式,其根本目标是在保护正常组织,尤其是危及器官的前提下,给予靶区尽可能高的剂量,以便最大限度地杀死癌细胞、治愈肿瘤。从物理技术的角度看,实现这一根本目标的途径就是使高剂量分布尽可能地适合靶区的形状,并且靶区边缘的剂量尽可能地快速下降。因此必须从三维方向上进行剂量分布的控制。精确放射治疗是实现这一目标的有效物理措施,它包括三维适形放疗(three-dimensional radiotherapy,3DCRT)、调强放疗(intensity modulated radiotherapy,IMRT)和图像引导放疗(image-guided radiotherapy,IGRT)。

3DCRT技术于20世纪80年代开始广泛应用于临床,目前在发达国家早已是常规,适用于所有不需要或不宜采用IMRT技术的情况;在中国采用该技术的患者也在逐年快速增长。该技术的发展得益于两方面的技术进步。首先是CT机的发明为获取患者3D解剖数据提供了条件,并有力地推动3D治疗计划系统的研制成功;其次是计算机控制的MLC的研制成功为射野适形提供了快捷的工具。CRT的技术特征:①采用CT模拟机定位,根据CT断层图像或CT图像结合其他模式图像(如MRI和PET)定义靶区。②采用3D治疗计划系统设计治疗计划,采用虚拟模拟工具布野,采用等剂量分布、剂量体积直方图等工具评价计划。③采用MLC或个体化挡块形成的照射野实施治疗。

适形可以在两个层面上理解。较低的层面是射野适形,即通过加挡块或用MLC形成与靶区投影形状一致的射野形状;而较高的层次是剂量适形,即多射野合成的剂量分布在3D空间中适合靶区的形状。对于凸形靶区，射野适形是剂量适形的充要条件，即只要用多个适形射野聚焦照射靶区，就可以实现剂量适形。对于凹形靶区，仅射野适形不能形成凹形剂量分布。这时需要调整适形野内诸点照射的粒子注量，即调强。因此，IMRT 技术可以理解为 3DCRT 技术的延伸。前者具有后者的一些技术特征（如 CT 模拟定位和 3D 计划系统设计计划），同时也延伸出一些新的技术特征（如计划只能逆向设计，治疗实施不仅可以采用计算机控制的 MLC，还有其他多种方式）。

IMRT 技术于 20 世纪 90 年代始用于临床，并迅速推广，目前在发达国家已是一些肿瘤的治疗常规，如头颈部肿瘤和前列腺癌；而在中国，由于经济条件的限制，在具有适应证的患者中，目前只有少数接受这种技术的治疗。

如果从字面理解，上述三种放疗技术都可以称为 IGRT 技术，因为它们在定位阶段、计划阶段和（或）实施阶段都用到图像。如 2D 技术在定位阶段用到 2D 透视图像，在计划阶段用到横断面轮廓或图像。又如，3DCRT 和 IMRT 在定位阶段和计划阶段用到 3DCT 图像，或 3DCT 图像结合其他模式图像，在治疗阶段用到射野图像验证射野和患者摆位。显然字面上的理解不能反映 IGRT 的技术特征，不能区分它和其他的放疗技术。中国医学科学院、中国协和医科大学肿瘤医院戴建荣建议将图像引导放疗技术定义为利用在治疗开始前或治疗中采集的图像和（或）其他信号，校正患者摆位或引导射线束照射或调整治疗计划，保证射线束按照设计的方式准确对准靶区照射的技术。采集的图像可以是 X 线 2D 透视图像或 3D 重建图像，或有时间标签的 4D 图像，也可以是超声 2D 断层图像或 3D 重建图像。通过比较这些图像和参考图像（模拟定位图像或计划图像），可以确定患者的摆位误差，并实时予以校正，或实时调整照射野。其他信号可以是体表红外线反射装置反射的红外线，或埋在患者体内的电磁波转发装置发出的电磁波。这些信号可以直接或间接地反映靶区的空间装置和运动状态。

根据上面的定义可知，IGRT 与上述其他三种技术不同，它不是一种独立的放疗技术，需要与其他技术结合应用。如与 3DCRT 结合形成 IG-CRT，与 IMRT 结合形成 IG-IMRT（表 3-3），其目的在于缩小计划靶区、正确评估器官受量、提高治疗精度，最终提高治疗比。

表 3-3　4 种放疗技术的特点和相互之间的关系

任务	技术		
	2D	3DCRT	IMRT
模拟定位：常规模拟机	√		
CT 模拟机	√	√	
计划设计：2D 计划系统			
3D 计划系统	√		
3D 逆向系统	√	√	
治疗实施：计算机控制的 MLC*	√	√	
能否与 IGRT 结合#	√	√	

注："√"表示每种技术的标准配置情况；

* 计算机控制的 MLC 是实施 CRT 和 IMRT 治疗的主流工具，但不是唯一工具；

从理论上讲 IGRT 与 2D 技术可以结合，但从临床应用角度看，用 3DCRT 或 IMRT 技术代替 2D 技术显然比 IGRT 与 2D 技术结合意义更大。

2.精确放疗的实施过程

（1）体位及固定：尽量减少摆位误差，提高摆位的重复性，是常规放疗更是精确放疗的基本保证，摆位误差最好能控制在 2～3 mm 以内。患者一般取仰卧位，根据照射部位选择适当的固定设备，如头颈部肿瘤用头颈肩热塑面罩进行固定，并将患者的姓名、病案号、头枕型号、制作日期记录在面罩上，以便于使用时识别。

（2）CT 模拟定位：3DCRT 和 IMRT 的实施都是通过 CT 模拟定位系统来完成的。激光线对位，选择定位参考点，行模拟 CT 扫描。常规 CT 扫描，一般层厚为 3 mm（图 3-14）。

（3）图像传输：将 CT 扫描所获得的影像资料，通过网络系统输入 TPS 工作站（图 3-15）。

（4）靶区设计：由临床医师根据肿瘤侵犯的范围，需要保护的重要组织和器官在工作站进行靶区的设计。根据具体情况可以设计多个 GTV、CTV 等，如鼻咽癌的原发肿瘤和颈部转移淋巴结可分为两个 GTV 进行勾画。

（5）计划设计：由物理师根据临床医师提出的要求进行计划设计。

（6）计划评估：用剂量体积直方图（DVH）等多种方法对治疗计划进行定量评估。

（7）确定照射中心：将各个照射野的等中心点根据相对于 CT 扫描时定位参考点的位移重新在患者的皮肤或固定装置上做好标记，再次行 CT 扫描，检验等中心点是否准确，确认无误后完成模拟定位工作（图 3-16）。

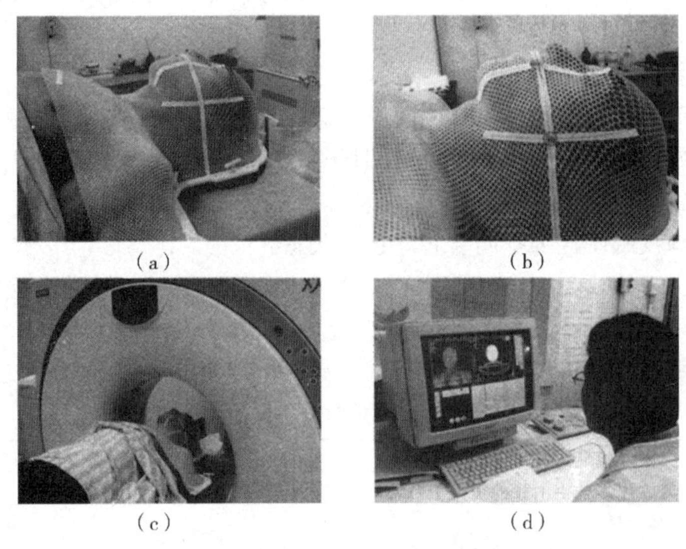

（a）　（b）

（c）　（d）

图 3-14　体位及其固定、CT 模拟定位

（a）头颈部癌常用体位及固定方式；（b）定位参考点；（c）CT 模拟定位；（d）CT 扫描场景

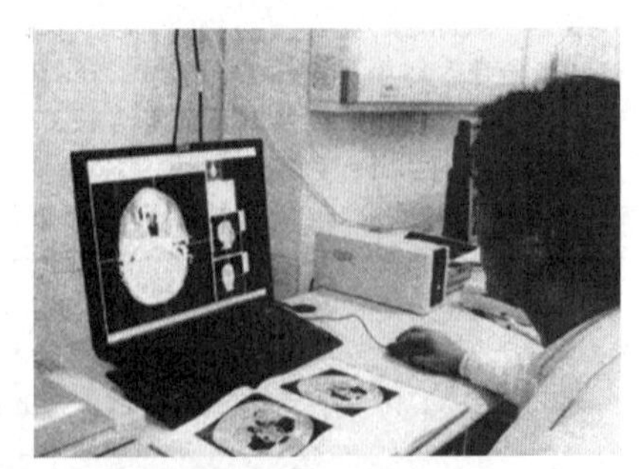

图 3-15　工作站接收患者的影像资料

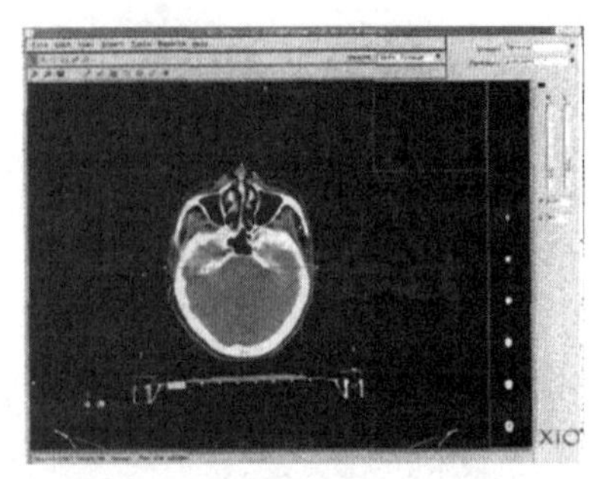

图 3-16　CT 扫描时的定位参考中心点

(8)计划验证：由物理师进行剂量验证，未经验证的治疗计划不得执行。

(9)治疗的实施：确认治疗计划由两位物理人员和主管医师的签字认可后才能进行治疗，技术员根据治疗单的医嘱，在治疗室里完成患者的摆位及体位固定，开始治疗。第一次治疗要求物理师和主管医师参加摆位，并摄等中心验证片与模拟定位 CT 等中心图像进行比对，无误时才可开始治疗。

(王　娜)

第三节　立体定向放射治疗

立体定向放射包括立体定向放射外科(SRS)和立体定向放射治疗(SRT)。两者共同特点是借助于立体定向装置和影像设备准确定出靶区的空间位置，经计算机优化后通过 γ 线(γ 刀)或 χ 线(χ 刀)聚焦照射；使靶接受高剂量均匀照射而周围组织受量很低以达到控制或根除病变目的。SRS 始于 20 世纪 50 年代初，一般采用单次大剂量照射。经 50 年的发展，设备不断更新，技术日臻成熟，目前已成为某些颅脑疾病的重要治疗手段，在全世界许多医院应用。SRT 是在 SRS 基础上发展起来的90 年代初才用于临床的新技术。它采用多次分割治疗方法，更符合临床放射生物学要求。可用于头颅，亦可用于体部，扩大了适应证。立体定向放射在一定条件下能获得类似手术治疗的效果。因此，它是一项具有发展活力的新技术。

一、基本概念和原理

(一)立体定向技术发展

1.γ 射线的 SRS(γ 刀)

立体定向放射技术是 Leksell 首先提出这一理论并率先于 1951 年用 200 kV χ 线治疗机装上立体定向仪治疗某些脑功能性疾病。20 世纪 50 年代末质子等粒子线曾成为 SRS 的主角，但由于设备昂贵、笨重，技术要求高，只能在个别研究单位开展。1968 年世界第一台由 179 个 ^{60}Co 源组成的立体定向放射设备(γ 刀)在瑞典问世。到 20 世纪 80 年代初，机器有了很大改进，^{60}Co 源由 179 个增加到 201 个，扩大了半球面，准直器使光束在球形中心形成焦点，四套准直头盔其孔径分别为 4 mm、8 mm、14 mm和 18 mm，可依病灶大小选用。每个源的射线经准直孔相交于中心点可形成一个以点向各方向呈等向递减的剂量分布，即一个类圆形照射区。^{60}Co 发射平均 1.25 MeV能量的 γ 射线，经此精确聚焦照射毁损病灶边缘锐利如刀割，而病灶中心“坏死”类似于手术切除效果(实际上是外科医师对放射效应的一种理解)故称之为γ 刀，用于治疗某些颅内疾病比较理想，但因其用途专一，造价昂贵，且每隔 5～10 年需要换钴源 1 次，故很难普及。

2.等中心直线加速器 SRS 和 SRT

立体定向放射技术飞速发展和普及是以影像诊断技术发展和等中心直线加速器高精度为基础的 1982 年以来 Colombo 和 Betti 等研究用常规放疗的直线加速器和治疗计划系统实现 SRS，即利用 CT 或 MRI 及三维重建技术，确定病变和邻近重要器官的准确位置和范围，使复杂的立体图像重建和计算得以迅速实现。在加速器上装配专用限光筒和立体定向仪器，用多个弧非共面旋转使射线集中于一点进行放射治疗。因直线加速器是发射 X 线，故有 χ 刀之称。与 γ 刀比较，χ 刀具有易普及、价格效益比方面的优越性。因此在各国得到迅速发展。20 世纪 90 年代初瑞典 Karolinska 医院的 Blomgren 和 Lax 等又将立体定向放射治疗应用到体部深在的肿瘤。他们成功地使用一种新的立体定向体部装置，用于颅外病灶靶区的定位、固定和治疗。使立体定向放射治疗近几年得到较快的发展。

3.立体定向放射的特点和优越性

(1)高精度：精确定位、精确摆位、精确剂量。一般用 CT 及血管造影检查等定位；设计三维治疗计划；每个环节严格操作，保证整个治疗误差<1 mm。计算机软件系统即时提供剂量分布，对治疗计划进行优化，靶区外剂量要求以每毫米 7%～15%递减。就是说靶周边等剂量线为 90%，在 10 mm 以外剂量降至 10%以下，限光筒口径愈小，剂量下降梯度越大。由于高量靶区与低受量的正常组织界线分明，保护了正常组织器官。

(2)安全快速：为非创伤性治疗，无手术感染或并发症，手术有关的死亡罕有。SRS 治疗痛苦很小，是受患者特别是不能承受手术患者欢迎的治疗手段。正确掌握适应证和质量控制。SRS 所致并发症很低，当天完成治疗，不需住院或 2～3 天即可离院。

(3)疗效可靠：多年临床结果已得到证实。

(二)立体定向照射的生物学、物理学基础

1.常规分次照射治疗的根据

常规分次照射治疗是把总剂量在疗程内分成若干次照射完成，如 6～7 周内照射 30～35 次给予总剂量 60～70 Gy。在正常组织中受照射后亚致死损伤的细胞在分次治疗间隔时间内几乎可以完全恢复。因此，分次照射对正常组织具有相对的"保护作用"，而肿瘤组织细胞亚致死损伤的修复能力远低于正常组织。经照射后其中对放射敏感的细胞被杀灭数目减少后，原来对放射抵抗的乏氧细胞不断得到充氧和 G_0 期细胞进入分裂周期，变为对放射敏感，使得下一次照射仍可有效杀灭相当数量的肿瘤细胞。也就是说分次照射有利于杀灭肿瘤。多分次的放射治疗在对正常组织不造成严重损伤的前提下，对恶性肿瘤达到较好的控制效果。

2.SRS 生物学和物理学特点

SRS，无论用 γ 刀或是 χ 刀都采用单次大剂量治疗，是利用物理学上放射剂量分布优势。通过三维空间立体照射，在小的靶体积内给予单次相当高的剂量，靶体积外剂量锐利下降，周围正常组织只受到小剂量照射。如果能严格掌握适应证，SRS 照射确实是一种安全可行的方法。但这种单次照射有其本身不足。

(1)不符合肿瘤放射生物学的要求，因在单次照射中正常组织细胞无亚致死损伤的修复，肿瘤也没有乏氧细胞和 G_0 期细胞变为放射敏感细胞过程，靠单次照射得到对肿瘤控制的机会较小。除非单次剂量非常高，但这种高的单次剂量对正常组织细胞损伤又会加大。

(2)目前从理论和临床报道中都证实 SRS 并发症的发生与靶体积正相关。即在给予同样剂量，靶体积越大，放射损伤发生率就越高。为降低 SRS 治疗并发症，当靶体积增加时，总剂量必须减少。但从放射治疗考虑，为取得相同肿瘤控制，肿瘤体积越大所需的剂量就应越高。因此，SRS 在治疗较大体积肿瘤时，为减少并发症发生，而减低单次剂量的结果又必然是降低了对肿瘤的控制。因此，γ 刀或 χ 刀更适宜治疗体积小的病变。

(3)SRS 一次大剂量照射生物效应强，不利于对正常组织，尤其晚反应组织的保护，易增加放射损伤的发生率。按放射生物学 α/β 值推算，与常规分割照射比较，采用 15 Gy 的单次照射，对早反应组织(皮肤、黏膜等)等于 31 Gy 的剂量；而对晚反应组织(肝、肺、脑等)，等于 64 Gy 的照射剂量。

(三)容积剂量与疗效和损伤

1.容积

影响局部病灶控制率的因素很多,其中以病灶体积大小最为重要。容积越小疗效越好。以动静脉畸形(AVM)为例,病灶体积<4 cm^3,2 年闭塞率 94%,3 年达 100%。若病灶>25 cm^3,2、3 年闭塞率分别为 39%、70%。分析 AVM 治疗结果,不论采用重粒子、γ 刀或 χ 刀,中位剂量在 20～35 Gy,对局部疗效影响最大的均为受治的靶体积大小。对正常组织来说,被照射的容积越大,耐受性越差,损伤越重。动物试验表明:1 次照射 4 mm 长脊髓能耐受 40 Gy,而照 2 mm 长时耐受量倍增达80 Gy。临床资料也证明,正常组织容积剂量低实施大剂量放疗才有安全保证。

2.剂量与损伤

视神经对 1 次照射很敏感。根据 Pittsburgh 大学经验,如果视神经视交叉部位一次剂量<8 Gy,无1 例(0/35)发生视损害,1 次>8 Gy 4/17 例(24%)有视力损伤。剂量>10 Gy,和剂量在 10 Gy 以上病例均有视神经并发症出现。故要求放射外科照射时,视神经受量应低于8 Gy 安全阈值。又如第Ⅲ～Ⅵ对脑神经并发症,剂量>20 Gy有 2/14 例,>25 Gy 有1/8 例,>30 Gy 有 1/7 发生脑神经损害。因此第Ⅲ～Ⅵ对脑神经受照量<15 Gy 才安全。有别于常规分次照射,1 次大剂量治疗所致并发症往往难预测,而且常常潜伏期较短,病情也较严重。Engenhart用 SRS 治疗 18 例良性瘤,中位剂量 1 次给 25 Gy,伴发严重脑水肿 5 例(28%)。Sturm 报道 12 例单灶脑转移,1 次剂量 20～30 Gy。1 例小脑部位转移灶较大,直径 42 mm,中心剂量照射40 Gy,灶周有明显水肿,结果在照射后 15 小时因严重脑水肿致脑疝而死亡。Loeffler 治疗 18 例复发性脑转移,有 17 例曾行脑放疗,用限光筒 17.5～37.0 mm,1 次照 9～25 Gy,无放射性坏死并发症,发生 4 例(22%)白质深部水肿,用激素 2～6 个月治疗才缓解。由于 SRS1 次用量往往高于正常组织尤其敏感结构的耐受量,加之放射敏感性的个体差异在单次大剂量照射时更为突出,对可能的并发症较难预料,给选剂量带来一定难度,因此要结合病情综合各方面因素慎重考虑。

3.剂量与疗效

一定范围内,剂量大小固然对疗效有直接影响,但在有效剂量范围内不同剂量的效果差别不大。动物实验,对小鼠听神经瘤模型分 10 Gy、20 Gy、40 Gy 三组照射,4～12 周观察病理变化。20 Gy、40 Gy 组瘤体积分别缩小 46.2%、45%,两者无差别。而 10 Gy 组瘤体缩小 16.4%与对照组也无区别。根据一些听神经瘤患者临床观察和尸检病理结果,认为在瘤周剂量为 12～20 Gy 即可控制肿瘤生长,有效率达 85%～90%。故近年来对 1～2 cm 直径的听神经瘤的周边剂量已从 25 Gy 逐步下调至12 Gy左右。对 AVM 的周边剂量从 20～25 Gy 下调至 15～20 Gy,疗效并无降低,而并发症则由 10%～15%降至 2%以下。总之,预选剂量要从安全、有效两者统一的原则出发,在有效剂量范围内对体积小病灶可用偏高些剂量治疗,对较大体积则用较低剂量。对良性疾病治疗要避免严重放射并发症发生,有时在剂量上要持“宁少勿多”的态度。

4.剂量与靶体积

严格掌握适应证,挑选小体积病变治疗、掌握容积剂量,既保证疗效又避免严重并发症。在容积与剂量关系,Kjiellberg 曾指出,质子治疗产生 1%放射脑坏死的阈值为 7 mm 直径限光筒照射 50 Gy 剂量,50 mm直径限光筒照射量为 10.5 Gy。参考预测脑损害风险公式,以及临床治疗经验,为避免或降低晚期并发症,一定要根据靶体积决定治疗剂量。以下数据可作为参考:

①靶直径≤20 mm,可给予18～21 Gy(必要时至24 Gy)。②靶直径21～30 mm,可用15～18 Gy(必要时至21 Gy)。③靶直径31～40 mm,可用12～15 Gy(必要时至18 Gy)。综上所述,1次大剂量放疗依据放射生物原理即早反应组织和晚反应组织对照射剂量效应存在较大差别,尽管用物理学手段通过立体定向照射改善病变靶区与周围正常组织和器官的剂量分布,但当病灶偏大或所在部位限制时,采取低分割SRT治疗更为合适。

二、立体定向放射的临床应用

(一)工作程序

立体定向放射通过4个工作程序:定位、治疗计划、验证和照射。要保证定位准确、放疗设计优化、重复性强,精确照射。

1.头部χ刀的治疗的操作程序

立体定向头架(或称头环)用螺钉可靠固定在患者颅骨,患者带着头环进行CT定位,把CT图像显示的靶区位置与头架附加的参照系统、方位资料转送入计算机化三维治疗计划系统。制订计划时对任意治疗设计逼真模拟,直视下进行动态观察和评估,通过优化制订最佳照射方案。限光筒为5～50 mm,依病变性质、部位、大小所选用的限光筒应比病灶直径大2～4 mm。对单病灶力争采用单个等中心,非共面等中心的弧数≥6个,总度数大于300°。靶灶周边剂量取80%等剂量线,此剂量面把病变轮廓全包在内,必要时选多个等中心点照射,经验证无误之后,按打印的治疗单完成操作程序。治疗时,把头环固定在床架或地板支架上,遵医嘱完成照射。由于定位、计划、治疗,每个工作环节体位不变,连贯完成,保证治疗误差在1 mm以内。

在χ刀配置基础上,头环的固定除用螺钉固定在颅骨上的方法外,还有无创牙模式头架或无创面膜头架,可施行头部立体定向分次放射治疗,适用于体积偏大的病变,或界限较明确的局限性脑胶质瘤。依据病情不同和病灶局部状况可在1周内分2或3次照射,2周内治疗4～6次不等。每次照射剂量一般在6～12 Gy内选择,总剂量在24～42 Gy范围。

2.体部立体定向装置的应用

在立体定向体部框架内刻有标志线可显示断面扫描影像,框架的外界与框的内标尺用于靶区的坐标确定。立体定向体部框架是为分次SRT而设计的,患者可重复定位,而且准确性高,并可与多种诊断仪器如CT、MRI、PET设备相匹配。

立体定向体部框架内用一个真空垫固定患者的位置。患者在框架内位置保持重复性好取决于真空垫和2个标记(胸部和胫骨标记)来控制。为了保持立体定向框架水平位和控制膈肌运动对靶区定位的影响,专门制作一个控制水平位设备和控制膈肌运动设备。在一组研究中,共进行72次位置定位的CT扫描,来比较立体定向系统对靶区重复定位的可靠性。这一检查包括了体内肿瘤本身的移动及患者在框架中的位置移动。所有扫描与首次CT扫描相比,肿瘤在横轴方向平均偏离面为3.7 mm(95%在5 mm以内),在纵轴向为5.7 mm(89%在8 mm以内)。

治疗技术是一种适形照射技术,采用5～8个非共面固定射线束,线束从任何角度都与肿瘤外形相适形,并在射线入射方向考虑重要器官所在的位置。临床靶体积(CTV)的勾画依据CT、MRI定位的肿瘤位置,即与重要组织和器官的关系,最后在射野方向观视下设计出治疗计划。此计划要求在不规则的靶体积要获得适形的剂量分布,依据病灶及与近邻正常组织关系进行三维空间照射优化。

(二)体部立体定向放射治疗(SRT)应用

1.常见肿瘤治疗

全身SRS技术是瑞典的Karolinska医院于1991年率先开展。我国1995年11月中国医学科学院肿瘤医院放疗科首先开展这项技术。1996年9月原沈阳军区总医院放疗科应用Philips SL-18直线加速器,美国Rend-plan三维治疗计划和瑞典立体定向体部框架,系统地开展了该项技术,已治疗380多例患者。SRT后肿瘤局部控制率国外报道为90%～95%。下面简单分述几种常见肿瘤的SRT。

(1)肝细胞性肝癌(HCC):手术虽然是治疗HCC的首选方法,但临床上遇到的患者多数已不适于手术。HCC对放射又不敏感,根治剂量至少60 Gy。这个剂量由于受到肝体积与剂量效应限制(全肝照射35 Gy,半肝照射<55 Gy),以及对肝内肿瘤精确定位的困难,而无法对肿瘤给予一个根治剂量,因此常规放疗只能起到抑制肿瘤生长的姑息治疗作用。近年来SRT的技术已应用到躯体各部,收到了良好的临床效果。已治疗的36例HCC中,CTV 14～916 cm^3,PTV每次剂量5～20 Gy,治疗3～6次,2～5天1次。肿瘤消失4例(11.1%),缩小20例(55.0%),无变化8例(22.2%),未控4例(11.1%)。

(2)胰腺癌:患者大多数就诊时为中晚期,所以手术切除率仅在12%左右。姑息性手术(胆囊空肠吻合术和扩大的胆总管空肠吻合术)不能延长生存期,平均生存5.5个月。化疗(静脉和动脉)效果不佳。放射治疗的疗效与剂量有明显关系,放射治疗剂量常常受到肿瘤周围组织和重要器官对放射耐受性的限制。术中放疗虽可直接高剂量照射病灶又保护了四周正常组织,但是1次大剂量照射对恶性肿瘤来讲不符合放射生物效应。所以说无论国内或国外目前尚缺少资料证明术中放疗这一方法比常规外照射有更大好处。SRT既可以像术中放疗给予较高剂量照射又可以对恶性肿瘤给以分次照射,疗效明显优于其他方法。学者用SRT的方法治疗胰腺癌26例,CTV 20～434 cm^3,PTV每次剂量6～18 Gy,治疗2～6次,2～5天1次。结果是肿瘤消失3例(1.5%),缩小11例(42.3%),无变化5例(19.2%),未控7例(26.9%)。

(3)肺癌:目前对肺癌中占多数的非小细胞肺癌多采用以手术切除为主的综合治疗,但不能手术切除的仍占患者大多数,需做放射治疗。由于正常肺组织对放射耐受较低和一些部位特殊(如纵隔,靠近脊髓),使常规放疗剂量受到限制。SRT与常规放疗配合,可改善剂量分布提高疗效。如对肺门纵隔区常规放疗后SRT补量到根治量,能提高局部控制率。经用SRT的79例肿瘤中,CTV 3～163 cm^3,PTV每次剂量7.5～23.0 Gy。治疗2～5次,2～5天1次。疗效是肿瘤消失27例(34.2%),缩小44例(57%),未控7例(包括3例失随病例,占3.8%)。

(4)肝转移性肿瘤:肝转移癌的手术治疗,仅限于肝内小的孤立灶,无其他脏器转移者。肝动脉化疗对肝转移癌的效果一般不佳。肝脏转移灶由于受到肝体积与剂量效应及肝内肿瘤精确定位的限制,所以放疗难以给予根治剂量。假若对肝脏进行常规放射治疗,放射性肝炎的发生率在5%时,全肝受照射的耐受量为≤35 Gy,半肝照射为55 Gy,1/4肝受照射时,则耐受量增至90 Gy。近年来采用SRT正是利用这个容积剂量原理,对肝内转移灶可给根治性剂量治疗。在对26例肝内1～4个转移灶的SRT资料里,一般CTV 2～311 cm^3,PTV每次最小剂量6.0～8.5 Gy,PTV每次最大剂量8～28 Gy,治疗2～4次,2～6天1次。

(5)肺转移性肿瘤:肺转移灶有手术指征,应争取外科手术治疗。对有多个转移灶或其他不宜手术但病变较局限者可用SRT。

综上所述,对肝脏和肺脏转移肿瘤,选择SRT两个主要原因是:①由于正常肝脏和肺脏组织对放射耐受性较低，且常规放疗一直不尽如人意。②肝脏和肺脏是一个功能均一的脏器，具有较大体积，代偿能力强，即使对相对较大的肿瘤体积采用SRT也不会损害患者的健康状况。在对肝脏和肺脏转移性肿瘤采用SRT前应明确原发肿瘤已控制，患者全身其他部位无转移灶，肝脏和肺脏转移灶的数目及每个转移灶的大小以决定是否适合做SRT。

2.SRT临床的放射不良反应与并发症

目前无论使用何种放射治疗技术，都不可避免地要照射到一些正常组织或器官。虽然使用SRT技术可以对各种肿瘤给予相对较高的剂量，以达到控制或治愈的目的，但是肿瘤周围正常组织和器官对射线敏感性和耐受性不同，所致放射反应就有异。应掌握适应证避免严重的反应。常见反应有以下几点。

(1)胸部肿瘤SRT后的不良反应：依据肿瘤的部位，大小，可出现不同的反应。肺周边肿瘤照射后无急性反应。中心型肺癌或肿瘤位于食管旁，患者可出现咳嗽、进食后有哽噎感。可给止咳药及保护食管黏膜的药物对症处理。肿瘤体积＞125 cm，高剂量SRT几个小时后患者可出现发热(38.5 ℃以下)，可用解热镇痛药(对乙酰氨基酚)处置。高剂量SRT几个月后多数患者在靶体积内出现放射性肺纤维化，少数患者在入射径路出现条索性放射纤维化改变，有些患者可出现节段性肺不张等晚期不良反应。

(2)原发性肝癌和肝转移性肿瘤SRT的不良反应。①急性反应：高剂量SRT几个小时后，有些患者出现发热寒战、恶心、呕吐，严重者在照射1～3天出现较重上腹痛，可能由于胃肠黏膜水肿所致。②晚期反应：对原发性肝癌患者可能增加肝硬化的发病率或加重原有肝硬化。对肝转移性肿瘤照射后2个月在病灶周围出现肝细胞性水肿。CT表现病灶周围低密度，半年到1年后恢复正常。能否引起肝硬化目前尚在观察。多数患者受照射后对胃肠无损伤。在极少数患者可出现肠出血，肠狭窄，胃溃疡。为避免放射损伤，要掌握各类组织容积剂量(图3-17)。

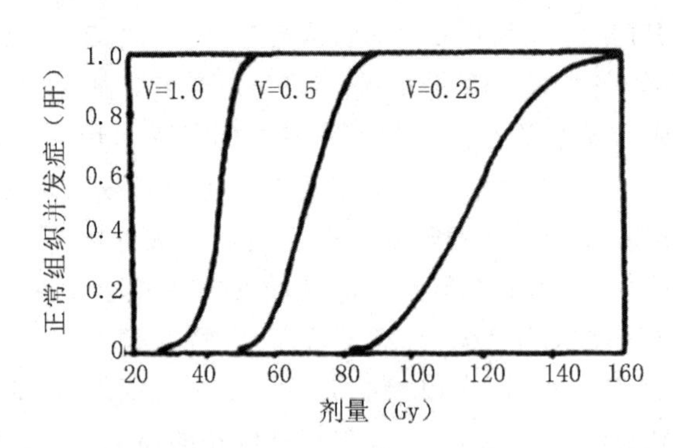

图3-17　并发症发生率与正常组织受照容积，剂量-效应曲线

3.目前体部SRT在肿瘤放射治疗中的作用和地位

(1)补充治疗：在常规外照射疗程后期，剂量达50～60 Gy时，使用体部SRT，在1～2周内治疗2～4次给予18～24 Gy的补量。提高治疗剂量又缩短疗程，争取更好的根治效果。

(2)转移癌灶的姑息治疗：如各个系统恶性肿瘤转移至肺、肝、骨、腹膜后区，使用此项治疗技术快捷有效。

(3)功能保护性治疗：如年龄＞70岁或心肺功能差、病期偏早肺癌、拒绝手术的高龄外周型肺癌患者，采用体部SRT可减少正常组织容积受照，保护肺功能。可以相信，继续深入临床研究，各种时间、剂量方案的立体定向照射与常规放疗有机结合，在肿瘤的综合性治疗中将会发挥更大的作用，也有利放射反应的减轻和提高放疗的效果。

（三）颅内常见病的立体定向放射外科（SRS）应用

SRT治疗的颅内常见病包括动静脉畸形（AVM），垂体及其他良性瘤，脑转移瘤，功能性疾病，脑膜瘤及某些脑胶质瘤。各类放射源在不同时期对AVM的治疗均占重要地位，γ刀、χ刀占40%～50%，粒子治疗占40%左右。近些年用于功能性疾病治疗有所减少，治疗脑肿瘤日趋增多，尤其χ刀在脑转移瘤的治疗中日益受到重视（表3-4）。

表3-4　SRS各种放射源治疗的病种

技术	例数	血管病变	垂体瘤	听神经瘤	良性瘤	恶性瘤	功能病变
Kjidberg质子线	2 118例	777例(30%)		59例	33例		
Kihlstron γ刀	1 311例	41%		14%		14%	
Chierego χ刀	150例	44%			33%		

1.疗效

（1）AVM：治疗经验最成熟，疗效满意，经SRS治疗，第1年血管闭塞率约40%，随诊至3年闭塞率高达85%左右。疗效与所用放射源所给的一定的剂量范围关系不大。而体积愈小疗效愈满意，AVM<4 cm^3 3年血管闭塞率达100%。此类患者治疗前40%左右有出血病史，SRS治疗后第1年未见明显减轻，在2年内仍可有2%因出血致死。2年以后才基本控制。因此疗后自我护理及定期复查，很有必要。

（2）垂体瘤：有效率在85%以上，控制效果以激素恢复正常水平作为标准。一般激素改善在疗后半年左右开始，经1.5～2.0年才达到正常标准。在采用高剂量阶段，肢端肥大症型垂体瘤患者疗后不良反应，约6%伴发眼球运动紊乱，10%垂体功能低下需补充类固醇或甲状腺素，或两者兼之。Degerbad用γ刀治疗库欣（Cushing）综合征型垂体瘤，4次照射70～100 Gy，有12/22例发生垂体功能不足。把剂量降至靶周边剂量15～25 Gy以后，并发症发生率减低到0.5%。为避免对视交叉、颅神经产生严重并发症，已不再用上述大剂量而多主张用较小剂量如10 Gy照射鞍上区，鞍内用较大剂量照射。严格掌握适应证非常重要，挑选鞍内微小腺瘤作为SRS对象，使视神经离靶>5 mm，才能保证SRS治疗的安全。

（3）听神经瘤、脑膜瘤：虽为良性肿瘤，由于部位深在手术有难度，如听神经瘤、颅底蝶嵴等脑膜瘤外科治疗不理想或不能切除。评定疗效以肿瘤缩小，或无变化即按局部有效计算。一组110例听神经瘤，经SRS治疗病灶缩小44%，无变化42%，则局部控制率86%，无效指肿瘤继续增大，占14%。并发症有面神经功能障碍约15%，三叉神经功能不全18%。这些并发症大多为暂时性，最好能选择<25 mm的听神经瘤做SRS治疗。表3-5介绍4组病例的治疗结果，随访均在3年以上。疗后瘤体缩小时间从3个月至33个月，中位时间12个月。脑膜瘤局部控制率在85%以上，其中瘤体缩小占20%～50%，影像复查示肿瘤中央坏死，肿瘤稳定30%～50%，约15%肿瘤继续增大。如瘤体偏圆形直径<30 mm，可优先考虑用SRS治疗，此外手术残留或术后复发也可选择病例治疗。

2.适应证和禁忌证

下述一些条件作为适应证参考：①外形较规则病灶体积不大，直径20～35 mm，不宜超过40 mm，所治病种如AVM、脑膜瘤、听神经瘤、垂体瘤等良性疾病，低分级脑胶质瘤或低放射敏感性脑转移瘤。②患者拒绝手术，或病变部位手术难度大，或常规外照射疗效差的颅内病变。

表 3-5　SRS 治疗良性瘤的结果

肿瘤	单位	技术	例数					
			剂量(最低	中位	最高)	例数	局部控制率(%)	随访率
听神经瘤	Karolinska	γ刀	10	17.5	35	227	85	4
4		Pittsburgh	γ刀	12	16	20	136	89
脑膜瘤	Pittsburgh	γ刀	10	17.5	25	97	95	4
3		Heidelberg	χ刀	10	30	50	17	100

下述情况不宜单独 SRS 治疗：①病灶位于或紧靠敏感组织结构，如病灶处在视神经、视交叉处，要求距离>5 mm。②肿瘤急性出血，病灶周边外侵界限不明确，如脑胶质瘤。③对常规放疗敏感且易在中枢神经系统内播散的肿瘤如颅内生殖细胞瘤，室管膜瘤等均不宜首先使用 SRS。④病变四周严重水肿，且伴明显颅高压。⑤肿瘤中心积液，需综合治疗后才考虑。

(四)立体定向照射治疗脑转移

1.SRS 治疗脑转移瘤的适应证

(1)单发转移灶，瘤体直径≤35 mm，病情稳定适合手术切除而患者拒绝；或小瘤灶位置深在难以手术时，首先考虑用 χ 刀称为手术替代治疗。

(2)挑选放射敏感低的肿瘤类型如腺癌、肺泡癌、黑色素瘤脑转移。

(3)小细胞肺癌脑转移经外照射、化疗仍有残留病变，病情稳定者可考虑 χ 刀追加治疗。

(4)脑转移治疗后(包括外照射)原处复发或出现单个新病灶，或多发脑转移(病灶≤3 个)，同时伴有神经功能障碍时，作为减症姑息治疗，慎重选用。对全身扩散病情发展快的患者，或多个病灶(>3 个)又无相应病症，或高龄兼体弱者应避免使用。

2.SRS 治疗脑转移的策略

因为脑转移有 50%～60%为多发，开始表现为单发者，其后常出现新的转移灶。故 SRS 常与全脑预防性外照射结合。既可减少新病灶的发生率，又可防止受 SRS 照射过的靶灶边缘复发，通常惯例先行外照射再做 χ 刀治疗，若患者因转移灶引起相应神经功能障碍，为尽早减症缓解病情，可考虑先行 χ 刀再做外照射的治疗方案。患者经 χ 刀治疗一般情况改善，便于后继的全脑外照射顺利完成。

临床资料证明，外照射与 χ 刀结合，其疗效优于单纯 χ 刀。如 Brigham and Wornem 医院统计 282 个转移灶经 SRS 疗后结果不够满意，有 6%原处复发；3%瘤灶周边复发；30%出现新转移灶或癌性脑膜炎，归因无全脑外照射配合。Flickinger 5 个医疗机构报道 116 例(116 个病灶)经 γ 治疗情况，其中 51 例单用 γ 刀，65 例结合外照射(平均 34 Gy)。单纯 γ 刀组控制率为(52.9±11.9)%，综合组高达(81.2±8.1)%。故应强调综合放疗，一般用 SRS 治疗脑转移瘤时要与全脑外照射匹配。

3.治疗结果

立体定向放射包括单次大剂量如 γ 刀和 χ 刀的治疗，也包括低分次高量照射(FSR)脑转移治疗已有不少报道。有资料表明做 γ 刀治疗脑转移，多发病灶转移与单灶转移中位生存期相近，决定预后主要原因是病情进展和全身转移扩散。也有报道认为单发灶脑转移预后较好，中位期为 10～12 个月，而多发灶者只有 3～4 个月。有的资料说明转移瘤局部控制率与肿瘤病理类型无统计学上的差别。也有些资料介绍，病理类型不同的肺癌单灶脑转移的预后主要与原发灶性质及病情进展有关。肺鳞癌、腺癌单灶脑转移的中位生存期分别为52周和43周。

χ刀的治疗的结果，与γ刀无明显差别，病灶消退、缩小、稳定，合计有效率85%～90%。SRS 1次照射与FSR分次照射，疗效无明显差别，但后者有助于减轻放射反应和损伤。

4.充分个体化，拟定综合治疗方案

脑转移患者的治疗往往具有多向选择机会，在决定某种治疗方案之前宜结合病情、肿瘤病理性质、病灶多少并衡量疗效/并发症/经济比等条件慎重考虑。以乳腺癌为例，当病情稳定仅发现单发灶2年生存率达24%～29%，而合并全身扩散或脑多发灶，则2年生存者不超过4%。如日本报道一组γ刀治疗病例，单灶转移中位生存期10.5个月，多灶患者仅为2.5个月。资料表明，患者预后最终由病情进展程度决定。又如小细胞肺癌脑转移，常规放、化疗即很有效，原则上不用χ刀，手术切除、放射治疗，以及化疗的综合应用为行之有效的治疗方法。又如积液性颅咽管瘤采取手术切除，立体定向囊腔内放疗（核素P-32）及SRS三者结合，是综合治疗的范例。χ刀的介入，不应削弱、排挤惯用的手段，而应该正确挑选并合理匹配使用。由于脑转移属肿瘤临床Ⅳ期，整体方针是采取姑息性治疗。对病程进度各异的患者应深入分析病情在治疗上要有所区别。

（五）SRS治疗后颅内并发症

1.常见并发症

偏低的剂量照射可引起脑组织水肿、脱髓鞘、反应性胶质化和血管增生；高剂量则为出血、凝固性坏死。照射后不同阶段可出现脑水肿、脑坏死、脑神经损伤、内分泌功能低下等相应的临床表现。

（1）急性反应：照射时或数天后，可出现头痛、呕吐、抽搐等症状，因血管性水肿所致。当照射累及第4脑室底部呕吐中枢，更易出现上述症状。在SRS照射前6小时用激素及脱水药物治疗，可达到预防目的。

（2）早期迟发反应：一般在SRS疗后数周至半年出现，如脑水肿、神经功能障碍、脑神经损伤等。如用χ刀或γ刀照射听神经瘤之后，一些患者有面部麻木、日后呈永久性面瘫，甚至造成三叉神经损害。

（3）晚期迟发反应：治疗后半年至数年出现，与剂量偏高有关。包括不可逆的放射性坏死，如高剂量受照部位脑组织坏死，前颅凹区域经SRS引致视神经损伤、失明，以及垂体功能不全等。

2.并发症预防

（1）健全组织制度：按规范诊治患者。正确认识立体定向照射的优点和局限性。

（2）严格掌握适应证：从疗效、安全、费用，以及疗程长短综合考虑。选择病例宁严毋滥。

（3）控制靶灶的体积：在有效的剂量范围内病灶偏小，可选偏高的剂量。病灶偏大用偏低剂量治疗对病变部位及邻近结构的敏感组织，受照射剂量要在安全阈值以下。如视神经、视交叉与病灶要有一定距离，最好≥5 mm。正确预选处方剂量，周边等剂量曲线按50%～90%计算，靶灶周边剂量可在12～30 Gy挑选。正确选用单个或多个等中心多弧非共面照射技术，使靶区内剂量分布均匀，力争靶中心最大剂量与靶边缘剂量差≤5 Gy。肿瘤体积、最大剂量、靶灶剂量均匀度是发生并发症相关因素（表3-6），在放射外科治疗工作中要了解、掌握，以保证疗效，避免，减少放射并发症。

表 3-6 并发症几个相关因素

可变因素	范围	例数	并发症	
			例数	(%)
最大剂量	0～20 Gy	12	1	8.3
	20～25 Gy	17	3	17.6
	25～35 Gy	11	3	27.3
	>35 Gy	8	7	87.5
肿瘤体积	0～5 cm^3	17	0	0
	5～10 cm^3	14	5	35.7
	10～20 cm^3	10	4	40.0
	>20 cm^3	7	5	71.4
肿瘤剂量不均匀性	0～5 Gy	21	1	4.8
	5～10 Gy	9	2	22.2
	10～20 Gy	8	2	25.0
	>20 Gy	10	9	90.0

三、立体定向放射的展望

立体定向放射的问世和发展确实为沿用多年进展较缓慢的放射治疗注入了新的活力，扩大了放疗的适应证，提高了疗效。少数以往常规放疗不能治疗的疾病（如 AVM、脑功能性疾病等）和治疗但难以收效的肿瘤（如脑干部小肿瘤、肝、胰、腹膜后和纵隔等部位的肿瘤）立体定向放射获得了令人鼓舞的治疗效果。但是，无论 SRS 还是 SRT 治疗的适应证都是有一定限度的，多数情况下单独应用很难取得满意疗效，特别是肿瘤体积较大时，需与常规放疗或其他治疗方法配合应用。依物理学理论，只有经球形或半球形弧面的聚焦照射才能形成以焦点为中心向周围等梯度快速下降的环形等剂量曲线，这是 SRS 治疗的基础，也是之所以 SRS 只能用于颅内（个别鼻咽如颅底）疾病治疗之缘由。而体部肿瘤治疗不能采用单次大剂量的 SRS，必须采取分次较大剂量治疗（SRT），因此已无“刀”可言。实际 SRT 就是立体定向条件下的低分割放疗。立体定向可使靶区更准确划定，剂量分布与靶区适形。加上分次治疗对肿瘤有较好的放射生物效应，对晚反应组织损伤减轻。因此，SRT 的适应证较 SRS 广，不仅体部，头部疾病亦可应用，随着立体定向和患者支撑，固定装置的进一步改进和完善，今后会有更广泛的发展前景。

立体定向放射虽经 10 年发展，但还有不少问题有待解决，如目前的检查手段对多数肿瘤（不规则的形状，浸润性生长）特别是亚临床灶还难以准确确定边界给准确设靶带来困难。另外各种类型、大小的肿瘤病灶单次最佳剂量，最佳分割次数，总剂量与常规放疗配合的最佳方案等也有待摸索完善。立体定向放射临床资料已有几万例之多，但组织病理资料却十分有限，立体定向放射后肿瘤或邻近的正常组织近期和晚期反应过程，晚反应的真实发病率，影像检查与病理检查对比等还存在许多问题，包括检查定位治疗设备的精度，制度的建立和认真执行，人员整体素质提高等都需要进一步加强，这样才能确保治疗计划正确实施，临床资料可信。

（余翠萍）

第四章

肿瘤的微创治疗

第一节　肺癌经皮支气管动脉化疗灌注术

原发性支气管肺癌简称肺癌，绝大多数起源于支气管黏膜上皮，是最常见的肺部原发性肿瘤。近半个世纪以来，世界上许多国家和地区肺癌的发病率和死亡率都有所增加，有些工业发达的国家更为明显，我国许多地区肺癌亦呈增长趋势。近 20 年的追踪发现，每年的肺癌新增病例以大约 0.5％的速度增长，目前已成为严重危害人民生命和健康的常见病，也是全世界最常见的恶性肿瘤之一。

一、概述

肿瘤的局部药物浓度是抗癌药物对癌细胞杀伤作用的一个很重要的因素。经动脉化疗药物灌注可提供较静脉给药高十倍到数十倍的药物浓度，因此，在用药相同的情况下经动脉化疗药物灌注的近期局部疗效优于静脉化疗。目前，这一疗法在亚洲国家，特别是中国、日本等国已成为治疗肺癌的重要措施之一。

二、适应证

(1)可以手术切除的肺癌，术前辅助局部化疗。

(2)肺癌手术后复发，局部介入灌注化疗。

(3)不愿意接受手术治疗或因各种原因不能行手术切除或手术不能切除的各期肺癌。

(4)与静脉化疗合用或配合放疗。

三、禁忌证

(1)恶病质或心、肝、肺、肾衰竭。

(2)高热、严重感染或外周白细胞计数明显低于正常值。

(3)严重出血倾向和碘过敏等血管造影禁忌。

四、术前准备

(一)患者准备

包括:①实验室检查,如血常规、出凝血时间、肝肾功能、电解质、心电图等常规检验。②局麻药和碘过敏试验。③术前禁食 4 小时,非糖尿病患者术前给予 50%的葡萄糖注射液 20～40 mL。④计划使用顺铂者提前进行水化。

(二)器械和药物准备

(1)导管选择 5F 或 4F 导管,操作者可根据自己的习惯和动脉的实际情况准备多种导管,如 Cobra、Simmons、Shepherd's hook 管等,备用 3F 的微导管。

(2)造影剂:非离子型造影剂为宜。

(3)化疗药:以铂类药物为主,联合应用 1～2 种化疗药。常用药物及一次性剂量:卡铂 300～400 mg、顺铂 80～100 mg、丝裂霉素 10～20 mg、表柔比星 40～60 mg、5-FU 0.5～1 g、鬼臼乙叉甙100～400 mg等,也可参照静脉化疗方案给药。由于新的有效化疗药物不断应用于临床,也应考虑将新的静脉化疗方案引入。

(4)其他:止吐药,减少过敏和化疗反应药,升白细胞药,心电监护仪、急救器材和药物。

五、操作过程

行选择性或超选择性支气管动脉插管造影,并注意下述几点:①由于多数的肺癌瘤灶具有多支血管供血的特性,一侧肺肿瘤还可以通过对侧支从对侧肺及邻近部位体动脉获得血供,因而要开始治疗前首先尽可能明确肿瘤供血血管,而不要满足于只找到一支支气管动脉。②对有脊髓动脉显影或与肋间动脉共干的虽无脊髓动脉显影者,在造影与灌注前从该支血管注入地塞米松 5 mg,保护脊髓免受造影剂与抗肿瘤药物的影响。③对血管造影肿瘤染色不完整、CT 增强扫描强化显著而造影上染色不明显或治疗效果不满意者,更应考虑到多支血管供血的可能(图 4-1)。

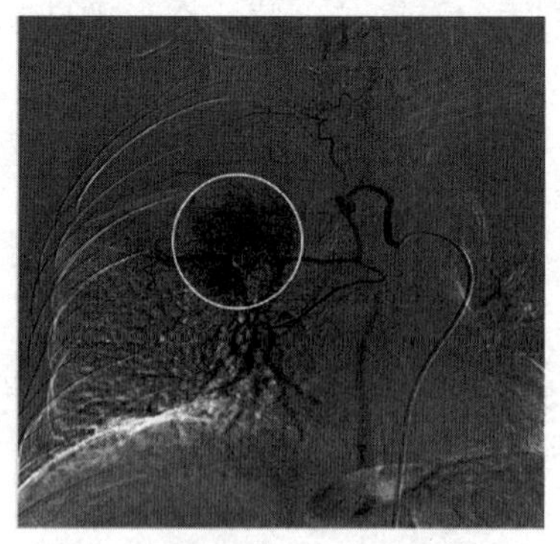

图 4-1 肺癌支气管动脉化疗灌注

六、并发症

支气管动脉化疗灌注术的并发症主要包括以下方面。

(一)脊髓损伤

由于肋间动脉常与支气管动脉共干,而前者有分支至脊髓供血动脉。当行支气管动脉造影、支气管动脉内化疗灌注时,有可能造成脊髓损伤,出现截瘫等严重并发症。

(二)食管损伤

食管动脉或其供血支可能与支气管动脉共干,行BAI时化疗药物可引起食管坏死、穿孔和食管气管瘘等。

(三)肋间动脉损伤

可引起所支配范围内的皮肤发红、疼痛甚至皮肤坏死。应用微导管技术可将其避免,一旦发生,则应对症处理。

七、疗效评价

肺癌主要由支气管动脉供血,这是支气管动脉灌注化疗治疗肺癌的理论基础。BAI使药物不经过血液稀释和肝脏代谢,直接作用于肿瘤,从而具有肿瘤局部高药物浓度;动脉给药再循环到静脉使其具有较长药物接触作用时间,提高了对肿瘤细胞的杀伤作用;同时动脉灌注减少了化疗药物的总剂量,从而减轻对正常组织的损伤。作为姑息治疗,可以增加肿瘤的近期疗效,获得比全身静脉化疗更高的有效率。然而,BAI的五年生存率依然较低,其远期疗效并未比静脉化疗有明显提高。

(成　健)

第二节　消化道恶性肿瘤粒子植入治疗术

放射性粒子植入在泌尿系统、头颈部、肝脏等实体肿瘤治疗中得到广泛应用,并取得了较好的临床疗效。而对于腔道恶性肿瘤,由于其特殊的解剖结构,常规粒子植入比较困难,且并发症发生率较高,限制了临床应用。近年来,随着介入技术的不断发展,通过支架携带放射性粒子置入到空腔脏器治疗肿瘤的新技术逐渐成为临床有效的治疗方式,尤其在食管癌性狭窄、恶性胆道梗阻等方面逐渐被临床所接受。

吞咽困难为晚期食管癌患者的主要临床症状,外放疗可有效减轻症状,但起效时间较慢,且易致食管气管瘘、放射性食管炎和肺炎等。近年来,食管支架置入已成为食管癌性狭窄的重要治疗手段,然而普通食管支架无法控制肿瘤进一步生长,术后支架内易再发狭窄,影响长期疗效。食管粒子支架是在普通自膨式覆膜金属支架外周捆绑^{125}I放射性粒子,将食管支架的扩张作用与^{125}I粒子的近距离放疗作用相结合,从而有效地缓解吞咽困难症状。同时通过持续低剂量照射治疗肿瘤降低支架再狭窄的发生率,延长支架通畅时间,改善食管癌患者的生活质量,延长生存时间。

恶性胆道梗阻是各种恶性肿瘤性病变导致直接或间接胆道梗阻,病因复杂,发病隐匿,临床症状常不典型,患者预后较差,3年生存率为18%～52%,5年生存率为5%～31%。由于恶性胆道梗阻患者临床症状隐匿,只有10%～20%的患者有机会行手术根治,即使手术,术后肝功能衰竭和肿瘤复发的概率较高。化疗、姑息性胆道减压、支持治疗可提高患者生活质量。然而,除某些高分化的胆系肿瘤外,化疗整体疗效仍不理想,目前仅有有限的几个临床试验证明化疗比单纯的姑息治疗可以提高患者的生活质量。胆道周围脏器对外照射治疗敏感、耐受性差,传统外照射治疗的照射野常包括邻近未受到肿瘤侵犯的正常淋巴结、血管等组织,容易引起严重的十二指肠/幽门溃疡、狭窄等放射性损伤。目前导致胆道梗阻的肝胆等恶性肿瘤主要发生于发展中国家,中国人口众多、恶性胆道梗阻发病率较高,亟需有效的新型治疗手段。国内学者将粒子支架延伸应用至恶性胆道梗阻,研发出由粒子携带装置和普通胆道支架两部分组成的支架置入联合粒子近距离照射系统,取得了较好的临床疗效。

本节针对消化道恶性肿瘤粒子植入治疗术进行介绍。

一、食管癌

针对食管癌,NCCN临床实践指南采用模块化对策处理,即将不同情况的治疗方案归为不同的治疗模块(ESOPH)。首先多学科评估,适合外科手术者→ESOPH-3;不适合手术或拒绝手术者→ESOPH-7。对于不能手术的患者,Tis癌首选内镜下黏膜切除术(endoscopicmucosalresection,EMR)或者烧灼治疗;Tla患者行EMR+烧灼治疗;Tlb患者行EMR+烧灼治疗,对预后不良的患者可考虑放化疗(推荐氟尿嘧啶类及紫杉类);T2-4患者,如能耐受放化疗→根治性放化疗或化疗或放疗或支持治疗;如不能耐受放化疗→姑息性放疗或支持治疗。放疗和化疗可以作为一种有效的姑息性治疗手段。作为内放疗的一种,放射性粒子支架既能缓解进食梗阻的症状,又能对肿瘤进行内放射治疗,近年来引起医疗界的广泛关注。

(一)食管粒子支架适应证与禁忌证

1.适应证

适应证包括:①临床、病理证实为晚期食管癌;无法实施或拒绝手术/放射治疗;②病变上缘平第7颈椎下缘,无穿孔征象;③具有进行性吞咽困难的症状,吞咽指数3分或4分,造影证实明显食管狭窄;④预计生存期大于3个月,ECOG评分0～3分。

2.禁忌证

禁忌证包括:①非食管癌性吞咽困难;②ECOG评分4分,吞咽指数1～2分,无法取得患者配合;③病变上缘超过第7颈椎,溃疡型食管癌;④白细胞计数小于3×10^9/L,肝、肾衰竭。

(二)术前准备

(1)完善相关检查,包括食管造影、胸部强化CT、出凝血系列等。

(2)改善患者心肺功能。积极治疗高血压、冠心病及糖尿病等,纠正水电解质紊乱,改善营养状况。

(3)术前禁食、水,保留静脉通道。

(4)术前签署手术协议书。

(三)术前计划

(1)根据术前胸部强化CT图像制订治疗计划,确定粒子植入个数及活度,订购粒子。根据CT图像和上消化道造影确定支架直径和长度,订制食管粒子支架系统。

(2)放射性粒子选择:^{125}I粒子。

(3)放射性粒子活度:0.4～0.5 mci。

(4)粒子处方剂量:单纯粒子治疗靶区剂量D90为70～90 Gy,外照射后复发者粒子治疗处方剂量为60～70 Gy,植入的靶区剂量范围要超过肿瘤外0.5 cm。

(5)支架:设计支架,粒子间距1 cm,根据术前计划,达到处方剂量。根据病变情况确定支架直径及长度。订制食管粒子支架系统。

(四)手术操作步骤

(1)体位:去枕平卧位,患者带口托,头后仰。

(2)接心电监护,开通静脉通道。

(3)装配支架:穿铅衣、铅帽,戴铅手套,外防护下装配食管粒子支架系统。

(4)DSA 定位:150 cm 超滑导丝配合 5F 单弯导管通过狭窄段,撤出导丝,经导管造影明确狭窄段位置及长度。

(5)粒子支架释放:交换 260 cm 超硬金属导丝,置入粒子支架系统到达预定部位,并释放。

(6)术后 3 天行食管造影,增强 CT 扫描,将图像输入 TPS 治疗计划系统进行剂量验证。

(7)γ 射线监测仪检测患者、CT 床、器械台、地面、植入器械及术者身体有无粒子残留。由术者、护士、技术员 3 人在放射性粒子使用登记本上签字,确定粒子的来源、去向、存储等,符合国家放射性物质使用登记。

(五)术后处理

(1)患者返回病房过程中,由专人护送,手术部位遮盖 0.25 mm 铅当量的铅单。

(2)术后心电监护,待平稳后取消。

(3)术后 24 小时复查胸片,观察有无支架或粒子移位。

(4)术后定期随访,术后每 2 个月复查 1 次,1 年后每 4 个月复查 1 次,行食管造影胸部(或上腹部)强化 CT、肿瘤标志物和(或)肝肾功能检测。

(六)注意事项

术前的评估和治疗计划都非常必要,术前需评估引起梗阻的原因是良性还是恶性。

(1)食管癌患者需经病理证实为食管癌性梗阻。

(2)术前建议吞服钡餐或者口服对比剂进行造影,明确梗阻类型、梗阻段长度以及是否有食管气管瘘形成。

(3)术前常规进行胸部 CT 平扫及增强扫描,根据 TPS 系统制订粒子植入计划。

(4)术中需取得患者配合,常规服用口腔麻醉药物,避免由于支架植入过程中引起的反应性恶性呕吐影响手术操作。

(5)对于造影提示狭窄程度严重者或推送器输送阻力较大者,需选用球囊预扩张,可使操作顺利进行并减少出血、穿孔等并发症的发生。支架成功释放后需再次造影证实支架在位、通畅。

(6)术后忌食冷硬粗糙食物,避免支架滑落、移位或阻塞。

二、恶性胆道梗阻

(一)概述

NCCN 尚未有专门的恶性胆道梗阻的治疗指南发布,下面提供肝内胆管细胞癌和肝外胆管细胞癌的治疗原则,以供参考。

1.肝内胆管细胞癌

对于可切除的肝内胆管细胞癌,予以手术切除或射频消融治疗。其中对于无局部病灶残留(R0 切除),考虑观察、参加临床试验、以 5-FU 为基础的或以吉西他滨为基础的化疗方案等;对于术后镜下边缘(R1)或局部淋巴结阳性的,考虑 5-FU 化疗、以 5-FU 或吉西他滨为基础的化疗;局部病灶残留(R2 切除),考虑吉西他滨/顺铂联合化疗、参加临床试验、以 5-FU 或吉西他滨为基础的化疗、局部治疗;对不可切除的肝内胆管细胞癌,考虑吉西他滨/顺铂联合化疗、以 5-FU

或吉西他滨为基础的化疗、5-FU 化疗、支持关爱治疗；对出现转移的肝内胆管细胞癌，考虑吉西他滨/顺铂联合化疗、5-FU 为基础的，或以吉西他滨为基础的，化疗、支持关爱治疗。

2.肝外胆管细胞癌

对于可切除的肝外胆管细胞癌，考虑手术切除、腹腔镜分期、术前引流。切除术后边缘阳性(R1)或切除组织有残留病变(R2)或局部淋巴结阳性，考虑在 5-FU 或吉西他滨化疗之后予以 5-FU化疗、以 5-FU 或吉西他滨为基础的化疗；切除边缘阴性的，考虑观察、参加临床试验、5-FU 化疗、以 5-FU 或吉西他滨为基础的化疗。对于不可切除的或者出现转移的肝外胆管细胞癌，考虑胆道引流和活检，可选择使用吉西他滨/顺铂联合化疗、以 5-FU 或吉西他滨为基础的化疗、5-FU化疗、支持关爱治疗。

(二)胆管粒子支架适应证及禁忌证

1.适应证

适应证包括：①有黄疸等胆道梗阻的临床症状；②影像学、实验室检查、组织/细胞学活检或前期手术证实的恶性胆道梗阻；③Bismuthe-Corlette Ⅰ、Ⅱ型胆管梗阻；④ECOG 评分 0～3 分；⑤无法或患者拒绝行外科手术切除病灶。

2.禁忌证

禁忌证包括：①良性胆道梗阻；②合并有胆道穿孔；③既往有支架置入或胆道手术史；④具有经皮肝穿刺胆道引流术的禁忌证；⑤ECOG 评分 4 分；⑥Bismuthe-Corlette Ⅲ、Ⅳ型胆管梗阻。

(三)胆道粒子支架操作流程

1.术前准备

(1)完善相关检查，包括 MRCP、生化、出凝血功能检查等。

(2)纠正水电解质紊乱，清蛋白水平及改善营养状况。

(3)术前禁食、水，保留静脉通道。

(4)术前签署手术协议书。

2.术前计划

(1)根据术前 MRCP 图像制订治疗计划，确定粒子植入粒子数及活度，订购粒子；确定支架直径和长度，订制胆道粒子支架系统。

(2)放射性粒子选择：^{125}I 粒子。

(3)放射性粒子活度：0.6～0.7 mci，处方剂量 110～140 Gy。

(4)支架：设计支架，粒子间距 1 cm，根据术前计划，达到处方剂量。

3.手术操作步骤

(1)体位：患者取仰卧位。

(2)接心电监护，开通静脉通道。

(3)操作过程：局麻下经右侧腋中线第 8～9 肋或剑突下为穿刺点，透视/B 超监视下用 PTCD 专用穿刺针(COOK)穿刺扩张的胆管；推注造影剂显示病变的长度及梗阻程度并做标记，交换 260 cm 超硬、超长导丝并撤出导管；根据病变的长度选择适当的胆道内照射支架系统，要求粒子携带装置的粒子段完全覆盖病变，普通胆道支架要短于携带装置 10 mm。

(4)装配粒子携带装置：穿铅衣、铅帽，戴铅手套，装配胆道粒子携带装置。

(5)粒子支架的释放：用 6 mm×40 mm 球囊先扩张梗阻的胆道，再沿超硬导丝将粒子携带装置推送至病变部位，采用近端定位法确认定位准确后释放；退出释放器，沿超硬导丝将普通胆道支架推送到胆道梗阻段，并与胆道粒子装置粒子段重叠。

（6）γ射线监测仪检测患者、CT床、器械台、地面、植入器械及术者身体有无粒子残留。由术者、护士、技术员3人在放射性粒子使用登记本上签字，确定粒子的来源、去向、存储等，应符合国家放射性物质使用登记。

4.术后处理

（1）患者返回病房过程中，由专人护送，手术部位遮盖0.25 mm铅当量的铅单。

（2）术后心电监护，待平稳后取消。

（3）术后留置外引流管，连续3天用甲硝唑50 mL冲洗引流管并夹管，2周后行引流管造影了解支架通畅情况并拔除外引流管。

（4）术后定期随访，术后每2个月复查1次，1年后每4个月复查1次，行腹部MRCP或强化CT、肿瘤标志物和（或）肝肾功能检测。

5.胆管粒子支架注意事项

（1）胆道梗阻患者亦需经病理或影像学证实为恶性肿瘤引起。

（2）术前的影像学检查（包括MRCP、腹部CT）有助于明确梗阻类型及梗阻长度、狭窄程度。

（3）对术中因胆管支架植入引起胆心反射的情况，应及时使用阿托品。

（4）术后对所有患者给予心电监护、吸氧、护肝、退黄、止血、对症等治疗，并注意观察胆汁引流液的颜色、性状及引流量，对于胆道引流通畅、无感染出血等征象的患者，术后根据胆汁引流情况先予夹闭引流管，无明显不适者再予拔除引流管。

（5）术后复查肝功能、血常规、电解质、免疫指标、肿瘤指标、凝血功能以及腹部增强CT或MRCP等，了解胆道支架是否在位通畅、病灶是否进展。

三、局部复发直肠癌

（一）适应证

（1）无法手术治疗的局部复发病例，包括：①外科评估不能达到R0切除患者；②患者不能耐受手术；③患者不接受手术治疗。

（2）无法行外放疗，包括：①既往盆腔放疗史，无法足量放疗；②不耐受或不接受外放疗。

（3）外放疗后肿瘤残存，放射性粒子可作为局部补量手段。化疗后肿瘤残存，放射性粒子可作为挽救性治疗手段。

（4）肝肺寡转移合并局部复发的姑息性治疗。

（5）存在合适的经皮穿刺路径。

（二）禁忌证

（1）一般情况差，预计生存时间小于3个月。

（2）严重肝肾功能异常。

（3）PLT低或凝血功能差，穿刺出血风险高者。

（4）存在麻醉禁忌证。

（5）复发部位及预计穿刺部位合并活动性感染者。

（6）复发累及邻近膀胱、阴道，发生膀胱瘘、阴道瘘风险较高者，为相对禁忌证。

(三)局部复发直肠癌放射性粒子治疗技术

1.推荐剂量

根据 AAPM TG-43 结论及国外国内经验,推荐复发肿瘤靶区剂量 D90 为 140～160 Gy。作为外放疗局部补量手段,推荐粒子处方剂量不低于 120 Gy。^{125}I 粒子活度,推荐选择 0.6～0.7 mCi为宜。

2.治疗技术及流程

(1)完善检查,明确复发再分期。结合既往手术术式、放疗范围及剂量、化疗方案等,由外科、放疗、化疗科联合会诊,制订综合治理方案。

(2)复发需要病理证实,粒子植入前无法取得病理结果时,需要 PET 临床诊断为复发。并于穿刺植入粒子前穿刺活检。

(3)初步确定粒子植入穿刺体位,模拟设计穿刺路径。

(4)术前计划,初步制订靶区剂量、粒子活度。

(5)预约椎管内麻醉。行肠道准备等术前处理。

(6)CT 引导下经皮穿刺,植入粒子。①固定穿刺体位。②CT 扫描,确定肿瘤范围(有条件结合 MRI、PET/CT 确定肿瘤范围),设计穿刺路径。③插入穿刺针。有条件将穿刺后 CT 图像,导入 TPS,并于穿刺针走行上以适当距离,标记适当活度放射性粒子,评估肿瘤及周围危及器官剂量分明,行实时计划设计。④完成放射性粒子植入。

(7)将植入后 CT 图像导入 TPS 行术后剂量验证。

(8)术后处理及观察。

(四)并发症

插植相关并发症包括出血、感染、疼痛等。穿刺伤及周围邻近器官(如血管、肠管、膀胱、神经等),严格把握适应证及操作流程,多可避免或症状轻微,不需特殊处理。

(五)注意事项

1.适应证的把握

建议多学科协作形式讨论病例,严格把握放射性粒子植入治疗直肠癌盆腔局部复发适应证。合理应用该技术。

2.术前、术后计划

术前计划可以预判放射性粒子的活度、数量,初步判断肿瘤剂量及周围危及器官剂量,从而指导治疗,规避风险。术后计划为对该治疗真实的评价,可以计算出肿瘤剂量及周围危及器官剂量,为后续治疗提供依据。对于肿瘤与膀胱、肠管等空腔脏器边界不清者,尽量选择较低活度粒子,并与上述危及器官保持适度的距离。必要时可计划肿瘤缩小后给予二程放射性粒子植入。

3.围术期处理

术前严格按照相关规范行血常规、凝血功能等检查。常规行术前肠道准备,必要时肠道造影。向患者说明操作步骤,取得患者术中配合。对于已累及输尿管或与输尿管边界欠清者,先行输尿管支架置入治疗,可以在术中显示输尿管位置,除此尚有预防或治疗肾盂积水作用。疼痛处理上,因操作过程多采用椎管内麻醉,故多数仅表现为术后轻度疼痛,多不需特殊处理或给予临时镇痛药物。

4.操作技术的改进

盆腔局部复发,多与膀胱、肠管、血管、神经等毗邻。操作过程中,尽量避免误伤。插入植入针必要时须采用钝性操作，拔出针芯等技巧确保进针安全。对于特殊部位的复发病例，须不断改进进针路径或方法、退针手法等。

（成　健）

第三节　食管癌、贲门癌的介入治疗

一、概述

食管癌、贲门癌是常见的消化道恶性肿瘤，全世界每年有20余万人死于食管癌，我国每年死亡达15余万人，占恶性肿瘤总死亡人数的第四位。好发于中年男性，有明显的地域性，我国以河南林县、太行山区、秦岭东部、大别山区、川北、闽南、广东潮汕地区、苏北及新疆哈萨克族聚居区为高发区；国外以中亚一带、非洲、法国北部和中南美洲为高发区。

典型症状：进行性加重的咽下困难，胸骨后疼痛，呕吐物以黏液和泡沫为主。食管-贲门癌的介入治疗包括肿瘤本身的介入治疗，如超选择性食管动脉内化疗药物灌注术；并发症（食管-贲门狭窄、食管-气管瘘、食管-纵隔瘘等）的介入治疗，如食管球囊成形术和（或）支架置入术。

二、病因及诱发因素

（1）亚硝胺类化合物及真菌。
（2）遗传因素和癌基因。
（3）营养不良及微量元素缺乏。
（4）不良饮食习惯。
（5）慢性刺激 Barrett 食管（末段食管黏膜柱状细胞化）。
（6）人类乳头状病毒（HPV）。

三、发病机制

（1）癌基因（*C-myc*、*EGFr*、*int-2* 等）的激活。
（2）抑癌基因（*p53* 等）的失活。

四、病理

（1）源自食管黏膜上皮或腺体的恶性肿瘤，50%位于食管中段，30%位于下段，20%位于上段。
（2）组织学分型：鳞状细胞癌＞90%；腺癌5%～10%，小细胞癌，腺鳞癌。
（3）早期食管癌分型：隐伏型、糜烂型、斑块型和乳头型。
（4）中晚期食管癌分型：髓质型，占60%；蕈伞型，占20%；溃疡型，占10%；缩窄型，占10%。

五、浸润和转移规律

（1）食管壁内扩散。

(2)直接浸润。

(3)淋巴转移:上段食管癌常转移至锁骨上及颈淋巴结;中下段则多转移至气管旁、贲门及胃左动脉旁淋巴结。

(4)血行转移:主要向肝、肺、肾、肋骨及脊柱、大网膜、腹膜和肾上腺等转移。

六、影像诊断

(一)钡餐造影表现

1.早期食管癌

(1)食管黏膜皱襞的改变:黏膜皱襞增粗、迂曲,黏膜中断,边缘毛糙。

(2)小溃疡:增粗的黏膜上出现大小不等、多少不一的小龛影,一般直径<0.5 cm,局部管壁轻度痉挛。

(3)小充盈缺损:向腔内隆起的小结节,直径为0.5~2.0 cm,黏膜毛糙。

(4)局部功能异常:局部管壁舒张度降低,偏侧性管壁僵硬,蠕动减慢,钡剂滞留。

2.中晚期食管癌

中晚期食管癌典型表现为局部黏膜皱襞中断、破坏甚至消失,腔内锥形或半月形龛影和充盈缺损,管壁僵硬和蠕动消失。

(1)髓质型:腔内较大充盈缺损,病变段管腔重度或中度狭窄,壁僵硬,上方食管明显扩张。

(2)蕈伞型:腔内较低平的充盈缺损,边缘不整,病变中部常见表浅溃疡,晚期才出现管腔偏侧性狭窄(图4-2)。

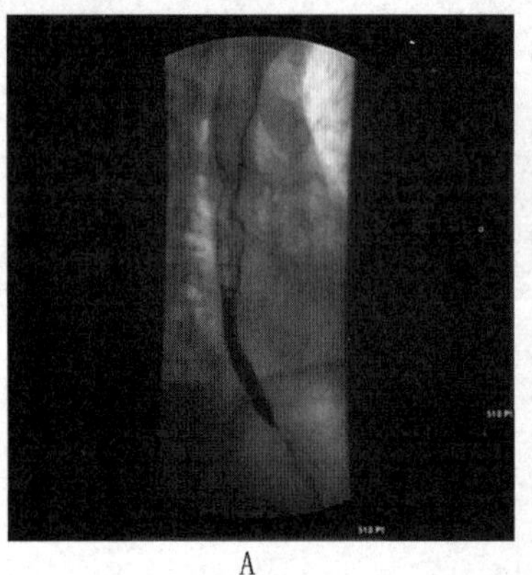

A

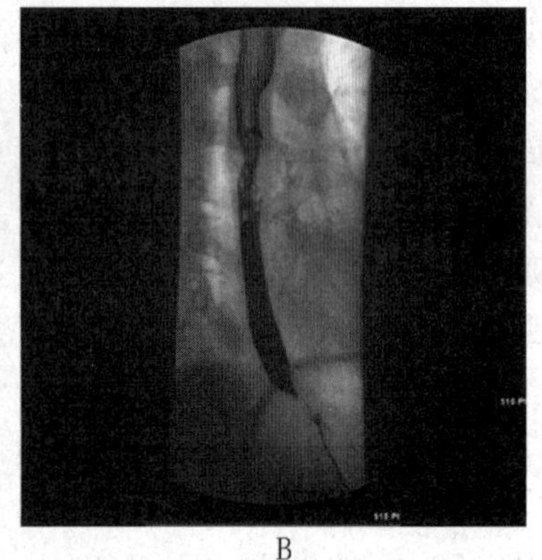

B

图4-2 食道造影可见管壁破坏

(3)溃疡型:大小和形态不同的腔内龛影,边缘不光整,部分龛影底部超出食管轮廓;溃疡沿食管长轴破溃伴边缘隆起时,呈"半月征",周围绕以不规则环堤。

(4)缩窄型:呈环状对称性狭窄或漏斗状梗阻,病变长2~3 cm,管壁僵硬,边缘多较光整,上方食管显著扩张。

(二)CT表现

1.平扫

(1)食管壁改变:管壁全周环形或不规则增厚或局部增厚,管腔变窄。

(2)食管腔内肿块。

(3)食管周围脂肪层模糊、消失。

(4)周围组织器官受累：气管和支气管、心包和主动脉等。

(5)转移：以纵隔、肺门及颈部淋巴结多见，少数逆行性转移至上腹部淋巴结，肺部转移少见。

2.增强

瘤体轻度强化。

(三)MRI表现

MRI表现多与CT表现相似，平扫时瘤体呈等 T_1 长 T_2 信号，增强扫描时，瘤体明显强化。

七、经导管动脉化疗栓塞术

(一)适应证

(1)失去手术切除机会的中晚期食管癌患者。

(2)择期行手术切除治疗的食管癌患者，术前先行化疗栓塞术，以增加手术切除根治的机会，同时也减少了肿瘤扩散的机会。

(3)已行手术切除的食管癌患者，术后定期进行化疗灌注，可减少肿瘤转移与复发的机会。

(4)配合中医中药或放射治疗，可起到很好的协同作用。

(5)已行球囊扩张或内支架置入术的食管癌患者，定期进行化疗灌注可有效地预防食管发生再狭窄，至少可延长再狭窄发生的时间。

(6)高龄或全身一般情况较差，不能耐受外科手术的食管癌患者。

(二)禁忌证

(1)严重的心、肝、肾功能不全，不能耐受治疗者。

(2)严重的凝血机制异常，又不能纠正者。

(3)伴有全身广泛转移的食管癌患者。

(4)由于存在食管-气管瘘，而有较严重的肺部感染的患者，应在进行抗感染的同时，积极施行食管带膜内支架置入术，再进行化疗灌注。

(5)手术时造影显示，食管癌的供血动脉与脊髓营养动脉共干或存在吻合支者，应慎重。

(三)术前准备

1.患者准备

(1)查血常规、出凝血时间。

(2)肝、肾功能检查。

(3)胸部拍片。

(4)心电图检查。

(5)会阴部备皮。

(6)碘过敏试验。

2.医师准备

(1)认真复习病史，进行术前讨论，制订手术方案，严格审查各项术前检查，排除手术禁忌情况。

(2)向患者及家属详细交代手术方法及过程，说明手术的必要性与可能出现的异常情况，消除患者及家属的紧张心理，更好地配合手术，让患者或家属在手术协议书上签字。

3.器械及药品准备

(1)无菌穿刺敷料包一个，4～5 F系列的血管鞘、导管、导丝一套。

(2)手术常规用药2%利多卡因5 mL、肝素1.25万单位、地塞米松5 mg、76%泛影葡胺40 mL、生理盐水3 000 mL、恩丹西酮8 mg。化疗灌注与栓塞用药:5-FU 0.75～1.25 g、卡铂200～300 mg、阿霉素30～50 mg、喜树碱16～20 mg、超液化碘油10～20 mL、吸收性明胶海绵条若干等,另外,可根据肿瘤的不同细胞学类型,调剂方案。

(四)操作技术

1.Seldinger技术操作

患者平卧位于导管床上,对双侧腹股沟区进行常规消毒、铺无菌巾,选择一侧股动脉为穿刺动脉(一般以右股动脉为多),穿刺点一般选择在腹股沟中点下方1.5～2 cm的股动脉搏动最强处。局部以2%利多卡因5 mL对皮下组织及股动脉周围组织进行局部麻醉,以减轻股动脉壁的张力,易于刺入。用尖手术刀片顺皮纹方向切开穿刺点皮肤2～3 cm,用纹式血管钳钝性分离皮下组织,术者以左手中指或示指触摸并固定穿刺动脉,右手持穿刺针,经切口以与体表约45°角缓慢刺入皮下,待针尖触及动脉壁时,快速刺入。此时可有两种情况发生,一是仅刺穿了动脉前壁,抽出针芯后即可看到有动脉血流从针尾喷出;二是同时刺穿了动脉的前后壁,拔出针芯后无血流喷出,此时需将针套缓缓后退,当针套尖端退入动脉血管腔内时,即可见有血流从针尾喷出,遂即固定穿刺针,稍压针尾,经针尾送入导丝约20 cm,按压导丝,拔出针套,然后经导丝置入血管鞘,拔出导丝及鞘内扩张器,经鞘侧端装置注入15 mL肝素生理盐水,血管穿刺及血管鞘置入到此完成,接下来便可进行导管的置入。

2.导管的置入及选择性血管化疗灌注与栓塞术

导管的选择应根据食管癌的不同位置。食管癌发生的节段不同,其供血动脉则不同,故需选择不同规格的导管,以便更顺利地将导管插入靶血管(图4-3)。导管一般以4～5 F为主,导丝应为与导管型号相适应的弯头导丝。整个手术过程应在电视监控下进行,每隔5～10分钟经导管注入10 mL肝素生理盐水,以保持导管的肝素化。导管超选进入靶血管后,先造影观察肿瘤的供血情况,然后再进行化疗灌注或栓塞术。造影剂速度一般为2～4 mL/s,总量为4～12 mL。

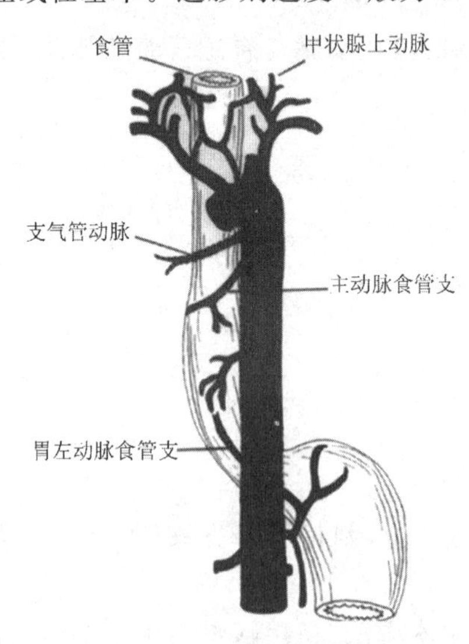

图4-3 食管血供图

(1)颈段食管癌:颈段食管癌的供血动脉多来自甲状腺下动脉及其食管分支,手术时,一般选用猎人头(Headhounting)导管。先将导管送入锁骨下动脉,然后在导丝引导下超选进入甲状腺下动脉及其食管支。若是选择插管有困难,可将导管头端置入甲状腺下动脉开口水平单纯进行化疗灌注,但不能进行栓塞。

(2)胸段食管癌:胸段食管癌的供血动脉按节段分布亦有不同,胸上段食管癌的供血动脉多来自甲状腺下动脉及左、右支气管动脉,第2、3肋间后动脉的食管支。一般用猎人头及眼镜蛇(Cobra)两种导管,特殊情况下尚需用肺动脉导管。手术时需将导管头端依次超选择进入这些供血动脉及其食管分支进行化疗灌注术,超选择有困难者不能进行栓塞术。胸中下段食管癌的供血动脉分别来自左、右双侧支气管动脉,食管固有动脉及第3~7肋间后动脉食管支。一般用眼镜蛇导管及肺动脉导管两种即可。手术时需将导管头端依次超选择进入这些供血动脉的食管支进行化疗灌注栓塞,超选择有困难时不能进行栓塞术。腹段食管癌或贲门癌累及食管下端者,肿瘤血供则主要来自左膈动脉及胃左动脉(图4-4),一般需用眼镜蛇导管或改良的肝动脉导管。手术时将导管头端分别超选择进入左膈动脉、胃左动脉进行化疗栓塞,最后可将导管从胃左动脉退回至腹腔干给予化疗灌注,以杀伤腹腔淋巴结内的癌细胞。手术结束后,拔除导管及血管鞘,穿刺点局部压迫15~20分钟,待松手后无血液渗出,方可行无菌加压包扎,送患者回病房。

(3)化疗灌注及栓塞的原则:对于食管癌患者的化疗灌注治疗,用药的基本原则应为联合交替用药,避免肿瘤细胞对化疗药物产生耐药性,同时可以反复多次进行。目前较常采用的化疗方案为以卡铂为主的联合用药:①卡铂200 mg+阿霉素40 mg+5-FU 1 000 mg。②卡铂200 mg+阿霉素40 mg+喜树碱20 mg。③卡铂200 mg+喜树碱20 mg+5-FU 1 000 mg。④卡铂200 mg+MTX 30 mg。需栓塞者,可选用超液化碘油5~20 mL,与相应化疗药物混合均匀后在透视监控下缓缓注入病灶区。同时可选配免疫增强制剂、干扰素、中药制剂等联合应用,以提高疗效。

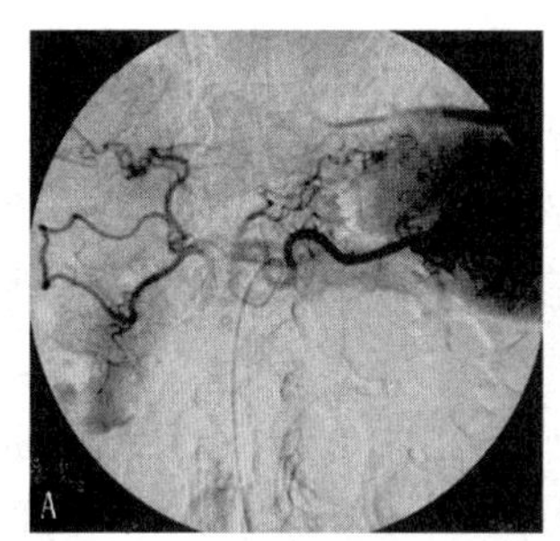

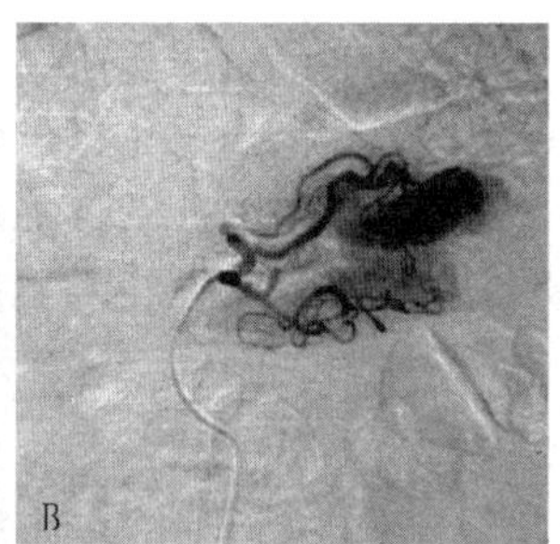

图4-4 贲门癌的胃左动脉化疗术

A.腹腔动脉造影,示胃左动脉主干增粗,分支增多、迂曲,并可见新生的肿瘤血管及肿瘤染色;B.导管超选择进入胃左动脉后进行化疗灌注术

3.注意事项

(1)术前一定要注意选择规格合适的导管,适当的导管是手术成功的关键,这样既缩短了手术的时间,又减轻了患者的手术痛苦,同时,使化疗栓塞的效果更加确切。

(2)整个手术过程应确保在无菌条件下进行,凡接受介入治疗的食管癌患者,大多体质较弱,较易受到感染,故在手术时一定要保证所有手术器械的无菌,以免导致医源性感染。

(3)使用导管进行血管内操作时,操作者手法应轻柔、仔细,严禁操作粗暴或长时间反复刺激血管,以免导管使血管壁上的粥样斑块脱落,引起异位栓塞或血管痉挛导致相应器官的缺血。

(4)手术中,每隔5~10分钟应经导管注入10 mL肝素生理盐水,尤其是导丝在导管内操作后,更应立即注入肝素生理盐水以防导管内血栓形成,一旦导管内有血栓形成,血栓脱落后极易栓塞动脉引发器官缺血。

(5)由于导管所进入的靶血管大多较细小,故造影时压力不宜太大,造影速率以 2～4 mL/s 为宜,总量一般在 4～8 mL。压力较大时易造成靶血管的破裂出血。造影或灌注化疗药物时,应排净注射器内的气体以免出现气栓。

(6)若一种导管试插 3～4 次仍不能进入靶血管时,应更换不同规格的导管。导管的类型应根据主动脉或相应某动脉造影所显示的靶动脉分支的解剖学特点决定。若病灶供血动脉为多源性,则应尽可能多地将导管逐个超选择插入,以确保疗效。

(7)导管拔除后,穿刺局部应压迫 15～20 分钟,至抬手后无出血或渗血,再进行无菌包扎,包扎的压力应适中,以足背动脉搏动良好为标准。

(五)术后处理

(1)术后患者应平卧 12 小时,穿刺侧肢体制动 6 小时。

(2)静脉滴注抗生素 3 天,以预防感染。

(3)给予保肝护胃及补液水化,以减轻化疗药物所致的不良反应,保护肝功能及消化道黏膜。

(4)伴有恶心呕吐者,可给予甲氧氯普胺 20 mg 肌内注射或恩丹西酮 8 mg 溶于 20 mL 生理盐水内静脉注射;伴疼痛者可口服布桂嗪片或肌内注射布桂嗪针剂;发热超过 38 ℃时,可予吲哚美辛栓肛塞降热,同时复查血常规,以排除感染情况的存在。

(5)同时需注意患者穿刺肢体有无发凉、发麻等情况;有无脊髓损伤症状;有无黑便,呛咳等。

(6)定期复查肝、肾功能情况。

(7)继续进行肿瘤综合治疗。

(六)并发症

1.局部血肿

局部血肿常见的原因为反复穿刺、技术不熟练或术后穿刺部压迫止血不彻底,或肝素用量较大、包扎后穿刺肢体未按医嘱要求制动所致。血肿不大时,往往可自行逐渐吸收,对患者影响不大。血肿较大时应局部抽吸或切开清除瘀血,以防动静脉受压而出现动脉血栓或血栓性静脉炎。

2.局部动静脉瘘形成

局部动静脉瘘形成多为穿刺不当引起,插入血管鞘时,同时将动脉和静脉血管壁穿透,拔出后引起动-静脉瘘,一旦发现,应积极进行手术治疗。

3.急性动脉内血栓形成和栓塞

造成急性动脉内血栓形成和栓塞的原因包括患者有血液系统疾病、凝血机制增强或老年人血液黏稠度增高、血流缓慢等。导管在血管内操作时间过长,又无及时肝素化处理,或者操作粗暴引起血管痉挛,均可导致血栓形成。预防血栓形成,关键是手术时手法应轻柔、仔细,术中应及时肝素化处理。一旦发生急性动脉栓塞症状、体征时,应立即用尿激酶或链激酶进行血管内溶栓治疗,并用利多卡因、罂粟碱解痉扩血管治疗,同时静脉滴注右旋糖酐-40、复方丹参等抗凝。有肢体严重缺血者,应尽早手术取栓。

4.导管在血管内打结

导管较软、反复操作、导管头端进入其他血管分支引起过度屈曲成襻,均可造成导管打结。一旦出现有打结情况,可在透视监控下用导丝硬头支撑,缓慢松解导管;或将导管头端超选择进入其他分支血管开口内,缓慢上推导管利于松解。

5.皮肤色素沉着、坏死或消化道黏膜坏死

进行化疗灌注时，若局部用药浓度过高，或注射速度过快，均可引起相应部位皮肤的色素沉着或坏死、消化道黏膜的坏死与溃疡形成。进行栓塞术时，若过多地出现异位正常血管的栓塞，则亦可引起上述改变。其防止措施是在行导管内化疗灌注或栓塞时，应尽量把导管头端超选到位，使其进入到病变供血动脉内，同时应降低灌注药物浓度和注射速度，延长注药时间。一旦发现皮肤或黏膜的坏死，则应立即给予扩张血管、输液水化等处理，以便改善供血情况，同时可应用抗生素预防感染，发生在消化道黏膜者，同时还应给予甲氧氯普胺、维生素 B_6、昂丹司琼等止吐药物。

6.脊髓损伤

胸段脊髓的血供主要来自肋间发出的根动脉，右支气管动脉有部分分支参与脊髓前动脉的供血。在对胸段食管癌进行化疗灌注或栓塞术时，部分化疗药物或栓塞材料可进入脊髓的供血动脉，引起脊髓动脉的痉挛或损伤、栓塞，严重者可造成截瘫。一旦出现脊髓的损伤，常表现为剧烈的胸痛或伴有下肢麻木、无力等症状，应快速用肝素生理盐水静脉注射，稀释药物浓度，静脉滴注甘露醇脱水，同时应用血管扩张药、激素等。

7.食管出血及穿孔

由于经导管进行化疗灌注或栓塞后，肿瘤组织的脆性增加，易导致食管出血，甚至破裂穿孔。出血量少则不必处理，出血量大或伴有穿孔时则需采取紧急措施，包括输血、抗休克、外科手术等。若伴有食管-气管瘘，还需做外科修补术或带膜食管支架置入术。

八、食管球囊成形术

(一)适应证

(1)食管癌或贲门癌手术后的吻合口狭窄。

(2)吻合口处肿瘤复发引起狭窄而又拒绝手术或置入食管内支架者。

(3)晚期食管癌导致食管狭窄而又拒绝手术或置入食管内支架者。

(4)食管癌狭窄行食管内支架置入手术前。

(二)禁忌证

(1)手术后吻合口出现疤痕狭窄，术后 3 周内不宜行扩张术。

(2)较晚期的食管癌患者，并发出血与穿孔的机会较多，应慎重。

(三)术前准备

1.患者准备

(1)血常规、出凝血时间。

(2)心电图。

(3)碘过敏试验。

(4)术前 6 小时禁食。

(5)术前 30 分钟肌内注射山莨菪碱 20 mg、布桂嗪 100 mg。

(6)较紧张的患者，术前可肌内注射地西泮 10 mg。

2.医师准备

(1)仔细复习病史，认真进行术前讨论，确定治疗方案，严格审查各项术前检查，排除手术禁忌证。

(2)向患者及家属解释清楚手术的必要性与可能性，并详细说明手术过程，以消除患者及家属的紧张心理，更好地配合手术，最后请患者或家属在手术协议书上签字。

3.器械及药物准备

(1)器械：一般包括牙垫一只，0.035 英寸超滑交换导丝一根，0.035 英寸超硬导丝一根，8～10 F的长血管鞘一套，胃管一根，6～20 mm 直径的球囊导管数根。同时配备好负压吸痰器及氧气装置。

(2)药物：一般包括山莨菪碱 20 mg、布桂嗪 100 mg、地西泮 10 mg、1%丁卡因喷雾剂、36%泛影葡胺40 mL，伴有特殊疾病者，尚需准备好相关药物。

(四)操作技术

1.操作方法

患者仰卧于手术台，用 1%丁卡因喷雾剂进行咽部麻醉，每 5 分钟喷入咽部一次，共三次。去掉义齿，咬紧牙垫，头偏向一侧。将胃管经口送入咽部，嘱其做吞咽动作，使胃管越过会厌而进入食管。经胃管注入少许造影剂，了解胃管在食管内的位置，同时可显示狭窄部位的程度、长度，并在透视下对狭窄段的上下界进行定位。经胃管送入超滑导丝，并于透视监视下将导丝头端试行通过狭窄段，进入胃腔。留置导丝，拔除胃管，沿导丝送入 8～10 F 的长血管鞘，透视下缓缓前推，使其通过狭窄段进入胃腔，拔除导丝及长血管鞘内的扩张器，经套鞘注入造影剂，进一步证实套鞘远端位于胃腔之内。经套鞘送入硬导丝，使其远端保持位于胃腔内，拔出套鞘，将相应型号的球囊导管沿硬导丝送入到食管的狭窄部，定位准确后，向球囊内注入造影剂，使球囊膨胀，对狭窄段进行扩张。扩张时，球囊应骑跨在狭窄段处，如果狭窄段较长，则应从狭窄段的远端开始扩张，依次向近端进行，至整个狭窄段被完全扩张。在扩张过程中，一般为位于狭窄处的球囊最后被打开，打开前常显示为环形缩窄，此称为“腰征”。每次扩张持续时间为 1～2 分钟，间隔 3 分钟，共扩张 3～5 次为佳。扩张结束后，应将球囊尽量吸瘪，于透视下连同硬导丝一起边旋转边缓慢退出食管。术后，口服造影剂，观察扩张效果及是否有食管穿孔等情况(图 4-5、图 4-6)。

2.注意事项

(1)关于术后吻合口狭窄的扩张时间，一般认为术后 3～4 周扩张最为适宜，过早扩张易导致吻合口破裂，较晚则会给扩张带来一定困难，同时需增加扩张次数。

(2)球囊导管的选择，应按术前对狭窄段的测量选择适当长度与大小的球囊导管。手术时按球囊直径大小由小到大逐级使用，比如首次扩张时可用直径 5～8 mm 球囊，反复扩张 2～3 次，如果顺利，可以改用较大号球囊继续进行扩张，成人一般可用到直径 20 mm 球囊。

(3)术中必须及时用吸痰器清除口腔及咽深部的痰液及食管反流物，以防误入气管。

(4)用球囊进行扩张时，大多患者有一定程度的疼痛，必要时可肌内注射止痛针。患者若出现撕裂样疼痛，则可能会产生食管严重损伤，应停止扩张，造影复查以排除食管穿孔的可能，若无严重并发症，可改期再行扩张术。

(5)整个手术过程，操作者必须手法轻柔，切忌粗暴操作。必须保证，所有器械在进入食管之前已充分擦拭了液状石蜡，以防对食管造成损伤。

(五)术后处理

(1)术后应平卧休息 1 小时，注意观察生命体征是否平稳。

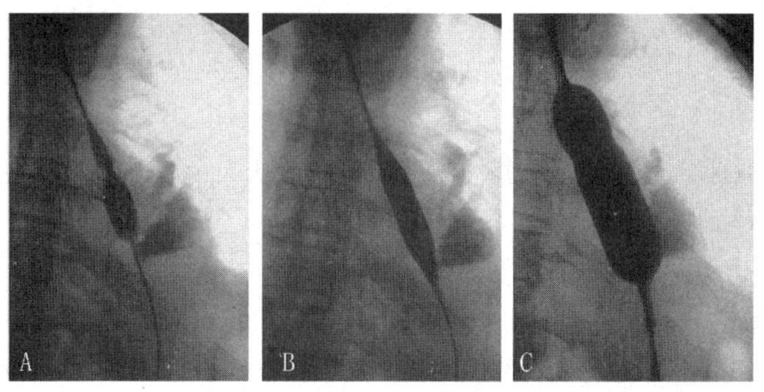

图 4-5　食管贲门癌术后吻合口狭窄的球囊扩张成形

A.先用直径 1.0 cm 的球囊进行扩张，吻合口处呈现“腰征”；B.随着球囊的充分膨胀，“腰征”慢慢消失；C.交换为直径 2.0 cm 的球囊继续进行扩张，吻合口扩张满意

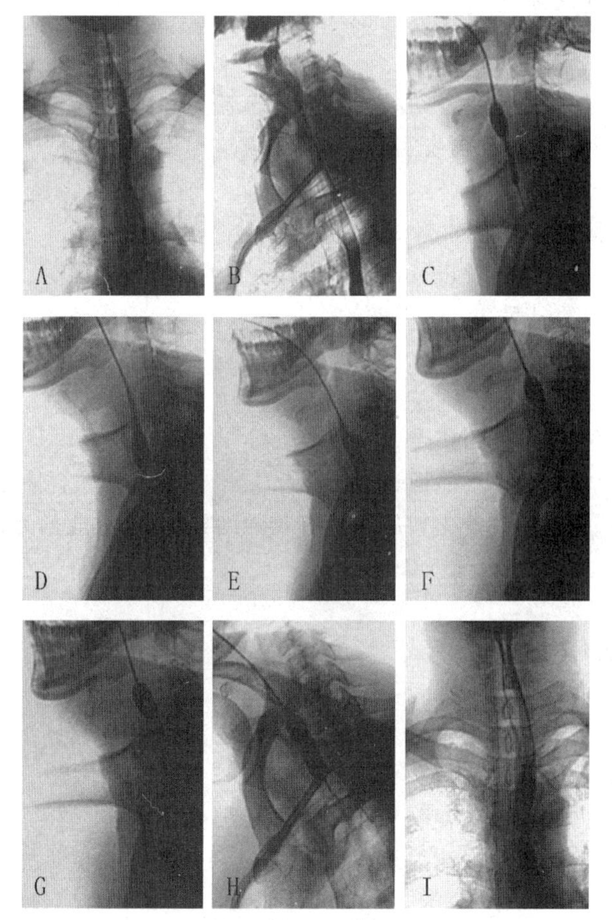

图 4-6　食管上段癌性狭窄球囊扩张术

A、B.食管钡餐检查定位；C、D、E.球囊由狭窄下端开始扩张；F、G、H.球囊扩张狭窄中部及上端；I.狭窄扩张成功

(2)口服庆大霉素盐水(生理盐水 500 mL＋庆大霉素 8 万单位)3 天，以消除局部水肿及可能出现的炎症，疼痛明显者，可加入一支普鲁卡因。

(3)抗炎、止血 3 天。

(4)定期复查,对于扩张效果不理想者,可再次扩张。

(六)并发症

1.出血

一般来说,在扩张手术结束后,大多患者在术后球囊上均可见有血性黏液,一般不需特殊处理,量较大时,可静脉滴注止血药物。

2.穿孔

由于选择的球囊直径不太适宜,或者由于食管的过度扩张而导致局部食管壁撕裂可出现穿孔;另一原因,可能为导丝在穿过狭窄段时,偏离了方向,并进入到脆弱的病灶组织,从而引发穿孔。穿孔发生后,依据其症状的轻重采取相应措施,穿孔较小时可没有任何症状,穿孔较大时,则可引起食管-气管瘘或食管-纵隔瘘,应积极手术治疗或施行带膜食管内支架置入术。

九、食管内支架置入术

(一)适应证

(1)中晚期食管癌狭窄,不能手术切除或拒绝手术者。

(2)食管癌手术后吻合口肿瘤复发引起狭窄者。

(3)食管癌放疗后出现狭窄。

(4)食管癌伴有食管-气管瘘或食管-纵隔瘘者。

(5)贲门癌累及食管下段,出现进行性吞咽困难,手术难度较大者。

(6)纵隔肿瘤压迫食管引起吞咽困难者。

(二)禁忌证

(1)有严重心脏病者。

(2)有明显出血倾向,又不能纠正者。

(3)狭窄较严重,导管或导丝不能通过者。

(4)位置较高的狭窄,置入食管支架后通常有较强的异物感,故应列为相对禁忌。

(三)术前准备

1.患者准备

(1)血常规、出凝血时间。

(2)心电图。

(3)碘过敏试验。

(4)术前 12 小时禁食。

(5)术前 30 分钟肌内注射山莨菪碱 20 mg、布桂嗪 100 mg。

(6)较紧张的患者,术前可肌内注射地西泮 10 mg。

2.医师准备

(1)仔细复习病史,认真进行术前讨论,确定治疗方案,严格审查各项术前检查,排除手术禁忌证。

(2)向患者及家属解释清楚手术的必要性与可能性,并详细说明手术过程,以消除患者及家属的紧张心理,更好地配合手术,最后请患者家属在手术协议书上签字。

3.器械及药物准备

(1)器械:一般包括牙垫一只,0.035 英寸超滑交换导丝一根,0.035 英寸超硬导丝一根,8~

10 F的长血管鞘一套，胃管一根，6～20 mm直径的球囊导管数根，适合的食管内支架及支架推送器。同时配备好负压吸痰器及氧气装置。

(2)药物：山莨菪碱20 mg、布桂嗪100 mg、地西泮10 mg、1%丁卡因喷雾剂、36%泛影葡胺40 mL，伴有特殊疾病者，尚需准备好相关药物。

(四)操作技术

1.操作方法

让患者仰卧于手术台，用1%丁卡因喷雾剂进行咽部麻醉，每5分钟喷入咽部一次，共三次。去掉义齿，咬紧牙垫，头偏向一侧。将胃管经口送入咽部，嘱其做吞咽动作，使胃管越过会厌而进入食管。经胃管注入少许造影剂，证实胃管在食管内，同时可显示狭窄部位的程度、长度，并在透视下对狭窄段的上下界进行定位。经胃管送入超滑导丝，并于透视监视下将导丝头端试行通过狭窄段，进入胃腔。留置导丝，拔除胃管，沿导丝送入8～10 F的长血管鞘，透视下缓缓前推，使其通过狭窄段进入胃腔，拔除导丝及长血管鞘内的扩张器，经套鞘注入造影剂，进一步证实套鞘远端位于胃腔之内。经套鞘送入硬导丝，使其远端保持位于胃腔内，拔出套鞘，将相应型号的球囊导管沿硬导丝送入到食管的狭窄部，定位准确后，向球囊内注入造影剂，使球囊膨胀，对狭窄段进行扩张。扩张时，球囊应骑跨在狭窄段处，如果狭窄段较长，则应从狭窄段的远端开始扩张，依次向近端进行，直至整个狭窄段被完全扩张。在扩张过程中，一般认为位于狭窄处的球囊最后被打开，打开前示为环形缩窄，此称为"腰征"。每次扩张持续时间1～2分钟，间隔3分钟，共扩张3～5次为佳。扩张结束后，应将球囊尽量吸瘪，于透视下缓慢退出食管。沿硬导丝将装有食管内支架的推送器缓慢送入食管，于透视下将内支架准确定位，然后缓慢释放，使内支架位于狭窄段并超出上下界各约2 cm为佳，内支架释放完成后拔除推送器，沿硬导丝送入胃管，进行食管造影，观察食管通畅情况及内支架扩张情况，若内支架扩张不理想，可送入球囊辅助扩张(图4-7)。

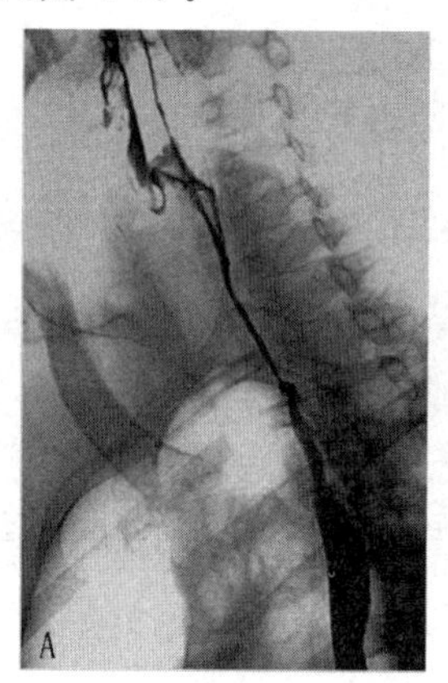

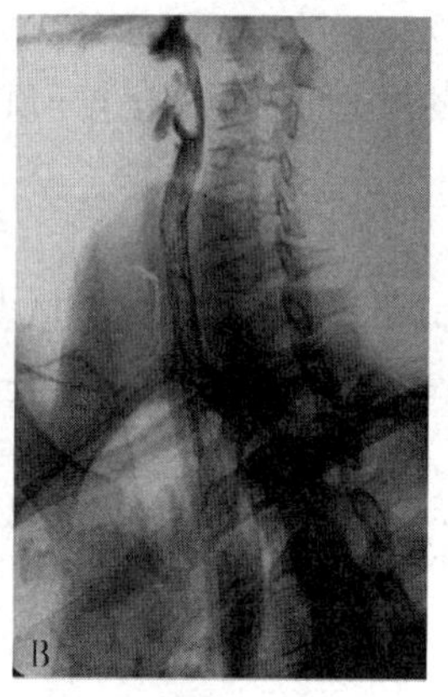

图4-7 上段食管癌狭窄支架置入术

A.食管造影，示食管上段长约10 cm，不规则狭窄区；B.置入食管内支架后狭窄段扩张良好

2.注意事项

(1)关于食管癌术后吻合口狭窄的扩张时间，一般认为术后3～4周扩张最为适宜，过早扩张易导致吻合口破裂。

(2)球囊导管与食管内支架的选择，应按术前对狭窄段的测量来选择适当长度与大小的球囊导管与内支架。手术时按球囊直径大小由小到大逐级使用，内支架长度以超过狭窄段上下界各2 cm为佳。

(3)术中必须及时用吸痰器清除口腔及咽深部的痰液及食管反流物，以防误入气管。

(4)用球囊进行扩张食管与置入内支架时，大多患者有一定程度的疼痛，必要时可补肌内注射止痛针。患者若出现撕裂样疼痛，则可能会产生食管严重损伤，应停止手术，造影复查以排除食管穿孔的可能，若无严重并发症，可改期再行手术。

(5)整个手术过程，操作者必须手法轻柔，切忌粗暴操作。必须保证，所有器械在进入食管之前已充分擦拭了液状石蜡，以防对食管造成损伤。

(6)释放支架后，应先让患者口服适量温水，以促使内支架充分扩张，然后口服适量温热造影剂，观察食管畅通情况。

(7)一般食管支架不宜过高，以 C_7 水平为界，以免过高引起较明显的异物感。

(8)贲门癌累及食管下段时，宜放防反流支架，食管内支架下端不应伸入胃腔内过长，以免刺激胃壁引发顽固性呕吐。

(9)为预防食管的再狭窄或食管-气管瘘、食管-纵隔瘘的发生，学者主张一律用带膜食管内支架为宜。

(五)术后处理

(1)术后应平卧休息 24 小时，注意观察生命体征是否平稳。

(2)术后 3 天，温热流质饮食；然后改半流质，1 周后过渡到正常饮食；1 月内禁食含大量纤维素食物及大块肉类食物。

(3)口服庆大霉素盐水(生理盐水 500 mL＋庆大霉素 8 万单位)3 天，以消除局部水肿及可能出现的炎症，疼痛明显者，可加入一支普鲁卡因。

(4)术后常规静脉滴注 3 天抗生素、止血药，预防感染及出血。

(5)术后常规静脉滴注能量合剂 5～7 天。

(6)定期进行食管癌的导管化疗、放疗，可预防食管再狭窄的发生。

(六)并发症

1.出血

一般来说，在食管内支架置入术后，大多患者在术后球囊上、支架推送器上均可见有血性黏液，一般不需特殊处理，量较大时，可静脉滴注止血药物。

2.穿孔

穿孔往往由于术中导丝误插入食管外所致，或者由于食管内支架过度扩张而导致了食管癌性组织的破坏撕裂所致。

3.支架滑脱移位

支架滑脱移位，甚至进入胃腔或胸腔。多由于术后饮食不当所致，如过早进饮凉食或高纤维素食物。

4.再狭窄

由于食管内支架本身只是一种对症处理，对肿瘤并无治疗作用，所以，术后 6 个月左右的时间，可能会由于肿瘤的继续生长而出现食管的再狭窄(图 4-8)。

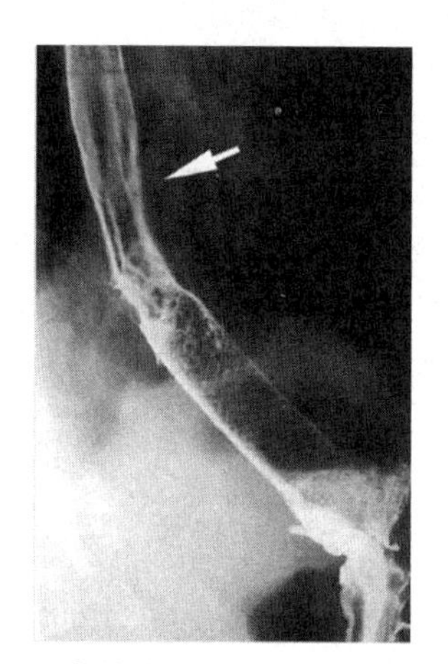

图 4-8 食管癌内支架置入后肿瘤复发

食管下段癌、内支架置入术后一年，于支架两端肿瘤复发，致再狭窄

5.顽固性呃逆

置于食管下端贲门部的支架，有可能会引起顽固性呃逆。

（成 健）

第四节 原发性肝癌的微波消融治疗

肝脏肿瘤分良性和恶性两种。根据肿瘤组织来源不同，肝脏良性肿瘤可分为三大类：①上皮组织肿瘤：如肝细胞腺瘤（肝腺瘤）、胆管腺瘤（包括囊腺瘤）、肝细胞胆管混合腺瘤等；②间叶组织肿瘤：如肝血管瘤（包括海绵状血管瘤、动脉瘤、毛细血管瘤、血管内皮细胞瘤等）、肝淋巴管瘤、肝纤维瘤、肝脂肪瘤、肝黏液瘤；③其他肝脏肿瘤：如先天性肝囊肿、肝畸胎瘤、肝错构瘤、肝甲状腺瘤、肝结节样增生、肝平滑肌瘤等。肝脏恶性肿瘤主要是原发性肝癌（PLC）和继发性肝癌。其他恶性肿瘤如肝肉瘤，恶性血管内皮细胞瘤均少见。本章节重点讲述原发性肝癌的微波消融治疗。

一、流行病学

肝癌分为肝细胞肝癌（HCC）、胆管细胞癌和混合型肝癌（肝细胞胆管细胞混合癌，其中HCC 占肝癌总数的 90%以上。HCC 是我国常见的恶性肿瘤之一，高发于东南沿海地区。我国肝癌患者的中位年龄为 40～50 岁，男性比女性多见。我国目前发病人数约占全球的 55%，在肿瘤相关死亡中仅次于肺癌，位居第二。肝癌高发于东南亚和非洲东南部，我国多见于东南沿海，每年发病率高达 30/10 万人，而在北美、北欧、澳洲等低发区则仅为 2/10 万人。我国每年死于肝癌的患者约 11 万，其中男性 8 万，女性 3 万，占全世界肝癌死亡率的 45%。我国肝癌高发的趋势十分严峻，这是由于我国有 1.2 亿乙型肝炎病毒（HBV）携带者，每年还有约 100 万新生婴儿由于母亲为携带者而感染 HBV。

已被流行病学证明与肝癌有关的危险因素有性别、黄曲霉素、乙醇、射线、外源性激素、代谢失调等，但与 HBV 感染关系最密切：①肝癌大多发生于肝硬化基础上，而多数肝硬化又是 HBV

所致。有人统计在肝硬化者的尸检中,30%~40%发现 HCC,而 80%~90%合并有肝硬化;②与正常人相比,肝癌患者血中 HBV 的检出率高 10 倍;③检出癌细胞周围的非癌肝细胞质中含 HBV 表面抗原。黄曲霉素的代谢产物黄曲霉素 B1 有强烈的致癌作用,存在于霉变的玉米、花生等食品中,食品被黄曲霉素 B1 污染严重的地区,肝癌的发病率也较高。亚硝胺类、偶氮芥类、乙醇、有机氯农药等均是可疑的致癌物质。一些饮水常被多氯联苯、三氯甲烷(氯仿)等污染,也可致癌。近年来发现池塘中生长的蓝绿藻是强烈的致癌植物,可污染水源。寄生虫病如华支睾吸虫感染可刺激胆管上皮增生,可导致原发性胆管癌。

二、肝癌的病理

近年来由于生化、免疫病理和分子病理的发展,肝癌病理研究的广度和深度发展到一个新的高度,从大体标本、超微分子水平,从癌前病变、早期癌到晚期癌,都在进行研究。1901 年,Egge 把肝癌分为巨块型、结节型和弥漫型。20 世纪 70 年代由于 AFP 用于人群普查,出现了亚临床肝癌或小于 3 cm 的小肝癌。为此国内肝癌病理协作组提出:①块状型,癌块直径大于 5 cm,呈巨块状、融合块状、多块状,超过 10 cm 者为巨块型,肿块边缘可有小或散在的卫星结节;②结节型:癌结节最大直径不超过 5 cm,此型又可区分为单结、多结节和融合结节 3 个亚型;③小癌型:单结节肿瘤直径<3 cm,或相邻两个癌结节直径之和<3 cm;④弥漫型:癌结节较小,弥漫分布于整个肝脏。胆管细胞性肝癌大多为单个肿块,结缔组织间质较多,色泽灰白,质坚实,且向四周不规则浸润。

肝癌的组织学分型可分为:①肝细胞型,占肝癌总数的 90%左右,大多伴有慢性乙肝或肝硬化。肿瘤分化程度按 Edmonsn 标准分四级,以Ⅱ、Ⅲ级为多,同一病例可呈现不同分化程度。纤维板层型肝癌是近年新认识的一种 HCC 的特殊组织学亚型,包绕癌巢有板层状纤维,多见于青年,肿瘤单个,生长慢,很少伴肝硬化,亦少见 HBV 感染,AFP 多阴性,手术切除率高,预后好等。②胆管细胞型:也称“肝内胆管癌”,癌细胞呈立方或柱状,排列成腺体,多来自胆管上皮,少见来自大胆管。③混合型:罕见,表现为肝细胞癌和胆管细胞癌组织形态的混合存在。

三、临床表现

原发性肝癌大多为慢性肝炎并肝硬化发展而来,起病隐匿,早期缺乏典型症状,很多患者体检或肝病随访时偶然发现,主要表现为肝癌标志物甲胎蛋白(AFP)升高和(或)影像检查发现肝内异常占位。患者大多缺乏明显症状和异常体征,症状明显则多已进入中晚期。不同阶段肝癌临床表现差异较大,常见临床症状有肝区疼痛、上腹肿块、食欲缺乏、消瘦、乏力、腹胀、腹泻、发热等全身及消化道症状。晚期有黄疸、腹水、远处转移症状和恶病质。常见的体征包括肝大、腹水、脾大、下肢水肿、胸腔积液等。

四、肝癌的转移

(一)肝内转移

肝内血道转移发生最早且最常见,可侵犯门静脉并形成癌栓。癌栓脱落在肝内可引起多发性转移病灶,门静脉主干癌栓阻塞可引起门静脉高压和顽固性腹水。然而,临床上常将多中心性病灶形成统统归为肝内转移,这是不合理的,其发生机制并不相同。

(二)肝外转移

1.血道转移

以肺转移率最高,约占43.5%。肝静脉发生癌栓后,向上延伸到下腔静脉,甚至达右心腔,或较小的癌栓落入肺动脉引起肺小动脉栓塞而形成转移灶。血道转移还可累及肾上腺、骨、肾、脑等器官。

2.淋巴转移

局部转移到肝门淋巴结最常见(占12.6%),也可转移到主动脉旁、锁骨上、胰、脾等处淋巴结。

3.种植转移

偶尔发生,既往肝癌切除史者较常见,肿瘤脱落播散也是常见原因。

五、肝癌的诊断

(一)肝癌诊断标准

1.病理诊断

肝内或肝外病理学检查证实为原发性肝癌者。

2.临床诊断

(1)AFP≥400 μg/L,能排除妊娠、活动性肝病、生殖腺胚胎源性肿瘤及转移性肝癌等,并能触及肿大、坚硬及有结节状的肝脏或影像学检查有肝癌特征的占位性病变者。

(2)AFP<400 μg/L,能排除妊娠、活动性肝病、生殖腺胚胎源性肿瘤及转移性肝癌等,并有两种影像学检查有肝癌特征性占位病变;或有两种肝癌标志物(AFP异质体、异常凝血酶原、γ-GT同工酶Ⅱ、α-L-岩藻糖苷酶及CA19-9等)阳性及一种影像学检查具有肝癌特征性占位性病变者。

(3)有肝癌的临床表现,并有肯定的肝外远处转移病灶(包括肉眼可见的血性腹水或在其中发现癌细胞),并能排除转移性肝癌者。

(二)原发性肝癌诊断

1.肝癌的早期诊断

对于≥35岁的男性、具有乙肝病毒(HBV)和(或)丙肝病毒(HCV)感染、嗜酒的高危人群,一般要求每隔6个月进行一次检查。对AFP高于正常,超声检查未发现肝脏占位者,应注意排除妊娠、活动性肝病以及生殖腺胚胎源性肿瘤,否则应进行CT/MRI等检查。如AFP出现升高但并未达到诊断水平,还应密切追踪AFP的动态变化,将超声检查间隔缩短至1~2个月,必要时进行CT/MRI检查。若高度怀疑肝癌,还可进行数字减影血管造影(DSA)下肝动脉碘油造影检查。如上述检查仍无法定性,则肝组织活检予以确诊。

2.实验室诊断

肝癌实验室诊断指标较多,但截至目前检测血清AFP仍是最特异最敏感方法,66%的肝癌患者血清AFP显著异常,但AFP指标高低与肿瘤大小、数目并不成正比关系。

3.影像学诊断

(1)超声检查:超声下原发性肝癌多呈低回声表现,少数显示高回声或等回声。等回声表现者易于漏诊,实时超声造影对于小肝癌的鉴别诊断具有重要的临床价值,常用于肝癌的早期发现和诊断,对于肝癌、肝囊肿、肝血管瘤的鉴别诊断以及肝脏血管内栓子性质鉴定有参考价值。

(2)多层螺旋CT:CT的分辨率远远高于超声,图像清晰而稳定,能全面客观反映肝癌的特性,用于肝癌常规诊断检查和治疗后随访。CT增强扫描可清楚显示肝癌大小、数目、形态、部位、边界、肿瘤血供丰富程度,以及与肝内管道的关系;对门静脉、肝静脉和下腔静脉是否有癌栓,肝门和腹腔淋巴结是否有转移,肝癌是否侵犯邻近组织器官都有重要的诊断价值;还可通过显示肝脏的外形、脾脏的大小以及有无腹水来判断肝硬化轻重,因此CT已经成为肝癌诊断的重要常规手段。尤其CT动态增强扫描可以显著提高小肝癌检出率;肝动脉碘油栓塞3～4周后进行CT扫描也能有效发现小肝癌病灶。

(3)磁共振成像(MRI):MRI具有很高的组织分辨率和多参数、多方位成像等特点,而且无辐射影响,是继CT之后又一高效而无创伤的肝癌检查诊断方法。MRI的优点主要有:应用肝脏特异性MRI造影剂能够提高小肝癌检出率;对肝癌与肝脏局灶性增生结节、肝腺瘤等的鉴别亦有较大帮助;对于肝癌患者肝动脉化疗栓塞(TACE)疗效的跟踪观察,MRI较CT有更高的临床价值;对肝内小病灶的检出、血管的情况以及肿瘤内结构及其坏死状况等有独到之处;对于肿瘤局部消融后活性评价优于CT;MRCP可以了解肝内外胆管和胰管状况。

(4)正电子发射计算机断层扫描(PET-CT):PET-CT是将PET与CT融为一体而成的功能分子影像成像系统,既可由PET功能显像反映肝脏占位的生化代谢信息,又可通过CT形态显像进行病灶的精确解剖定位,并且同时全身扫描可以了解整体状况和评估转移情况,达到早期发现病灶的目的,同时可了解肿瘤治疗前后的大小和代谢变化。但该检查假阳性和假阴性的发生率高于期望值。

(5)选择性肝动脉造影:选择性肝动脉造影是侵入性检查,同时进行化疗和碘油栓塞还具有治疗作用,可以明确显示肝脏小病灶及其血供情况,选择性肝动脉造影适用于其他检查后仍未能确诊的患者。

(6)病理诊断:病理学检查是原发性肝癌诊断金标准,但仍需结合临床。如果穿刺技术不过关,容易造成假阴性而影响疾病及时治疗。目前认为,如果血清学和影像学能够达到确诊,不必一定行肝穿刺活检。

六、原发性肝癌的治疗

原发性肝癌治疗目标包括:①治愈;②局部控制肿瘤,为移植做准备;③局部控制肿瘤,开展姑息治疗。现有治疗方法大致包括手术治疗(部分肝切除术、肝移植和姑息手术)、非手术治疗(消融治疗、动脉化疗栓塞、化疗、放疗、生物治疗和分子靶向治疗)等。按照巴塞罗那分期标准,目前具有肿瘤治愈潜力者主要有两种,即外科切除(包括肝移植)和局部消融。其他治疗则列入姑息治疗范畴。本节主要介绍肝癌局部微波消融治疗。

七、适应证

(1)对于直径≤5 cm的单发肿瘤或最大直径≤3 cm的多发结节(3个以内),无血管、胆管侵犯或远处转移,肝功能Child-Pugh A或B级的早期肝癌患者,微波或射频消融是外科手术以外的最好选择。

(2)对于单发肿瘤直径≤3 cm的小肝癌,消融多可获得根治性消融。

(3)对于无严重肝肾心脑等器官功能障碍、凝血功能正常或接近正常的肝癌,不愿接受手术治疗的小肝癌以及深部或中心型小肝癌，手术切除后复发或中晚期癌等各种原因不能手术切除的肝癌，肝脏转移性肿瘤化疗后、等待肝移植前控制肿瘤生长以及移植后复发转移等患者均可采取消融治疗。

(4)肿瘤距肝门部肝总管、左右肝管的距离应至少为 5 mm。

(5)对于多个病灶或较大的肿瘤(直径大于 5 cm)，根据患者肝功能状况，可采取肝动脉化疗栓塞(TACE 或 TAE)联合微波消融治疗。

(6)对位于肝表面、邻近心膈、胃肠管区域的肿瘤，可选择开腹或腹腔镜下治疗，也可以微波结合无水乙醇注射。

八、禁忌证

(1)位于肝脏脏面，其中 1/3 以上外裸的肿瘤。

(2)肝功能 Child-Pugh C 级，TNM Ⅳ期或肿瘤呈浸润状。

(3)肝脏显著萎缩，肿瘤过大，需消融范围达 1/3 肝脏体积者。

(4)近期有食管(胃底)静脉曲张破裂出血。

(5)弥漫性肝癌，合并门脉主干至二级分支或肝静脉癌栓。

(6)主要脏器严重的功能衰竭。

(7)活动性感染尤其胆系炎症等。

(8)不可纠正的凝血功能障碍及血象严重异常的血液病。

(9)顽固性大量腹水；意识障碍或恶病质。

(10)转移性肝癌微波消融的禁忌证也与原发性肝癌大同小异，需要特别提出的是：①原发灶无法得到根治性治疗且呈进展状态；②除肝脏以外，其他重要脏器也已发生广泛转移，预计生存期小于 6 个月，且肝脏局部无明显症状者。

九、术前准备

(一)病史采集和体检

消融治疗前应详细询问患者病史并进行全面体检。重点注意：既往肝炎、肝硬化情况；既往治疗情况；既往是否发生过与肝硬化有关的病变，如上消化道静脉破裂出血、黄疸、腹水等；有无合并高血压、冠心病、贫血、慢性阻塞性肺病、糖尿病、严重肾病等病史。

(二)术前检查

(1)血尿粪便常规检查、生化常规、止凝血实验等检查：重点关注白细胞、血小板、肝功能、肾功能、血糖、电解质、凝血酶原时间、乙型肝炎和丙型肝炎血清标志物。

(2)胸部 X 摄片或 CT：了解有无肺部转移可能。必要时 PET-CT 检查了解全身其他脏器或组织有无转移。

(3)心电图：了解目前心脏状况。

(4)影像学检查：术者应在术前详细分析 B 超或 CT/MRI 等影像学资料，以了解肿瘤大小、数目和位置，尤应注意与肝内重要管道结构(尤其胆管)以及周围空腔脏器(尤其胆囊和肠管)间的关系。根据病灶部位，确认最佳进针路线。根据病灶大小和数目确定一次性消融还是分次治疗。

(5)转移性肝癌必要时还须通过肠镜、胃镜、CT/MRI 等方法判断原发灶部位状况。

总之，通过上述检查，正确评估患者一般全身状况、肝脏局部状况、肝内肿瘤特征及手术耐受力。这对麻醉方式选择、消融范围控制和手术并发症预防等均有重要价值。

（三）纠正患者术前状态

根据术前检查情况，手术前予以短期针对性处理。

（1）改善凝血机制：如 PT 明显延长，可给予维生素 K_1，使之与正常对照相差小于 4 秒。如血小板过低（一般低于 40×10^9/L 者），原则上可通过输注血小板、脾动脉栓塞等使血小板尽量升高后再予消融，尽量预防可能发生的针道出血。

（2）提高肝脏储备功能：对于肝功能较差者应加强保肝治疗，使肝功能保持在 Child-Pugh B 级以上。

（3）对于伴有高胆红素血症患者，可根据黄疸类型给予保肝、利胆、胆管支架置入等措施加以控制，力争使治疗前总胆红素低于 50 μmol/L。

（4）如合并大量腹水，应弄清病因，通过保肝、输注白蛋白、应用利尿剂等措施使腹水消退后再予消融。

（5）如合并全身其他重要脏器病变，应良好控制后再根据具体情况予以消融。

（四）治疗前的谈话

跟患者详细交代病情，介绍微波消融治疗的原理以及治疗的目的，告知微波消融治疗可能会发生的风险。尤其是对于病灶位于特殊部位，治疗风险较大，需与患者充分沟通，征得家属的充分理解和同意，并签署《肿瘤消融治疗知情同意书》。《肿瘤消融治疗知情同意书》格式各医疗单位有所不同，但是在内容方面一定要根据国家卫生部对三类医疗技术的要求进行制订。

十、操作过程

（一）操作流程

1.定位

根据病灶的位置，将定位标记平铺于患者身上，在平静呼吸状态下屏气完成扫描，确定病灶部位、数目、大小等，对于某些病灶显示不清时行增强扫描。

2.穿刺

穿刺进针层面一定要与术前计划的层面一致，选择合理的穿刺路径，穿刺入路上至少有 1 cm以上的正常肝实质，并在避开大血管、胆管、胃、肠管和胆囊的前提下以最短的路径穿刺肿瘤。

3.固定

穿刺到位后固定消融天线，并记录消融电极的角度、深度，避免因患者自主运动，或术中疼痛，致消融针移位。

4.消融

根据病灶大小设定消融时间、功率，消融范围超出病灶边缘 0.5～1.0 cm，消融过程中注意观察患者的生命体征及临床反应。

5.拔针

消融完毕后拔出消融针时，行针道消融，观察针道有无渗血、渗液，必要时行压迫或针道消融止血。

6.术后扫描

观察有无气胸、血气胸、腹腔出血等并发症的出现，并观察消融范围是否覆盖了整个肿瘤组织。

(二)注意事项

(1)动态监测生命体征：由于治疗过程中可能出现迷走神经反射，所以应实时动态监测患者生命体征的变化。

(2)根据肿瘤与其他脏器结构关系及影像显示肿瘤血管状况决定消融顺序，先消融血管进入肿瘤的区域及邻近其他脏器结构区域，然后消融剩余区域。

(3)在对肝门部、尾状叶、近胆囊、近膈顶、近肠管等特殊部位病灶的消融时，应掌握好消融功率和消融时间，避免造成严重的并发症。

(4)治疗结束，患者可予腹带胸腹部加压包扎，以防腹壁穿刺处出血。

(5)消融范围应力求包括 0.5 cm 的癌旁组织，以获得"安全边缘"，彻底杀灭肿瘤。对边界不清晰、形状不规则的浸润型癌或转移癌，在邻近肝组织及结构条件许可的情况下，建议扩大瘤周安全范围达 1 cm 或以上。

(6)术后密切监测呼吸、血压、脉搏和注意腹部体征变化。建议微波消融术后患者应住院观察 3～5 天，以防患者出院后发生严重并发症。

(7)肿瘤较大、一次性消融肿瘤数目较多或肿瘤位于空腔脏器旁者，术后应至少 6 小时后少量进水或稀饭，必要时次日开始进食。

(8)对于合并肝硬化，尤其肿瘤较大或一次性消融肿瘤数目较多者，术后应给予制酸药物，预防因肝硬化门脉高压致上消化道静脉曲张破裂出血、术后应激性溃疡出血或门脉高压性胃黏膜出血等并发症。

(9)如一次性消融较大肿瘤或多发肿瘤，应根据持续热消融时间长短考虑予以水化、扩张肾血管等措施保护肾功能。

十一、并发症及处理

与外科切除相比，微波消融的治疗风险相对较小，并发症少，尤其严重并发症发生率显著较低。

(一)并发症定义和分类

1.重要并发症定义

2005 国际肿瘤影像引导消融工作组对于重要并发症定义如下：在影像引导消融过程中或治疗后出现的临床症状和体征如果不处理：①可能危及生命安全；②导致实质性损害和功能障碍；③患者需住院治疗或延长住院时间者。具备上述三者之一可认为发生了并发症，与此相比其他的都是轻微并发症。

2.不良反应

(1)疼痛：尤其是术中疼痛。

(2)消融后综合征：一般是自限性。主要是低度的发热、全身乏力等。一般持续 2～7 天，个别可以持续 2～3 周。

(3)其他：在影像上看到的小的出血或积液或轻微无症状的损伤。

3.并发症分类

(1)按病因并发症可以分为两类:①继发于穿刺电极或天线:包括感染、出血、肿瘤种植和气胸等;②继发于消融热损伤:包括邻近器官的热损伤、穿刺处烧伤,如肝肿瘤治疗时膈肌的损伤和肝胃韧带的损伤等。

(2)按并发症发生的时间可以分为:①急性并发症:治疗后 24 小时内发生;②亚急性并发症:治疗后 30 天内发生;③迟发性并发症:治疗后 30 天以后发生。

(二)常见并发症的防治

1.消融后综合征

约 2/3 患者可能发生,主要是由于坏死物质的吸收和炎性因子的释放引起。主要症状为发热(38.5 ℃以下)、乏力、全身不适、恶心、呕吐等,一般持续 3～5 天,少部分可能会持续 2～3 周。这种情况对症处理即可,必要时除给予非甾体抗炎药物外,可以适量短时应用糖皮质激素(如地塞米松)。

2.局部疼痛

术中剧烈疼痛是由于微波消融高温刺激肿瘤周围神经所致,尤其包膜下、大血管旁以及胆囊或肠管等空腔脏器旁肿瘤消融时更为明显。消融时的剧烈疼痛使患者难以配合完成治疗,同时也对未来可能反复进行的消融治疗产生恐惧心理,因此麻醉方式的选择以及疼痛的控制至关重要。

微波消融后多数患者会感到不同程度的腹壁疼痛,而且与体位有关。这主要有两个原因。①微波天线穿刺伤及腹壁或肋间神经。②肿瘤贴近肝包膜,为求彻底消融,高温损伤消融区局部腹腔壁层神经,或活动时消融灶摩擦腹壁。另外,如果微波消融时损伤胆囊、肠管等空腔脏器,胆汁或肠液进入腹腔,造成化学性或细菌性腹膜炎,也同样会发生腹部疼痛症状,必须与微波消融造成的非脏器损伤鉴别。如果在局麻下微波消融,术前 30 分钟,地西泮 10 mg 肌内注射,吗啡 10 mg 皮下注射,局部麻醉前 15 分钟静脉注射氟比洛芬酯 50 mg 行超前镇痛。术中患者疼痛十分难忍停止手术,再吗啡 10 mg 皮下注射,重新局部麻醉 10 分钟左右再手术。

微波消融热损伤腹壁或针道疼痛处理较简单,轻者几天后即可自行消失。脏器破裂所致腹痛根据情况选择抗感染保守治疗,或穿刺引流,或开腹探查,力求早期诊断、早期处理。

3.肝功能损害

肝癌微波消融后大都发生肝功能异常改变,损伤程度一般与消融灶范围大小、消融前肝脏功能等因素有关。轻者口服保肝药即可恢复;重者必须静脉应用 1～2 种保肝药物降酶退黄,一般一周左右各项指标将逐渐恢复或接近术前。罕见微波消融治疗造成的不可逆肝功能衰竭。

4.术后恶心、呕吐、腹胀、呃逆

不少患者微波消融术后常发生恶心、呕吐等胃肠道反应,这主要与消融时高温导致腹腔内自主神经紊乱、麻醉药物或术后所用药物反应等因素有关,一般消融治疗后次日即可自行消失。为了防止剧烈呕吐引起针道或消融灶出血等不良后果,可适当给予止吐药物。腹胀可能与热消融时高热刺激腹腔内自主神经,造成紊乱;也可能与全麻有关。呃逆则大多与膈顶部肿瘤消融时热刺激膈肌所致。必须注意与术中损伤胃肠道或胆囊等脏器引起的腹部不适相鉴别。一旦有腹膜刺激征发生,则立即行腹腔超声、腹部透视甚至腹部 CT 等检查确认,尤其空腔脏器旁肿瘤消融后。

5.烧伤

(1)针道烧伤:在微波消融早期此种烧伤经常出现。自从应用了水冷循环系统微波消融天线以后，此种烧伤的发生率大大减少，但有时也发生，其原因是微波消融天线的水冷循环系统漏水或不通，导致针道烧伤。消融前应检查水路通畅后再行穿刺可预防针道烧伤，针道烧伤后应及时换药，一般10天左右可以治愈。

(2)微波消融辐射烧伤：由于靶皮距<2 cm或消融时间/功率选择不当或多针多点消融导致微波辐射烧伤。可以用皮下注射生理盐水或作人工液腹预防微波辐射烧伤。如果出现的辐射烧伤面积较大，临床上处理比较困难，需要按照Ⅳ度烧伤处理，要及时换药，应用抗生素等，有时需要植皮。

6.术中迷走神经反射增强

肝脏的神经分布丰富，由两侧胸7～10交感神经发出分支和左右迷走神经及分支形成的神经丛支配，此外还有右侧膈神经的分支参与支配。多数患者在接受经皮微波消融时会出现出汗、肝区疼痛、脉搏缓慢、心律不齐、血压下降等症状，称为“迷走反射综合征”。术前30分钟注射地西泮10 mg、阿托品0.5 mg或山莨宕碱10 mg，有利于减少迷走神经反射的发生，同时术中动态监测心率、心律、血压和氧饱和度。如术中出现迷走神经反射综合征，可给予阿托品或山莨宕碱予以控制，若术中患者心率低于50次/分，血压低于10.7/6.7 kPa(80/50 mmHg)，应暂停手术，严密观察。

7.针道出血

肝癌微波消融后针道出血是最严重并发症之一，严重者会引起患者死亡。微波消融后出血可分为两种类型：非针道出血和针道出血。前者主要是胃底食管下段曲张静脉破裂出血，较为少见；后者则包括腹腔内出血和胆道出血两种情形，是微波消融术后出血的主体。引起微波消融针道出血的主要因素包括：①医师的操作经验及熟练程度；②是否存在出血的高危因素。

微波术后针道出血的先决条件是穿刺道血管损伤破裂，因此提高操作技术是预防针道出血的最根本环节。必须重点注意以下几点：①熟悉肝脏解剖，穿刺中必须避开较粗血管。穿刺要尽量一步到位，减少因反复穿刺带来的血管破裂风险。②肝硬化过重、PT过长者应通过保肝、注射维生素K_1等处理，使PT至少降至正常对照值4秒以内，并且消融前后应用凝血酶原复合物。血小板过低者，可通过升血小板药物或输血小板等措施。③位于包膜下，尤其是突出于包膜以外(外生性生长)的肝癌，必须选择合理的穿刺路线。尽量不采取直接肿瘤穿刺，到达肿瘤前最好经历一段正常的肝组织，依靠组织固有弹性压迫针道。④出血风险较大者可在微波消融后烧灼针道。

微波消融后针道出血的处理原则见图4-9。对伴有严重肝硬化的原发性肝癌患者，重点强调以下几个方面：①微波前存在凝血机制障碍者，微波消融后必须密切观察病情变化，尤其对脉搏的监测。如高度怀疑发生针道出血，应急查血常规和腹部B超。②确诊发生腹腔出血后，无论出血量多少均应快速备血并行深静脉穿刺置管。③由于较粗血管破裂，尤其伴有肝硬化的针道出血通常难以经药物控制，因此如内科处理效果不佳，应当机立断行肝动脉造影、DSA下栓塞止血。④如DSA下止血未果，继续保守处理仍无效，则应尽快开腹行缝扎止血或病灶切除。⑤出血控制、患者生命指征稳定后应尽早开始后续处理。比如利尿以减轻心脏负担，控制腹水形成，保护肝肾功能等。同时必须严密观察肝功能、电解质、血气和肾功能变化，防止酸碱平衡紊乱、肝肾综合征及多脏器功能衰竭的发生。

8.消融灶或腹腔感染

消融灶感染(或并发腹腔感染)是肝癌微波消融后发生的又一严重并发症。热消融后肝内感染大多发生在术后5～7天，此时患者可能已出院，因而往往影响肝内感染的及时处理。

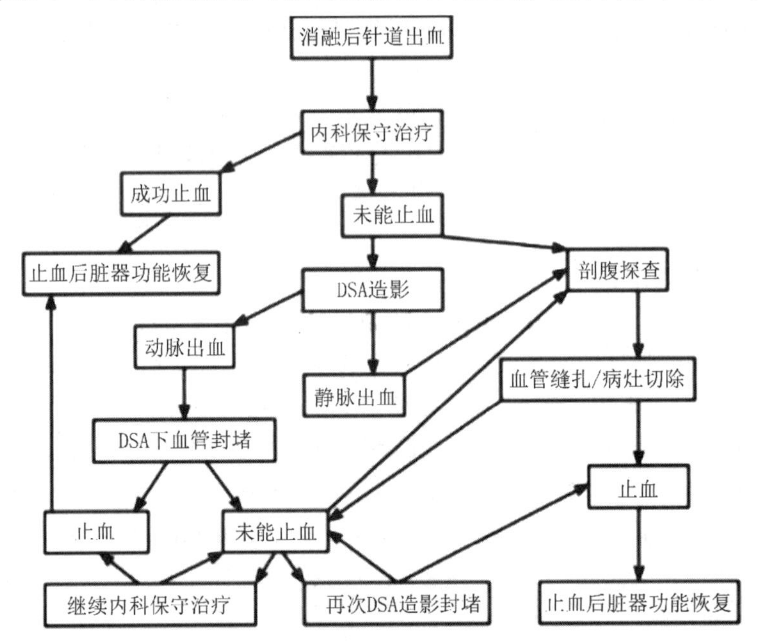

图4-9　微波消融后针道出血治疗流程图

笔者探讨了肝癌微波消融后发生消融灶感染的相关影响因素，发现年龄、营养状况、有无伴发免疫功能降低的因素、肿瘤生长类型、肝功能状况、肿瘤大小和肿瘤数目等指标与该并发症之间并无明显相关。但肿瘤部位、肿瘤性质（原发性还是继发性）、既往胆道手术等与微波消融后肝内感染显著相关。

胃肠、胆道及胆囊等空腔脏器附近的肝癌微波消融后更容易发生肝内感染。此类肝内感染大多由伴发的胃肠、胆道、胆囊等空腔脏器热损伤破裂所致。这些损伤脏器中的内容物经破裂腔壁进入消融灶或同时进入腹腔，并逐渐发展为细菌性感染。因此，对距离空腔脏器过近的肿瘤应慎选微波消融，必要时可在近空腔脏器侧配合瘤内无水乙醇注射或^{125}I粒子植入。

转移性肝癌热消融后肝内感染发生率更高。由于发生肝转移的原发性肿瘤多来自胃肠道和胆道，这些患者大都存在不同程度的胃肠道或胆道功能紊乱，容易发生菌群失调和细菌逆行进入胆道和肝脏，尤其接受过胃肠吻合、胆肠吻合手术或胆道支架植入术者，因此对于来源于胃肠道或胆道，尤其曾经有过胃肠或胆肠吻合手术的继发性肝癌患者，选择微波消融时必须高度重视术后肝内感染的预防，包括术前预防性抗生素的应用。

实施肝脏肿瘤的微波消融时必须重视以下几方面：①慎重选择肝癌大小及数目，切忌无原则盲目扩大微波消融适应证。对于有过胃肠、胆肠吻合术或胆道放置支架的转移性肝癌患者更须谨慎。②既往报道对于消融前是否预防性应用抗生素也存在争议，建议对于高龄、全身营养状况差、多发性肝癌、较大肝癌、伴有糖尿病等降低人体全身免疫功能的疾病、曾长期应用化疗药物或激素等治疗以及接受过胃肠、胆肠吻合术或胆道放置支架处理的肝癌患者微波消融前预防性应用抗生素。③微波消融后无须长期应用抗生素，除非患者已经出现肝内感染征兆，否则术后1～3天即可停药。④位于空腔脏器附近的肿瘤首先要遵从安全第一的原则，不可为了追求消融的彻底性而导致空腔脏器热损伤穿孔而继发肝内感染。⑤重视肝内感染的早期诊断。如患者微波消融后3天左右出现不明原因畏寒、发热，尤其伴有寒战时，应高度怀疑消融灶发生感染。在经验应用广谱抗生素的同时行细菌培养和药敏试验，同时超声和CT予以明确诊断。

9.气胸、胸腔积液和肺部损伤

该并发症大多发生于膈顶部肿瘤的微波消融。由于肿瘤位置高，超声下难以完整显示，微波天线有可能穿透膈肌进入胸腔，或直接贴近膈肌，使膈肌或肺部发生热损伤，造成肺部感染、气胸、胸腔大量液体渗出等并发症。

如有少量气胸且呼吸较平稳者可待其自行吸收，如呼吸困难明显者应立即给予胸腔闭式引流。如果胸腔积液较少，无任何呼吸不畅症状，胸腔积液可不予处理，待其自行吸收，否则应行胸腔穿刺引流。如果膈肌损伤，保守治疗无效，应及时外科手术探查，予以修补。肺部感染则主要通过抗生素加以控制。

10.空腔脏器损伤

空腔脏器损伤主要指位于胆囊、肠管旁的肿瘤热消融时高热灼伤引起的空腔脏器破裂穿孔，胆汁或肠液发生内漏或外漏，引起化学性或细菌性腹膜炎，重者导致感染性休克甚至死亡。该并发症发生率较低，一旦发生则危害极大。

以下原因容易导致胃肠道穿孔的发生：①有过腹腔手术史的患者，腹腔脏器容易与肝脏相粘连，对邻近区域的肿瘤行微波消融治疗时容易发生穿孔；②升、降结肠位置相对比较固定，而胃壁相对较厚，小肠蠕动性强，故结肠发生穿孔的概率相对较高；③临床上出现穿孔的征象多较隐蔽，早期出现的症状多误认为是消融术后正常反应，早期症状为腹痛、发热，腹肌紧张，有压痛、反跳痛，故对于肿瘤位于这些“高风险”区域出现上述症状时，应高度怀疑穿孔的可能性；④没有准确掌握消融范围，对微波消融设备仪器的性能不甚了解。

由于空腔脏器热损伤后很少手术当天即出现特异症状或体征，大都发生在术后2～5天，因此对于有腹腔脏器手术史者，术中应尽量避免过大范围热凝可能与空腔脏器粘连的肿瘤，或者治疗前给予灌肠、人工腹水等方法加以辅佐。消融后注意观察患者发热特点(是否为寒战、高热)、腹部症状和体征等，高度可疑时应通过血液检查、超声、腹部透视或CT等加以排除。

损伤空腔脏器出现腹膜炎表现后，应给予胃肠减压、静脉高营养、抗感染，并根据损伤部位，采取引流、手术修补、手术切除等相应治疗，将风险降至最低限度。

11.胆管损伤

常见于肝门部肿瘤局部消融时，穿刺过程中损伤沿途胆管所致。如损伤胆管较细，胆汁积聚较少，一段时间后将自行吸收；如损伤胆管较粗，胆管内压力明显高于消融灶，则大量胆汁将积于消融灶内甚至倒流入血，引起胆汁瘤形成并伴发阻塞性黄疸，少数患者(尤其伴有肝内胆管扩张、有过胆道手术史或胆道支架置入术者)还可并发消融灶感染。长时间消融肝门部肿瘤还容易造成胆道狭窄，引起黄疸或感染。

如果胆管损伤较轻者，可先观察，可行消炎利胆保守治疗，定期复查B超或者CT了解胆道扩张的情况。消融术后引起胆管扩张者，胆红素升高，根据患者的肝功能情况、胆管扩张水平、患者黄疸程度，采取合理的治疗方案，必要时行胆道引流。胆汁瘤的形成主要与凝固范围过大、胆管损伤等有关。一般认为无并发症或无症状的胆汁瘤无须特殊处理，对于合并感染者则以抗感染为主，同时经皮穿刺置管引流和消融灶抗生素冲洗，一般多可自愈。如伴有阻塞性黄疸，首先穿刺引流，减压退黄，也可经PTCD放置内支架。

12.术后上消化道出血

微波消融后上消化道出血非常少见，主要包括食管胃壁出血和胆道出血两种类型。前者又分为三种情形，即食管胃底曲张静脉破裂出血，急性胃黏膜出血以及应激性溃疡出血。

对于有食管静脉曲张者，术前术后可给予胃黏膜保护剂。如有严重呕吐，应及时控制，避免诱发上消化道静脉曲张破裂出血。如发生出血，可根据食管胃底静脉破裂出血的处理原则予以诊治。

13.急性肾衰竭

大肿瘤或多发肿瘤微波消融术后易于发生急性肾功能不全，表现为术后少尿，肌酐、尿素氮上升。急性肾功能不全的发生主要与因微波消融治疗时高温使流经肿瘤部位血液中的大量红细胞破坏（释放血红蛋白）或其他细胞成分受热坏死破裂分解，造成肾小球血管堵塞等原因有关。对于肿瘤在 5 cm 以上，数量 3 个病灶以上，消融总时间超过 15 分钟以上时要水化、碱化尿液及利尿等治疗，24 小时尿量要保持在 2 500～3 000 mL。

微波消融后急性肾功能不全一般可逆，大都在 10 天至 2 周之内肌酐、尿素氮等指标开始下降，尿量逐渐恢复至正常或进入多尿期而逐步恢复。必要时需要血液透析。

14.种植转移

较少发生。减少反复穿刺的次数、对穿刺针道进行消融等可以减少其发生。

15.肝脏动静脉瘘

很少发生，对肝脏肿瘤进行微波消融时，使肝动脉血管与静脉血管产生了窦道，发生动静脉瘘。

十二、治疗评价

（一）随访方案

治疗结束后行肝脏 CT/MR 检查、肿瘤标志物及肝功能检查等。

一般可在微波消融后 1 个月、2 个月、3 个月复查。复查内容包括：①肝脏增强磁共振或 CT；②肿瘤血清学指标，即 AFP、CEA、CA19-9 等；③肝功能、血常规、HBV-DNA 等。复查的目的在于重点了解既往肿瘤有无彻底消融、有无新生肿瘤发生、肝内外脏器有无转移。

第 3 个月复查若无残余肿瘤，于治疗后 6 个月、9 个月、12 个月分别复查一次 CT/MR。在接下来的 3 年中可延长至 6 个月复查一次肝脏超声和血清学指标，可疑者即刻复查肝脏磁共振或 CT，有条件者也可通过超声造影予以确认。另外，每 4～6 个月复查一次胸片。

如果肿瘤血清学指标上升，肝内未见异常，应通过胸部 CT、骨扫描甚至 PET-CT 等排除肝外转移等可能。转移性肝癌患者则相应检查原发灶肿瘤稳定性。

（二）影像学评价方法

无论原发性肝癌还是转移性肝癌，影像学评价目前是微波消融后最重要、最精确的疗效评价方法。常用影像学评价项目如下。

1.超声评价

超声及超声造影检查肝癌具有简便、快捷和实时的特点，能够判断肿瘤血管的分布及滋养血管的部位、管径和血流速度。

完全凝固性坏死灶灰阶超声表现为以针道为中心的强回声，周边伴有较宽的低回声带，随治疗后的时间延长，肿块逐渐缩小，呈不均质强回声，无血流信号，如果出现局部低回声或仍有动脉血流信号则考虑肿瘤残存或复发。

超声造影能增加对血流信号的敏感性。Wen 等应用造影剂利声显与 CT 对消融治疗后 1 个月瘤内血流显示的比较研究发现，超声造影对血流显示的敏感度为95.3%，特异性为100%，准确率98.1%。因此，超声造影可以作为判断消融治疗后肿瘤是否残存的有效的方法。超声造影的优势在于能实时观察病灶和穿刺针的位置，利于指导消融治疗的过程。更重要的是，超声造影还可以和术中超声技术结合，使肿瘤不完全消融率由16.1%下降到5.9%，大大减少了再次治疗的概率。

2.CT评价

CT增强扫描时，完全坏死的肝细胞肝癌病灶表现为无造影剂强化区域的直径等于或大于要治疗的病灶大小。如果在造影动脉期病灶局部或周边出现不规则强化区，而门脉期和实质期为低或无强化，这说明有未完全消融的残存肿瘤或局部复发。但对于转移性肝癌的复发，增强CT扫描动脉期有的强化不明显，门静脉期反而强化明显。消融后一个月内，病灶周围出现的薄层厚度均匀的环形增强带，一般为消融后的反应性充血和炎性反应，该区域会随着治疗后时间的延长而逐渐减弱并消失。

目前国内外仍然以CT来复查肿瘤是否完全坏死。然而，仅从CT值变化和动脉增强后肿瘤区域是否有“快进、快出”表现来判定肿瘤是否完全坏死尚有不足。因为许多肿瘤消融后内部或边缘血管已闭塞，自肝动脉注入的增强剂并不能进入消融灶边缘或内部，因而即使存在活性组织CT也无法精确辨别，由此带来假阴性。微波消融前曾行TACE者更易受到碘油沉积的影响而干扰判断。如果肿瘤细胞已完全坏死，消融灶内部或边缘仍存在较粗而未被热消融导致闭塞的血管，造影剂仍可进入消融灶边缘或内部，也容易带来假阳性。

3.MRI评价

因热消融后组织脱水而凝固坏死，所以大多数的完全坏死在自旋回波序列的T_2加权图像上表现为均匀一致的低信号，但是，仍有少数患者肿瘤完全坏死为显著高信号，主要原因可能为出血或液化性坏死。对微波消融来讲，MRI无疑是最灵敏、最准确的消融结局鉴别手段。未治疗前的肝癌在MRI的T_1加权上表现为低信号，T_2加权上表现为相对高信号，动脉期显著强化。治疗后，如肿瘤完全坏死，在T_1加权上表现为等或略高信号，在T_2加权上表现为等低信号，MRI动态增强早期无强化。否则表明消融灶可能仍有活性肿瘤组织。另外，消融后肿瘤只是凝固性坏死，治疗后坏死灶并不明显缩小，更不会完全消失，而是逐渐纤维化，所以影像上仍将长期存在，尤其较大肿瘤。

（三）疗效评价标准

截至目前，国内外还没有统一的肝癌微波消融疗效评价标准。由于微波消融治疗的特殊性，其评价标准既不能完全套用外科切除，也不适合WHO实体瘤化疗疗效标准。目前常用且符合微波消融疗效的判定指标如下。

1.完全消融(complete response，CR)

肝脏CT/MR随访，肿瘤消融区无不规则强化病灶定义为“肿瘤完全消融”。

2.不完全消融(incomplete response，ICR)

肝脏CT/MR随访，肿瘤消融区残留强化病灶，定义为“不完全消融”或“肿瘤残留”，但须与消融灶周边水肿带反应相鉴别。

3.局部肿瘤进展

首次复查CT/MRI提示完全消融，后续复查显示肝内消融灶体积明显增大并存在边缘或内部病理性强化，或血清肿瘤标记物下降后再次出现升高，则定义为“局部肿瘤进展”或“局部复发”。

（成　健）

第五节　肝脏肿瘤多极射频消融治疗

一、概述

原发性肝癌(HCC)和转移性肝癌(MLC)是人类最常见的恶性肿瘤之一,这两种肿瘤预后很差,如不治疗5年死亡率基本上在100%。手术切除肿瘤被认为是唯一可能取得治愈效果的手段,但是很多因素限制了外科切除的广泛应用:如肿瘤的部位、大小、数量、血管和肝外转移及身体衰竭等因素,只有少数患者能够手术切除,在可能进行切除的患者中,只有80%~90%的患者成功地切除了无周边浸润的肿瘤。手术切除包括许多禁忌证:肿瘤数目过多、肿瘤位于不可切除的位置、肝储备不足不能耐受手术及其他疾病使手术风险增大。据估计只有5%~15%的HCC或转移性肝癌患者可接受手术。在手术切除的患者中,其长期预后仅有轻微改善:5年存活率仅为20%~40%。大多数患者死于肝癌复发。有报道术后1~3年复发率分别为42%、61%、81%。虽然在一些病例中,肿瘤复发可再次切除,但在大多数情况下,手术切除术只能进行一次。目前的化疗及放疗均不能达到彻底杀灭肿瘤细胞的目的。因此,寻求有效的可随时治疗复发肿瘤的微创技术就非常必要。为此。近年来国内外学者先后开展了许多微创性的局部治疗方法,如经皮肝脏乙醇注射、热盐水注射以及冷冻疗法、微波和高强度聚焦超声(HIFU)及射频消融(RFA)等,并在不同程度上达到了一定的疗效。其中射频消融技术由于仪器的改进,已成为较有效的肿瘤局部治疗手段之一。

关于热能治疗肿瘤的最早报道是早期埃及人和希腊人用热烙术治疗体表肿物的记载。射频消融治疗肝脏肿瘤,于1995年由意大利的Rossi率先应用,射频消融是近年国内外逐渐成熟起来的一种微创性肿瘤原位治疗新技术,可达到对肝癌一次性原位整体灭活,我国从20世纪90年代开始射频消融治疗肝癌。从原理上讲,在众多的治疗方法中,射频消融治疗是为数不多的使肿瘤细胞彻底灭活的手段之一。

多极射频热消融术是一种微创性肿瘤原位治疗技术,其基本过程是借助于B超或CT等影像技术的引导,将一根特殊的电极针直接插入肿瘤内部,然后推开内套针,展开6~13根电极针,打开电源,通过射频针发射的高频正弦电流,经电极导入周围组织内,组织内的离子随电流正负极的转换而高频震荡,极性生物大分子亦频繁改变极化方向。当电子发生器产生射频电流大于460 kHz时,通过裸露的电极针使其周围组织内的极性分子振动、摩擦,继而转化为热能,局部可发生90 ℃高温,其热能随时间逐渐向外周传导,从而使局部组织细胞蛋白质发生不可逆的干燥、凝固和永久性坏死,使肿瘤失活性。

一般来说,根据不同组织类型和不同的具体情况,热能导致细胞损害需要的时间为3~50小时不等,当温度升高大于42 ℃时,导致细胞损害所需要的时间呈指数下降。例如,当温度达到46 ℃时需要8分钟杀死肿瘤细胞,而当温度达到51 ℃时只需要2分钟就可以杀死肿瘤细胞。当温度超过60 ℃时,细胞内蛋白质变性,双脂质膜融化,细胞死亡不可避免。对于肿瘤来说,新生的肿瘤血管存在一定的生理调节缺陷,对低温的耐受性强于正常细胞,而对高温的耐受性较正常组织差。大部分人体实质肿瘤需要在环境温度升高到50~52 ℃时,只需很短的时间

(4～6分钟)就会产生致死性损伤。在60～100 ℃,将立即导致蛋白质凝固,胞内结构受到不可逆的破坏(表4-1)。加上肿瘤的血管网发育不良,血流速度缓慢,其散热功能低,热能易在肿瘤组织内积聚。经验上讲,肝脏RFA时组织与电极处的靶温度通常在80～100 ℃。标准的射频治疗技术可使局部组织温度超过100 ℃,使肿瘤组织及周围的肝实质发生凝固性坏死,同时肿瘤周围的血管组织凝固形成一个反应带,使之不能持续向肿瘤供血和防止肿瘤转移。组织的微管道完全破坏,直径小于3 mm的肝动脉、门静脉及肝静脉发生栓塞。而大血管因血流较快,可迅速带走射频产生的热量,不会导致血管温度升高而损伤血管。

表4-1　温度与细胞热损伤的对应关系

温度(℃)	细胞损伤
＜40	没有明显的细胞损伤
40～49	可逆的细胞损伤
49～70	不可逆的细胞损伤(变性)
70～100	凝固(胶原转化为糖原)
100～200	干燥(细胞内外的水分被蒸发了)
＞200	炭化

射频消融发展的历史很久,因此技术也经过了不断的完善和成熟。射频消融针从最初的单极发展到了多极,单极的有效消融范围小,对于大肿瘤效果差,因此才有现在的集束多极针。研究证明,如果用直径4 cm球形损毁灶治疗一个直径7 cm的肿瘤,需要22个点才能完整地覆盖(实际操作困难)。用直径5 cm球形损毁灶,也需要12个点。因此,多极射频应运而生,可使球形损毁灶接近5 cm。考虑到穿刺的误差,小于3 cm的肿瘤通常1次或2次消融即可毁损,3～5 cm的肿瘤需要至少2次重叠消融,才可完全消融肿瘤。

多极射频消融治疗是近几年国内外逐渐开展且发展较快的新技术,主要用于内脏实质性肿瘤的治疗,尤其对肝癌、肺癌有显著疗效,对肾癌、胰腺癌、乳腺癌等实质性肿瘤亦在研究探索中。

目前临床中采用的射频消融仪器大概有3种。它们均采用相同的工作原理,仅电极的设计,监测的指标和RF消融仪器的功率有差别。

如美国瑞达公司的RITA射频消融系统(CA)其主机的能量设置为50～150 W,RF发生器的频率为460 kHz。电极针产品系采用一根15 G的套针(Starbust电极针),配有多个电极导线;当套针刺入肿瘤内后,推进内套针,其顶端有4～7根球形空间分布均匀的细针呈伞状展开,可覆盖或包绕肿瘤。细针的顶端配有热敏电偶并与RF电极系统相连。通电后,电极针不仅能将RF热能通过电极均匀播散到肿瘤组织内,同时可显示各个电极周围组织内的温度,从而,具备监控温度与凝固参数的功能。最新型的电极针(Starbust XL)可一次性产生达5 cm直径的凝固灶,而计算机系统可实时描绘射频发射能量、组织阻抗以及病灶内温度的曲线。

另一种常被应用的RF系统是Radionics公司生产的500 kHz单极RF发生器(MA)。其电极产品是使用带有冷循环系统的中空冷却射频针(Cooled-tip电极);由一根或一簇直形的电极针和200 W RF主机构成。在治疗过程中冷却的纯净水通过专用的动力泵在中空针内循环,这样可防止由于温度过高使电极周围组织炭化而增加阻抗。因为阻抗过高将降低RF能量的释放、热传导以及凝固坏死作用。

第三种产品是RTC公司生产的RF2000型RF消融仪(CA),装置与RITA系统相似,主机为 100W 的射频交流电机，治疗针为可伸缩性 15 G 套管针。展开内套针，顶端为 10 支可弯曲的爪状细电极针。研究报道多爪型电极可产生较为均匀的热损伤区域。

二、适应证

目前，射频消融技术最适用于不宜或无法手术切除的肝脏肿瘤，包括原发性肝细胞癌或转移性肝癌。临床上大部分的肝癌无法实行手术切除性治疗，其原因为肝癌多伴有肝硬化病变且病灶往往多发。判断肝肿瘤可切除与否取决于多种因素。例如，手术切除的危险性，包括有限肝脏贮备以及肝内复合性病变等，这些因素都将增加术中和术后的死亡率。另外，手术技术上的可行性，如病灶位置、大小和数目也是判断肿瘤可否切除的重要因素。尽管在技术上对于肿瘤的范围和大小没有绝对限制，但是，对于肿瘤较小而数目不太多，或者较大实性肿瘤仍局限于肝脏内的患者是最适宜的射频治疗对象。

理想的热消融对象是单发病灶小于 5 cm 或 3～4 个多发病灶小于 3 cm 的结节；尽管较大的病灶亦能采取热消融方法治疗，但要达到病灶完全消融的目的，必须多次重复消融，操作难度较大，因而较大的肿瘤病灶消融不彻底的机会较多。

三、禁忌证

(1)严重衰竭。

(2)活动性感染。

(3)血液系统病变。

(4)不可纠正的凝血机制障碍和妊娠等情况。

(5)肿瘤紧贴胆管、胆囊者应谨慎，防止发生胆瘘。

(6)装有体内外心脏起搏器者，应避免采用射频治疗。

四、术前准备

(一)一般准备

术前 4～6 小时禁食，查血凝常规，血小板计数，部分患者行增强 CT 检查观察肿瘤与门静脉、肝静脉、肝动脉的关系，准备好抢救药品及设备。术前保留静脉通道，如 0.9%生理盐水 500 mL，哌替啶 5 mg，用于治疗过程中的镇痛作用。

(二)器械药品准备

穿刺包一个，2%普鲁卡因或者利多卡因数支(局麻用)。相应型号的多极射频电极针(图 4-10)，注射器，冲洗用生理盐水 500 mL。并测试释放电极是否通顺(图 4-11)。

(三)治疗仪准备

测试射频治疗仪工作状态是否正常。粘贴负极板，连接相应导线，输入患者基本资料。

(四)嘱患者的注意事项和治疗过程

嘱患者保持镇静，保持呼吸的均匀，告知患者治疗中可出现可忍受的疼痛、出汗等情况。

五、操作过程

(1)根据病变部位，取仰卧、俯卧、侧卧位；分析 CT 及 MRI 资料以确定肿瘤的大小、部位等；CT 扫描，以病灶最大截面兼顾解剖合理层面作为进针的最佳层面，在 CT 显示屏上选择能避开重要解剖结构、损伤最小的最短途径作为进针路线，然后用直线游标标记穿刺点，模仿进针通道，设计进针方向和角度，测量最佳进针深度和允许最大进针深度，用甲紫标记穿刺点(图 4-12)。

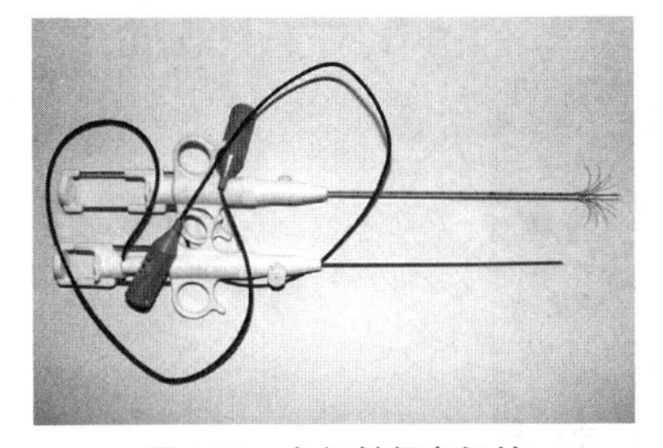

图 4-10　多极射频电极针

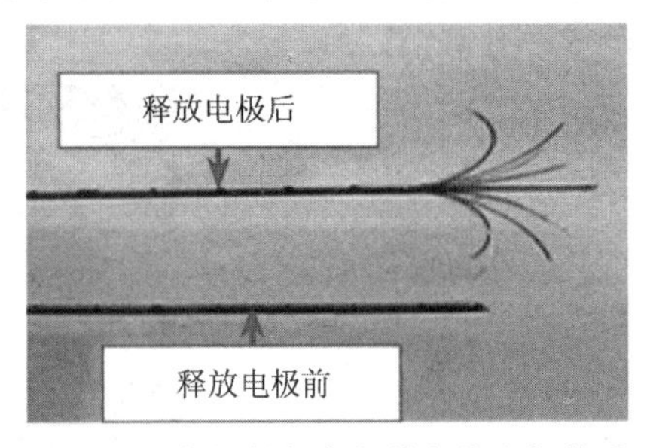

图 4-11　多极射频电极针释放电极前后

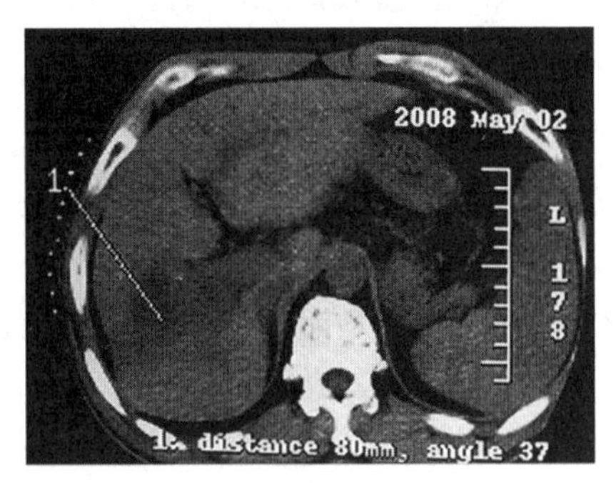

图 4-12　分析 CT 资料

在 CT 显示屏上选择能避开重要解剖结构、损伤最小的最短途径作为进针路线，然后用直线游标标记穿刺点，模仿进针通道，设计进针方向和角度，测量最佳进针深度和允许最大进针深度。

(2)常规定点处皮肤消毒，局麻，注意充分麻醉腹膜。

(3)按模拟进针角度，分 2～3 步进针，直达靶点。穿过腹膜处嘱患者屏气，再次 CT 扫描，证实穿刺是否满意(图 4-13)。

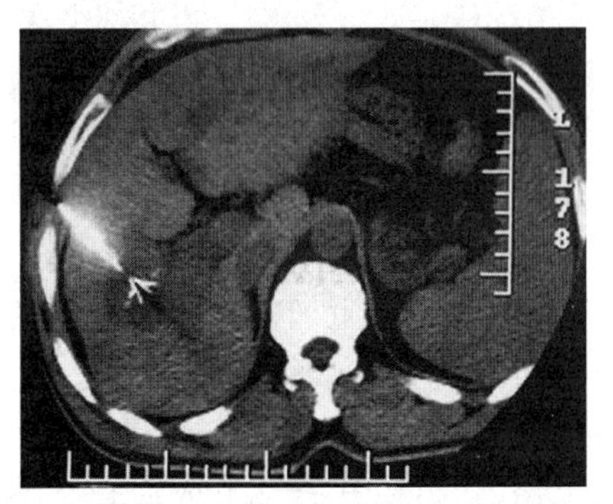

图 4-13　再次 CT 扫描，证实穿刺是否满意

(4)穿刺到位后，推开内套针，展开电极针。由于在推开内套针、展开电极针的过程中，阻力较大，可能使射频针回缩，此时应该注意，要保持足够的推力，确保电极针在肿瘤内准确释放。再次 CT 扫描，证实电极展开是否满意。打开电源，开始治疗。治疗过程中，随着功率的释放，温度逐渐升高，患者可能会局部疼痛，此时可加快输液(内含哌替啶或者吗啡等镇痛剂)。

(5)射频消融后,可通过射频穿刺针,瘤内注射化疗药物,常用的是5-FU 10～20 mL、丝裂霉素6～8 mg、顺铂80～100 mg、超液化碘油10 mL的混合液(图4-14)。

(6)术后处理:待测试温度小于60 ℃,方可拔针。术后每天测体温,给予抗生素治疗。

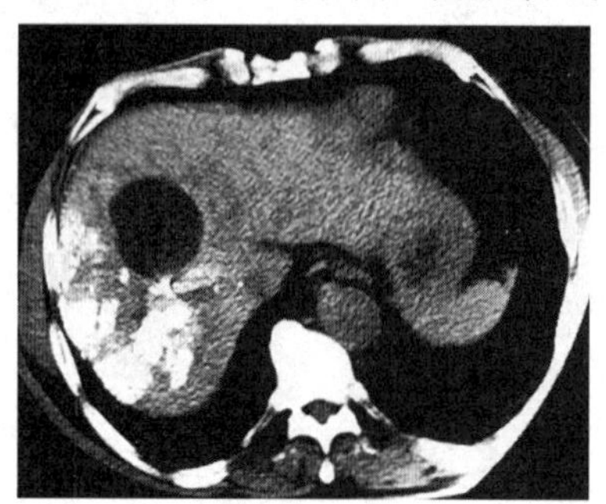

图4-14　射频消融后,可通过射频穿刺针,瘤内注射化疗药物

应该注意以下几点:①射频热消融的目的是毁损所有的肿瘤组织及其周边1 cm袖状正常组织。毁损袖状正常肝组织是为了获得一个无肿瘤区域。②对于较大的肿瘤,可行多次穿刺,于肿瘤内部不同位置弹开而达到彻底破坏肿瘤的目的。一般的做法是,射频针首先置于穿刺点对面肝与肿瘤交界弹开,毁损的范围不应只局限于肿瘤组织,收回射频针依次向后间隔2.0～2.5 cm后退针鞘,再次弹开毁损。与手术切除相似,热能毁损的范围不应只局限于肿瘤组织,还应包括周围1 cm的正常肝脏组织。

较大肿瘤复发率较高,是目前射频治疗中的难题。有人提出建立数学模型以指导治疗方案设计,以3针重叠、3层重叠、桃形定位等多种布针方法的治疗方案获得较好疗效。

六、并发症及处理

治疗后肝功能指标一过性升高,坏死组织的吸收导致低热,对此种低热,可用少量激素(每天5～10 mg地塞米松)对抗即可。在术中术后均未发现其他严重并发症。

射频消融手术后,通常需要进行心电监护12～24小时。术后一般静脉应用抗生素3天。

手术后随访时间可根据具体情况决定,一般为1～2个月1次。肝癌经射频消融正确治疗后即可进行血管造影显示肿瘤血运完全阻断,强化CT检查是治疗后患者的主要随访手段,以观察肿瘤有无复发。如果发现病灶复发,大多数患者都可以再次接受这种治疗。

七、治疗评价

小肝癌射频消融治疗后,CT或核磁扫描发现肿瘤完全坏死率可达100%。射频消融治疗后1年、2年、3年及5年的生存率分别是97%、89%、71%、48%。患者对射频消融耐受良好,操作风险与肝活检类似,至今未发现严重并发症的报道。此外,射频消融用于治疗其他实质性脏器肿瘤,如肺癌、乳腺癌、肾癌、甲状腺癌、转移性骨癌及子宫肌瘤等,是一项安全有效的肿瘤治疗手段。这种新技术突出的优点是,对不能手术或术后复发的肿瘤患者提供了很有效的治疗手段。

射频治疗是近年来肝癌治疗的重要进展之一,是肝癌微创治疗的代表性治疗方式,是肝癌治疗的未来发展趋势之一。射频治疗肝癌的特点是疗效确实,可以避免手术,创伤小,对肝脏的损害轻,可反复应用,住院时间短,甚至可以在门诊进行。特别适用于小肝癌、肝功能不良、手术风险大或无法手术、肝癌切除后复发或再发、肝转移癌等情况。

但是，射频治疗也有不少局限性。首先，对于直径大于 8 cm 的肿瘤，一次治疗难以达到完全消融，多次消融又会成倍地增加患者的痛苦和费用；其次，即便是对于直径较小的肝癌，如不注意对癌灶周边组织的有效消融，局部复发应在常理之中；另外，对于靠近胆囊、胃肠等器官的肿瘤，单行经皮肤肝穿刺射频消融术有穿破这些空腔脏器的危险；还有，对于多发肝癌，射频治疗常感“力不从心”；最后，对于动脉血供较为丰富的肝癌，射频针的穿刺容易引起出血和癌细胞的种植，而且，射频的疗效也受到一定程度的影响。总之，射频治疗的最大缺点是：在局部治疗的彻底性方面，与肝切除或肝移植相比，不具有优势；在脏器损伤、出血、肿瘤种植等方面，与介入栓塞比较，不具有优势。

充分发挥优势，尽量避免劣势，是应用射频技术治疗肝癌的重要方面。应制订较详细的临床管理路径，以保证治疗的科学性和有效性。对于直径大于 7 cm 的肿瘤，应充分结合介入栓塞的长处，先行介入栓塞，待肿瘤体积有所缩小，然后再行射频治疗。即便是肿瘤较小，如果动脉血供丰富，也应先行介入栓塞治疗，以有效降低肿瘤的动脉血供，这样，可明显地缩短射频治疗时间，提高疗效，减少癌细胞种植的机会。对于与胆囊、胃肠等脏器关系较为密切的肿瘤，则应结合腔镜的优势，先在腹腔镜下行胆囊游离或切除，再行肝癌射频消融术，以避免胆囊损伤等并发症的发生，并保证疗效。

射频消融治疗肝癌需要介入栓塞、腔镜、手术、超声、CT 等多项技术的综合应用。

肝脏射频消融前景广阔。已报道的总成功率各不相同，之间的差异无疑受多种因素影响，包括患者选择、操作者经验及所使用的设备。有学者在射频消融治疗肝肿瘤方面积累了一些经验：在影响肿瘤完全消融的因素上，瘤负荷大小可能会超过技术因素，因此增加患者长期生存率的能力受到了限制。未来射频消融的成功主要决定于射频电极针及发生器的设计以及对射频消融使肿瘤坏死的合适途径的理解。当然，与原始单极未绝缘射频电极针相比，新型的电极针及更强大的射频发生器会使组织坏死体积增加。进一步的改良正在进行中。技术上不断的改进有可能产生更大的及更确切的消融效果。

加强对射频电烧灼术的组织反应的理解也非常重要。例如，使用经皮途径对 HCC 的完全消融率是 90%。转移性肝癌的成功率要低得多。与 HCC 相比，治疗肝转移癌的成功率明显低的原因是多方面的，其中最重要的是肿瘤的治疗不恰当或对射频治疗不同的组织反应。理论上讲，HCC 肿瘤坏死应该更均匀更完全，因为消融区边缘被肿瘤包膜限制。幸运的是，肿瘤浸润超过肿瘤包膜不多见。因此由于遗漏而造成肿瘤局部复发的概率并不大。但转移肿瘤的外缘则完全不同，肿瘤对周边肝实质的浸润很常见。因此对转移性肝癌进行消融时应采取范围更大的方式，以使肿瘤局部复发降至最低。

为避免肿瘤局部复发，需形成外科边缘，这限制了该项技术仅能对较小肿瘤进行成功治疗。但技术上的进展使得射频消融可以产生更大体积的组织坏死。较大体积的组织凝固可以确保较小肿瘤的成功消融，也可治疗那些以往认为不能做射频消融的较大肿瘤。此外，所有肿瘤的成功消融都可以在未来进一步得到改善。

未来的方向应该是改变肿瘤对射频治疗的反应。例如，可以通过阻断肿瘤血供来增加射频肿瘤消融。因为血流使射频热消融过程降温，因此阻断血流可加强消融。可以有几种方式达到这个目的。如在术中暂时阻断门静脉及肝动脉的 Pringle 法，采用此方法后可降低整个肝脏及肿瘤的血供。Patterson 等的体内实验结果显示，单纯射频消融的体积是 6.5 cm^3，而射频消融时采用 Pringle 方法则可使消融体积增至 35.0 cm^3。HCC 时肿瘤的主要血供是肝动脉，因此射频消融前栓塞肝动脉,将会产生更大的组织坏死体积。截至目前,大部分的研究是将肝动脉内化疗栓塞与经皮乙醇注射相结合。但 Buscarini 等及 Rossi 等联合使用将化疗栓塞或肝动脉闭塞与经皮途径射频消融用于治疗 HCC。Kainuma 等联合应用肝动脉内化疗灌注与射频热消融来治疗肠癌肝转移。因此联合使用射频消融与灌注化疗/化疗栓塞或暂时阻断动脉血供,可明显改善较小肿瘤的完全坏死率,也将有益于较大肿瘤的治疗。

近十年来,发展出几项微创治疗技术用于治疗那些不能手术的患者。化疗栓塞是其中应用最久且最为广泛的微创治疗技术。但其疗效差且并发症率及死亡率较高。冷冻技术已广泛开始使用,为手术切除提供了另一个补充。冷冻的主要问题是冷冻极较大,过去认为冷冻不能用于经皮治疗,开腹术式是标准路径,现在看来正好相反,开腹术式的标准路径正在被经皮治疗所代替,冷冻术已经越来越多地被应用于肝脏肿瘤。经皮乙醇注射已广泛使用,尤其是在欧洲及亚洲。经皮乙醇注射治疗原发性肝癌疗效尚满意,但继发肝癌较差。总的来说经皮乙醇注射有局限性,原因是即使治疗最小的肿瘤也需多次反复注射,此外,乙醇在肝脏肿瘤内不能精确均匀分布,即"液体的非等向性扩散",因此有肿瘤坏死不全的危险,患者中毒及明显疼痛。已证明乙醇消融对转移性肝癌无效。在射频、微波、激光、超声聚焦(HIFU)、冷冻、乙醇消融等几种目前应用较多的局部姑息治疗方法中,射频消融技术以其操作安全、简便,患者依从性高,疗效肯定,复发率低等优点,正逐渐为更多的医师和患者所接受,成为最积极的姑息治疗手段之一。

影像技术的改进使得检测出较小原发与继发肿瘤成为可能。因此肿瘤较小时进行治疗的机会大为增加。与外科手术相比,经皮治疗射频消融肝肿瘤可在清醒镇静的情况下进行,无须全麻。无须开腹。恢复时间短,危险性小,因此在必要时可治疗复发或其他部位的肿瘤。

使用这项技术可毁损大部分经治的肿瘤。其最大局限性在于不能在每个治疗肿瘤周边获得合适的安全边缘。即使一小部分肿瘤未得到治疗,必定会复发。消融治疗是否成功取决于设备及发生器的技术特点。如果肿瘤较大,需一次以上的消融,肿瘤治疗效果上的差异会非常大。

随着现代科学技术的高速发展,综合治疗可应用的技术从全身的放、化疗,逐步发展到局部、区域性的物理或化学疗法,如放射介入、射频消融、微波、激光、超声聚焦(HIFU)等,上述综合疗法的意义主要有对可切除性肝癌能预防术后复发,改善预后;对无法根治切除的肝癌做姑息治疗,术后进一步抗癌以延长患者带瘤生存时间;对不能手术患者的综合治疗可使患者的肿瘤缩小后获得二期切除机会或提高生活质量。

射频消融对治疗原发性和继发性肝癌,较上述其他局部治疗有潜在的优势。RFA 的最明显优势在于可事先预测凝固灶毁损形态,可精确地毁损实质性器官内的肿瘤,而肿瘤周边正常肝组织受到的损伤较小。RFA 治疗后的随访研究显示,超声或 CT 扫描发现肿瘤完全坏死,说明 RFA 具有与手术根治相同的效果。患者对 RFA 耐受良好,部分患者仅有轻度肝功能指标升高及低热等,操作的风险与肝脏活检类似,至今未见严重并发症的报道。因此,RFA 是一项安全有效的医治肝癌手段。

此外,射频消融应用于包括对胰腺、肺、肾、肾上腺、骨骼及子宫等器官良恶性肿瘤的治疗正在探索中。

(成　健)

第六节　肝转移瘤的介入治疗

一、概述

肝脏是消化道及身体其他部位恶性肿瘤最易发生转移的部位。胃肠道肿瘤血行播散，首先经门静脉转移至肝脏，结直肠肿瘤发生肝转移者占40%～79%。国外转移性肝癌较多，与原发性肝癌之比为13∶1～65∶1，国内发生率较低约为原发性肝癌的1.2倍。

二、发病机制

任何血行播散的肿瘤均可由肝动脉转移到肝脏，这是肝转移灶的主要途径。回流入门静脉的脏器患有肿瘤时，如食道下端、胃、小肠、直肠、结肠、胆囊、胰腺等部位恶性肿瘤，均可产生肝转移。还有淋巴道转移和直接侵犯者，部分患者，不能发现原发病灶。

三、病理

多为多发结节，边界清或不清。可保留着原发肿瘤的一些特征。

四、辅助检查

(一)影像学诊断

1.超声成像

超声成像应作为首选检查手段。通常表现为低回声，常为多发、分散、结节样，在各种来源的转移瘤中央产生坏死或出血时都在低回声的瘤体中央出现更低回声区。一般无肝硬化，有肝外原发癌，大都多发，晕环较厚，瘤块内呈靶状，同心层状结构，中心液化多见。

2.CT增强扫描

CT增强扫描敏感性75%～80%，特异性95%，可发现肿瘤血管，动静脉分流及小结节灶动脉期一过性强化等表现。肝转移瘤的形态密度可各不同，与周围正常肝实质对比，通常表现为低密度，但有的也可等密度，并且密度可均匀也可不均匀；边缘可清楚、锐利或模糊不清；若转移瘤坏死而在中央形成囊腔，因其周围有厚薄不一，且边缘通常不规整的肿瘤组织环绕，可呈现所谓“双重轮廓”。很少转移瘤直接表现为囊性。动态CT扫描，若转移瘤血供丰富可见动脉期内强化明显，且可超过正常肝实质，至门静脉期见造影剂流出；有的肝转移瘤先从周边开始呈环状强化，然后逐渐向瘤内扩展，增强时间较长；部分肝转移瘤增强后由于中央坏死区显示低密度，其周围瘤组织呈环形强化，而强化影周围又有一圈低密度影，通常称为“牛眼征”或“靶样同心圆”现象。

3.磁共振成像(MRI)

MRI最为敏感，常见靶征、晕征、灶旁水肿征及圈饼征等特异性征象。增强扫描可见有壁结节及强化边，瘤灶完全坏死或囊变时T_2WI呈明显高信号，大部分病例可做出定性诊断。

4.血管造影

血管造影仅用于诊断困难的病例，不作为常规检查方法，可根据血供情况，分为富血管型、等血管型和乏血管型。

5.胸片正侧位或胸部CT

胸片正侧位或胸部CT可除外肺转移。

(二)实验室检查

(1)一般实验室检查:血常规、尿常规、便常规、肝肾功能、出凝血时间、血型、血糖、糖耐量等。

(2)心电图、心功能。

(3)原发癌的肿瘤标志物CA19-9、CEA、CA125等。

五、介入治疗

(一)适应证

局限性肝脏转移性肿瘤都可以介入治疗,富血供者更佳。

(二)禁忌证

1.相对禁忌证

(1)造影剂轻度过敏。

(2)肝功能Child分级为3级。

(3)肿瘤占肝体积70%以上。

(4)凝血功能减退、有出血倾向,凝血时间大于正常2倍以上。

(5)白细胞计数$<4\times10^9/L$,血小板计数$<70\times10^9/L$。

2.绝对禁忌证

(1)肝肾功能严重障碍:总胆红素$>51\ \mu mol/L$、$ALT>120\ U$。

(2)大量腹水、全身多处转移。

(3)全身情况衰竭者。

(三)术前准备

(1)影像学、实验室检查资料的准备。

(2)碘过敏试验(一个月内未行过CT增强扫描者)。

(3)会阴部备皮。

(4)术前明确诊断,最好做出病理学类型诊断。

(5)器械的准备。

(6)药物的准备:化疗药物、止吐药物、造影剂、栓塞剂(碘油)。

(7)术前禁食4小时。

(8)签署知情同意书(包括接受碘造影剂知情同意书)。

(四)操作技术

(1)患者体位:仰卧位。

(2)准备器械。

(3)冲洗所有动脉鞘和导管。

(4)常规腹股沟区消毒铺巾。

(5)腹股沟局部麻醉,Seldinger法穿刺股动脉。

(6)放置5 F动脉鞘。

(7)肝素化。

(8)使用 5 F 肝动脉导管选择性动脉插管。

(9)将导管分别选择性置于腹腔动脉、肠系膜上动脉行动脉造影,若可见肿瘤供血血管,经该动脉灌注化疗;若未见肿瘤供血动脉,则可根据肿瘤部位行肝固有动脉或肝左、右动脉灌注化疗。

(10)灌注化疗方案:可根据原发癌或其病理类型选择化疗药物,常用有吉西他滨 800~1 000 mg/m^2;亦可使用 5-FU 500~700 mg/m^2,草酸铂 100~130 mg/m^2,表柔比星、羟喜树碱等亦常使用。

(11)若造影下见肝内转移瘤血供较丰富,可在灌注化疗后给予栓塞治疗,栓塞剂可选择超液化碘油,栓塞时应在透视下监视,以免误栓非靶器官;若为乏血管型,仅做灌注化疗(图 4-15)。

(12)引起梗阻性黄疸的患者行胆道引流或内支架置入术。

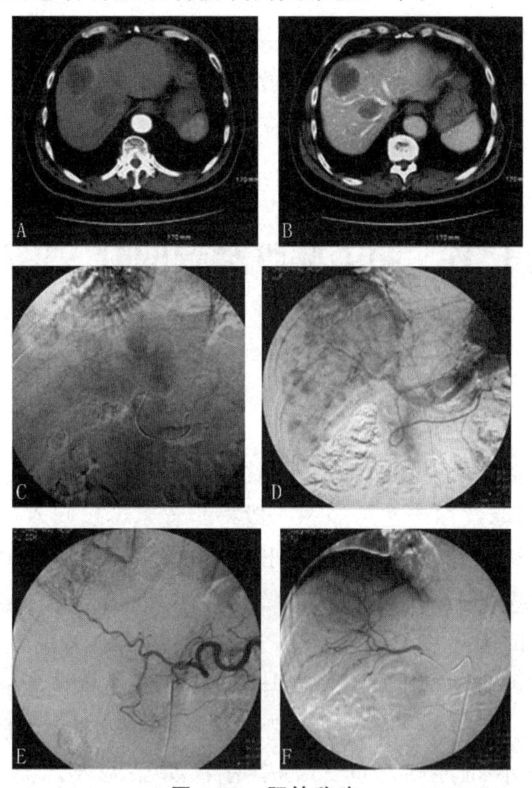

图 4-15 肝转移瘤

A、B.转移瘤增强 CT,可见环形强化;C.肺小细胞癌术后肝转移,造影后期见典型"面包圈"样转移瘤表现;D.胰腺癌肝转移,造影可见多发圆形染色灶;E、F.直肠癌术后肝转移,肝顶部可见浅淡染色

(五)术后处理

(1)拔出导管及动脉鞘后,局部压迫 5~10 分钟,并加压包扎 12~24 小时。

(2)介入科常规护理。

(3)常规抗感染治疗 3~5 天。

(4)充分补液、保肝、对症治疗(止吐、退热等)3~5 天。

(5)3 天后复查肝肾功能、血常规,一周后复查原发癌相关肿瘤标志物。

(六)并发症

(1)与血管内操作相关的并发症:血肿、动脉夹层形成、动脉痉挛、闭塞。

(2)与化疗药物相关的并发症:恶心、呕吐、疼痛、发热、骨髓抑制、肝脏功能损害、肾功能损害。

(3)造影剂过敏:急性、迟发性。

(4)感染。

(七)疗效评价

(1)WHO 实体瘤评价标准评价客观有效率:CR、PR、SD、PD。

(2)原发癌相关肿瘤标志物的动态随访、KPS 评分再评价。

六、预后

总的来说,肝脏转移性肿瘤的预后不好,有报道 TACE 总有效率 87%,1 年和 2 年生存率得到提高。原发肿瘤术后,原发部位无复发的,疗效相对好。

(成　健)

第七节　胆道恶性肿瘤的介入治疗

一、概述

胆道恶性肿瘤主要包括胆囊癌和胆管癌。胆囊癌可发生于胆囊的任何部位,胆管癌指左右肝管、胆总管及胆管末端的原发性恶性肿瘤。一般将胆管末端癌归入壶腹周围癌中一并讨论,而由肝内胆小管发生的胆管细胞癌则归入原发性肝癌,本节主要指肝外胆管癌。

目前胆道系统恶性肿瘤尚无确切发病率的统计数字,但从近年来各国病例报告看全世界范围内发病率逐年上升。美国胆囊癌发病率约为 2.5/10 万人,胆管癌发病率约为 2/10 万人。我国华南和东南沿海地区发病率较高,上海市统计 1998—2002 年胆管癌和胆囊癌男性发病率为 3.2/10 万人,女性发病率为 5.6/10 万人,呈明显上升趋势。胆道恶性肿瘤具有种族及地理分布差异,不同国家和地区及不同种族之间发病率有着明显差异。美国印第安人发病率约为 6.5/10 万人;日本约为 5.5/10 万人;泰国肝吸虫病高发区胆管癌发病率可达 54/10 万人。

二、病因

胆囊癌和胆管癌病因尚未明了,可能与以下因素有关。

(一)胆道结石

胆囊癌、胆管癌与胆道结石患者在临床上有着密切的关系,流行病学研究提示,胆道系统结石是胆囊癌和胆管癌的高危因素。病理学研究显示结石处的胆囊或胆管壁有癌变的存在和异型增生等,在结石和长期慢性炎症刺激的基础上可以发生上皮增生、化生,进一步发展成癌。

(二)胆囊腺瘤

胆囊腺瘤无论单发还是多发都具有明显的癌变潜能,一般认为多发性、无蒂、直径大于 1 cm 和伴有结石的腺瘤癌变概率较大。胆囊腺肌病也被认为具有癌变倾向。

(三)慢性溃疡性结肠炎

慢性溃疡性结肠炎患者胆道系统肿瘤的发生率为一般人群的10倍,其发病机制尚不清楚,可能与胆汁酸代谢的异常有关。

(四)先天性胆总管囊肿

先天性胆总管囊肿具有癌变的倾向。本病大多合并有胰胆管汇合异常,胰液反流入胆管,造成胆管上皮损害,胆管出现慢性炎症、增生及肠上皮化生,导致癌变。囊肿内结石形成、细菌感染也是导致癌变发生的主要原因。有报告显示,2.8%～28%的患者可发生癌变,成年患者癌变率远高于婴幼儿。

(五)原发性硬化性胆管炎

原发性硬化性胆管炎组织学特点是胆管壁大量纤维组织增生,与硬化性胆管癌较难区别,一般认为原发性硬化性胆管炎是胆管癌的癌前病变。

(六)寄生虫

华支睾吸虫等胆道寄生虫病在中国、日本等亚洲地区较常见,其可长期寄生在肝内外胆管,临床病理上可见虫体梗阻胆管导致的胆汁淤积和胆管及周围组织慢性炎症。胆管长期受到机械刺激和寄生虫降解产物的化学刺激导致胆管上皮细胞发育不良及基因改变,最终癌变。

三、病理

(一)分类

1.胆囊癌

胆囊癌可发生于胆囊的任何部位,但以胆囊底部和胆囊颈部最多见。

(1)浸润型癌:最多见,生长弥散,胆囊壁增厚变硬,较早累及周围脏器。

(2)结节型癌:肿块多突出于胆囊腔内,外周浸润少,随着肿块的生长可有出血、坏死的倾向。

(3)胶质型癌:肿瘤组织内含有大量的黏液蛋白呈胶冻样改变。

(4)混合型癌:较少见。

胆囊组织学病理以腺癌最多见,占胆囊癌的70%～90%,此外尚有鳞癌、类癌等。

2.胆管癌

胆管癌大体病理分类可分为以下4类。

(1)乳头状癌:常为管内多发病灶,向表面生长,形成大小不等的乳头状结构,排列整齐,主要沿胆管黏膜浸润,预后良好。

(2)硬化型癌:表现为灰白色的环状硬结,常沿胆管黏膜下层浸润,使胆管壁增厚,大量纤维组织增生,并向管外浸润形成纤维性硬块,好发于肝门部胆管,是肝门胆管癌中最常见的类型。

(3)结节型癌:肿块形成一个突向胆管远方的结节,结节基底部和胆管壁相连续,其胆管内表面常不规则,瘤体一般较小,基底宽,此型肿瘤常沿胆管黏膜浸润。

(4)弥漫浸润型癌:肿瘤组织沿胆管壁广泛浸润肝内、外胆管,管壁增厚、管腔狭窄,管周结缔组织炎性反应明显。

胆管癌组织学病理目前尚无统一的分类,按照癌细胞类型分化程度和生长方式可分为乳头状腺癌、高分化腺癌、低分化腺癌、未分化癌、印戒细胞癌和鳞状细胞癌。最常见的组织学类型为乳头状腺癌和高分化腺癌,占90%以上,少数为低分化腺癌,更少见的有鳞癌、类癌和肉瘤等。

(二)浸润与转移

胆囊癌和胆管癌的转移包括淋巴转移、浸润转移、血行转移和神经转移。胆囊癌最主要的转移方式是直接浸润和淋巴转移,胆囊癌局部浸润以肝脏受累最为常见,占全部转移的60%以上;淋巴转移为胆管癌最常见的转移途径,并且早期即可发生;胆管癌细胞沿胆管壁向上、下及周围直接浸润是胆管癌转移的主要特征。

四、临床分型

肝外胆管癌根据部位的不同可分为高位胆管癌(肝门部胆管癌)、中段胆管癌和下端胆管癌。肝门部胆管癌又称为 Klatskin 肿瘤,一般指胆囊管开口水平以上至左右肝管的肝外部分,占肝外胆管癌的1/2～3/4,肝门部胆管癌的 Bismuth-Corlette 分型为四型。中段胆管癌是发生于胆总管十二指肠上段和十二指肠后段的胆管癌。下段胆管癌是指发生于胆总管胰腺段、十二指肠壁内段的胆管癌(图 4-16、图 4-17)。

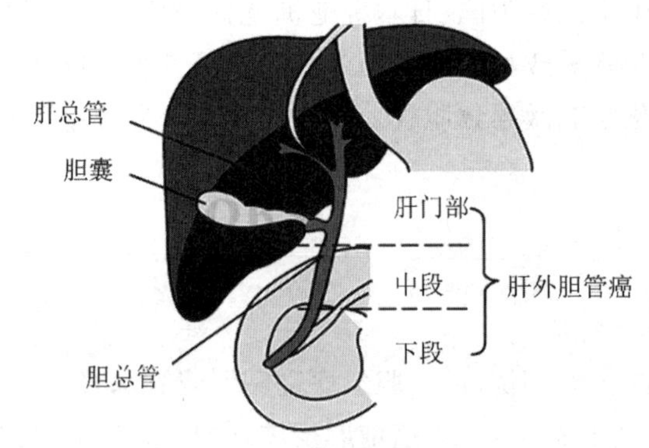

图 4-16　肝外胆管癌分型

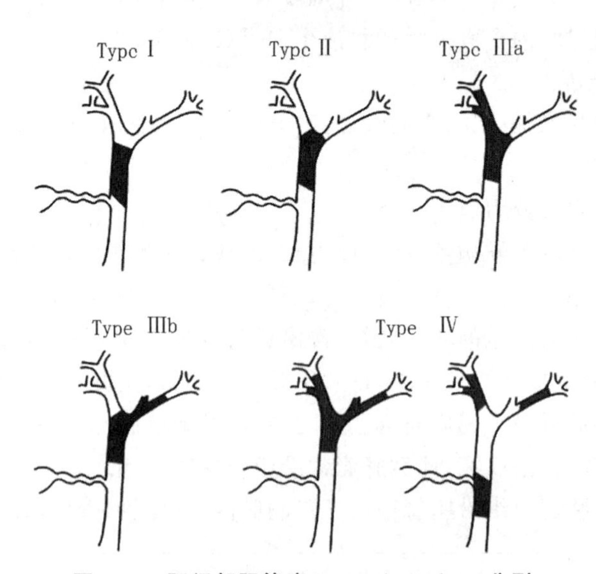

图 4-17　肝门部胆管癌 Bismuth-Corlette 分型

Ⅰ型累及胆总管,未侵及汇合部;Ⅱ型累及左右肝管汇合部,未侵犯左右肝管;Ⅲ型肿瘤位于汇合部胆管并已侵犯右肝管(Ⅲa)或左肝管(Ⅲb);Ⅳ型侵犯左右肝管或多段胆管

五、临床表现

(一)早期

早期可无明显表现,或仅有上腹部不适、疼痛、食欲缺乏等非特异性症状,随着病变进展,可出现下列症状及体征。

1.黄疸

90%以上的胆管癌患者可出现黄疸,大多数是无痛性渐进性黄疸,皮肤瘙痒,大便呈现陶土色;胆囊癌患者中有黄疸者约占40%。

2.腹痛

腹痛主要表现为右上腹或背部隐痛,规律性差。30%～50%的病例有长期右上腹痛等慢性胆囊炎或胆道结石症状。

3.肝脏及胆囊肿大

胆道梗阻时间长,肝脏损害至功能失代偿期可出现腹水及门静脉高压表现,胆管癌发生于一侧肝管,可表现为患侧肝脏缩小和健侧肝脏增生肿大,胆囊管以下部位的胆道梗阻可出现胆囊增大。

4.胆管炎

合并胆道感染时可出现右上腹疼痛、寒战、高热及黄疸。

(二)晚期

晚期可出现消瘦、贫血、腹水等征象,胃十二指肠受侵可出现相应的消化系统症状。

六、辅助检查

(一)超声成像

超声成像多为首选检查手段,具有无创、简便和价廉的优点。可初步判断肝内外胆管扩张情况、胆道有无梗阻、梗阻部位及胆管梗阻病变的性质。彩色多普勒检查可明确肿瘤临近的门静脉和肝动脉受肿瘤压迫、包裹或血栓形成的情况。但超声易受肥胖、气体和检查者经验等的影响,有时对微小病变不能定性。超声内镜通过内镜将超声探头直接送入十二指肠检查胆道,不受肥胖和胃肠气体等因素干扰,超声探头频率高,成像清晰,对病灶观察更细微,能弥补常规超声的不足,但为侵入性检查。

(二)CT成像

CT成像是诊断胆道系统肿瘤最成熟最常用的影像学检查方法,能显示胆管近端扩张的程度、梗阻部位,可显示胆囊和胆管壁形态、厚度以及肿瘤大小、形态、边界和外侵程度,可了解腹腔转移的情况。

1.胆囊癌

胆囊癌表现为胆囊壁局限性或整体增厚,不规则,厚薄不一,增强扫描有明显的强化;胆囊腔内有软组织肿块,基底多较宽,增强扫描有强化。

2.胆管癌

(1)直接征象:受累部位胆管管腔呈偏心性狭窄或管腔突然中断;局限性胆管壁不均匀性增厚,内缘凹凸不平,增强扫描后病灶均匀或不均匀强化,肝门区胆管癌强化低于正常肝管强化程度;胆管内可见结节状软组织影,突向腔内,密度均匀并可见局限性管壁增厚。

(2)间接征象:主要有胆道系统结石、胆囊扩张、胰管扩张、肝脏受侵等表现。

(三)磁共振成像(MRI)

MRI 表现与 CT 相似,可显示梗阻的部位、程度和腔内肿块、囊壁增厚的情况,主要表现为肝内外胆管扩张或软组织肿块影;MRCP 表现为肝内胆管树及梗阻部位以上的胆管扩张,梗阻处胆管狭窄、截断和腔内充盈缺损,梗阻处的胆总管可呈现截断状、乳头状或鼠尾状,胰头受侵胰管扩张时可出现“双管征”。肿块 T_1 呈现等信号,T_2 多呈现略高信号,增强后呈轻度或中等强化。

(四)经皮肝穿刺胆道造影(PTC)和内镜逆行胰胆管造影(ERCP)

PTC 与 ERCP 联合可完整的显示整个胆道树,有助于明确肿瘤部位、病灶的上下界及病变性质。单独应用 ERCP 可显示胆总管中下段的情况,尤其适用于伴有凝血机制障碍者。

七、介入治疗

(一)经皮经肝胆道造影术

1.适应证

经皮经肝胆道造影术(PTC)最初多应用于阻塞性黄疸的病因诊断和黄疸类型的鉴别,特别是肝内结石的诊断。近年来,随着医学影像的发展,超声、CT、MRI 以及 ERCP 等新的检查技术和手段的临床应用,单纯 PTC 在临床上的应用范围受到了限制。其主要适应证如下。

(1)ERCP 造影不能充分到达或满意显示的肝内胆管结石者;行 ERCP 检查未成功者。

(2)幽门狭窄,BillrothⅡ式胃切除术后胆管空肠的吻合等难以实施 ERCP 者。

(3)各种原因所致胆道梗阻,如胆管癌、胆囊癌、壶腹癌、壶腹周围癌、胰腺癌、肝癌、肝转移瘤、肝门或胰腺周围淋巴结转移瘤、十二指肠癌等恶性肿瘤,各种医源性胆道狭窄如肝移植术后梗阻性黄疸、胆肠吻合口肿瘤复发或吻合口狭窄等。

(4)化脓性胆管炎需要行经皮肝胆汁引流者。

2.禁忌证

(1)有明显的出血倾向者。

(2)呼吸困难,不能很好屏气配合检查者。

(3)碘过敏和麻醉药物过敏者。

(4)腹水潴留而肝脏与腹壁分离者。

(5)穿刺路径有占位性病变者。

3.术前准备

(1)物品准备:局部消毒与麻醉器具及术中所用物品和药品,如无菌纱布、局麻药、造影剂、注射器等;造影一般用 22 G 千叶穿刺针。

(2)患者准备:术前两日测定凝血酶原时间;术前早晨禁食水,清洁肠道;检查前 20 分钟肌内注射硫酸阿托品和地西泮;静脉滴注胆道排泄性抗生素;造影时检测血压、呼吸、脉搏等生命指标。

4.操作技术

实际操作大多在 X 线透视的引导下进行,近年来,在超声引导下进行穿刺也开始逐渐增多,但造影仍要在 X 线下进行,超声引导有助于选择穿刺胆管提高穿刺成功率,并可减少 X 线辐射,特别是对于右肝叶切除、肝叶萎缩或胆管变异者成功率更高。本文介绍 X 线透视下进行 PTC

操作技术。

(1)患者取仰卧位，在确定其右侧腋中线后，透视下取右侧腋中线肋膈角下2个肋间隙作为穿刺点，穿刺左肝管时需结合CT表现在剑突下右肋缘旁定位穿刺点。以穿刺点为中心对局部皮肤进行消毒，用利多卡因10 mL，对已确定的穿刺点进行局部麻醉，在向肝表面进针行深部麻醉时，患者闭住气后方可进行。

(2)在穿刺右肝胆管时，穿刺针可向 T_{11} 和 T_{12} 椎间盘方向进针，进针深度以距椎体右缘2 cm。穿刺左肝胆管时可取垂直偏右方向进针，刺入肝脏后让患者轻轻呼吸，这样可以避免或减少肝被膜的裂伤。确认穿刺针是否刺入胆管时有两种方法：一是用注射器抽吸，看是否有胆汁流出来确定；二是在透视下一边推造影剂一边缓慢退针的方法。当穿刺针已接近肝被膜，而胆管仍没有显影时，勿将针尖完全退出肝被膜，再次让患者闭住呼吸行下一次穿刺，这样可以减少肝被膜的损伤。造影剂成树枝样分布并向远侧胆管扩散，停止注射后不消失是刺中胆管的表现。造影剂在肝实质内表现为团状影，造影剂呈树枝状分布，但停止注射后造影剂消失是在血管内的表现。

(3)当确认穿刺针成功进入胆管后，嘱患者轻轻呼吸并固定好穿刺针，以防针尖自胆管内脱出，根据针尖进入胆管的深度，决定是否引入导丝置换造影导管，在透视下缓慢注入造影剂，直到胆管充分显影后，分别于前后位、右前斜位、左前斜位等多体位摄取胆管造影片，造影过程中，如患者感到上腹部有压迫感或疼痛时，应停止注入造影剂(图4-18)。

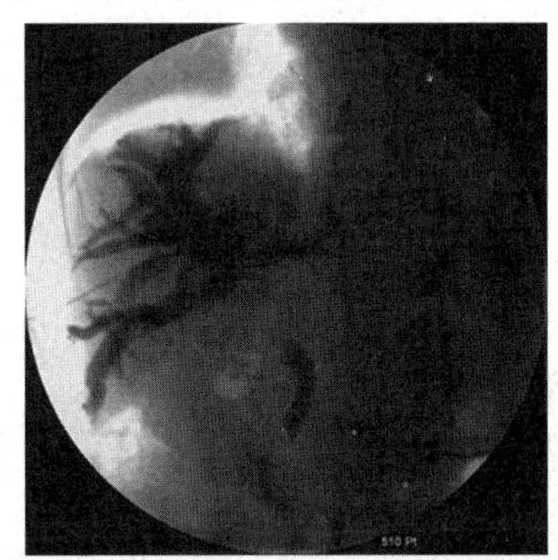

图4-18　胆管造影

显示肝内胆管扩张，左右肝管扩张至胆总管上段时胆管突然截断

5.术后处理

(1)抽出混有造影剂的胆汁，可注入适量的含庆大霉素的生理盐水。

(2)拔出穿刺针后，局部压迫止血，覆盖消毒敷料。

(3)术后平卧6～8小时，观察血压、脉搏和腹部及全身情况。

(4)术后应酌情给予广谱抗生素。

6.并发症

应用细针(Chiba针)进行PTC并发症较粗针明显减少，总体并发症发生率约在4%，死亡率约为0.13%，常见的并发症主要有出血、胆漏、败血症、气胸等。

(二)经皮经肝胆汁引流术

1.适应证

(1)手术不能切除的恶性梗阻性黄疸，包括肝癌、胆管癌、胰腺癌、壶腹癌、转移癌等。

（2）各种因素致使外科手术危险性加大，如年老体弱、心肺功能差等。

（3）外科手术前做暂时性引流以改善全身情况，为手术做准备。

2.禁忌证

无绝对禁忌证，相对禁忌证如下。

（1）严重出血倾向患者，治疗后仍不能纠正。

（2）大量腹水、全身多处转移。

（3）终末期患者。

（4）弥漫性胆管狭窄。

3.术前准备

（1）影像学、实验室检查资料的准备。

（2）碘过敏试验。

（3）器械的准备：Chiba 针，带聚乙烯套管的穿刺针，鞘管、导丝、造影导管、引流管。

（4）药物的准备：利多卡因、造影剂、止吐药物及阿托品等抢救药品。

（5）术前 4 小时禁食水。

（6）签署知情同意书（包括接受碘造影剂知情同意书）。

4.操作技术

（1）患者仰卧位，经皮经肝行胆管造影，了解胆管扩张情况。

（2）如穿刺角度较理想，可引入微导丝，撤出穿刺针，沿导丝引入鞘管。如穿刺角度不理想可撤出穿刺针，选择理想角度后重新利用 Chiba 针或 5 F 套管针穿刺已经显影的肝内胆管，成功后引入鞘管。

（3）经鞘管送入 KMP 导管至梗阻近端，试探性将 0.035 英寸弯头超滑导丝越过病变。

（4）若不能通过梗阻，则置放 8 F 外引流管，2～7 天后再试，胆道系统减压后或许可通过梗阻。

（5）一旦通过梗阻，将导丝送入十二指肠和空肠。

（6）沿导丝跟进 5 F KMP 导管，将超滑导丝更换为 0.035 英寸 145 cm 长 Amplatz 超硬导丝。

（7）扩张穿刺道，置放 8 F 或 10 F 胆汁内外引流管（IE-BD）。

（8）IE-BD 导管远端要超过 Vater 壶腹，在十二指肠内形成襻环。

（9）注入造影剂确认近端侧孔位置，确保侧孔都在胆道内，确保梗阻两端都有侧孔。

（10）用 3-0 单丝尼龙线或专用胶粘固定器将引流管固定在皮肤上行胆管造影，进一步明确胆管扩张情况、梗阻部位。

（11）高位梗阻性黄疸患者左右肝管不相通时，仅留置一根引流管不足以达到减轻黄疸的目的，必要时可插入 2 根或 3 根引流管（图 4-19）。

5.术后注意事项

（1）患者静卧 8～12 小时，观察患者血压和脉搏情况；充分补液、止血、补充电解质、对症治疗；常规抗感染治疗 3～5 天。

（2）如果引流管引出的胆汁中混有少量血液，可暂时进行观察，通常 1～2 天后就可自行消失，出血的原因多是由于插管操作或是由于穿刺针多次穿刺所致；出血量较汹涌时需除外肝动脉出血可能。

（3）内外引流术后 6 小时化验血淀粉酶，正常范围者可进食；升高者需禁食，进行补液、减少胰腺外分泌、对症等治疗，复查淀粉酶正常后方可正常进食。

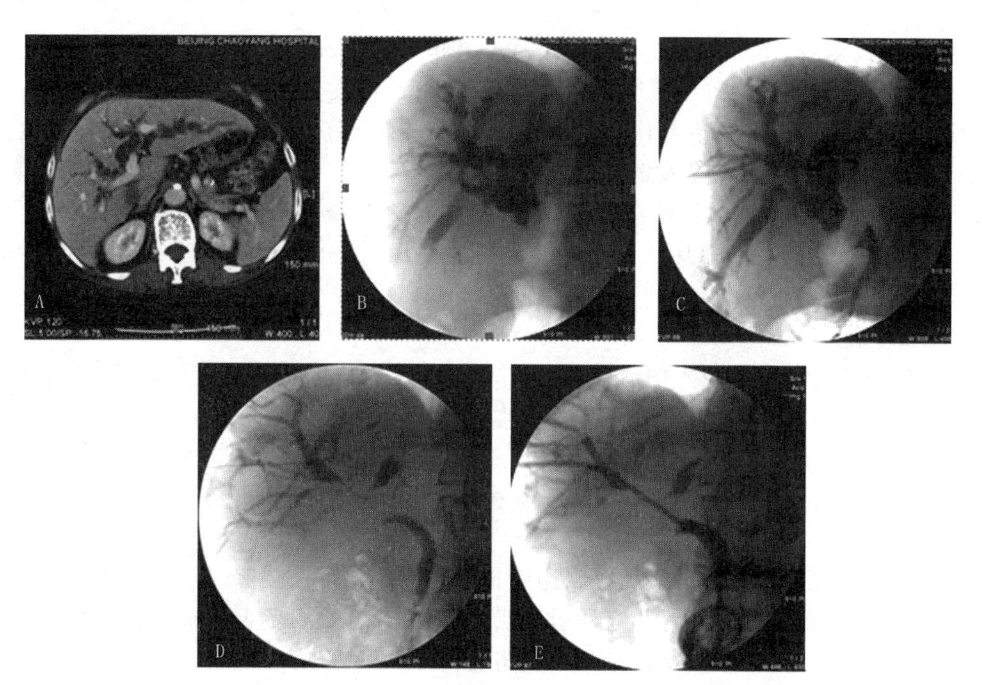

图 4-19　经皮胆汁引流术

A.CT 显示肝内胆管扩张明显；B.PTC 显示肝内外胆管及左右肝管扩张至肝门区突然截断；C.经皮穿刺留置外引流管，引流管前端位于肝总管内；D.PTC 显示肝内胆管扩张，以右侧明显，左右肝管不通；E.经皮穿刺留置内外引流管

(4)针对胆汁流出所引起的腹痛、寒战等症状，一方面可采用半卧体位以使腹膜炎局限，另一方面应给予镇静剂，静脉滴注肾上腺皮质激素和广谱抗生素。

(5)引流管通畅时无须每天冲洗引流管，如果引流液黏稠，含有脓性成分，每天用 50～100 mL等渗氯化钠注射液与 16 万单位庆大霉素冲洗引流管 2 次；引流袋每 2～3 天更换新引流袋；出院前教患者家属学会护理引流管，防止生硬牵拉引流管；每 4～6 个月需更换引流管。

6.并发症及防治

并发症发生率报道不一，一般认为发生率为 4%～10%。

(1)出血：可能发生腹腔内和胆管内出血。腹腔内出血可以使肋间动脉损伤出血，也可由肝实质破裂引起，沿肋骨上缘穿刺可避免穿刺到肋间动脉，进出针时嘱咐患者屏气及重新穿刺时针尖在肝包膜内调整方向穿刺可减少肝实质出血的概率。胆管内出血是较常见的并发症，胆管和血管多相伴而行，多是穿刺血管产生，如为静脉出血，多可自行止血，如为肝动脉出血，出血多较汹涌，常需肝动脉栓塞或外科治疗。

(2)菌血症、败血症等感染症状：术前术后应用广谱抗生素，严重胆道感染患者，尽量减少穿刺次数，尽可能将感染胆汁抽尽，胆道造影时避免胆道压力过高可减少胆道感染的发生。

(3)胸腔并发症：气胸、血胸、胆汁胸，主要是由于穿刺部位选择不当或者将穿刺针过度偏向头侧所致。

(4)胆漏：胆汁漏到腹腔形成胆汁性腹膜炎，多是由于多次穿刺，胆汁沿穿刺道漏出引起，在留置引流管减压后多可消失，导管引流不畅时胆汁可沿引流管流到腹腔，更换引流管后可消失。

(5)造影剂过敏：急性、迟发性变态反应。

(6)引流管堵塞、脱落或皮肤穿刺点感染。

(7)十二指肠溃疡、出血、穿孔:内外引流时可引起十二指肠溃疡、出血,严重者可引起穿孔。

(8)胰腺炎:当行胆汁内外引流时,引流管影响胰管时可发生胰腺炎,内外引流4~6小时后复查血淀粉酶,如明显升高者给予补液、禁食水及抑制胰腺分泌治疗可预防胰腺炎的发生。

(三)经皮经肝胆道支架置入术

经皮经肝胆道支架置入术是在胆道引流术的基础上经皮经肝在胆道内置入金属支架(EMS),从而进行胆汁内引流,保证了正常的胆肠肝循环,使引流接近生理状态,提高了患者的生活质量。

1.适应证

基本同经皮经肝胆汁引流术的适应证,胆总管狭窄闭塞者为最佳适应证,对于肝门区胆管梗阻者,如需3枚支架以上者才可引流充分者不建议进行支架置入术。

2.禁忌证

同经皮经肝胆汁引流术禁忌证。

3.操作技术

(1)首先经皮经肝行胆道造影术,确认胆管狭窄的范围,随后送入套管和导丝,方法同经皮经肝胆汁引流术;一般留置引流管行胆道外引流或内外引流1~2周后再行支架置入术。

(2)局部消毒后经引流管注入造影剂再次明确梗阻部位、程度和范围。

(3)经引流管插入导丝并将留置的引流管退出,沿导丝引入导管鞘及导管,在导丝的引导下尝试将导管越过狭窄部进入十二指肠内,导管跟进后交换为超硬导丝。

(4)沿超硬导丝送入球囊导管行胆道扩张术后,撤出球囊导管,可根据球囊导管扩张的情况选择长度和直径适宜的支架,沿导丝引入支架系统并将其越过胆管狭窄段,待位置确定后,在透视监视下缓慢释放支架。

(5)支架释放成功后,通过导管注入造影剂,以确认胆管的开通情况。如支架展开良好,造影剂很顺畅地进入十二指肠,则可留置外引流管,留置48小时以上造影复查胆道通畅后即可拔管;若支架展开不很充分,可再次送入球囊导管对狭窄段的支架进行扩张,如选用了径向张力较强的EMs时,尽管当时尚未完全展开,但因其具有自身的扩张力,置入2~3天后均可自行充分展开(图4-20)。

4.并发症

胆道支架置入成功率可达90%~96%,主要并发症有胆道出血、胆道感染和菌血症;支架移位发生率报道不一,在3%以下;再狭窄率目前尚无确切数字,再狭窄后可再置入一个支架。

(四)动脉灌注化疗

胆囊癌主要采取以手术为主的综合治疗,5年生存率为2%~5%,80%以上的患者一年内死亡;胆管癌患者手术切除率不足20%,术后平均生存期约为13个月。对于不能手术或术后复发者可采用包括经皮动脉灌注化疗在内的综合治疗来延长患者生存期。

1.适应证

(1)进展期胆道系统恶性肿瘤手术前或无法手术切除者。

(2)患者不愿接受外科手术治疗者。

(3)术后复发者。

2.禁忌证

(1)严重肝肾功能障碍者。

(2)大量腹水者。

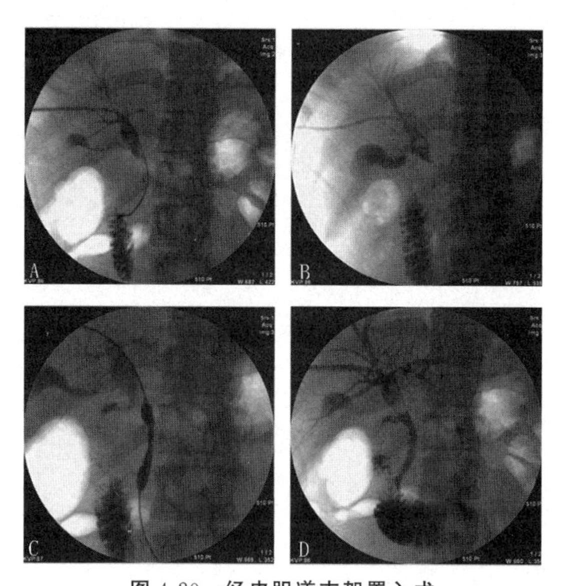

图 4-20　经皮胆道支架置入术

A.PTC 显示胆管扩张至胆总管突然截断；B.留置外引流管引流胆汁；C.血总胆红素降至接近正常水平后，行球囊导管扩张胆总管狭窄段至脐凹消失；D.置入支架后造影显示支架通畅

(3)多发器官转移者。

(4)肿瘤恶病质者。

3.术前准备

(1)影像学、实验室检查资料的准备。

(2)碘过敏试验。

(3)器械的准备：穿刺针，动脉鞘管、导丝、造影导管。

(4)药物的准备：利多卡因、肝素、造影剂、止吐药物；常用化疗药物为顺铂、5-FU、阿霉素及丝裂霉素，也可选用草酸铂、表柔比星、吉西他滨等，通常选用三联用药。

(5)术前 4 小时禁食水。

(6)签署知情同意书(包括接受碘造影剂知情同意书)。

4.操作技术

多采用经皮股动脉穿刺插管，根据胆道系统的血供情况，将导管选择性插入肝固有动脉、胃十二指肠动脉行血管造影；典型者肿瘤区在动脉期表现为扭曲且不规则的肿瘤血管，被侵犯的血管僵直而不规则狭窄或闭塞，毛细血管期肿瘤区可见不规则染色。经导管灌注化疗药物，血供丰富者可用吸收性明胶海绵栓塞肿瘤血管。

5.术后处理及并发症

术后常规应用广谱抗生素 3～5 天，同时根据患者不同的情况进行保肝、止吐等对症治疗。除血管介入治疗常见并发症外，术后常见的并发症主要是胃肠道并发症，表现为胃肠道黏膜糜烂，溃疡和胆囊炎，肝功能衰竭者较少见，为预防该类并发症，术后应常规应用胃黏膜保护剂，如出现胆囊炎症状应给予抗菌、解痉及利胆治疗。

(成　健)

第五章

两腺科肿瘤

第一节 甲状腺癌

甲状腺癌是最常见的内分泌系统恶性肿瘤，内分泌恶性肿瘤中占89%，占内分泌恶性肿瘤病死率的59%，占全身恶性肿瘤的0.2%(男性)～1%(女性)，约占甲状腺原发性上皮性肿瘤的1/3。国内的普查报道，其发生率为11.44/10万，其中男性为5.98/10万，女性为14.56/10万。甲状腺癌的发病率一般随年龄的增大而增加，女子的发病率约较男子多3倍，地区差别亦较明显，一般在地方性甲状腺肿的流行区，甲状腺癌的发病率较高，而在地方性甲状腺肿的非流行区则甲状腺癌的发病率相对较低。近年来统计资料显示，男性发病率有逐渐上升的趋势，可能与外源性放射线有关。甲状腺癌的发病率虽不是很高，但由于其在临床上与结节性甲状腺肿、甲状腺腺瘤等常难以鉴别，在具体处理时常感到为难，同时，在诊断明确的甲状腺癌进行手术时，究竟应切除多少甲状腺组织，以及是否行颈淋巴结清扫及方式等方面尚存在诸多争议。

一、病因

与其他肿瘤一样，甲状腺癌的发生与发展过程至今尚未完全清楚。现代研究表明，肿瘤的发生与原癌基因序列的过度表达、突变或缺失有关。在甲状腺滤泡细胞中有多种原癌基因表达，对细胞生长及分化起重要作用。最近从人甲状腺乳头状癌细胞中分离出所谓*ptc*癌基因，被认为是核苷酸序列的突变，有研究发现，*ptc*癌基因位于Ⅱa型多发性内分泌瘤(MEN-Ⅱa)基因染色体11的近侧长臂区，其机制尚不清，*ptc*基因仅出现于少数甲状腺乳头状癌。*H-ras*、*K-ras*及*N-ras*等癌基因的突变形式已被发现于多种甲状腺肿瘤。在髓样癌组织中发现高水平的*H-ras*、*c-myc*及*N-myc*等癌基因的表达，*p53*多见于伴淋巴结或远处转移的甲状腺癌灶，但这些癌基因也可在其他癌肿或神经内分泌疾病中被检出。实际上甲状腺癌的发生和生长是复杂的生物过程，受不同的癌基因和多种生长因子的影响，同时还有其他多种致癌因素的作用。已知的可能致甲状腺癌的因素包括以下几种。

(一)缺碘

缺碘一直被认为与甲状腺的肿瘤发生有关，但这种观点在人类始终未被证实。一些流行病学调查资料提示，甲状腺癌不仅在地方性甲状腺肿地区较多发，即使沿海高碘地区，亦较常发。

地方性甲状腺肿地区所发生的多为甲状腺滤泡或部分为间变癌，而高碘地区则多为乳头状癌；同时在地方性甲状腺肿流行区，食物中碘的增加降低了甲状腺滤泡癌的发病率，但乳头状癌的发病却呈上升趋势；其致癌因素有待研究。

(二)放射线的影响

放射线致癌的机制被认为是放射线诱导细胞突变，并促使其生长，在亚致死量下可杀灭部分细胞而致减少 TSH 分泌，反馈到脑垂体的促甲状腺细胞，增加 TSH 的产生，从而促进具有潜在恶性的细胞增殖、恶变。Winships 等(1961)收集的 562 例儿童甲状腺癌，其中 80%过去曾有射线照射史，其后许多类似的报道相继出现。放射线作为致甲状腺癌的因素之一，已经广为接受。放射线致癌与放射方式有关，放射线致癌皆产生于 X 线外照射之后；从放疗到发病的时间不一，有报道最短为 2 年，最长 14 年，平均 8.5 年。

(三)家族因素

在一些甲状腺癌患者中，可见到一个家庭中一个以上成员同患甲状腺乳头状癌者，Stoffer 等报道，甲状腺乳头状癌家族中 3.5%～6.2%同患甲状腺癌；而甲状腺髓样癌，有 5%～10%甚至 20%有明显家族史，是常染色体显性遗传，多为双侧肿瘤。

(四)甲状腺癌与其他甲状腺疾病的关系

这方面尚难肯定。近年关于其他甲状腺病合并甲状腺癌的报道很多，据统计甲状腺腺瘤有 4%～17%可以并发甲状腺癌；一些甲状腺增生性病变，如腺瘤样甲状腺肿和功能亢进性甲状腺肿，分别有约 5%及 2%合并甲状腺癌。另有报道，桥本甲状腺炎的甲状腺间质弥漫性局灶性淋巴细胞浸润超过 50%的患者易伴发甲状腺乳头状癌。但甲状腺癌与甲状腺疾病是否有因果关系尚需进一步研究。

二、病理和临床表现

甲状腺癌按细胞来源可分为滤泡源性甲状腺癌和 C 细胞源性甲状腺癌两类。前者来自滤泡上皮细胞，包括乳头状癌、滤泡状癌和未分化癌等类型；后者来自滤泡旁(C)细胞，称甲状腺髓样癌。乳头状癌和滤泡状癌又可归于“分化性癌”，与未分化癌相区别。不同类型的甲状腺癌，其生物学行为包括恶性程度、发展速度、转移规律和最终预后等有较大差别，且病理变化和临床联系密切。

(一)乳头状癌

1.病理

乳头状癌为甲状腺癌中最常见类型，一般占总数的 75%。此外，作为隐性癌在尸检中屡被发现，一般占尸检的 6%～13%，表明一定数量的病变，可较长时期保持隐性状态，而不发展为临床癌。乳头状癌根据癌瘤大小、浸润程度，分隐匿型、腺内型和腺外型三大类型。

小的隐匿型(直径≤1 cm)，病变局限，质坚硬，呈显著浸润常伴有纤维化，状似“星状瘢痕”，故又称为隐匿硬化型癌，常在其他良性甲状腺疾病手术时偶尔发现。

大的直径可超过 10 cm，质硬或囊性感，肿瘤呈实质性时，切面粗糙、颗粒状，灰白色，几乎无包膜，半数以上可见钙化的砂粒体。镜下癌组织由乳头状结构组成，乳头一般皆细长，常见三级以上分支，有时亦可粗大，间质水肿。乳头的中心为纤维血管束，覆盖紧密排列的单层或复层立方或低柱状上皮细胞。细胞大小不均匀，核间变一般不甚明显。

乳头状癌最重要的亚型是乳头状微小癌、滤泡状癌及弥漫性硬化型癌。新近的 WHO 分型，将乳头状微小癌代替隐匿型癌。该型指肿瘤直径<1 cm。其预后好，很少发生远处转移。

对甲状腺乳头状癌的病理组织学诊断标准，近年已基本取得一致意见，即乳头状癌病理组织中，虽常伴有滤泡癌成分，有时甚至占较大比重，但只要查见浸润性生长且有磨砂玻璃样核的乳头状癌结构，不论其所占成分多少，均应诊断为乳头状癌。

2.临床表现

甲状腺乳头状癌，好发于20～40岁，儿童及青年人常见，女性发病率明显高于男性。70%儿童甲状腺癌及50%以上成人甲状腺癌均属此型。肿瘤多为单发，亦有多发，不少病例与良性肿瘤难以区别，无症状，病程长，发展慢。肿瘤质硬，不规则，表面不光滑，边界欠清，活动度较差。呈腺内播散而成多发灶者可达20%～80%。淋巴转移为其特点，颈淋巴结转移率为50%～70%，而且往往较长时间局限于区域淋巴结系统。病程后期可发生血行转移。肺和其他远处转移少于5%。有时颈淋巴结转移可作为首发症状。由于生长缓慢，早期常可无症状，若癌组织侵犯周围组织，则出现声音嘶哑、呼吸困难、吞咽不适等症状。

(二)滤泡状癌

1.病理

滤泡状癌占全部甲状腺癌的11.6%～15%，占高分化癌中第二位。大体形态上，当局部侵犯不明显时，多不易与甲状腺腺瘤区别。瘤体大小不一，圆形或椭圆形，分叶或结节状，切面呈肉样，褐红色，常被结缔组织分隔成大小不一的小叶。中心区常呈纤维化或钙化。较大的肿瘤常合并出血、坏死或静脉内癌栓。

镜下本型以滤泡状结构为其主要组织学特征，瘤细胞仅轻或中度间变，无乳头状形成，无淀粉样物。癌细胞形成滤泡状或腺管状，有时呈片状。最近，世界卫生组织病理分类将胞质内充满嗜酸性红染颗粒的嗜酸性细胞癌亦归入滤泡癌中。

滤泡状癌多见于中老年女性，病程长，生长慢，颈部淋巴转移较少。而较早出现血行转移，预后较乳头状癌差。

2.临床表现

此癌40～60岁多见。与乳头癌相比，男性患病相对较多，男与女之比为1∶2，患病年龄以年龄较大者相对为多。一般病程较长，生长缓慢，少数近期生长较快，常缺乏明显的局部恶性表现，肿块直径一般为数厘米或更大，多为单发，少数可为多发或双侧，实性，硬韧，边界不清，较少发生淋巴结转移，血行转移相对较多，主要转移至肺，其次为骨。

(三)甲状腺髓样癌

在胚胎学上甲状腺滤泡旁细胞与甲状腺不是同源的。甲状腺髓样癌起源于甲状腺滤泡旁细胞，故又称滤泡旁细胞癌或C细胞癌，可分泌降钙素，产生淀粉样物质，也可分泌其他具有生物活性物质，如前列腺素、5-HT、促肾上腺皮质激素、组胺酶等。

甲状腺髓样癌分为散发型(80%～90%)、家族型(8%～14%)及多发性内分泌瘤(少于10%)三种。甲状腺髓样癌可以通过常染色体显性遗传发展为不同的类型。甲状腺髓样癌是甲状腺癌的一个重要类型，较少见，恶性度中等，存活率小于乳头状瘤，而远大于未分化癌。早期诊断、治疗可改善预后，甚至可以治愈。甲状腺髓样癌的发病率占甲状腺癌的3%～10%，女性较多，中位年龄在38岁左右，其中散发型年龄在50岁；家族型年龄较轻，一般不超过20岁。

其发病机制、病理表现及临床表现均不同于一般甲状腺癌，独成一型。

1.病理

瘤体一般呈圆形或卵圆形，边界清楚，质硬或呈不规则形，伴周围甲状腺实质浸润，切面灰白色、浅色、淡红色，可伴有出血、坏死、纤维化及钙化，肿瘤直径平均 3～4 cm，小至数毫米，大至 10 cm。镜下癌细胞多排列成实体性肿瘤，偶见滤泡，不含胶样物质。癌细胞呈圆形或多边形，体积稍大，大小较一致，间质有多少不等的淀粉样物质，番红花及刚果红染色皆阳性。淀粉样物质为肿瘤细胞产生的降钙素沉积，间质还可有钙沉积，似砂粒体，还有少量浆细胞和淋巴细胞，常见侵犯包膜和气管。在家族性甲状腺髓样癌中，总是呈现双侧肿瘤且呈多中心，大小变化很大，肿瘤具有分布在甲状腺中上部的特点。在散发性甲状腺髓样癌中一般局限于一叶，双侧多中心分布者低于 5%。

2.临床表现

所有的散发型甲状腺髓样癌及多数家族性甲状腺髓样癌都有临床症状和体征。通常甲状腺髓样癌表现为颈部肿块，70%～80%的散发型患者，因触及无痛性甲状腺结节而发现，近 10%可侵及周围组织出现声嘶、呼吸困难和吞咽困难。临床上男女发病率大致相仿。家族性为一种常染色体显性遗传性疾病，属多发性内分泌肿瘤Ⅱ型(MEN-Ⅱ)，它又分为Ⅱa 型和Ⅱb 型，占 10%～15%，发病多在 30 岁左右，往往累及两侧甲状腺。临床上大多数为散发型，发病在 40 岁以后，常累及一侧甲状腺。MTC 恶性程度介于分化型癌与未分化型癌之间，早期就发生淋巴结转移。临床上，MTC 常以甲状腺肿块和淋巴结肿大就诊，由于 MTC 产生的 5-HT 和前列腺素的影响，约 1/3 患者可发生腹泻和面部潮红的类癌综合征。本病可合并肾上腺嗜铬细胞瘤，多发性唇黏膜神经瘤和甲状腺瘤等疾病。有 B 型多发性内分泌瘤(MEN-Ⅱ)和髓样癌家族史患者，不管触及甲状腺结节与否，应及时检测基础的五肽胃泌素激发反应时血清降钙素水平，以早期发现本病，明显升高时常强烈提示本病存在。此外，甲状腺结节患者伴 CEA 水平明显升高，也应考虑此病存在可能，甲状腺结节细针穿刺活检或淋巴结活检常可做出明确诊断。

(四)甲状腺未分化癌

未分化癌为甲状腺癌中恶性程度最高的一种，较少见，占全部甲状腺癌的 5%～14%，主要是指大细胞癌、小细胞癌和其他类型癌(鳞状细胞癌、巨细胞癌、腺样囊性癌、黏液腺癌以及分化不良的乳头状癌、滤泡状癌等)。未分化癌以老年患者居多，中位年龄为 60 岁，女性中常见的是小细胞弥漫型，男性常是大细胞型。

1.病理

未分化癌生长迅速，往往早期侵犯周围组织。肉眼观癌肿无包膜，切面呈肉色、苍白，并有出血、坏死。镜下组织学检查未分化癌可分为大细胞型及小细胞型两种。前者主要由巨细胞组成，但有梭形细胞，巨细胞体积大，奇形怪状，核大、核分裂多；后者由圆形或椭圆形小细胞组成，体积小，胞质少、核深染、核分裂多见。有资料提示表明，有的未分化癌中尚可见残留的形似乳头状或滤泡状的结构，提示这些分化型的甲状腺癌可能转变为未分化癌，小细胞型分化癌与恶性淋巴瘤在组织学上易发生混淆，可通过免疫过氧化酶染色做出鉴别。

2.临床表现

该病发病前常有甲状腺肿或甲状腺结节多年，在巨细胞癌此种表现尤为明显。肿块可于短期内急骤增大，发展迅速，形成双侧弥漫性甲状腺巨大肿块，质硬、固定、边界不清，往往伴有疼痛、呼吸或吞咽困难，早期即可出现淋巴结转移及血行播散。细针吸取细胞学检查可做出诊断，但需不同位置穿刺，因癌灶坏死、出血及水肿会造成假阴性。

三、诊断

声嘶、吞咽困难、哮喘、呼吸困难和疼痛是常见的症状。甲状腺癌的诊断是一个困难而复杂的问题，临床上甲状腺癌多以甲状腺结节为主要表现，而甲状腺多种良性疾病亦表现为甲状腺结节，两者之间无绝对的分界线。对一个甲状腺结节患者，在诊断的同时始终存在着鉴别诊断的问题，首先要确定它是非癌性的甲状腺结节、慢性甲状腺炎或良性腺瘤，还是甲状腺癌；其次由于不同的甲状腺癌、同种甲状腺癌的不同分期其治疗方法及预后差异很大，诊断时还要决定它是哪种甲状腺癌以及它的病期(包括局部生长情况、淋巴结转移范围和有无远处转移)。由于目前所具备的辅助检查绝大多为影像学范围，对甲状腺癌的诊断并无绝对的诊断价值，而细胞组织学检查虽有较高的诊断符合率，但患者要遭受一定的痛苦，且因病理取材、检验师的实践经验等影响，存在一定的假阴性。故而，常规的询问病史、体格检查更显出其重要性。通过详细地询问病史、仔细体检获得一个初步的诊断，再结合必要的辅助检查以取得进一步的佐证是诊断甲状腺癌的正确思路。

(一)诊断要点

1.临床表现

患者有甲状腺结节性肿大病史，如有下述几点临床表现者，应考虑甲状腺癌的可能：①肿块突然迅速增大变硬。②颈部因其他疾病而行放疗者，尤其是青少年。③甲状腺结节质地硬、不平、固定、边界不清、活动差。④有颈部淋巴结肿大或其他组织转移。⑤有声音嘶哑、呼吸困难、吞咽障碍。⑥长期水样腹泻、面色潮红、伴其他内分泌肿瘤。

2.辅助检查

进一步明确结节的性质可行下列检查。

(1)B超检查：应列为首选。B超探测来区别结节的囊性或实性。实性结节形态不规则、钙化、结节内血流信号丰富等则恶性可能更大。

(2)核素扫描：对实性结节，应常规行核素扫描检查；如果为冷结节，则有10%～20%可能为癌肿。

(3)X线检查(包括CT、MRI)：主要用于甲状腺癌转移的发现、定位和诊断。在甲状腺内发现砂粒样钙化灶，则提示有恶性的可能。

(4)针吸细胞学检查：诊断正确率可高达60%～85%，但最终确诊应由病理切片检查来决定。

(5)血清甲状腺球蛋白测定：采用放射免疫法测定血清中甲状腺球蛋白(Tg)，在分化型腺癌其水平明显增高。

实际上，部分甲状腺结节虽经种种方法检查，仍无法确定其良恶性，需定期随访、反复检查，必要时可行手术探查，术中行快速冰冻病理学检查。

(二)甲状腺癌的临床分期

甲状腺癌的临床分期以往较杂，现统一采用国际抗癌学会关于甲状腺癌的TNM临床分类法，标准如下。

1.T——原发癌肿

T0：甲状腺内无肿块触及。

T1：甲状腺内有单个结节，腺体本身不变形，结节活动不受限制。同位素扫描甲腺内有缺损。

T2：甲状腺内有多个结节，腺体本身变形，腺体活动不受限制。

T3：甲状腺内肿块穿透甲状腺包膜，固定或侵及周围组织。

2.N——区域淋巴结

N0：区域淋巴结未触及。

N1：同侧颈淋巴结肿大，能活动。

N1a：临床上认为肿大淋巴结不是转移。

N2b：临床上认为肿大淋巴结是转移。

N2：双侧或对侧淋巴结肿大，能活动。

N2a：临床上认为肿大淋巴结不是转移。

N2b：临床上认为肿大淋巴结是转移。

N3：淋巴结肿大已固定不动。

3.M——远处转移

M0：远处无转移。

M1：远处有转移。

根据原发癌肿、淋巴结转移和远处转移情况，临床上常把甲状腺癌分为四期。

Ⅰ期：T0～2N0M0（甲状腺内仅一个孤立结节）。

Ⅱ期：T0～2N0～2M0（甲状腺内有肿块，颈淋巴结已肿大）。

Ⅲ期：T3N3M0（甲状腺和颈淋巴结已经固定）。

Ⅳ期：TxNxM1（甲状腺癌合并远处转移）。

四、治疗

甲状腺癌除未分化癌外，主要的治疗手段是外科手术。其他，如放疗、化疗、内分泌治疗和中医中药治疗等，仅是辅助性治疗措施。

（一）外放疗

不同病理类型的甲状腺癌放疗的敏感度不同，其中尤以未分化癌最为敏感，而其他类型癌较差。未分化癌由于早期既有广泛浸润或转移，手术治疗很难达到良好的疗效，因而放疗为其主要的治疗方法。即使少数未分化癌患者做手术治疗，也仅可达到使肿瘤减量的目的，手术后仍可继续放疗，否则复发率较高。部分有气管阻塞的患者，只要条件允许，仍可行放疗。分化型腺癌首选手术根治而无须放疗。对无法完全切除的髓样癌，术后可行放疗，虽然本病放疗不甚敏感，但放疗后，肿瘤仍可缓慢退缩，使病情得到缓解，有的甚至完全消除。甲状腺癌发生骨转移并不多见，局部疼痛剧烈，尤其在夜间。放疗可迅速缓解其症状，提高患者生活质量。

（二）放射性碘治疗

手术后应用放射性碘治疗可降低复发率，但不延长生命。应用放射性碘治疗甲状腺癌，其疗效完全视癌细胞摄取放射性碘的多少而定；而癌细胞摄取放射性碘的多少，多与其分化程度成正比。未分化癌已失去甲状腺细胞的构造和性质，摄取放射性碘量极少，因此疗效不良；对髓样癌，放射性碘也无效。分化程度高的乳头状腺癌和滤泡状腺癌，摄取放射性碘量较高，疗效较好；特别适用于手术后45岁以上的高危患者、多发性乳头状腺癌癌灶、包膜有明显侵犯的滤泡状腺癌以及已有远处转移者。

如果已有远处转移，对局部可以全部切除的腺体，不但应将患者的腺体全部切除，颈淋巴结亦应加以清除,同时还应切除健叶的全部腺体。这样才可用放射性碘来治疗远处转移。腺癌的远处转移,只能在切除全部甲状腺后才能摄取放射性碘。但如果远处转移摄取放射性碘极微,则在切除全部甲状腺后,由于垂体前叶促甲状腺激素的分泌增多,反而促使远处转移的迅速发展。对这种试用放射性碘无效的病例,应早期给予足够量的甲状腺素片,远处转移可因此缩小,至少不再继续迅速发展。

(三)内分泌治疗

分化型甲状腺癌做次全、全切除者应该口服甲状腺素,以防甲状腺功能减退及抑制 TSH。乳头状和滤泡状癌均有 TSH 受体,TSH 通过其受体能影响分泌型甲状腺癌的功能及生长,一般剂量掌握在保持 TSH 低水平,但以不引起甲亢为宜。一般用甲状腺片每天 80～120 mg,也可选用左甲状腺素片每天100 μg,并定期检测血浆 T_3、T_4、TSH,以次调整用药剂量。甲状腺癌对激素的依赖现象早已被人们认识。某些分化性的甲状腺癌可受 TSH 的刺激而生长,故 TSH 可促使残留甲状腺增生、恶变,抑制 TSH 的产生,可减少甲状腺癌的复发率。任何甲状腺癌均应长期用抑制剂量的甲状腺素作维持治疗。对分化好的甲状腺癌尤为适用,其可达到预防复发的效果。即使是晚期分化型甲状腺癌,应用甲状腺素治疗,也可使病情有所缓解,甚至在治疗后病变消退。

(四)化疗

近年来,化疗的疗效有显著提高。但至今尚缺少治疗甲状腺癌的有效药物,故而化疗的效果尚不够理想。目前,临床上主要用化疗治疗复发者和病情迅速进展的病例。对分化差或未分化的甲状腺癌,尚可选做术后的辅助治疗。曾用于甲状腺癌的单药有多柔比星、放线菌素 D、甲氨蝶呤等。单药治疗的效果较差,故现常采用联合化疗,以求提高疗效。

五、预后

甲状腺癌的生物学行为存在巨大差异,发展迅速的低分化癌,侵袭性强,可短期致人死亡,而发展缓慢的高分化癌患者往往可长期带瘤生存。高分化型甲状腺癌,特别是乳头状癌术后预后良好,弥漫性硬化型乳头状癌预后较差,有时呈侵袭性。因此,不能认为甲状腺乳头状癌的临床过程总是缓和的,各种亚型的组织学特点不同,其生物学特性有显著差异。对甲状腺癌预后的判断,常采用年龄、组织学分级、侵犯程度(即肿瘤分期)和大小分类方法及其他预测肿瘤生物学行为的指标。①癌瘤对放射性碘摄取能力:乳头状、滤泡状或乳头滤泡混合型癌能摄取碘者比不能摄取的预后要好。②腺苷酸环化酶对 TSH 有强反应的癌其预后似较低反应者好。③癌瘤 DNA 呈双倍体比异倍体预后要好。④癌瘤细胞膜表皮生长因子(EGF)受体结合 EGF 的量越高,预后越差。

(盖慧荣)

第二节 乳 腺 癌

一、乳腺癌根治切除术

标准的乳腺癌根治术,切除乳腺组织及周围脂肪组织,切除胸大肌、胸小肌,清除腋下及锁骨下脂肪组织和淋巴结。切除组织不能零碎，必须整块切除。

(一)适应证

主要适应临床Ⅲ期的患者，或肿瘤偏大、侵犯胸肌、腋窝淋巴结多发转移的患者。个别患者手术前尚可配合新辅助化疗或内分泌治疗，然后再行手术。目前Ⅰ、Ⅱ期的患者多采用改良根治术。

(二)禁忌证

(1)肿瘤远处转移者。

(2)年老体弱不能耐受手术者。

(3)呈现恶病质者。

(4)重要脏器功能障碍，不能耐受手术者。

(5)临床Ⅲ期偏晚患者有下列情况之一者：①乳房皮肤橘皮样水肿超过乳房面积的一半；②乳房皮肤出现卫星结节；③乳腺癌侵犯胸壁；④临床检查胸骨旁淋巴结肿大，且证实为转移；⑤患侧上肢水肿；⑥锁骨上淋巴结明显转移，且多发固定；⑦炎性乳腺癌。

(6)有下列情况之二者也不宜行根治术：①肿瘤破溃；②乳房皮肤橘皮样水肿占全乳房面积1/3以内；③肿瘤与胸大肌固定；④腋下淋巴结多发转移，其中最大径超过2.5 cm；⑤腋下淋巴结彼此粘连或与皮肤、深部组织粘连。

(三)术前准备

1.术前诊断

在拟行手术治疗以前，应尽量取得较准确的临床或病理诊断。如对乳房病变行超声波检查，乳腺X线钼靶摄片以及针吸细胞学检查等，如仍不能作出定性诊断，应行空芯针穿刺活检，必要时再行定位切除活检或术中冰冻病理切片检查，以确定诊断。

(1)分期诊断：目前对术式的选择主要依据为临床分期。因此，必须通过病史、体检、辅助检查等，获得较准确的临床分期。

(2)了解具体病例的特殊性：应详细了解患者肿瘤的部位，肿瘤确切大小，肿瘤的浸润范围，乳房的形态、大小，以及患者对手术的耐受性和心理素质、心理要求等。据此，可对手术方式、切口设计、麻醉方式及术式选择等作出合理的安排。

2.一般性术前处理

(1)改善全身状况：术前应了解患者的身体素质，营养状况，有无伴发病。应在有限的时间范围内，予以处理，尽可能使其改善。全面检查心、肺、肝、肾主要脏器功能。对有功能障碍者，应给予尽可能的纠正，使其达到可以耐受手术的程度。

(2)心理准备：恶性肿瘤患者心理反应强烈，往往有不同程度的恐惧、烦躁或消沉、过激行为等。医护人员应对患者做深入细致的思想工作，恰当的心理护理是术前必需的。根据患者的年龄、职业、文化程度、心理素质，耐心而适度地与患者分析病情，讲明手术的意义，同时了解患者的意愿(如对乳房切除的接受程度等)，使患者树立战胜疾病的信心，取得患者的理解和信任，是手术成功的重要因素。

3.术前综合治疗

对进展期的乳腺癌，常需进行必要的术前化疗和(或)放疗等。术前综合治疗的目的在于：①尽可能地缩小肿瘤，便于手术切除；②预防肿瘤的术中播散；③通过综合治疗缩小手术的范围，提高生活质量。术前放疗或化疗应掌握适当的剂量，如术前放疗的目的在于缩小肿瘤的范围和降低肿瘤细胞的活性，便于手术切除，提高生存率。因此，一般以中等剂量、短期放疗为宜。放疗后，在未出现放疗并发症之前施行手术。术前化疗应选用适当的方案，进行2～4周期的化疗，停药1～2周期后进行手术。术前放、化疗若出现反应，如厌食、呕吐、白细胞减少等应予以纠正。避免因放、化疗反应延误手术时机。

4.特殊情况下的术前准备

(1)肿瘤破溃：肿瘤破溃是晚期恶性肿瘤的表现，破溃后常合并出血、感染。合并感染者，有大量恶臭的分泌物。术前应用有效的抗生素是必要的，同时应行适当的局部处理，一般可用过氧化氢溶液每天冲洗破溃处2～3次，或用苯扎溴铵等药物持续湿敷，在肿瘤红肿消退、炎症控制后再行手术治疗，以免手术引起感染扩散。同时，术前应采用适当的方法以预防血行播散和术中的医源性扩散。一般多采用术前化疗，由于溃疡的存在，多不宜行放射治疗。

(2)肿瘤出血：晚期肿瘤可因外伤破溃或发生自发性破裂，破裂后常有不同程度的出血，甚至出现大出血。对突发性大出血应予以急症手术。

5.合并其他疾病的术前准备

乳腺癌患者以40～49岁的年龄段最多。尽管乳腺癌行乳房切除术，侵袭性比较小，术中并发症也较少。但是，术后都不发生并发症的可能性没有。而且，随着今后社会高龄化的出现，有多种并发症的高龄乳腺癌患者在增加。在乳腺疾病外科，要充分把握患者的一般状况，对有并发症的患者进行必要的检查，判定并发症的严重程度，在术前进行治疗，适当改善病情，以便满足手术的要求。

(1)高血压：入院的当天，患者因为入院的因素稍微有些紧张，有高于平时血压的倾向。因此，以入院后第2天和第3天的血压测定值为基准。舒张压12.0 kPa(90 mmHg)以下符合要求，收缩压不超过18.7 kPa(140 mmHg)，手术前日给予降压药的继续给药即可。

(2)心脏病：合并有缺血性心脏病的时候，要做标准12导联心电图检查，观察有无心律失常、传导阻滞、心肌功能障碍以及心脏负荷等，一定要探讨这些病变的严重程度。判断心脏功能低下的程度，Ⅲ度以上者不适合做根治术。

(3)呼吸系统疾病：主要的疾病有支气管哮喘、慢性支气管炎、肺气肿等。对于支气管哮喘的患者，要认真询问好发时期、诱因、严重程度、发病频度、治疗方法、有无给予激素等。对患有呼吸系统疾病者术前一般处理：①严格遵守戒烟；②训练深呼吸，练习腹式呼吸，训练和增加肺活量；③喷雾器湿化吸入，促进排痰，净化气道；④有气道感染时给予祛痰剂、抗生素；⑤给予氨茶碱等支气管扩张剂，给予抗过敏剂；⑥去除患者的不安感。

(4)内分泌疾病：代表性的疾病主要是糖尿病。乳房切除术是侵袭性较小的手术，不要求术前严格的控制，食物疗法后进一步给予胰岛素，一般均能控制血糖，达到手术的要求。

(5)肝硬化：肝硬化患者术后并发多种脏器功能障碍的危险性较高，应检查肝功能、储备功能，检查是否合并食管静脉曲张。肝功能评价为C类者不适合全身麻醉，B类时慎重决定手术。

(6)脑血管功能障碍：有闭塞性和出血性脑血管功能障碍者，在慢性期症状稳定者可以手术。但是，术后再发作的可能性很高，且与手术的大小无关，必须记住这一点。闭塞性脑血管功能障碍的病例，持续服用降压药、抗凝药(阿司匹林、华法林等)和血管扩张药等，有必要进行谨慎地药物核对，术前停止使用抗凝药，而且必须更换其他药物。

(四)根治术操作方法

1.患者体位

平卧位,患侧上肢外展90°,肩胛部垫高,消毒后将上肢用无菌巾包紧,手术台向健侧倾斜,即可将患乳的位置抬高。

2.切口选择

具体选择哪种切口,不仅要看对术野的显露和功能的影响,还要结合肿瘤的位置和大小,看哪种切口距肿瘤边缘的距离较大以及切口张力更小。根据肿瘤的位置不同。切口可选择以乳头和肿瘤为中心的任意方向。切口一般选择梭形切口,切口的轴线方向大致为肿瘤与乳头连线的方向,依肿瘤位置的不同,切口可为纵行,也可为横向。横梭形切口,内侧达胸骨线,外侧达腋中线,不要切入腋窝;纵梭形切口,切口上端始自患侧锁骨下缘外、中1/3交界处,下端至锁骨中线肋弓交界处,不宜将切口引向上臂。当肿瘤位于乳房内上或外下象限时,也可选择新月形切口。对局部晚期肿瘤或多病灶,有时需要选择不规则切口。切口皮肤不足可转移皮瓣或植皮。皮肤切口距肿瘤边缘3 cm以上,如肿瘤与皮肤有粘连或皮肤有水肿时,皮肤切除范围应更广一些(图5-1)。

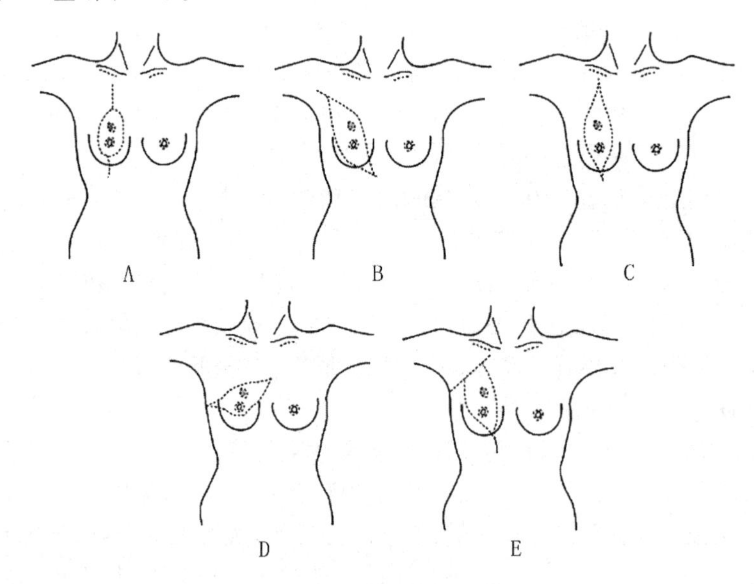

图5-1 乳腺癌根治术皮肤切口

A.Halsted原始切口;B.Meyer原始切口;C.Halsted-Meyer综合切口;D.Stewart横切口;E.Rodman切口

3.切开皮肤

手术切开皮肤时,应绷紧切口周围皮肤,再用手术刀切开。也可先切开皮肤至真皮层,然后用电刀完全切开真皮,可以减少真皮下血管出血。但要注意,电刀最好选用单纯电切模式,或者电切加轻度混凝模式,并且电刀功率尽量调至较低档,切开时电刀不要接触表皮。如用电凝模式或者功率挡位过高,可能导致切缘皮肤坏死。在切开皮下组织时,可使用电凝模式或混凝模式,这样止血效果会更好,但要注意,电凝模式较电切模式对组织的损伤稍大,因此,要合理选择电刀的功能模式。

4.皮瓣的分离

要求分离层次正确,厚薄均匀,保障血运、出血少。经验表明,以皮肤真皮层下散在少量点状脂肪岛(脂肪颗粒)为宜。游离的范围,上到锁骨下,内侧到中线,外侧到背阔肌前缘,下到肋弓及腹直肌上部。对根治性乳房切除的皮瓣分离,不同单位、不同医师的习惯不同,只要应用恰当即可。

(1)手术刀剥离皮瓣法:可直接剥离,也可先于剥离范围内真皮下注射1/20万的肾上腺素生理盐水后再剥离皮瓣。注射肾上腺素盐水后,皮肤与皮下组织之间形成一水肿区,组织密度降低,成为一潜在的腔隙,因此,分离皮瓣非常方便,并可减少术中出血。

(2)电刀分离皮瓣:用电刀分离皮瓣的优点是出血少,理论上对防止癌细胞播散有意义。但应用不当时,皮肤坏死率较高。一般说来,应用电刀剥离的皮瓣应略厚些,即皮瓣上所留的"脂肪岛"密集些。只要掌握得好,并不影响皮瓣的成活。一般采用电刀或氩气刀分离为好,超声剪止血效果虽好,但分离速度慢,而超声剥离刀止血和速度均差,其他如等离子刀等价格昂贵,优势不大。分离时先将皮肤切缘以缝线或拉钩(或者专用自动拉钩、组织钳和血管钳等)牵引提起,然后从切缘开始由薄到厚逐渐向四周分离,在靠近切口的大部分区域分离皮瓣时,应贴近真皮层分离皮下组织,保持皮瓣的厚度在0.5 cm以内,在远离切口的部位分离时应逐渐转向深面,皮瓣的厚度逐渐增加。分离皮瓣时助手与术者的良好配合非常重要,可由一个助手提起缝线或牵引钳以牵开皮肤,另一助手扒开深面乳腺和脂肪组织显露分离处,并负责用纱布蘸血和钳夹止血,术者左手拇指在内、其余四指在外捏住皮瓣以感知皮瓣的厚薄,并用力提起,使分离处组织保持一定张力,右手持电刀与待分离皮肤保持15°～30°角进行分离。电刀或氩气刀的工作模式以喷洒式电凝模式为好,单纯电切模式止血效果差。电凝火花不宜过大,功率要适中,以免加重组织损伤。

5.止血

外科手术的止血方法多种多样,常用的有压迫、钳夹或止血夹夹闭、结扎、缝扎、热凝(如电凝等)止血以及药物、生物胶和止血明胶与纤维等止血。压迫止血一般用于较小的渗血和紧急止血;钳夹多用于临时性止血;止血夹、结扎和缝扎用于较大的血管出血;热凝止血简便快速,应用广泛,常用于较小的血管出血和较广泛的渗血,在大血管和神经等重要解剖结构附近应慎用;药物和生物胶多用于广泛的渗血;止血明胶和纤维则在上述方法无效时使用。

6.无菌和无瘤技术

无菌和无瘤技术是肿瘤手术最基本的原则。乳腺手术一般为无菌手术,但如有皮肤溃破或肿瘤继发感染则为污染手术。对肿瘤溃破处,手术消毒前应先予过氧化氢清洗和蒸馏水冲洗,再以氯已定或碘伏消毒,然后更换器械消毒术区正常皮肤,最后再消毒溃烂部位。在铺手术巾后和切皮之前,先以护皮塑料薄膜覆盖溃烂处,或以多层纱布覆盖并缝合其四周以隔离肿瘤,所用器械应弃用。

因此,应在分离后的乳房与尚未清除的腋窝组织之间以粗丝线紧紧结扎以阻断乳房的血液循环,或者在乳房与腋窝组织连接的薄弱处确认无淋巴结和转移灶后,以电刀切断并移除整个乳房,然后行腋窝清除,这样的方法也许更为科学合理。

7.显露、分离与清除

手术视野暴露的好坏与切口的大小和方位有关,在切口确定之后,暴露的好坏则与助手的牵拉有很大关系。牵拉时要选用合适的拉钩,使用适当的力度,尤其在乳腺癌根治手术中,用拉钩牵拉时要注意以纱垫保护皮瓣,用力不要过度,如牵拉力度大、时间久,可能造成皮瓣的挫伤和缺血坏死。

手术中正确的显露与分离是防止误伤重要结构的关键。要做到这一点,首先必须熟悉解剖,对重要结构的位置与相互关系心中有数，其次，要有规范熟练的手术基本操作。对乳腺根治手术而言，要特别注意腋窝神经血管的显露与分离。

8.切除胸大肌、胸小肌

首先游离乳腺的边缘，显露出胸筋膜等，助手以皮肤拉钩牵开切口上端皮肤，在锁骨下方露出胸大肌的纤维，保留一条宽 1～2 cm 的胸大肌横行纤维（在不影响彻底切除的情况下，保留胸大肌的锁骨部，可保护头静脉不受损伤，不必故意去寻找此血管，并有利于术后患肢活动），分离胸大肌，术者用左手示指伸入胸大肌纤维的后方，向肱骨游离，在尽量靠近肱骨部直至胸大肌止点（肱骨大结节嵴）处，用刀自深层向浅层切除胸大肌之纤维和筋膜（胸大肌扁腱）。

切开胸大肌深面的喙锁肌膜，暴露胸小肌，将胸小肌内、外两缘游离，并与深部组织分开（此肌肉的深面即锁骨下血管，应小心不要损伤），向上一直达到肩胛骨之喙突，术者左手示指钩住胸小肌，右手用剪刀或电刀将此肌自喙突止点剪断，并钳夹切断胸小肌动脉。胸大肌、胸小肌切断后即露出锁骨下的血管和臂丛。

9.腋部及锁骨下血管的解剖

用锐刀切开血管鞘膜，自臂丛下方起，将血管周围的疏松组织自上而下地解剖，并结扎切断走向胸壁的动、静脉及神经。肩胛下血管和胸背神经是腋窝外界的标志，一般情况下，应保留此血管和神经。

当自锁骨下血管下行的分支均被结扎切断后，用血管拉钩将大血管向上轻轻拉开，进一步解剖胸壁表面，胸长神经自内上向外下通过（此神经分布至前锯肌），一般情况下应予保留，此时锁骨下及腋窝的脂肪和淋巴组织已完成解剖清除。

清除锁骨下和腋窝脂肪和淋巴组织时除保留肩胛下动、静脉，胸背神经和胸长神经外，还应保留第 2、第 3 肋间的肋间臂神经。肋间臂神经支配上臂内侧的感觉，由于保留了此神经，上臂内侧感觉麻木的出现率和程度都减轻。在手术中，解剖腋窝淋巴结的过程中，明确胸小肌的外缘后，再进行胸侧壁处理，在此处，可观察到肋间臂神经穿过胸壁的部位，以后的操作主要是防止损伤该神经。肋间臂神经穿过胸壁的高度，恰在胸小肌外缘相同高度的背侧，所以，到此水平高度为止，可以大胆地处理胸侧壁。当腋窝淋巴结转移阳性时，若保留肋间臂神经导致腋窝廓清不充分时，可以结扎，切断该神经。

10.规范的腋淋巴结清除

无论是传统根治术或改良根治术，腋淋巴结清除仍为手术的重要部分，主要目的是确定腋淋巴结有无转移和有几个淋巴结转移，对判断预后，决定辅助化疗或放疗起决定性作用。腋淋巴结清除首先应统一和明确腋淋巴结的范围。腋淋巴结根据与胸小肌的关系分为三个平面（level），也称水平：Ⅰ平面为胸小肌外侧的淋巴结（肩胛下血管周围淋巴结），Ⅱ平面为胸小肌背侧和腹侧（包括 Rotter 淋巴结）以及腋静脉下面的淋巴结，Ⅲ平面为胸小肌内侧和锁骨下的淋巴结。根治术要求清除腋下Ⅰ、Ⅱ、Ⅲ平面淋巴结，清除淋巴结在 10 枚以上，所有淋巴结全部病检，检查淋巴结的数量和转移的多少，关系术后辅助治疗和患者的预后，不同期别，不同术式，淋巴结清扫范围会有所增减。

腋窝清扫：首先要找准腋静脉的位置，并将其显露出来予以保护。显露时一般有两种方法，一种是沿着胸小肌外侧的血管分支进行分离并追踪至其根部，即可找到腋静脉；另一种方法是先剪开腋窝胸锁筋膜后，推开深面脂肪组织，便可找到腋静脉，在腋静脉上缘分别为腋动脉与臂丛神经。

腋静脉锁骨下段的显露可有三种方法：一是在清除胸大小肌间结缔组织时，显露出胸肩峰血管的胸肌支和伴行的胸前内侧神经并予保护，然后沿该血管向上分离至其根部即可显露腋静脉锁骨下段；二是自腋窝沿腋静脉向内侧分离至锁骨下段；三是 Crose 改良根治术方法，即在锁骨下方分开胸大肌纤维，剪开胸锁筋膜后，显露腋静脉锁骨下段。第二种方法较为简便，即从胸小肌外侧缘剪开胸锁筋膜后顺着腋静脉向内侧分离至胸小肌内侧即可显露锁骨下静脉。但由于清除腋窝淋巴结时，应按照与淋巴回流相反的顺序进行清除，即先清除锁骨下的Ⅲ水平淋巴结，然后清除胸小肌深面的Ⅱ水平淋巴结及其外侧的Ⅰ水平腋窝淋巴结，因此，第一种锁骨下静脉显露方法更符合要求。

清除锁骨下淋巴结时，先提起胸大肌并清除胸大小肌间组织，显露出腋静脉锁骨下段，再分离胸小肌内侧缘及其深面，将胸小肌向外牵拉，即可方便地清除腋静脉锁骨下段和胸肩峰血管根部的锁骨下淋巴结和结缔组织。清除胸小肌深面的淋巴结和腋静脉前方的组织后，沿腋静脉下缘分离至深部，可见胸背血管及与之伴行的胸背神经，在该神经内侧紧贴胸壁钝性分离即可显露胸长神经，如要保留肋间臂神经，可在胸壁第二肋间找到其根部，或在清除腋窝脂肪组织时予以显露保护。清除胸大小肌间组织与锁骨下淋巴结时，将肘关节屈曲并向内侧调整上臂的位置可使胸大肌外缘内移并保持松弛，更有利于锁骨下的显露和清除。

11.切除标本

腋部解剖结束后，助手将标本自胸壁提起，将乳房、腋窝脂肪和淋巴结、胸大肌、胸小肌自胸壁的起始部切断，标本整块切除。仔细结扎出血点，冲洗伤口。

12.引流

乳腺癌根治术后多放置引流管，创面较大的有时需放置多根，术后接持续负压吸引，以便引流渗液并使皮瓣紧贴胸壁。引流条或引流管多放置于残腔(如腋窝)内或易发生出血和积液的部位，经手术创面最低处引出，并妥善固定，防止误缝、脱落或者滑入伤口内。

13.缝合切口

乳房对维持女性美十分重要，因此，乳房切口的缝合应更加注重美观。乳腺肿瘤手术缝合时应注意皮肤切缘有无缺血和挫伤，如皮肤切缘缺血或挫伤较重，应做切缘修剪，否则术后易发生皮缘坏死，导致切口瘢痕。乳房切口目前多采用皮内美容缝合，以便尽可能保持乳房的美观，同时在切口皮内和皮下尽可能不要残留不可吸收缝线，以防瘢痕增生。乳腺癌根治手术切口如无明显张力，也可采用皮内缝合，并可通过环绕切口皮内缝合 1 周后收紧缝线以缩小切口。如张力较大，应适当向周围分离皮瓣和切除多余的皮下脂肪，以免张力过大导致皮瓣缺血坏死，必要时可行减张缝合。如皮肤仍不能对合，应行植皮或皮瓣转移。

14.植皮与皮瓣转移

对癌肿较大或伴有皮肤浸润需大面积切除皮肤及乳房较小的患者，切除后皮肤缺损较大，如向周围分离后切口仍不能对合，常需植皮或行皮瓣转移。由于这类患者术后常需放疗，而皮瓣转移对放疗的耐受性优于游离植皮，且术后美容效果和皮肤感觉也佳，故皮瓣转移应为首选。

游离植皮时，供皮区可选身体其他部位，如股部前外侧或头皮等，但如有可能，应尽量选邻近切口的多余皮肤，以减少创伤。在股部前外侧等平坦部位取大片皮肤时，以取皮鼓取皮为好，取得的皮片较完整均匀；如取小张皮或取头皮时，辊轴取皮刀较为方便。皮片的大小应较缺损部位略大，取下的皮片应放入庆大霉素生理盐水中保存备用。手术时，先切取此供皮区，用取皮鼓取皮后保存备用。如切口中部皮肤缺损较多，在保证皮肤足够对合的情况下，梭形切口两端可尽量设计宽一些和长一些，以便提供尽可能大的皮片。

植皮前，尽量将切口周围的皮肤向中心拉拢缝合，以缩小缺损区，并使皮肤切缘与胸壁固定，必要时可行减张缝合，减张线走行于皮片浅面，这样，皮肤切缘可以不与胸壁缝合固定。植皮时，创面应修整平坦，冲洗干净，无渗血和多余脂肪。如皮片较大，应预先在皮片上散在戳孔，以便植皮后渗液经孔溢出。

植皮后近期，患侧上肢应适当制动，活动幅度不要过大。以免带动胸壁，引起皮片错位。植皮部位不宜过早拆开换药，首次更换敷料一般在术后5～7天，此时存活的皮片与创面愈合已较牢固。更换时，先拆除外部包裹，然后以生理盐水完全浸湿皮片处敷料，待敷料松动后以镊子压住皮片，小心轻揭敷料，观察皮片是否存活。必要时，保留紧贴皮片的内层纱布待以后更换，以免皮片被揭掉。

15.术后处理

(1)一般处理。手术完毕，检查切口对合情况，并用吸引器抽吸引流管，吸净渗液和皮瓣下之空气，使皮瓣贴敷于胸壁，同时检查切口或引流管有无漏气，如果切口处漏气，可用油纱布敷盖，如果引流管周漏气，应重新缝合引流口处，以免术后影响引流效果。

术后包扎一般采用胸带包扎或用特制的尼龙套包扎。包扎前在锁骨下窝和腋窝处放一大小适中的纱布团或纱布垫，以防此处皮瓣漂浮。包扎的松紧应适度，在有负压引流的情况下，一般不需包扎过紧，否则，不但影响呼吸，还易造成皮瓣受压，影响血运。

在出手术室前，应检查患者的血压、脉搏、呼吸等一般情况。一般情况不稳定者，应在手术室就地处理。一般情况稳定后方可离开手术室。

回病房后，应仔细观察患者的一般情况，检查血压、脉搏，如果持续性低血压，应注意是否有活动性出血，或血容量不足。注意体温变化，一般自手术结束后6～8小时开始有体温升高，2～3天内达高峰，最高体温一般不超过38.5 ℃，如果有持续高热，应考虑是否有继发感染的发生。同时注意患侧手臂血运情况和活动能力。

手术后当日禁食，术后第1天可进水和流质饮食，3天后可进普通饮食。

(2)引流管的护理。负压引流是确保术后不发生积液的关键，同时为观察有无术后出血提供了方便条件。负压引流量，一般手术后第1个24小时可引出50～150 mL淡红色液体，术后第2个24小时一般为20～50 mL淡红色液体，第3个24小时一般仅有<20 mL血清样液体。如果引流量较多，可缓至术后4～7天拔管。术后5天引流量仍多，需分析原因，如创面仍有渗血、淋巴漏、感染等，分别对症处理。

引流管自始至终应保持通畅，若不通畅可试用少量含抗生素药物的生理盐水冲洗，或在皮下可触及引流管的位置不当，适当移动引流管。每天倾倒引流液1次，注意负压吸引器(或囊)保持无菌。

(3)术后患侧上肢管理。术后48小时内患侧肩关节轻度内收，约45°制动，48小时后开始逐渐练习上肢活动，肩关节可保持近90°，如此愈合后腋窝处可保持圆滑平整，有利于上肢功能的恢复，同时也便于术后放疗的实施。术后勿在患侧上肢输液。

有下列情况者，肩关节活动可适当延迟和减少活动量：①有腋下积液、积气，皮瓣尚未充分与胸壁、腋壁贴合者；②术后第3天腋窝引流量仍较多，24小时超过60 mL者；③近腋区的皮瓣较大面积的坏死或植皮者。

(4)拆线。乳腺癌患者术后的拆线一般在2周后进行，由于剥离皮瓣范围大，血运不良，尤其是乳腺癌根治术，切口愈合常较慢。宜先做间断拆线，视切口愈合情况择日完全拆线。

(5)抗生素的应用。大部分乳腺癌手术属无菌手术，术后可不用抗生素。下列情况可选用一定的抗生素：①肿瘤有破溃、出血等；②伴有身体其他部位感染性病灶；③有呼吸道症状或咳痰不畅者，尤其在全身麻醉下手术者；④术中有术野或切口污染之嫌者；⑤术中曾发生休克者；⑥行大面积植皮者；⑦术后有积液、皮瓣坏死或炎症征象者；⑧曾行术前化疗和(或)放疗，白细胞较低者；⑨年老体弱、全身状态不良者。

不应扩大预防抗生素的使用范围，但只要应用，宜将抗革兰阳性和抗革兰阴性的抗生素联合、足量、短期应用。有明显感染者，应根据临床表现和细菌培养结果选择敏感抗生素。

二、乳腺癌改良根治术

该类手术是切除患侧全部乳腺组织包括胸大肌筋膜，保留胸大肌、胸小肌或切除胸小肌保留胸大肌，同时廓清同侧腋淋巴结。这种手术既能达到根治术的治疗效果，又能保持患侧上肢的良好功能，并减轻术后胸部毁坏程度。目前改良根治术主要适用于Ⅰ期、Ⅱ期和Ⅲa期的乳腺癌，其围术期的处理、手术麻醉、体位和切口选择均同根治术。

改良根治术保留胸肌功能，必须完整保留胸肌的神经，否则将引起胸肌萎缩，失去保留胸肌的意义。吴祥德等于20世纪80年代发表保留胸前神经的乳腺癌改良根治术的文章，对支配胸肌的胸前神经作了详细的描述，也称为功能性的改良根治术。熟悉胸大肌、胸小肌的神经支配和腋淋巴结的部位，是做好该类手术的关键。

胸大肌、胸小肌的神经支配在一般外科学中很少提及，大体解剖学通常提供的仅仅是一个概要。支配胸大肌、胸小肌的神经，发源于臂丛。神经根出椎间孔后形成三个干，上、中干前股合成外侧束，下干前股独成内侧束，三干后股组成后束。胸前神经根据臂丛起始部位的不同分为从内侧束发出者叫胸内侧神经，主要支配胸小肌和胸大肌下半部；从外侧束发出者叫胸外侧神经，支配胸大肌上半部。这样的命名方法则与实际位置和支配部位相反，很易混淆。Darvan对胸大肌、胸小肌及其神经支配，与腋窝淋巴结的关系作了详细的解剖学研究。他把胸前神经按实际位置与支配胸大肌的部位来命名，位于内侧者叫胸内侧神经，位于外侧者叫胸外侧神经(恰与解剖学的命名相反)。胸内侧神经分2～4支，随胸肩峰血管分支伴行进入胸大肌，支配胸大肌胸骨部分，在其行程中与锁骨下群淋巴结关系密切。这个神经比胸外侧神经粗大，神经分布于肌肉的数量大，术中损失，可致胸大肌明显萎缩。胸外侧神经起于胸小肌后面，常下降为一个单支绕过胸小肌外缘，也可分为2～3支，1支绕过胸小肌，1～2支穿过胸小肌，支配胸小肌和胸大肌下1/3的肌肉，在其行程中与中央群淋巴结关系密切。术中损伤，可致胸大肌部分萎缩。我们认为Darvan的意见符合临床实际，现多数文章依此来命名。

目前改良根治术术式较多，说明不同术式有不同的优缺点，临床上不断地予以改进，现分别介绍如下。

(一)保留胸大肌、胸小肌的改良根治术(Auchincloss手术)

该手术也称改良根治术Ⅰ式，主要适用于Ⅰ期、Ⅱ期临床无明显腋窝淋巴结转移者，该术式一方面保持手术的根治性，另一方面保留了胸肌的功能和胸部外形，是目前应用最多的术式。

该手术的皮肤切口及皮瓣分离原则同根治术。先行全乳腺切除(胸大肌筋膜一并切除)，用电刀切开锁骨下脂肪组织，暴露出胸大肌锁骨下的横行肌纤维，再沿胸骨外缘由上向下切离脂肪组织，显露出乳腺的边缘，结扎切断胸廓内动、静脉于各肋软骨间发出至乳腺的穿支，从乳腺的内上开始将乳腺连同胸大肌筋膜一并切除。下方在肋骨弓附近切离腹直肌筋膜后，由此再向上方进行剥离。至此，乳腺的上方、内侧、下方的胸大肌筋膜已经被切离，将乳腺向外上方牵拉，继续切离侧方的胸大肌筋膜，到达胸大肌外缘。在最外侧，胸大肌筋膜没有切离，从背阔肌外缘开始向内侧，剥离前锯肌筋膜，进入腋窝。背阔肌筋膜在靠近上肢的部分，不要过多地剥离，剥离过多，易切断肋间臂神经的末梢侧，就不能保留该神经了。将整个乳腺组织翻转向外，翻转至胸外侧达胸大肌的外缘，游离胸大肌的外侧缘，用拉钩提起胸大肌，继续向胸大肌里面切离，注意胸大肌上部的神经、血管予以保留。相当于腋静脉的走行切开胸筋膜深层，向上向内提拉胸大肌，显露胸小肌，注意保留胸肩峰血管的胸肌支及其伴随的神经，保护胸小肌外缘第 2、3 肋间穿出的肋间臂神经。清除胸肌间淋巴结，可以单独取出送病理检查，或解剖至腋窝部。游离胸小肌，将胸小肌下方和胸壁的附着少切离一部分，使胸小肌适当松弛，将胸大肌、胸小肌用拉钩向内、上牵拉，显露出腋静脉，清扫腋窝淋巴结，其方法如同根治术，但一般仅能清除第Ⅰ、Ⅱ水平的淋巴结，保留肩胛下血管及胸背神经和胸长神经，最后将腋窝淋巴结和脂肪组织连同乳腺行整块切除。该术式是在保留胸大肌、胸小肌的情况下完成腋窝淋巴结清除术，这种术式损伤胸前神经的机会小，但锁骨下淋巴结清除受限制为其不足。

(二)保留胸大肌、切除胸小肌的改良根治术(Patey 手术)

该手术也称改良根治术Ⅱ式。手术切口和皮瓣游离同前术式，将乳腺游离至胸大肌外缘后，显露出整个胸大肌，切断胸大肌第 4、5、6 肋的附着点并翻向上方，用肌肉拉钩拉持以扩大手术野。显露出胸小肌，清理胸小肌内、外缘，示指伸入胸小肌的后方肩胛骨喙突部切断胸小肌附着点，保留胸前神经，将胸小肌切除，有时胸前神经穿过胸小肌，需分离劈开肌纤维后切除。以下步骤基本同根治术，将乳腺、胸小肌及腋窝淋巴组织整块切除，胸大肌复位缝合之。该术式清除腋窝淋巴结无困难，但切除胸小肌可能会损伤胸外侧神经或其分支，可造成胸大肌纤维部分性萎缩。

另一种保留胸大肌、切除胸小肌的术式，是胸大肌不切断翻转；患者体位和手术切口均同根治术，术侧上肢全部消毒并用无菌巾包裹，置于无菌手术区内，使该侧上肢能按术中需要随时变换位置以松弛皮肤和胸大肌，有利于切除胸小肌及清除腋窝淋巴结的术野显露。

切口选择和游离皮瓣同根治术，切除乳腺组织由内向外，将乳腺组织从胸大肌表面分离，当乳腺组织分离至胸大肌外缘时，助手将翻起的乳腺向外拉紧，用拉钩将胸大肌外缘向内相对牵拉，沿胸大肌外缘与乳腺组织分界处纵向切割，这样胸大肌渐向内翻，其后方与胸小肌间的脂肪、淋巴组织(Rotter 淋巴结)即整块切归到乳腺组织一方，此时胸小肌即可显露。接着将患者已消毒的、置于手术无菌区的患侧上肢，屈肘屈肩向健侧轻轻转动，则胸大肌可松弛，将胸大肌向内拉开，则整个腋窝、胸大肌后方所属神经满意显露。此时胸小肌也完全显露，即可看到胸小肌内缘中上 1/3 交点向后向前发出的胸肩峰血管神经束胸肌支，其中可有分支穿出胸小肌达胸大肌内上，即胸肌神经内侧支。于胸小肌外切开喙锁胸筋膜，将胸小肌从喙突止点切断向下翻转，尚可发现胸肌神经外侧支，可以从胸小肌内穿出，分别支配胸大肌。切断胸小肌时，为保护其中穿支，常需将胸小肌劈开，从神经间拉出，切开喙锁胸筋膜，切除胸小肌后，锁骨下血管、腋血管全程显露，清除腋窝淋巴结同根治术。

(三)劈开胸大肌的改良根治术(Kodama 手术)

该手术也称改良根治术Ⅲ式，参照其他改良根治术游离乳腺组织，向外侧翻转，显露整个胸大肌，于锁骨下胸大肌间沟下方 1～2 cm 处分离胸大肌横行肌纤维，保留其中纵行的胸肩峰动静脉胸肌支和胸内侧神经，廓清胸小肌前面组织，剥离胸小肌内、外侧缘，将保留的胸肩峰动静脉和胸内侧神经牵向内侧,以手指分离胸小肌并向外牵拉,沿腋静脉由内向外清扫锁骨下淋巴结区域,缝扎标记线后单独送检,按 Halsted 根治术要求清扫腋窝淋巴结脂肪组织,如此将腋窝第Ⅰ、Ⅱ、Ⅲ水平的淋巴结清除,连同乳腺组织整块切除。

该术式主要适应证和 Halsted 根治术类似,即没有侵犯胸肌的Ⅲ期乳腺癌患者。该手术既保留了胸大肌、胸小肌,又达到了根治术清扫腋淋巴结的要求,需要注意的是在劈开胸大肌和分离胸小肌时不可损失胸肩峰血管和胸前神经,以免造成出血或胸肌的功能障碍。

(四)保留乳头的改良根治术(樱井武雄手术)

保留乳头的改良根治术是在 Auchincloss 改良根治术的基础上,实施保留乳头的改良根治术,实际上应该称保留乳头乳晕复合体的手术。该手术尽量保持了患者的形态美观,同时还利于一期或二期的乳房再造成形,提高患者的生活质量。

手术适应证:①癌肿直径≤2 cm;②癌肿距乳晕边缘的最短距离≥3 cm;③乳头无凹陷;④皮肤无浸润、溃疡、水肿等表现,癌肿未侵及胸肌;⑤乳头无异常分泌物;⑥乳房 X 线摄片,癌肿块与乳头之间无异常阴影相连;⑦同侧腋窝未触及肿大淋巴结或触及淋巴结,但临床判断是非转移性淋巴结。

手术方法:保留乳头的乳腺癌根治术,除了切口选择,皮瓣游离及乳头保留上与 Auchincloss 手术不同外,其淋巴结廓清方法、要求及神经保留等方面完全相同。

根据肿瘤位置选择一个或两个皮肤切口。肿瘤位于乳房外上或外下象限者,仅取一个乳房外侧沿胸大肌外缘的弧形纵切口,在肿瘤表面演变为梭形切口。肿瘤位于内上或内下象限者,取一个外侧纵弧形切口外,另外在乳房内上或内下象限肿瘤表面取一个横梭形切口。依肿瘤位置的深浅决定切口距肿瘤边缘的距离。

皮瓣游离范围要求上缘达锁骨下缘,内至胸骨旁,下达肋骨弓,外至背阔肌前缘。皮瓣近肿瘤处及乳晕处要薄,远离肿瘤处皮瓣要求逐渐增厚,距切缘 3 cm 以上之皮瓣厚度可逐渐增至 10 mm,以保证术后血运良好。一般乳头组织仅保留约 7 mm 厚度,乳晕下要求仅保留"乳晕下肌肉组织",厚度约 5 mm(乳头正下方取乳腺表面相应部位组织块送快速病理检查,以决定是否有癌残留)。腋淋巴结廓清方法同 Auchincloss 手术。

必要时还可以放假体,假体置于皮瓣下方或胸大肌、胸小肌之间,可使患者术后双侧"乳房"对称,美容效果较好。身体较瘦、乳房较小的患者,不应用假体,亦可获得良好的美容效果。皮肤缝合后,纱布覆盖切口,不加压包扎,腋下放引流管负压吸引。

该手术的适应证和保留乳房的乳腺癌切除术相类似,但有其本身的优点:①行全乳腺切除,因此,可以解决乳腺的多发癌灶问题;②行全乳腺切除,保留乳头乳晕的相应乳腺组织病理证实无残留癌,不会增加局部复发的机会;③因选择早期病例,一般情况下术后不需追加放射治疗;④如行假体植入,其乳房外形良好。

三、保留乳房的乳腺癌切除术

(一)保乳治疗的必要条件

(1)医疗单位应该具备相关的技术和设备条件以及外科、病理科、影像诊断科、放疗科和内科的密切合作(上述各科也可分布在不同的医疗单位)。

(2)患者在充分了解乳腺切除治疗与保乳治疗的特点和区别之后,了解保乳术后可能的局部复发风险,本人具有明确的保乳意愿。

(3)患者客观上有条件接受保乳手术后的放疗以及相关的影像学随访,如乳腺X线、B超或MRI检查等(必须充分考虑患者的经济条件、居住地的就医条件及全身健康状况等)。

(二)适应证

(1)经组织学证实为乳腺癌的女性患者。

(2)临床Ⅰ期、Ⅱ期的早期单发乳腺癌患者。

(3)肿瘤的最大直径不超过3 cm者。

(4)患者有保乳意愿且无保乳禁忌证。

(5)乳房有适当的体积,肿瘤与乳房体积比例适当,术后能够保持良好的乳房外形的早期乳腺癌患者。

(6)Ⅲ期患者(炎性乳腺癌除外),经术前化疗或内分泌治疗降期后,达到保乳手术标准时也可以慎重考虑。

(三)绝对禁忌证

(1)妊娠期间放疗者。

(2)患者拒绝保乳手术。

(3)病变广泛或确认为多中心病灶,广泛或弥漫分布的可疑恶性微钙化灶,且难以达到切缘阴性或理想外形者。

(4)肿瘤经局部广泛切除后切缘阳性,再次切除后病理切缘仍为阳性者。

(5)炎性乳腺癌患者。

(四)相对禁忌证

(1)活动性结缔组织病,尤其硬皮病和系统性红斑狼疮或胶原血管疾病者,对放疗耐受性差。

(2)同侧乳房既往接受过乳腺或胸壁放疗者,需获知放疗剂量及放疗野范围者。

(3)肿瘤直径大于5 cm者。

(4)靠近或侵犯乳头(如乳头Paget病)者。

(5)影像学提示多中心病灶。

(6)已知乳腺癌遗传易感性强(如*BRCA1*突变),保乳后同侧乳房复发风险增加的患者。

(五)保乳治疗前的谈话

(1)经大样本临床试验证实(超过1万名患者),早期乳腺癌患者接受保留乳房治疗和全乳切除治疗后生存率以及发生远处转移的概率相似。

(2)保留乳房治疗包括保留乳房手术和术后的全乳放疗,其中保留乳房手术包括肿瘤的局部广泛切除及腋窝淋巴结清扫或前哨淋巴结活检。

(3)术后全身性辅助治疗基本上与乳房切除术相同,但因需配合全乳放疗,可能需要增加相关治疗的费用和时间。

(4)同样病期的乳腺癌,保留乳房治疗和乳房切除治疗后均有一定的局部复发率,前者5年局部复发率为2%~3%(含第二原发乳腺癌),后者约1%,不同亚型和年龄的患者有不同的复发和再发乳腺癌的风险。保乳治疗患者一旦出现患侧乳房复发仍可接收补充全乳切除术,并仍可获得较好疗效。

(5)保留乳房治疗可能会影响原乳房的外形,影响程度因肿块的大小和位置而异。

(6)虽然术前已选择保乳手术,但医师手术时有可能根据具体情况更改为全乳切除术(例如术中或术后病理报告切缘阳性,当再次扩大切除已经达不到美容效果的要求,或再次切除切缘仍为阳性时)。术后石蜡病理如切缘为阳性则可能需要二次手术。

(7)有乳腺癌家族史或乳腺癌遗传易感(如*BRCA1*、*BRCA2* 或其他基因突变)者,有相对高的同侧乳腺复发或对侧乳腺癌风险。

(六)保乳手术

1.术前准备

(1)乳房的影像学评估,包括双侧乳腺 X 线和乳房超声(对绝经前、致密型乳腺者,在有条件的中心,可考虑行双侧乳房 MRI 检查)。

(2)签署知情同意书。

(3)推荐在术前行病灶的组织穿刺活检,有利于与患者讨论术式的选择及手术切除的范围。空芯针活检前应与活检医师密切协商沟通,选取合适的穿刺点,以确保术中肿瘤和穿刺针道的完整切除。没有确诊时,患者可能心存侥幸,不能正确、严肃地考虑保乳和前哨的优缺点。容易在术后表现出对手术方式和复发风险的不信任。

(4)体检不能触及病灶者应在手术前行 X 线、MRI 或超声下病灶定位,也可采用活检放置定位标记。

(5)麻醉宜采用全身麻醉或硬膜外麻醉。

(6)其余术前准备同乳腺肿瘤常规手术。

2.手术操作

(1)切口的选择:切口设计应同时考虑既要有利于手术解剖,又要获得较理想的乳腺形体效果。按美国乳腺与肠道外科辅助治疗研究组(National Surgical Adjuvant Breast and Bowel Project,NSABP)推荐的肿瘤切除与腋窝淋巴结清扫分别做切口。肿瘤位于乳头上方者做弧形切口,肿瘤位于乳头下方者做放射状切口,腋窝解剖另做切口。保乳手术切除原发灶的切缘检测非常重要,术后局部复发与手术切缘不净关系密切。保乳手术要求镜下切缘阴性。2005 年意大利米兰保乳共识会议上大多数放射肿瘤学专家认为,浸润性导管癌安全切缘至少 2 mm;导管原位癌(DCIS)安全切缘从 1 mm 到 10 mm,<1 mm 应视为切缘不足。保乳手术由乳房手术和腋窝淋巴结手术两部分组成。遵循恶性肿瘤的无瘤观念应首先进行腋窝部位手术,再进行乳房手术,术前已确定腋窝淋巴结转移患者除外。

美国 NSABP 推荐乳腺癌保乳手术肿瘤切除的切口设计以乳头为中心将乳腺分为上、下两部分,肿瘤位于乳头上方行平行于乳晕的弧形切口,肿瘤位于乳头两侧行沿乳头的水平切口,肿瘤位于乳头下方行以乳头为中心的放射状切口;腋窝解剖的切口设计为平行于腋褶线且位其下方 2 cm 的弧形切口,前端不超过胸大肌外侧缘,后端不超过背阔肌前缘,长 5~6 cm。有的医院对位于外上象限的肿瘤采用斜向腋窝的单一切口,既切除肿瘤又清扫腋窝淋巴结,但术后乳腺形体效果不如两切口为佳(图 5-2、图 5-3)。若未行前哨淋巴结活检,腋窝淋巴结清扫范围应包括第Ⅰ、Ⅱ水平的所有淋巴结,即从背阔肌前缘至胸小肌内侧缘(图 5-4)。

若肿瘤位于乳腺尾部,可采用一个切口。切口方向与大小可根据肿瘤部位及保证术后美容效果来选择弧形或放射状切口。肿瘤表面表皮可不切除或切除小片。如果肿瘤侵犯 Cooper 韧带,需要考虑切除凹陷皮肤。

乳房原发病灶切除范围:乳房原发灶切除范围包括肿瘤、肿瘤周围一定范围(如 1~2 cm)的乳腺组织以及肿瘤深部的胸大肌筋膜。活检穿刺针道、活检残腔以及活检切口皮肤瘢痕应包括切除范围内。

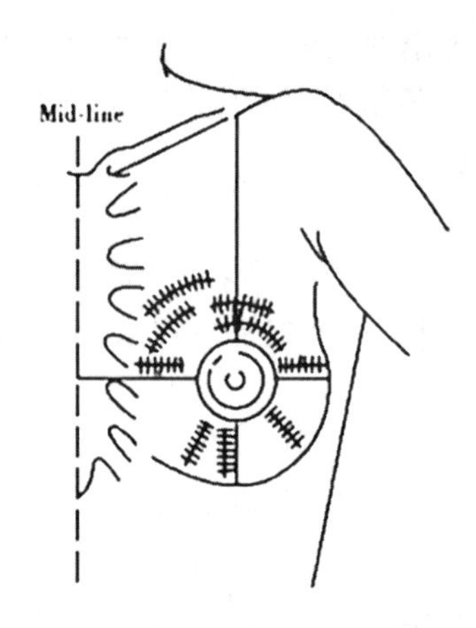

图 5-2 NSABP 推荐保乳手术肿瘤切除的切口设计

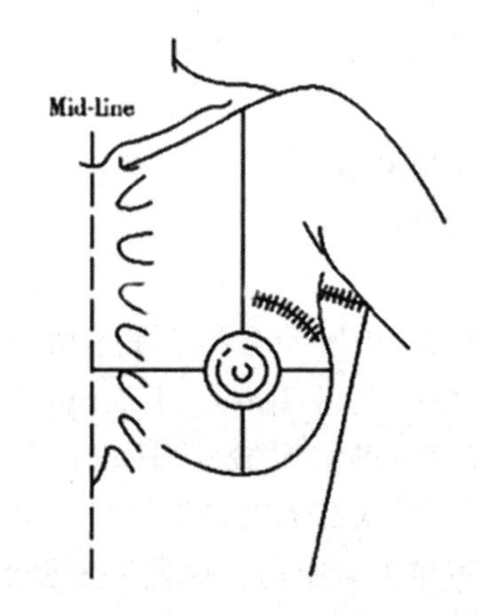

图 5-3 NSABP 推荐保乳手术腋窝淋巴结清扫与乳腺肿瘤切除以两切口为宜

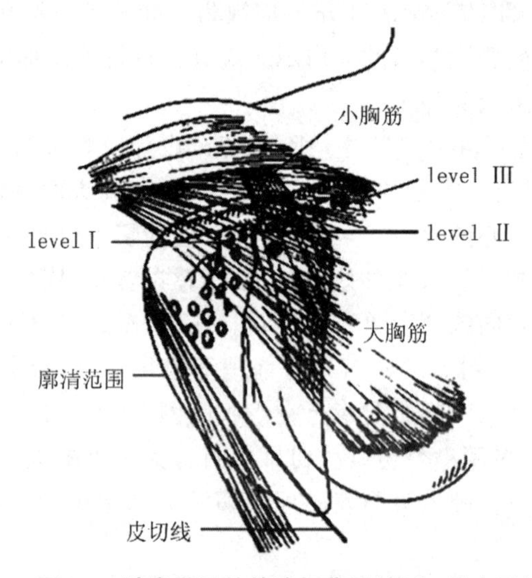

图 5-4 腋窝淋巴结的清扫范围(第Ⅰ、Ⅱ水平)

原发灶标本切缘标记：对切除标本进行上、下、内、外、表面及基底等方向的标记。钙化灶活检时，应对术中切除的标本行钼靶摄片，以明确病灶是否被完全切除及病灶和各切缘的位置关系。

标本切缘的评估及处理：对标本各切缘进行评估（如切缘染色，或术中快速冰冻切片及印片细胞学检查），术后需要石蜡病理切片检验。若术中或术后病理报告切缘阳性，则需扩大局部切除范围以达到切缘阴性。虽然对再切除的次数没有严格限制，但当再次扩大切除已经达不到美容效果的要求或再次切除切缘仍为阳性时建议改行全乳切除。

病灶残腔的处理：乳房手术残腔止血、清洗，推荐放置4～6枚钛夹，作为放疗瘤床加量照射的定位标记（术前告知患者）。逐层缝合皮下组织和皮肤。

（2）腋窝淋巴结清扫：保乳手术的组成部分，因切口小，解剖范围广，手术操作应精细，为避免损伤血管、神经，应先显露腋静脉。

具体方法：平行于腋褶线且位其下方做弧形切口，长5～6 cm。皮肤切开后牵开皮缘剥离两侧皮瓣，内侧皮瓣剥离至胸大肌外侧缘，外侧皮瓣剥离至背阔肌前缘。沿胸大肌外侧缘向上方解剖，可见到腋静脉前方的胸锁筋膜，用镊子提起剪刀剪开胸锁筋膜后即可显露腋静脉。腋静脉有几支大的血管分支，如胸肩峰血管的胸肌支和胸外侧血管，切断后丝线结扎。沿腋静脉由此向内侧扩大解剖范围，用拉钩向内侧拉开胸大肌，清扫位于胸大、小肌之间的Rotter淋巴结。再进一步向内上方拉开胸小肌，显露和清扫胸小肌后侧组淋巴结，即第Ⅱ水平淋巴结。在胸壁前锯肌外侧0.5～1 cm处可发现胸长神经，加以保护。再沿腋静脉向外侧解剖，显露并保护肩胛下血管及胸背神经，在胸小肌外侧缘至背阔肌前缘之间的淋巴结，原乳腺外侧组、中央组、肩胛下组及腋静脉淋巴结，即第Ⅰ水平淋巴结，Rotter淋巴结亦归本组。肋间臂神经即第2肋间神经的外侧皮支，为腋静脉下方，横穿腋窝淋巴脂肪组织，到达上臂内侧与内侧皮神经会合，尽量保留该神经。此时将腋静脉前、后及下方，肩胛下肌前方的所有脂肪结缔组织及第Ⅰ、Ⅱ水平的所有淋巴结全部清扫。标本切除后应仔细检查创面，认真止血，并用蒸馏水或生理盐水冲洗手术野。用蒸馏水冲洗的目的是想利用它的低张作用，来破坏脱落的肿瘤细胞的细胞膜，减少肿瘤种植。为避免术后积液，于腋窝部位放置一根多孔引流管，戳口引出接负压球吸引。此时可以缝合切口，亦可在完成乳腺病灶切除后一并缝合。切口可一层缝合亦可两层缝合。两层缝合可先用可吸收线行深部真皮间断缝合，使皮瓣靠拢，再用3-0或4-0可吸收线或尼龙线连续皮内缝合，以防水自粘类敷料覆盖，外敷无菌纱布。若不影响下面的病灶切除，亦可通过旋转托手板适当收回外展上肢，增加对腋窝手术区的压力，减少手术创面的渗出。

（3）原发病灶的切除。乳腺肿瘤切除术按设计好的切口切开皮肤，为扩大切除范围需潜行剥离皮瓣，剥离范围由切除范围决定。若肿瘤边界清楚，至少切除肿瘤周围1 cm的正常组织；若肿瘤边界不甚清楚，应适当扩大切除范围。由皮下、腺体直至胸肌筋膜，连同肿瘤表面的皮肤一并切除。若肿瘤边缘不整齐，可疑部位切缘应进行术中冰冻，切缘镜下阳性，还应补切；若多次冰冻阳性，应放弃保乳手术。肿瘤标本离体后应立即对切缘的位置进行标记，如在肿瘤标本上方系1根丝线而内侧系2根丝线，相对应的即为下方及外侧，基底若能明显辨认，则不必标记，目的是方便术后病理科医师了解标本的方位，并对四周切缘及基底进行病理学检查。

如肿瘤切除范围小，可直接缝合皮肤（皮内缝合），不放引流，残腔由血清和纤维蛋白渗出充填，保持原病灶区轮廓。如肿瘤切除范围较大，彻底止血后应将残腔四周的腺体拉拢缝合，若缝合以后原“瘤床”部位不能位于缝合切口的正下方，则应在腺体拉拢缝合前，在残腔四周留置标记再拉拢缝合，有利于术后放疗科医师确定推量照射的靶区范围。如手术医师术中采取留置标记的方法定位瘤床，术前应告知患者及家属，并签署知情同意书。皮肤切口可行一层(皮内缝合)或两层缝合，防水自粘类敷料覆盖。连同腋窝部切口可用胸带加压包扎，腋窝部位引流管接负压吸引。

四、乳房单纯切除术

极少数乳腺癌患者采用乳房单纯切除手术，据中国女性原发性乳腺癌抽样回顾性调查数据显示，自 1999 年至 2008 年 10 年间，乳房单纯切除术平均占乳腺癌手术的 1.13%，比例最高的 1 年也仅占 2.72%。导管原位癌、老年人乳腺癌，还有一些不适合行改良根治术的浸润性乳腺癌，可考虑行乳房单纯切除术。这里介绍的是切除乳房不行腋窝淋巴结清扫。乳房发育因人而异，多数女性乳房位于胸前 2～6 肋骨之间，内侧至胸骨旁线，外侧至腋前线。乳房大部分位于胸大肌表面，外侧部分位于前锯肌表面。也有少数女性乳房超出上述范围，上方至锁骨下缘，下方至腹直肌前鞘，内侧至前正中线，外侧至背阔肌前缘。多数女性乳房外上方存在一狭长的乳腺组织，突出并伸向腋窝，称为乳房的腋尾部或角部，乳房单纯切除术应切除乳腺腋尾部(尾叶)。手术时患者体位、切口设计及皮瓣剥离范围均可参考乳腺癌改良根治术。手术要求切除全部乳腺及胸肌筋膜。横切口由下方开始解剖，纵切口由内侧开始解剖，遇有胸壁穿出的血管(特别是靠近胸骨旁处)，应结扎切断。最后切除乳房尾叶，切除范围内若有淋巴结应一并切除，但不行腋窝淋巴结清扫。标本离体后仔细止血，彻底冲洗手术野，置“Y”形引流管，缝合切口，加压包扎，术后护理同改良根治术。

NCCN 乳腺癌临床实践指南(2011 年版)中提出：为了治疗肿瘤，乳房切除术需切除乳头乳晕复合体，现有的研究数据尚不足以支持保留乳头乳晕复合体的手术在前瞻性临床试验之外用于乳腺癌的治疗。对于有选择的个别病例开展保留乳头乳晕复合体的乳房切除术时，为避免乳头乳晕的全部或部分坏死，乳头乳晕下方应保留少量腺体，术后加压包扎时乳头乳晕区域应有别于周围部位适当减压，以保证局部血运和乳头乳晕的成活。

五、乳腺微小钙化灶的切除活检

行乳腺 X 线摄影的女性约 1/3 可以发现乳腺钙化灶。乳腺癌细胞含钙、磷较多，代谢旺盛，容易形成钙盐。乳腺癌患者乳腺钙化的发生率高达 30%～48%，若采用放大摄影技术，乳腺钙化的显像率可提高到 53%。根据乳腺影像报告及数据系统(breast imaging reporting and data system，BI-RADS)4 类、5 类均需要活检。目前对临床触诊阴性乳腺钙化灶可采用 X 线引导下的粗针穿刺活检，超声引导下的粗针穿刺活检和 X 线引导下金属线定位的外科切除活检。相比之下微小钙化灶的显像率 X 线优于超声，钙化灶活检的完整性手术切除优于粗针穿刺。

患者先被送到影像科，借助带定位装置的金属定位线即留置在钙化灶处，随即将患者送进手术室。先设计切口位置。患者定位时采用立位或坐位，而手术时采用仰卧位或侧卧位，体位的改变给准确切除钙化灶带来困难。再确定钙化灶的位置。根据金属定位线进入乳腺皮肤的角度、放入的深度，轻轻提拉定位线确定定位线前端即倒钩处，也就是钙化灶的位置；同时参考穿刺针和定位线放置时的 X 线片，确定手术体位下钙化灶的位置。设计出合理的切除范围和切口位置。若钙化灶位于乳头上方，多采用平行于乳晕的弧形切口；若钙化灶位于乳头下方，多采用以乳头为中心的放射状切口。乳腺钙化灶若发现癌不适合保乳，需要行改良根治术，故术前设计的切口位置应包含在根治性手术切除的范围内。常规消毒、铺巾。一般采用局部麻醉。若钙化灶位置较深且散在，或患者过于紧张，也可采用局部麻醉加监护性麻醉。活检手术虽小应认真细致，因看不到钙化灶给手术医师带来不便，应在金属定位线的引导下切除预先设计好的切除范围（图 5-5）。带倒钩的金属定位线应保证完整切除。使用高频电刀应注意避免接触到金属定位线，否则会导致金属定位线术中折断和组织损伤。切除带有定位线的标本应先送影像科照相，对照术前 X 线片确定钙化灶是否切除，如术前会诊决定切除的钙化灶已切除，则可将标本送病理科行组织学诊断；如发现预定切除的钙化灶尚未切净，还应补切。标本送检后可以缝合切口，待冰冻回报后决定是结束手术还是继续行根治手术。随着乳腺癌筛查的广泛开展和乳腺影像学设备与技术的逐步完善，越来越多的临床触诊阴性乳腺病灶被发现，乳腺微小钙化灶的定位与活检，无疑将会提高乳腺癌的早诊率。

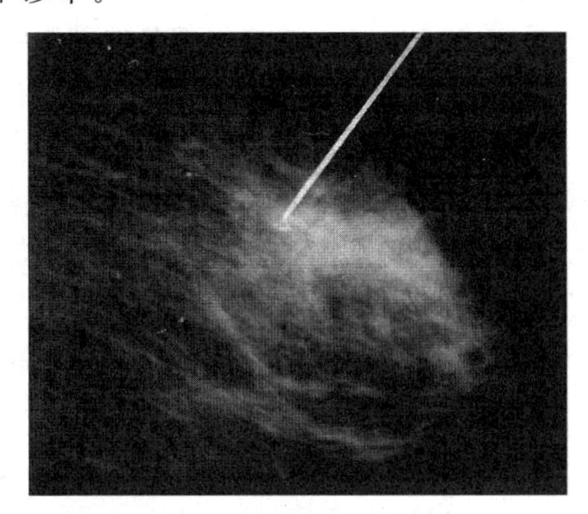

图 5-5 乳腺 X 线引导下用内置金属定位线的穿刺针穿刺到钙化部位

六、内乳淋巴结的处理

（一）内乳淋巴结转移状况及活检

Morrow 等复习了 7070 例有腋淋巴结及内乳淋巴结（internal mammary nodes，IMN）组织学检查的乳腺癌患者资料，单纯 IMN 转移的发生率是 5%～10%，强调了 IMN 活检对制定进一步治疗计划影响的意义。Veronesi 等报道 1965 年至 1979 年米兰国家癌症研究院乳腺癌扩大根治术 1119 例，IMN 转移率与肿瘤的大小有关，<2 和≥2 cm 组分别为 16.1%和 24.5%（$P=0.007$）；与患者的年龄有关，<40 岁、41～50 岁和>50 岁三组分别为 27.6%、19.7%和 15.6%（$P=0.01$）；与腋淋巴结转移的状况有关，腋淋巴结转移阳性和阴性两组分别为 29.1%和 9.1%；与原发肿瘤的部位无关。IMN 转移对预后有明显的影响，腋淋巴结与 IMN 均阴 10 年生存率是 80.4%，两者均阳性者仅为 30.0%，腋淋巴结转移阳性或 IMN 阳性分别为 54.6%或 53.0%，认为选择性（依据年龄、肿瘤大小、腋淋巴结转移状况）的 IMN 活检是有必要的。日本学者报道的资料可手术乳腺癌 IMN 的转移率是 17.0%～18.5%，肿瘤位于乳房内侧和外侧者分别为 20.4%和 14.0%，肿瘤位于内侧的Ⅰ期病例转移率是 15.9%，肿瘤位于内侧的单纯 IMN 转移率是 4.8%，认为内乳淋巴结转移状况是独立的预后因素，可手术乳腺癌行内乳淋巴结清除对于分期是必要的。Cody 等对 195 例选择性行乳腺癌扩大根治术（选择依据为肿瘤体积较大且位于乳房内侧），发现全组病例 IMN 转移率为 24%；T_1N_0期病例，IMN 转移率为 19.6%。腋淋巴结转移阳性和阴性组分别为 36%和 18%（$P=0.0023$），与肿瘤的大小及患者的年龄无明显的相关性。随访

10年的结果表明，IMN是否转移（$P=0.004$）是仅次于腋淋巴结是否转移（$P<0.0005$）的第2位预后因素；腋淋巴结阴性的病例，IMN转移者10年局部复发及死亡的危险性2倍于IMN阴性者；认为IMN转移状况的了解，对决定Ⅰ期乳腺癌患者的治疗策略有意义。Sugg等回顾性分析了1956年至1987年进行IMN清除的286例乳腺癌患者的资料，中位随访186个月，中位年龄52岁（21～85岁），肿瘤直径的中位数是2.5 cm。IMN转移率为25%，IMN转移与肿瘤的大小（$P<0.0001$）、腋淋巴结转移数目（$P<0.0001$）有关，但与肿瘤的部位和年龄无关。伴有IMN转移的病例20年DFS明显下降（$P<0.0001$），但在亚组分析发现，原发肿瘤直径≤2 cm、腋淋巴结转移阳性的有IMN转移与没有转移的病例比较，20年生存率无差异。提示IMN转移状况的了解对预后的判断及治疗计划的制定是有一定意义的。

（二）IMN治疗措施对预后的影响

IMN的处理对于乳腺癌的治疗意义是有争议的。著名的乳腺癌外科专家Urban于20世纪70年代报道的资料，对可手术乳腺癌扩大根治术的效果优于经典的根治术，565例乳腺癌，其中40%的病例有腋淋巴结转移，应用乳腺癌改良根治术、乳腺癌根治术、乳腺癌扩大根治术治疗，全组10年生存率是61%，局部复发率是7.7%。对于有腋淋巴结转移的病例，扩大根治术优于根治术，10年生存率分别是54%和33%。复旦大学附属肿瘤医院李月云等于20世纪80年代有类似的报道。日本Noguchi等报道以扩大根治术118例，根治术105例的对比研究资料，单因素分析10年生存率分别为86.0%±3.3%和77.0%±4.2%（$P=0.073$），1～3个腋淋巴结转移，扩大根治术组优于根治术组（$P=0.016$）。英国Deemarski等报道治疗$T_{1\sim2}N_{0\sim1}M_0$期原发肿瘤位于中央区或乳房内侧半的乳腺癌资料，扩大根治术（Urban-Kholdin）478例，根治术（Halsted-Meyer）519例。扩大根治术组，单纯IMN转移率是17.7%。无论区域淋巴结有无转移，扩大根治术的5、10和20年DFS均优于根治术组。而Veronesi等报道1964年至1968年，米兰国家癌症研究院行根治术或扩大根治术治疗737例$T_{1\text{-}3}N_{0\text{-}1}$期乳腺癌，所有病例没有进行术后放疗及全身治疗，随访30年，两组总生存曲线及与乳腺癌相关的特定生存曲线（specific survival curves）没有不同，死亡558例，其中395（71%）死于乳腺癌（根治术组201例，扩大根治术组194例）。

对于非活检情况下乳腺癌根治术后内乳区放射治疗价值的研究，Fisher等报道NSABP随机分组进行的乳腺癌根治术、单纯全乳切除术加区域淋巴引流区放疗、全乳切除术不加放疗（随后发现腋淋巴结转移阳性者进行腋淋巴结清除术）疗效对比研究，随访10年的结果显示，原发肿瘤的部位对预后没有影响，对肿瘤位于乳房内侧的病例，内乳区放疗对预后的改善没有意义。Marks等、Fowble等的回顾性资料及Freedman等于2000年复习文献的结论是，既往的随机分组研究结果表明，乳腺癌扩大根治术或乳腺癌改良根治术后内乳区放疗对生存率的改善无意义，但对肿瘤位于乳房内侧半及中央区、腋淋巴结转移阳性的亚组有益。但内乳区放疗对化疗的影响及心血管的毒副作用也构成对治疗后的10年生存率的影响因素。同时内乳区联合胸壁放射治疗对心脏的毒副作用抵消了乳腺癌胸壁放疗的治疗意义。结合胸壁和锁骨上区的内乳区放射治疗仅对病理确诊有IMN转移的病例起到改善肿瘤区域控制的作用。

（三）替代IMN活检方法的研究

尽管有文献报道超声检查对发现IMN转移是有价值的，但临床实践的经验对这一研究结果并非认可，除非极晚期以形成明显内乳区肿块病例，无论IMN有无转移，通常其直径多<3 mm，如此小淋巴结，超声检查的检出率是难令人满意的。内乳淋巴管造影、CT/MRI对判断IMN的转移状况是没有意义的。SLNB技术研究发现，SLN可以定位于IMNs，尤其是肿瘤位于乳房的

内侧。目前所有文献报道的SLNB研究的资料，IMN的转移率均低于既往文献报道的IMN清除术的资料。如Noguchi等对41例原位癌及临床可手术乳腺癌患者行染料示踪及核素示踪SLNB，所有病例均行包括腋淋巴结清除术的外科治疗，其中IMN活检19例。在内乳淋巴链有染料示踪或有热点显示的5例患者，组织学检查没有发现IMN转移。在5例有淋巴管蓝染或最终蓝染淋巴结者，组织学检查发现1例IMN转移。36例既没有淋巴管或淋巴结蓝染，又没有同位素示踪热点的患者，14例行IMN活检，组织学检查发现1例IMN转移。因此其结论是SLNB用于鉴别IMN转移的状况是不可靠的。

(四)IMN处理的总结

(1)IMN活检对乳腺癌的分期意义是肯定的，对于可手术乳腺癌，IMN活检可避免10%～20%的病例分期不足。

(2)IMN清除术或内乳区放射治疗效果相似，仅对组织学证实有转移病例有益，可提高此类病例的局部控制率，对改善生存率的意义不肯定，尤其是放射治疗尚有远期的心血管毒性。因此，对于可手术乳腺癌，可能绝对受益者为20%左右，如果用放射治疗替代胸骨旁淋巴结清除术，受益的人群受益程度还将部分被心脏毒性所抵消。

(3)目前尚没有可靠的方法术前预测IMN的转移状况，也没有成熟地避免不必要的淋巴结清除术的方法。

综合以上的研究结果，提出对有IMN转移高危因素的患者的处理建议：①由于内乳区放射治疗与IMN清除术的治疗意义是一致的，同时由于放射治疗技术的进步，放射治疗的负效应减少。无论是进行保留乳房治疗还是乳房切除术，原则上只要依据腋淋巴结转移指标选择性地进行放射治疗即可，不提倡IMN清除术或活检。②在应用核素示踪显示SLN同时定位于腋区及内乳区的患者，对于保留乳房治疗者，无论腋区的SLN是否有转移，不提倡同时进行内乳区SLN的活检，术后依据常规病理检查腋淋巴结转移状况决定放射治疗范围的取舍即可；对于进行乳房切除术的患者，同时进行腋区SLNB及内乳区SLNB还是可取的方法，尤其是对肿瘤位于乳房的中央区或乳房的内侧半，肿瘤的体积较大(如肿瘤的直径为4～5 cm)，患者年龄≤60岁者，内乳区SLNB或IMN清除术是避免不必要的放射治疗的必要措施。在外科技术相当进步的今天，胸骨旁淋巴结清除术是相当安全的，也没有远期的副效应。

七、乳腺癌患者乳房的修复与再造

乳腺癌治疗应严格遵循肿瘤学治疗原则，在规范化综合治疗的基础上，充分与患者及家属沟通，若患者有乳房修复或再造的需求，在有条件的医院可开展乳腺癌根治性手术加即刻(Ⅰ期)乳房修复与再造或延迟(Ⅱ期)再造。

(一)病例选择

大多选择Ⅰ、Ⅱ期乳腺癌，术前评估可以根治的患者，并向患者充分说明可能出现的手术并发症。

(二)术式选择

乳房修复与再造手术需综合考虑患者的身体状况、乳腺癌分期及根治手术创伤程度、健侧乳房情况等。

(1)局部肿瘤切除的患者，组织缺损较小，可采用局部乳腺组织转移塑形、部分背阔肌肌皮瓣转移等方法修复；若对侧乳房体积较大或伴有下垂，则同时行对侧乳房缩小或上提术。

(2)单纯乳房切除无乳房皮肤缺损或缺损较小,术后无须放射治疗的年轻患者,可直接于胸大肌下放置假体。

(3)根治手术造成组织严重缺损,可选用自体肌皮瓣移植到胸部再造乳房,如背阔肌肌皮瓣、腹壁下动脉穿支皮瓣、腹直肌肌皮瓣等。

(4)术前如能预计患者术后,需要放射治疗,则首选自体组织修复再造的方式,不选择植入假体。若患者不能在术前确定是否术后需要放射治疗,若皮肤缺损小于 4 cm,可采用胸大肌下即刻放置组织扩张器,待放射治疗结束后,再更换成永久性假体。

(三)术后护理

为不影响后续治疗的开始时间,必须重视乳房再造术后护理。假体乳房再造或扩张器植入除按隆乳术常规护理外,必须确保引流通畅,皮瓣下无无效腔。自体组织再造乳房术后要密切观察皮瓣血运,采用腹部皮瓣的患者要保持良好的体位和制动。

八、手术并发症的预防及其处理

(一)乳腺癌根治术

1.出血

常见的出血部位是胸肌的胸骨缘处的肋间血管穿支,以第 2 肋骨上缘及第 3、4 肋间较多,手术中应注意各穿支,予以钳夹、切断和结扎。其次是胸壁,尤其在胸大肌表面及前锯肌表面静脉丛,在用电刀操作时,有时凝血不完全或术后负压吸引时凝结的血痂脱落引起出血。预防的方法主要是对较大的血管应予以结扎。缝合切口之前,应冲洗创面,仔细检查有无活动性出血。少量出血可经加压包扎和用止血药处理,若出血量多,引流量超过 200 mL/h,甚至影响到患者的血压和脉搏,应该立即手术止血。血肿大、血块多者,穿刺抽吸效果常常不佳,宜行手术引流,清除积血和血块,置引流管。

2.皮瓣坏死

比较多见,发生率 10%~71%,多发生在两侧皮瓣边缘。根据坏死的宽度,可分为轻度＜2 cm)、中度(2~5 cm)和重度(≥5 cm)坏死,临床以轻度和中度多见。造成皮瓣坏死的原因多由于皮瓣分离不当,厚薄不均,皮下微血管网未予保留;缝合时皮瓣张力过大;有时皮瓣太长、术后皮下积血和积液等。手术应当掌握皮瓣分离方法,皮瓣太厚易引起局部复发,因而一般在肿瘤周围皮瓣分离较薄,以后逐渐变厚,避免形成梯度,术后防止皮下积液等可以减少皮瓣坏死。皮肤坏死一般在术后早期即可有所表现,在皮瓣周围有颜色变深的界限,并逐步加深,坏死区域较宽时,可逐渐变成灰色,再转成黑色。

坏死早期可见皮瓣出现水疱,内有血性液体,皮肤颜色青紫,此时可拆除部分缝线,并用注射器抽出水疱内液体,局部以 75%乙醇纱布覆盖。坏死区域不大时,可不必将其切除,待其逐步硬结后脱落,痂下自行愈合;轻度坏死,仅见于皮瓣边缘,范围有限,不影响创口愈合。坏死范围较大者,应将坏死部分剪除,加强换药,待肉芽新鲜,早期植皮,通常采用全厚皮瓣游离植皮。采用术后及时修补大面积(一般指＞5 cm)皮瓣缺损,采用Ⅰ期游离植皮,常常难以成活。为预防皮瓣坏死,龚益平等采用上腹推移皮瓣修补法,一次成功地修复乳腺癌术后大面积皮瓣缺损,如图 5-6 所示,做横梭形切口“A”,行乳腺癌根治术。根据切口“A”的缺损大小,在切口下方 8~12 cm 平肋弓处做一与“A”平行、等长的切口“A′”。游离切口“A”及“A′”间皮瓣,切除皮下脂肪,根据皮瓣张力大小,适当游离切口“A′”下方皮瓣,切除其下部分脂肪组织。先缝合切口“A”,将切口“A′”

下方皮瓣尽量上提，并以双 4 号线及小纱布垫在位置“B”处，将皮瓣固定于胸壁。缝合切口“A”，于内外侧各置负压引流管 1 根。

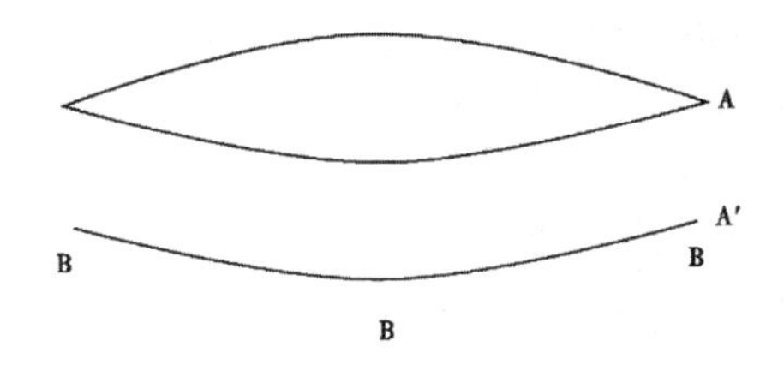

图 5-6　手术示意图

用该方法修补皮瓣应满足两个条件，一是适宜做横切口根治术(肿块位于中央区、内中或外中附近最佳)；二是上腹皮下脂肪相对较厚。以致有足够的皮肤松解余地。由于需做皮瓣修补者多为肿块较大、病期偏晚的患者，因此应特别注意遵循无瘤原则，采取有效措施，防止肿瘤被种植。具体做法是，标本切离后，用生理盐水洗创面 3 次，再用浸有 10 mg 氮芥的盐水纱布覆盖创面 10 分钟。更换手套，另换一套器械进行皮瓣修补术。保持适度的皮瓣张力及术后引流是皮瓣成活的关键。切口“A”和“A′”间的皮瓣上提后，切口“A”两端的皮瓣可能会臃余，可适当加以修剪。为固定皮瓣及减轻切口“A”周围皮瓣的张力，可于位置“B”处用双 4 号线加垫小纱布结将皮瓣缝合固定于胸壁 2～4 针。为保证引流，除在内外侧端放置负压引流外，可在切口“A”和“A′”间的皮瓣上切 2～4 个小孔，并放入橡皮条引流。

若坏死区域较大，可将坏死皮肤切除，待其基底部肉芽长出后再行二期植皮。一般不影响乳腺癌术后辅助化疗，在辅助放疗之前可以愈合。近年来，多主张早期切除坏死组织，清创后一期缝合或植皮，效果较好。

3.腋部及皮下积液

一般乳腺癌术后有 10%～20%的病例可能出现皮下积液口。液体的积聚可能由于皮下及组织间的陈旧出血未能完善引流，或由于皮下淋巴管的开放而使淋巴液渗出。如果术后包扎不恰当，引流管负压引流不畅可引起积液。皮下积液可以使伤口延期愈合，亦因为积液，皮肤不能紧贴于胸壁而引起皮瓣坏死。

在手术缝合切口之前将皮肤与胸壁做适当的固定，引流管放置于合适的位置，术后保持负压引流，引流管通畅，一般引流液在<10 mL/24 h 时再予以拔管，拔管后如果有必要可予以加压包扎，防止皮下积液。

4.臂丛神经损伤

手术时如将臂丛神经表面的鞘膜或将神经分支损伤，则术后引起上肢相应部位的麻木或肌肉萎缩。一般较多见的是尺神经的损伤，术后引起上臂尺侧的麻木及小鱼际肌肉的萎缩。在解剖喙锁筋膜及腋静脉时，注意不要损伤臂丛神经及其表面鞘膜。

5.腋静脉损伤

常发生于腋窝淋巴结清除术中，可因肿大淋巴结与腋静脉鞘粘连、浸润而强行剥离，或做切开腋静脉鞘清除。可因术者操作不慎，于分离喙锁胸筋膜时误伤；也可于结扎腋静脉分支使残端保留过短而滑脱、撕裂，或因腋静脉牵拉成角而误伤。静脉壁小缺损可以用细线缝合，缺损较大者勉强缝合可导致静脉狭窄从而进一步发生静脉栓塞。此时可向远端稍加游离腋静脉，切除损伤处后做静脉对端吻合，也可采用自体静脉(如头静脉和大隐静脉)做一期血管重建。腋静脉一般口径较大，对端缝合较易成功。术后患肢需有可靠的内收位固定，注意血运，适当应用抗凝药。

6.上肢水肿

较常见，1/3～1/2 的乳腺癌根治术后会出现程度不一的上肢水肿，为腋窝淋巴结清除后上肢淋巴回流受阻所致。术后早期出现主要是因为包扎过紧，上肢血液循环受阻。早期上肢水肿为凹陷性，后期因为皮下大量纤维组织增生，皮肤变硬，肿胀为非凹陷性。根据水肿的范围和程度，可分为 3 度。①轻度水肿：肿胀主要在上肢近端后内侧，该处周径增加<3 cm；②中度水肿：全上肢肿胀，持久不退，周径增加≥3 cm；③重度水肿：整肢肿胀，硬如橡皮，关节活动受限。

轻度水肿可不予处理，中、重度应予治疗。治疗分非手术和手术两种。前者包括抬高患肢、限钠水摄入、弹力绷带支持、烘绑治疗及肢体正压和负压交替治疗等；严重者应用带蒂网膜移植、淋巴管-静脉吻合及淋巴管移植等方法，但效果不甚理想。

预防上肢水肿的方法有：①准确设计皮瓣，切忌将手术切口引向腋下，术中仔细解剖腋窝部组织，减少腋血管的损伤；②近腋部组织避免大块结扎，减少瘢痕形成；③术中严密止血，适度加压包扎，避免血肿和感染发生；④术中妥善安置引流管，防止皮下积液形成；⑤术后不在患侧上肢进行输液、抽血和测血压等影响静脉回流的治疗和检查；⑥早期抬高患肢，术后 2 周进行早期功能锻炼。

7.患侧上肢抬举受限

主要是术后活动减少，皮下及胸大肌瘢痕牵引所致或切口至腋窝部，形成瘢痕挛缩所致。术后及早进行功能锻炼，是预防其发生的关键，不要采用弯向腋窝的切口。一般在拔除引流管后即术后 6～7 天即行锻炼，术后 1 个月内可活动自如。

8.乳糜漏

非常少见。曾有文献报道 4 例。乳腺癌根治术后出现乳糜漏原因不明，可能系解剖变异或胸导管阻塞所致。因乳腺淋巴引流外侧和上部淋巴管其输出管合成锁骨下干和颈干，右侧注入右淋巴导管，左侧注入胸导管，最后注入颈静脉角。漏扎较大的淋巴管后，淋巴液倒流，从而形成了乳糜漏。漏出部位有报道在切口下部肋弓缘处皮下，方向为腹至胸引流；也有报道在腋窝区。如果手术时能及时发现则可在漏出部位进行缝扎。术后出现者可先试沿着术区肋弓缘处重点进行加压包扎，如果无效可沿着术侧肋弓缘做漏出部位的远端绞锁缝合，从而阻断其向上的引流途径。

在行乳腺癌根治术时一定要按操作规范，对所遇血管及索条状组织一定要一一结扎，术毕用洁白纱布检查创面，如发现渗血渗液应妥善处理，术后引流要切实有效，使皮肤与胸壁早日贴合。一旦形成积液，日久由于纤维素沉积，皮瓣与胸壁即形成光滑的“镜面”，贴合困难。西南医院乳腺中心曾遇到 1 例(患者经 40 天引流，皮下形成线状窦道，经注射纤维蛋白凝胶和缝扎，最终愈合)。

9.上臂淋巴管肉瘤

以前本病曾被认为是皮肤复发，1948 年 Stewart 等首先明确本病，此后有相继报道。上臂淋巴管肉瘤发生于乳腺癌根治术后上肢淋巴水肿的情况下，且水肿均为长期、顽固较严重者。术后 10 年左右，水肿的上臂皮肤出现多数小结，微外凸，橡皮样硬，紫红色，有轻度触痛，无溃疡。皮肤结节逐渐相连成片，沿着周围皮肤扩展，不久可发生肺转移而死亡。病理上均为淋巴管性肉瘤。治疗上可试行放疗及手术，可以配合化疗和中药等。新近有文献报道 6 例该病采用早期根治性切除术(截肢术)取得了较好的治疗效果。

（二）乳腺癌扩大根治术

虽然此种手术已经很少应用，但对于偏远地区，辅助放疗等设备缺乏，乳腺癌分期较晚的患者仍是实用的手术方式。扩大根治术在经典根治术的基础上，整块切除患侧胸骨旁淋巴链，分为胸膜内和胸膜外两种术式，胸膜内操作复杂，并发症多，已经废弃。

胸膜外乳腺癌扩大根治术在乳腺癌根治术后，在接近胸骨处分离第2～4肋软骨，在第1和第5肋间结扎切断胸廓内血管，将距离胸骨3～4 cm的2～4肋软骨及其后方的内乳淋巴链切除。所以除与乳腺癌根治术相同的手术并发症之外，尚有以下可能发生的并发症。

1.胸膜穿破

胸膜穿破是内乳淋巴结切除的常见并发症，发生概率为10%左右。一般容易发生在第1肋间分离内乳血管时胸膜被血管钳的尖端戳破，或手指在推胸膜时损伤。有时内乳淋巴结与胸膜粘连，在分离时亦容易损伤。

手术在全身麻醉下进行时，如胸膜有破损穿孔，可立即出现反常呼吸等症状，如在硬膜外麻醉下进行，常引起肺萎陷或张力性气胸等。一般胸膜破损较大时常导致肺萎陷，同时可引起患者突然呼吸困难和血压下降等，此时可用面罩加压给氧，使肺复张。如果损伤不大，可以做修补，缝合时用肌肉瓣填塞即可。缺损较大不能修补者，可以不必硬行修补。手术后创面用负压吸引，可以不必再放置胸腔引流管。但是创面的止血必须彻底，尤其肋软骨缺损的周围，手术创面缝合完善避免漏气。有时小的破损不易修补，反而可能引起张力性气胸，此时可以将破损部稍扩大，手术结束时通过膨肺排出胸腔积气，若术后胸腔有积气，可通过胸腔穿刺排气处理。

2.胸腔积液和肺不张

胸腔积液和肺不张为胸膜损伤所致。有报道，曾比较1 740例乳腺癌根治术及1 091例扩大根治术，发现扩大根治术后最多的是胸腔积液，0.02%（20/1 091），其次为肺不张，0.008%（9/1 091）；而且指出，如果术后注意引流管通畅，鼓励患者咳嗽，可以防止及减少胸腔的并发症。

3.内乳血管出血

在第1肋间分离内乳血管时，有时有内乳血管的小分支撕裂引起出血，此时应用纱布将该肋间予以填塞，避免在视野不清晰的情况下用血管钳盲目钳夹或分离，因为这样容易刺破胸膜，引起气胸。在填塞后再从第4肋间进入，一次切断第4、3、2肋软骨后在直视下很容易将内乳血管分离、结扎。

（三）乳腺癌改良根治术

在我国乳腺癌改良根治术是目前应用最多的术式，对Ⅰ、Ⅱ期和部分ⅢA期乳腺癌患者都适合，既根治肿瘤又保留了胸大肌和胸小肌，使患者的胸部畸形和上肢功能受限得到了改善。术后并发症及其处理同乳腺癌根治术外，可能发生的并发症有术后胸肌萎缩，原因是手术损伤胸前神经分支。重要的在于预防。在清除胸肌间脂肪淋巴结组织时，注意保护胸肩峰血管及其旁边的胸前神经内侧支，保留胸小肌外侧的胸前神经外侧支。

（四）乳腺癌保留乳房手术

对于一些较早期的Ⅰ、Ⅱ期乳腺癌患者，可以采用保留乳房的手术方式，术后应用放射治疗，其疗效与传统根治术相似。保留乳房手术一般分为两个部分，一部分是原发灶的切除，另一部分是腋窝淋巴结清除。原发灶的切除方法有肿瘤切除、局部广泛切除、肿瘤广泛切除及1/4象限切除等。肿瘤广泛切除是目前最常用的方法，其要求将肿瘤完整切除，并在肿瘤外有1～2 cm的正常乳腺组织。手术中由病理科医师对各切缘进行冰冻组织切片以明确是否有切缘癌残留。腋窝淋巴结清除取腋窝皱襞小切口，清除范围可根据需要选择全腋淋巴结清除术或部分腋淋巴结清除术等不同术式。

手术并发症常见是出血，其次为病理切缘有小区癌残留，可再次扩大切除或放疗时局部给予补充剂量。当然必要时可以改做单纯乳房切除术。

保留乳房变形常常是选择病例不当，肿瘤体积较大而乳房体积相对较小。肿瘤扩大切除后，仔细止血，腺体组织并不要求拉拢缝合，因为有时拉拢缝合后常使乳房的外形受到影响，使外形呈皱起状，同时过多地考虑缝合会影响手术时切除肿瘤外 1～2 cm 的要求。乳腺组织两切缘缝合有困难时可以不必对缝，可与胸肌筋膜稍稍固定，创面可不放置引流条，如有少许渗液可使局部缺损得到填充，使外形得以改善。

九、乳腺癌的微创外科治疗

现代生物科学、信息科学、材料科学、计算机科学、网络技术等学科的深入发展，医疗技术的进步，新器械的应用，为乳腺外科微创治疗乳腺癌奠定了基础，已成为 21 世纪肿瘤学者追求的目标。我们可以以极其微小的手术（如腔镜技术、穿刺技术）将癌肿切除，术后配合放、化疗等辅助治疗，以达到与根治术等同的效果，又兼顾了患者美观心理的需求。新的肿瘤生物学理论支持乳腺癌保留乳房治疗，这是乳腺癌外科治疗范围缩小的理论基础。高质量的医学影像等诊断技术发展或应用，为原位癌的检出、早期乳腺癌诊断率大幅度上升提供了可靠的保证。实践证明乳腺癌术式的改变（保乳手术、微创手术等），只要掌握好适应证，患者术后的生存率、生活质量与传统的大手术相比没有显著差异。

（一）主要适应证

巨大男性乳房发育，乳房不大的女性乳腺多发性良性病变（如纤维囊性增生症、乳头状瘤病）及早Ⅱ期以下乳腺癌不愿或不宜保乳者。2003 年骆成玉等报告了腔镜乳腺切除术和腔镜腋窝淋巴结清扫术取得较好的近期临床效果。乳腔镜开创乳腺癌微创外科新天地，已显示出良好的前景。

（二）全腔镜皮下乳腺切除术

患者取对侧斜卧位 20°～40°，患肢消毒后包裹置于头架侧。在胸侧壁距乳腺边缘 3～5 cm 纵向做 3 个穿刺孔，观察孔位于一端，主操作孔和辅操作孔相互靠近，以便术毕将两切口连通后取出腺体组织。全身麻醉，术前以记号笔标出手术分离范围。置入穿刺鞘前，先建立操作空间。操作空间的建立有两种方法，一是经穿刺孔直接以血管钳或剪刀在皮下分离出间隙，二是经穿刺孔注射溶脂剂后吸脂建立操作空间。置入穿刺鞘后，充气至 0.8～1.1 kPa(6～8 mmHg)维持，以超声刀分别分离乳房后间隙和皮下脂肪层，整块切除全部乳腺腺体，分次经操作孔取出。冲洗止血后，放置引流管经穿刺孔引出固定，术后接持续负压吸引。

良性病变和早期恶性病变无须腋窝清扫和放疗的患者，在行腔镜皮下乳腺切除术后可行一期假体植入乳房成形。由于假体置于胸大肌后，体积有限，所以更适合乳房较小者，大乳房者在行皮下乳房切除术后由于皮肤过多，会造成下垂，影响美学效果。对不放置假体的患者和男性乳腺发育的患者，要注意保持皮瓣厚薄均匀一致和修整皮瓣四周的皮下组织厚度，使术后保持平整的外观和良好的手感。

（三）乳腔镜辅助小切口乳腺癌改良根治术

采用乳腔镜辅助完成小切口乳腺癌改良根治术，仅距离肿瘤边缘 1～2 cm 切开皮肤，切口两端不必再扩大，按标准游离皮瓣至无法直视手术时，借助现代外科腔镜技术辅助完成乳腺癌改良根治术。乳腔镜辅助小切口手术可以达到与传统改良根治术相同的肿瘤切除效果和淋巴结清扫范围，可以避免常规手术中对肿瘤的挤压，真正做到无接触“no touch”手术。利用腔镜良好的照明和放大作用，可快速直视下建立腔镜操作空间，而且易于掌握手术层次和游离皮瓣厚度，同时又免除了 CO_2 充气造成高碳酸血症之虑。突出的美容效果使我们看到了乳腺癌手术最终摆脱胸壁巨大、丑陋切口瘢痕的可能性，且因保留了更多的胸部皮肤为二期整形手术创造了条件，患者术后精神和心理康复具有常规手术难以达到的突出效果，提高患者自信心和生活质量，已被患者很好地接受。乳腔镜辅助小切口乳腺癌根治切除手术的方法，可能改变部分传统外科治疗的理念，具有更加深远的意义。

（四）乳腔镜腋窝淋巴结清扫

腋窝淋巴结清扫（axillary lymph node dissection，ALND）是乳腺癌临床分期和判断预后的重要步骤。Halsted 等认为，腋窝淋巴结是癌细胞扩散至远处的“Filter Utensil（滤器）”，可将癌细胞限制在局部区域。因此，ALND 一直被认为是外科“治愈”乳腺癌手术的常规步骤。但到 20 世纪 70 年代，NASBP-B-04 多项系列研究表明，ALND 对生存的影响不大，因此许多学者致力于探索判断腋窝淋巴结有无转移所必需的 ALND 范围。但多数学者认为Ⅰ和Ⅱ水平的清扫仍是需要的，反映患者有无转移的准确性可达 98%以上。缺点是并发症仍屡见不鲜。ALND 本身对腋窝淋巴结阴性者有弊无利，手术后并发症，特别是上肢淋巴水肿，影响了患者的生活质量，是目前国内、外临床治疗上的一大难题。由于 ALND 所发挥的实际作用和其在乳腺癌治疗中占有的地位，促使人们重新审视所有乳腺癌患者均行 ALND 的必要性。

腔镜腋窝淋巴结清除术（MALND），只需在腋下部位打 3 个小孔，腋窝部位脂肪被溶解、抽吸后，放入 trocar，充起气腔，原本实性的腋窝变得似蜘蛛网状结构，肿大的淋巴结就像蜘蛛悬挂在网上，通过器械很容易完成操作。同时，其特殊的手术视野，实现了腋窝解剖结构的清晰暴露，使原本十分隐蔽但有用的腋窝解剖结构实现了理想又方便的保留，特别是肋间臂神经、胸内侧神经、胸外侧血管、胸上腹静脉。MALND 在保证手术安全可靠和肿瘤切除的前提下，实现了手术微创、功能保留和外形美观三重效果，受到医患双方欢迎，患者生活质量提高，在乳腺癌外科治疗中，真正实现了科学与人文的结合。

1.乳腔镜腋窝淋巴结清扫的适应证

临床触诊或彩超检查腋窝淋巴结阴性或即使肿大其直径不大于 1 cm 者，原则上均可选择。如果腋窝淋巴结过大或融合成大块，势必造成在本就狭小的空间内操作更困难，好在这种情况临床少见。若肿大的淋巴结经新辅助化疗缩小或消失后，当然也可考虑。

保乳手术实施 MALND 的优势容易理解，全乳切除（改良根治）实施 MALND 目的在于：①首先是获得 MALND 的三重优势（手术微创、功能保留和外形美观）；②不需为做 ALND 而有意或无意向腋窝方向延长切口，乳房切除手术切口大大缩小。这样一来，前胸手术瘢痕缩小，增加了美观，上肢功能活动受限制也得以减轻。

2.乳腔镜腋窝淋巴结清扫的术前准备

（1）配制脂肪溶解液：生理盐水 200～250 mL、双蒸馏水（或蒸馏水）200～250 mL、2%利多卡因 20 mL 和 0.5～1 mg肾上腺素的混合液。

（2）麻醉与体位：①全身麻醉，局部浸润麻醉或静脉强化则对于下列两类患者可以适当考虑，即合并严重心脑血管、呼吸系统疾病和糖尿病的年老、身体状况差的乳腺癌患者，以及个别因惧怕气管内插管全身麻醉而拒绝的患者。②麻醉采用仰卧位，患侧肩关节外展，肘部屈曲，前臂悬吊于头架附近。

3.手术程序

(1)腋窝脂肪抽吸：于腋窝多点、分层次注入脂肪溶解液，注入体积200～500 mL，可根据患者的胖瘦，调整注射量。10余分钟后，从腋窝下方腋中线乳头水平上方戳孔1 cm，伸入顶端钝圆、开口在侧方(避免在脂肪抽吸时损伤腋静脉)的负压吸引器头，抽吸腋窝脂肪。

(2)腋窝气腔的形成：于脂肪抽吸孔置入10 mm trocar，固定于皮肤，注气，使气压控制在1.1 kPa(8 mmHg)左右。观察吸脂效果，对不满意的区域再补充吸脂。

(3)腋窝淋巴结清扫：从10 mm的trocar孔放入30°角10 mm腔镜，在腋窝上部胸大肌外侧缘和背阔肌前缘各切5 mm的trocar孔，旋入塑料螺纹trocar，插入短臂分离钳和电剪，进行分离。

4.分离路线

原则上从气腔中央向腋顶部分离，直至见到腋窝重要标志——腋静脉，剔下其前下方的脂肪淋巴组织，然后转向两侧、向下分离，完成腋窝Ⅰ、Ⅱ和(或)Ⅲ水平淋巴结的切除。剪断形如蜘蛛网样的纤维间隔，剔除附着在血管、神经间隔上的脂肪和淋巴结。切下的少量组织可直接从5 mm的trocar取出，较多的组织可立即从10 mm的trocar取出，此时应从腋窝上方前端trocar中，另放入0°角5 mm腔镜作为观察镜。也可将较多的组织暂时放在腋腔底部，分批取出。

5.腋窝创面的处理

为了尽量预防腋窝肿瘤复发或trocar处种植机会，我们强调在手术即将结束时，使用温蒸馏水冲洗腋窝，以期杀灭腋窝可能残留的游离癌细胞，如同对胃肠道肿瘤术中温蒸馏水灌洗腹腔一样。手术操作完成后拔出穿刺锥鞘，从前方操作孔用50 mL注射器加压推入500 mL左右的蒸馏水，冲洗腋窝。此时带有细小脂肪块或组织碎屑的蒸馏水就会一起从后方操作孔以及腔镜入孔溢出，可以用弯盘在腋窝下方接收。放置引流管一根，从腋窝下方的trocar孔引出，接负压吸引。

6.乳腔镜腋窝淋巴结清扫的“六步”流程

正确的手术流程一方面可确保手术安全，另一方面可大大加快手术速度。

(1)肋间臂神经：肋间臂神经是手术最先碰到的主要结构，位置表浅。腋窝充气、置入腔镜后，稍加分离蜘蛛网状结构，在腋窝中部即可“遭遇”横跨于腋窝腔、像“横梁”的1～3根较粗的肋间臂神经条索，不要误以为无用的结构而剪断。常规腋窝淋巴结清扫术中常将其切除，术后可致患者患侧上臂内侧感觉障碍，如麻木、疼痛、烧灼感或痛觉、温觉迟钝等，范围有15 cm×6 cm～5 cm×4 cm，感觉异常发生率达47.5%，疼痛者达26.5%，相当一部分患者的感觉障碍属难恢复性的。肋间臂神经由第2肋间神经外侧皮支的后支，与第1、3肋间神经的外侧皮支(有时还包括臂内侧皮神经)组成。此神经于前、侧胸壁交界处，即胸长神经前2～3 cm处穿过肋间肌和前锯肌，向外侧行走于腋静脉下方的脂肪组织中，横过腋窝，于背阔肌前方穿臂深筋膜进入上臂内侧，分布至上臂内侧及背侧皮肤，下可达鹰嘴附近。该神经在腋窝行径中有许多淋巴结与其伴行，用电剪剔除其上的脂肪淋巴组织。保留肋间臂神经能使患臂内侧感觉障碍，如麻木、疼痛、烧灼感或痛觉、温觉迟钝等的发生率大幅度减低。

(2)腋静脉：原则上，在处理肋间臂神经后，从气腔中央直指腋窝顶部推进腔镜，向腋顶部略做分离，在肋间臂神经的前下方即为腋静脉中部的解剖学位置。此处腋窝部脂肪溶解抽吸往往比较充分，腋静脉通常暴露在镜下视野。剔下其前下方的脂肪淋巴组织，然后转向两侧、向下分离。脂肪抽吸特别充分时，腋静脉已能清晰可见；如果腋静脉周围脂肪抽吸不够彻底，此时应该根据腋静脉解剖学行程，小心分离其表面的脂肪纤维组织和腋血管鞘，发蓝的腋静脉就会显露，上方为腋动脉，有搏动，最上后方白色的是臂丛。一旦腋静脉清楚暴露，就可放心大胆地进行操作，向下的小分支用电剪带电夹住剪断即可，必须保留的粗大的分支为肩胛下血管。

(3)肩胛下血管和胸背神经血管：腋窝部腋静脉中段略向底部、再向下方走行的片状条索为肩胛下血管(主干直径为 2～3 cm)，很快发出转向外后的旋肩胛动脉及其向下的延伸——胸背血管。胸背神经起自锁骨下部的臂丛神经后束，达腋静脉下方时它在肩胛下血管的内侧，随后向外下行走，锐角斜跨于胸背血管上方，和胸背动脉伴行，支配背阔肌。

(4)胸长神经：胸长神经起自臂丛神经的根部 C_5、C_6、C_7 脊神经，位置深在，比较隐蔽，从腋顶深处钻出，沿胸侧壁下行分布到前锯肌。手术时，应该提起胸廓外下方与腋窝底部交界处最深面的脂肪组织，胸长神经似“电线”被拉紧，剔除周围脂肪淋巴组织。

(5)胸外侧动脉和腋静脉胸小肌后段：胸外侧动脉发自腋动脉，沿胸小肌外缘向下行走至前侧胸壁，常有 1～3 条，并分出许多细小血管支配乳房、胸肌，静脉伴随其中。所以手术解剖分离过程中很易出血，需特别小心，否则一旦出血，量虽少，却影响视野。常规开放性腋窝淋巴结清扫是将其全部切断。由于它们直径较大，可以也易于保留，其细小支可以用电剪带电剪断，以防出血影响视野。较粗的分支可以保留，随后向内侧清扫胸小肌后方腋静脉下方的脂肪淋巴组织(即第Ⅱ水平淋巴结)。对于腋窝淋巴结肿大明显可疑转移的病例，尤其胸小肌后第Ⅱ站淋巴结可疑转移者，继续清扫第Ⅲ水平淋巴结。入路 1：经胸小肌后方；入路 2：经胸小肌前方(胸肌间间隙)。

(6)胸大小肌间隙(Rotter 淋巴结)：手术转向内上，进入胸大小肌间隙。胸内侧神经起自臂丛内侧束，穿行于腋动、静脉间，再穿过胸小肌，从胸小肌的中上部穿出，到达胸大肌。由于胸大小肌之间没有其他致密性纤维条索，腔镜下该神经显示良好，只要意识到它的存在，多不会损伤，因而可避免发生虽已保留的胸大肌日后瘫痪萎缩，进而胸部变形，达不到原先期望的胸前局部保持外形和功能的目的。

7.腋窝注射溶脂剂的要点

注射的穿刺针头偶尔可能会刺入腋动脉或腋静脉，当注射溶脂液前回抽时，可见血液涌入注射器内。此时不必慌张，拔出注射器，压迫局部数秒即可，随后可以继续注射溶脂液。当然，为了尽量避免出现这种情况，第一，穿刺前，从腋窝皮肤外大致了解腋动静脉的走行方向；第二，注射前必须回抽注射器(任何时候注射麻醉药前都应该遵守的通则)；第三，为小心起见，如果需要，可以使用气腹针进行穿刺、注射溶脂液。气腹针前端钝圆，不会刺入血管。

(1)腋窝脂肪抽吸的技巧：抽吸时有时可见吸引管内变为红色，可能是血管的一些细小分支破裂，不会出现大量出血，不必担心，对手术不产生任何影响。抽吸时从皮肤外大概了解腋静脉的走行，我们不要也不会非要冲着腋静脉强烈抽吸。另外，最好采用顶端钝圆、口在侧方(担心在脂肪抽吸时吸住并损伤腋静脉)负压抽吸器头抽吸腋窝脂肪。经济、实惠、耐用的人工流产所用的 8 号吸引头也不失为一个方便的选择。估计抽吸差不多时，进镜观察吸脂效果，对不满意的区域再补充吸脂。一种方法是拔出腔镜及其外面的 trocar，吸引头从腔镜及其 trocar 拔出口进入腋窝，根据先前看到抽吸不彻底部位进行针对性补吸；另一种方法，不拔出腔镜和 trocar，将腔镜缩到 trocar 内，用腔镜冲洗器从另一 trocar 直视下补吸。如果腔镜没有缩到 trocar 内，吸引时腋窝塌陷萎瘪，腔镜镜头势必被污染，又要重新擦拭，耽误手术时间。

(2)分离入路手术流程的优化。我们的"六步"淋巴结清扫手术流程优化为:①肋间臂神经→②腋静脉→③肩胛下血管和胸背神经血管→④胸长神经→⑤胸外侧动脉和腋静脉胸小肌后段→⑥胸大小肌。这样一来,即使在处理胸外侧血管时有小量出血,出血流到腋窝底部,而此时腋窝底部已经处理完毕,对后续手术已没有任何影响,随后的手术是在腋窝底部水平面以上的部位(第⑤步的后半程"腋静脉胸小肌后段"和第⑥步)操作。此后,MALND手术时间进一步缩短。这一优化后的MALND六步手术流程已作为规范化标准化手术程序被国内外学者普遍采用。

整个手术流程遵循"自下而上、从低到高"的"空间解剖顺序",即从腋窝底部(胸背神经血管、胸长神经)往上,到腋窝中部(胸外侧血管、腋静脉胸小肌后段即第Ⅱ水平淋巴结),再到腋窝顶部(胸大小肌间隙rotter淋巴结及第Ⅲ水平淋巴结),避免了高位手术解剖分离时可能出血的渗血流向低位,以及对低位手术解剖分离的干扰。

(3)腋静脉的寻找。只要腋静脉不损伤,其他任何的损伤都对腋窝淋巴结清扫手术整体影响不大。一旦腋静脉损伤,后果不良:一是必须马上中转开放手术,消毒血管吻合器械,进行血管吻合,前后大约需要一个小时;二是手术时间的延长影响手术室医师护士的抱怨情绪;三是影响以后该项手术的继续开展。绝大多数的手术中转都系为避免腋静脉损伤而来。所以,对于腋静脉周围的处理极为慎重,需要果断抉择,宁左勿右。只有先暴露出腋静脉,才不致盲目损伤腋静脉。

有时腋静脉未能良好暴露,一是由于腋窝淋巴结较多,淋巴结之间会有许多纤维连接,客观上影响了腋窝脂肪抽吸;二是可能患者较肥胖,腋窝脂肪本身就很多;三是吸脂不细致、不到位。这些情况下,有两种入路可供选择以找到腋静脉:入路一,循胸背神经、血管向上至肩胛下血管;入路二,循胸外侧血管向上。总体上就是从腋静脉(血管)分支远端,循静脉(血管)往其汇入之根部寻找腋静脉,十分安全。

(4)腋静脉分支的处理:腋静脉向前下的分支在距离腋静脉主干约1 cm处用电剪钳住、通电,先将血管分支电凝略长一点时间,确保待切断处有一段血管被凝固,然后在已经凝固的血管段的下部剪断。这样就不必顾虑腋静脉切断的分支再出血。

(5)腋静脉粘连淋巴结的分离:遇有腋静脉周围,特别是胸小肌后方腋静脉周围有肿大的淋巴结与腋静脉粘连紧密时,可用一把分离钳夹住肿大的淋巴结并牵起。如果它和腋静脉之间尚有纤维连接,可使用电剪短暂通电切断连接;如果该淋巴结仍与腋静脉紧密附着、难易分开时,适时中转开放手术则是正确的手术选择,不是手术的失败。

(6)胸背血管侧支的解剖:在剔除胸背血管周围淋巴脂肪组织过程中,可能会撕破血管而出血;特别是其中下部位分支渐多,分离时可能出现小量出血。MALND手术时单极电凝线通常是接在电剪上的,很小的出血点出血,可以直接将电剪靠到出血点处,通电止血。稍大的出血点出血,可用电剪钳住出血处小血管,通电电剪止血;或用另一手里的分离钳夹住出血处小血管,电剪靠到分离钳上,通电电剪止血;或用另一手里的分离钳夹住出血处小血管,将插在电剪上的单极电凝线换插到分离钳上,通电分离钳止血。

(7)胸长神经的定位:提起胸廓外下方与腋窝底部交界处最深面的脂肪组织,胸长神经即可显露。如果腋窝底部还是有所渗血,可用腔镜吸引器吸出。还可以间断使用吸引器抽吸同时加以钝性剥离,起到一个剥离棒的作用。在帮助寻找和分离胸背神经血管时,该种手段也可借鉴,较为方便。

8.第Ⅲ水平淋巴结的清扫

第Ⅲ水平淋巴结位于喙突、锁骨下肌和胸小肌之间的筋膜称(喙)锁胸筋膜的下方,其中胸肩峰动脉和胸(前)外侧神经穿出锁胸筋膜。胸肩峰动脉为一短干,在胸小肌上缘发自腋动脉,胸锁筋膜穿出后分为锁骨支、肩峰支、三角肌支、胸肌支。胸肌支行于胸大、小肌之间,并分布于该二肌;三角肌支行走在三角肌与胸大肌之间,主要分布于三角肌;肩峰支向外经三角肌深面至肩峰。锁骨支自胸肩峰动脉主干分出后,向内上方走行分布于锁骨中内段骨膜及锁骨下肌。胸(前)外侧神经穿出锁胸筋膜后,在胸小肌内侧缘与胸肩峰动脉胸肌支伴行,进入胸大肌深面,其中的一小分支支配胸大肌锁骨部,其余分支支配胸大肌胸肌部的内 1/3。这些分支的伴行静脉分别注入头静脉或腋静脉。胸(前)外侧神经的完整可使胸大肌的功能进一步得到保留。而头静脉和淋巴管则自外侧穿入锁胸筋膜,进入腋窝,分别注入腋静脉和腋淋巴结。清扫第Ⅲ水平淋巴结时必须注意上述血管和神经,特别是血管,否则一旦出血,位置都比较深,腔镜下则可能难以控制,即使中转开放切口去止血,其中的困难可想而知。

纵观 100 余年来乳腺外科的变革过程,手术方式的变化体现了对疾病本质认识的深入,体现了医学诊断技术进步和支撑这些技术的学科的发展,也体现了人文科学对医学的深刻影响以及社会公众对疾病治疗效果的新要求:不但要治愈疾病,而且要实现生理和心理的康复。乳腺癌临床治疗的目标是提高生存率,改善生活质量。从 Halsted 经典根治手术到扩大根治性手术的失败,再折返到保留胸肌的改良根治手术,以致后来的保留乳房手术和 SLNB,这一路的发展无不烙下了乳腺癌外科治疗向微创与功能方向进展的一步步惨痛的印记。在这样的背景下,乳腺外科呈现在规范化治疗的基础上追求个体化、微创化、精准化、保护功能、注重形体和心理康复的发展趋势,成为乳腺外科理想与现实的抉择。

(冯　鑫)

第六章

呼吸科肿瘤

第一节 原发性气管癌

原发性气管癌是一种少见病，约占气管-支气管肿瘤中的2%，据M.D.Anderson癌症研究中心报道1949－1988年原发性气管恶性肿瘤54例，其中鳞癌30例(54.5%)、腺样囊性癌10例(18%)。Hajdu报告41例气管原发癌，鳞癌30例(37%)，腺样囊性癌7例(17%)。至1994年综合国内报告气管癌有124例，其中鳞癌49例(39.5%)、腺样囊性癌52例(42%)，腺癌10例(4.8%)、黏液表皮样癌6例(4.8%)、小细胞癌3例、类癌2例、恶性淋巴瘤1例和恶性多形性腺瘤1例。上海市胸科医院总结自1957－1999年间，共诊断气管肿瘤480余例，占同期原发性支气管肺癌(10 898例)的4%，其中原发性气管癌444例，占气管原发肿瘤的92.5%。

一、病理

原发性气管肿瘤大多来自上皮或腺体的肿瘤，主要是鳞状细胞癌和腺样囊性癌(即圆柱瘤型腺癌)，类癌较少见。良性肿瘤发病较少，占原发肿瘤的25%～35%。恶性肿瘤较常见，占68%～77%，其中以腺癌和鳞癌较多，小细胞癌较少。良性肿瘤有纤维瘤、乳头状瘤、淋巴管瘤、平滑肌瘤、毛细血管内皮瘤、黏膜下血管瘤和息肉等。恶性肿瘤中以鳞癌和腺样囊性癌最为多见，后者生长速度缓慢，在黏膜下扩散，肉眼有时难于辨认其侵犯范围，某些患者虽然在气管腔内病灶较小，但肿瘤已穿出管外并浸润到纵隔内。小细胞癌、鳞腺混合癌、大细胞癌较为少见，罕见的类型包括平滑肌肉瘤、恶性淋巴瘤、纤维肉瘤、软骨肉瘤、横纹肌肉瘤、脂肪肉瘤、血管肉瘤、癌肉瘤、恶性黑色素瘤。气管低度恶性肿瘤中以腺样囊性癌为最多见，此外包括黏液表皮样癌、类癌、恶性纤维组织细胞瘤、神经纤维瘤等。

原发性气管恶性肿瘤中鳞癌发展较快，常呈溃疡性变，向外侵犯较早。食管前壁肌层亦常累及。气管肿瘤主要的转移途径是通过淋巴道，由下向上引流至锁骨上淋巴结，而很少向下转移至纵隔和隆突下淋巴结。血道转移发生率极低，直接向管壁外浸润常常是导致死亡的主要原因。

继发性气管肿瘤都是邻近器官癌肿直接侵犯所致，如甲状腺癌、支气管肺癌、食管癌等。

二、临床表现

气管肿瘤的最常见症状是咳嗽，常呈刺激性、顽固性干咳，多种治疗无效，在早期气管腔未出现狭窄前，多有白色泡沫状痰，当肿瘤表面出现坏死者，可有血丝痰或满口血痰，但多数患者出血量不多，可在数天内自然停止。随着肿瘤的增大，气管腔逐渐狭窄，出现进行性呼吸困难，特点为吸气性呼吸困难，吸气期延长，即所谓的喘鸣，严重者吸气时锁骨上窝、胸骨上窝和下部肋间隙都凹陷，即三凹征。此时肺部X线检查无特殊表现，故常有误诊为支气管哮喘。声音嘶哑是肿瘤晚期出现局部压迫、侵犯或淋巴结转移累及喉返神经所致。

肺部听诊可闻及双肺呼吸音粗糙，严重者可听到风箱气流样的声音和各种音调的哮鸣音，即使不用听诊器亦可在近身处闻及，提示上呼吸道的梗阻。

由于气管肿瘤早期症状不典型，胸片检查多无异常发现，而出现典型的上呼吸道梗阻症状时，多数已处疾病的晚期，晚期患者常有局部转移，导致颈部淋巴结肿大，颈交感神经压迫征和上腔静脉阻塞综合征等。有些在确诊前往往有数月或数年的病程，因此，对难于缓解的刺激性干咳、痰血，应尽早进行气管镜检查，以明确诊断及时治疗。

三、诊断

对年龄在40岁以上，近期出现气喘性哮鸣，体位变化能诱发或减轻症状，哮喘药物治疗无效，伴有痰血或阵发性夜间呼吸困难，而无心脏病等，都是鉴别气道梗阻和支气管哮喘的要点，应做进一步检查除外气管肿瘤。气管肿瘤常容易被误诊或漏诊，多数直至呼吸困难、病情危重时才被认识，故临床诊断时对长期顽固性咳嗽伴有吸气性呼吸困难者，应引起警惕，及时做相应检查。

(一)实验室检查

痰脱落细胞学检查。气管肿瘤，尤其是恶性气管肿瘤痰细胞学阳性率较高，对判断肿瘤的良恶性有帮助。但对气管肿瘤部位、范围、侵犯程度则需要其他检查手段来明确。

(二)X线检查

X线诊断以空气对比摄片和气管断层为最好。侧位片对颈段气管暴露较好，隆突部额面断层片能较好地显示胸段的气管全貌。如气管腔内有软组织阴影，管壁增厚，管腔狭窄可初步做出诊断。

(三)CT检查

CT检查在诊断气管肿瘤的累及范围、浸润深度、蔓延方向及有无淋巴结转移等方面较胸片有优势。气管恶性肿瘤常表现在气管及支气管腔内、外生长，CT表现为沿气管生长的不规则形突起的软组织块影，多呈菜花状，并可沿气管环状生长而导致环行狭窄。肿瘤与主动脉或食管间的脂肪间隙消失，是表明纵隔已受侵犯的CT征象。纵隔及肺门淋巴结增大，提示气管肿瘤存在转移的可能。

(四)纤维支气管镜检查

纤支镜检查是诊断气管肿瘤最有效的手段，它既可在直视下获得细胞学及组织学诊断，又能对肿瘤的范围、部位做出定位。对气管肿瘤有较严重气管梗阻、有出血病史或在检查中发现肿瘤表面血管丰富者应慎做活检及刷检，以免出现意外。

四、治疗

对局限于气管的早期恶性肿瘤的治疗以外科为主，手术可达到切除病变，解除气道梗阻，重建气道的作用。手术方式以气管环状切除端端吻合最为常用，某医院共实施气管手术近500例，其中气管恶性肿瘤400例，并创新设计了隆突主支气管切除，多段支气管隆突切除成形术及气管和隆突切除、分叉人工气管置换等20多种新术式。因此对患者一般情况较好，能够耐受手术者，应首选手术治疗；对病变范围广泛，难于手术的患者采用以放疗为主的治疗，同时辅以化疗，可取得较好的疗效。内科姑息性治疗还包括经气管镜内电烧、激光等治疗；近年来，镍钛记忆合金气管内支架为部分晚期无法手术或有手术禁忌的患者提供了新的治疗方法，具有快速、方便的特点，能够为进一步治疗赢得时间。

五、预后

气管鳞癌肿瘤完整切除术后3年生存率为24.4%。也有报告气管鳞癌伴局部淋巴结转移者生存率为25%，气管切端阳性者生存率为20%，对切除端阳性患者术后加用放疗可达到延长生存时间的目的。单纯放疗的中位生存期为10个月左右。腺样囊性癌生长相对缓慢，如手术能够完全切除，切端和淋巴结阴性术后1年生存率可达85%，治愈率为75%，但术后有较多的复发和转移。淋巴结阳性者术后1年生存率稍低84%，而单纯放疗的一年生存率仅为25%，因此如有可能应采用手术治疗。气管腺癌较其他类型气管肿瘤更易出现局部转移侵犯纵隔，手术完全切除者1年生存率约半数。而单纯放疗者预后较差。气管类癌好发于气管下端1/3段，以无气管软骨的膜部多见。切除不完全者，术后易复发。肿瘤能够完全切除者多能长期生存。黏液表皮样癌预后相对较好，完整切除者多能长期生存。

（王文君）

第二节 非小细胞肺癌

一、非小细胞肺癌早期筛查的现状与进展

（一）背景

肺癌是全球最常见的恶性肿瘤，发病率及死亡率均位于恶性肿瘤之首，成为严重危害人类健康的杀手。在世界范围内，肺癌是造成肿瘤死亡的主要病因之一。

近几十年来，全球肺癌的发病和死亡人数呈明显上升趋势。数据显示，2012年约有180万的肺癌患者，占所有新发肿瘤患者的13%，死于肺癌的患者约160万，占所有肿瘤死亡患者的20%。2012年美国癌症协会（American Cancer Society，ACS）统计美国大约有160 340例肺癌患者死亡，超过大肠癌、乳腺癌、胰腺癌和前列腺癌的总和。据估计到2030年，在发达国家中肺癌将成为排名第三的死亡原因，在发展中国家则排在第五位。

肺癌的发生是由多种因素导致的，包括吸烟、环境污染、基因突变等。研究发现吸烟是肺癌最主要的致病因素，特别是与重度吸烟有明显的相关性。肺癌死亡率的时间和空间的变化趋势也反映了人群吸烟行为的变化趋势。吸烟者的患病风险为不吸烟者的10～80倍，在美国等发达国家由于其香烟消费逐渐降低，发病率已经由高峰阶段开始下降。而在中国等发展中国家，随着其香烟消费率升高，肺癌发生率不断攀升，中国肺癌发病率在过去30年上升了465%。

2012年5月，原卫生部发布的《中国吸烟危害健康报告》中显示，我国烟民总数为3.5亿人，被动吸烟人数为7.4亿人。目前我国男性烟草使用的流行水平已达到高峰，由于吸烟危害的滞

后性,加上人口老龄化、城镇工业化的进程,以及生存环境污染和破坏的加剧,可以确信在未来的几十年内,我国男性肺癌的发病和死亡率仍将继续保持上升的趋势。同时,女性发病也呈明显上升趋势,目前越来越常见的腺癌很大比例是非吸烟的女性患者,这部分患者可能是由基因突变所引起。

肺癌的预后与临床分期关系密切,有研究数据显示,全球肺癌平均5年生存率仅为16%,这主要是由于多数肺癌早期无症状,出现咳嗽、痰中带血等症状及体征时,往往已经到了肺癌中晚期,许多患者在首次就诊时就已经出现了转移,甚至有的已有肺外播散,因而失去了根治性手术治疗的机会。此时再进行临床干预,投入大、效果差,对降低肺癌死亡率的作用极为有限。如果患者在肺癌的早期就得到确诊,便可能有效改善肺癌患者的预后。在手术的患者中,TNM分期较早的患者,其五年生存率远远高于晚期患者。

肺癌患者的治疗也是一个沉重的经济问题。据估计美国在2010年肺癌的医疗费用就达到121亿美元,约占所有医疗费用的10%。而晚期肺癌因为其治疗的复杂性,导致其花费远远高于早期的患者。通过筛查能更多地发现肺癌早期病变,临床医师能及时采取手术、放疗、化疗等治疗措施,不仅能提高预后水平,还大大降低治疗的难度及费用。

因此降低肺癌死亡率的关键是对肺癌高危人群进行合理有效的筛查,以期做到早期诊断和早期治疗,来降低病死率及治疗成本,以最小的经济及医疗代价取得最大的治疗收益。

肺本身的解剖和生理特征便于利用影像学技术和痰细胞学进行早期诊断。而近年来影像学技术和设备以及分子生物学的迅速发展及针对早期肺癌有效的治疗手段,都使其早期诊断和早期治疗成为可能。建立合理有效的筛查方案,对高危人群进行简单而有效的筛查是临床工作的重点。国际上许多医疗协会都建议行肺癌筛查,包括美国癌症协会(American Cancer Society,ACS)、美国放射学会(American College of Radiology,ACR)、美国临床肿瘤学会(American Society of Clinical Oncology,ASCO)、和美国胸外科医师协会(American Association for Thoracic Surgery,AATS)等。

(二)肺癌筛查现状

1.肺癌筛查对象的选择

对肺癌进行筛查,首先要确定筛查对象,即肺癌高危人群。不同的试验研究、学术机构及文献报道中所划定的高危人群标准也不尽相同。

(1)美国国立肺筛查试验(National Lung Screening Trial,NLST)。将肺癌高危人群定为A:年龄55～74岁,吸烟≥30包年(1包年指每1年每1天吸烟1包。每天1包、吸烟30年或每天2包、吸烟15年,总共为30包年),戒烟不足15年的人群;B:年龄≥50岁,吸烟指数≥20包年,并且合并下列情况之一者:肿瘤病史、肺病史、肺癌家族史、住所氡暴露及致癌物质的职业性暴露(包括石棉、二氧化硅和柴油烟气等)。同时将有并存疾病寿命有限、胸部或背部有金属植入装置及需要家庭吸氧的这些人群排除在高危人群范围之外,因为其糟糕的健康状况已大大限制了其预期寿命或接受治疗性肺部手术的能力。

(2)美国国家综合癌症网(National Comprehensive Cancer Network,NCCN):基于NLST的结果,NCCN在2011年10月首次发表了肺癌筛查指南,建议对肺癌高危人群每年进行LDCT筛查。2013年最新的NCCN指南推荐年龄超过50岁、吸烟史超过30包年、现吸烟或戒烟时间尚不足15年的高危人群中进行LDCT筛查肺癌,证据级别为Ⅰ类。

(3)美国胸外科协会(AATS):推荐对年龄在55～79岁、有30包年的吸烟史的成人每年进行LDCT肺癌筛查，对于有20包年的吸烟史以及估算5年累积肺癌发生率在5%以上的患者，筛查起始时间应提前到50岁。5年累积肺癌发生率的计算与英国肺癌筛查试验相符，该试验采用利物浦肺脏计划来计算风险。

(4)美国预防服务工作组(US Preventive Services Task Force，USPSTF)：基于美国国立肺筛查试验的结果，美国预防服务工作组于2013年12月发布的肺癌筛查指南推荐：每年吸烟30包、当前仍在吸烟或戒烟时间不足15年的55～80岁高危人群应每年接受1次小剂量CT筛查。一旦患者戒烟时间满15年或患有其他影响寿命或影响进行肺癌手术的疾病时，可中止筛查。该肺癌筛查推荐指南中指出：年龄、总累积烟草暴露量、戒烟时间是肺癌最重要的风险因素。其他风险因素还包括特异性职业暴露、氡元素暴露、家族史、肺纤维化或慢性阻塞性肺疾病病史等。据发表于2013年Cancer期刊的一篇文献显示，如果在符合筛查条件的美国成人(估计约有860万人)中实施一种相似的筛查方法，那么每年可能挽救的大约12 250例肺癌死亡病例。

(5)纽约早期肺癌行动计划(New York Early Lung Cancer Action Project，NY-ELCAP)：其研究对象为年龄60岁以上，吸烟史为10包年的人群。而在法国的Blanchon等肺癌筛查研究中，研究对象为50岁至75岁的无症状、且当前吸烟(每天吸烟大于15支，持续20年)或者之前有吸烟史(戒烟不超过15年)的男性或者女性人群。

(6)前列腺、肺癌、结直肠和卵巢肿瘤筛查试验(the Prostate，Lung，Colorectal and varian Cancer Screening Trial，PLCO)：通过Logistic回归模型，模拟年龄、性别、种族、教育水平、体重指数(BMI)、家族史、吸烟史等多个影响因素，模型中还考虑了性别种族间的交互作用。其制定的肺癌高危标准增加了被NLST排除的一些危险因素，如社会经济状况、体重指数、肺癌家族史、慢性阻塞性肺病病史、3年内拍摄胸片等。其模拟的吸烟史不仅包括每年吸烟包数还包括了烟龄的长短。PLCO标准的敏感性显著高于NLST标准(83%∶71%)，阳性预测值也更高(4%∶3.4%)，并且特异性与NLST标准相当(均为6%)。不符合PLCO筛查条件的人群中，仅有0.5%出现了肺癌，显著低于被NLST标准排除但之后又出现肺癌的患者比例(0.85%)。说明PLCO模型可以更少地遗漏肺癌患者，是目前较为完善的肺癌高危人群筛查标准。肺癌高危人群模型可能有助于更准确地筛查高危人群，未来危险预测模型的建立可能需要考虑年龄和吸烟外更多的因素，如家族史等。但是PLCO模型较复杂，在临床上的应用尚有限制。

目前来看，还没有一个统一的肺癌高危人群标准，参考以上所述研究及组织所设定的筛查标准，我们在确定肺癌筛查的人群时应该综合考虑到以下几点：①年龄。②吸烟史(即烟草暴露量)。③其他肺部疾病。④职业因素。⑤家族史等。

2.肺癌筛查的方法

好的筛查方法必须具备以下特点：①有较高的敏感性和特异性。②风险较低、伤害及不良后果很小，能够被筛查人群所接受。③个人、家庭及社会可以负担得起，性价比较高。④适合群体性普查，可以在人群中大规模广泛开展，不受地域空间等条件因素的限制。通过这种筛查方法，能够发现较早期能被治愈的肺癌，特别是筛查出无临床症状但潜在有肺癌高风险的患者。从而进行早期干预，改变肺癌的进程、早期治疗以降低死亡率。

目前肺癌筛查的方法主要有以下几种。

(1)痰细胞学检查：在肺癌筛查方法中，痰细胞学检测(如镜检异常形态细胞)是最传统也是最早期的手段，从1930年沿用至今。其不仅可对肿瘤进行病理分型，还具有特异性高、取材简单方便、无创等优点。但因为细胞学检测受诸多因素影响，敏感度较低，且与病灶部位和病理类型相关，因此痰细胞学检测在筛查中的作用大大受限。文献报道中其特异性高达98%以上，但敏感性较差，平均仅为66%，受到肿瘤分型分期、送检次数及痰标本取材方法等诸多因素影响。近年来液基细胞学也应用于痰细胞学检查，它除去了黏液红细胞杂质等非有效成分，提高了肿瘤细胞阳性检出率。液基薄层细胞涂片检测痰中脱落细胞的敏感性较传统痰涂片提高了24.5%。但液基细胞学痰涂片在除去杂质的同时，也改变了肿瘤细胞的排列方式，不利于病理分类，故临床上很少单独应用痰细胞学检查筛查肺癌。

(2)胸部X线：从20世纪50年代起，利用胸部X线胸片进行肺癌筛查的临床试验便在世界各地开展起来。在1970年，X线胸片在肺癌筛查中的作用被认可，因与对照组相比，X线胸片筛查出的肺癌相对早期，预后相对较好。在20世纪80年代以前，X线胸片检查逐渐成为肺癌筛查的主要方法，因其经济、射线量小、无创等优势，成为筛查肺癌最常用的工具之一，有助于发现早期周围型肺癌。

Meta分析结果显示，X线胸片诊断肺癌的汇总特异度为93%(93%～93.3%)，说明其误诊率为7%，适用于肺癌诊断。但其汇总灵敏度仅为25%(22%～28%)，漏诊率很高(75%)。这可能是因为X线胸片分辨率低，纵隔、心脏、横膈、肋骨等掩盖病变部位，使某些肺部结节被漏诊。另有研究表明，X线胸片肺癌筛查组(联合或不联合痰细胞学检查)与对照组在筛查最初3年及随访15年的病死率无差异。因此，单用X线胸片或联合痰细胞学检查筛查肺癌并不十分可靠。

20世纪60～70年代开展的一系列有关肺癌筛查的前瞻性随机对照临床试验观察了X线胸片联合痰脱落细胞学筛查是否能够降低肺癌的病死率，结果均为阴性。20世纪70～80年代美国大样本随机对照研究证实胸片普查作用有限，且数字化胸片(digital radiography，DR)也不能改善早期周围型肺癌的检出率及降低肺癌的死亡率。考虑到早期临床试验在方法学方面存在着较明显的不足，这些矛盾的临床数据导致X线胸片在肺癌筛查中被广泛认为是无效的。

美国癌症协会(ACS)在1970年推荐目前吸烟者及既往吸烟者中使用X线胸片进行肺癌筛查，但到1980年却取消了这项推荐。1990年开始的前列腺、肺、结直肠和卵巢肿瘤筛查试验(PLCO)在2011年发表的结果再次指出，每年利用X线胸片进行筛查并没有有效降低肺癌死亡率。

但毋庸置疑的是，X线胸片单独或者联合痰细胞学检查能够筛查出相对早期的肺癌，与患者的预后相关，尽管目前尚无证据支持X线胸片可以降低肺癌的病死率，但不可否认X线胸片在肺癌筛查中的作用。X线胸片的敏感度主要取决于病变的大小和位置、影像质量以及医师本身的技术水平。若肺部病灶较小或靠近纵隔，或者阅片医师本身的失误，会导致X线胸片检测的敏感度降低。因此，临床工作人员逐渐寻找更敏感的适合于肺癌筛查的影像技术手段。

(3)PET/CT正电子发射型计算机断层显像(positron emission computed tomography，ET)：具有结合病灶影像学及代谢信息的双重作用，在小结节的筛查和诊断中有一定优势，但因费用较高，大样本筛查尚缺乏一定的可行性。对于<10 mm结节，仅应用PET/CT定性无价值；对10 mm以上的结节，它的敏感性在80%～100%，特异性为40%～100%。应用PET/CT联合HRCT对SPN定性诊断的特异性、准确性及敏感性均高于CT，分别为81.8%、91.7%和97.4%，但是由于核素检查需要向患者体内注入放射性核素18F-FDG等，加上CT检查的X线辐射剂量远远大于单一使用低剂量CT。故目前PET/ CT的诊断价值明显受限。

(4)肿瘤标志物检测：肿瘤标志物是细胞癌变时所分泌的活性物质，存在于癌组织及宿主体液内，对肺癌早期筛查和诊断具有一定价值，在胸腔积液和肺泡灌洗液中，肿瘤标志物的升高较血清更为明显。从早期的痰细胞学检测到目前的血液标本基因检测，临床工作人员也努力在分子生物学方面寻找适合的生物学标志物。

肿瘤标志物检测是通过对病变部位分泌的特有物质的检测来间接判断恶性病灶的存在。目前血清及胸腔积液中的肿瘤标志物，如癌胚抗原(CEA)、糖类抗原19-9/125/15-3(CA19-9/125/15-3)、细胞角质蛋白片段抗原21-1(CYFRA 21-1)、鳞状细胞癌抗原(SCC)、神经元烯醇化酶(NSE)等已广泛应用于肺癌的临床诊断。其中CYFRA 21-1对非小细胞肺癌敏感性和特异性相对较高，尤其是肺鳞癌；NSE对小细胞肺癌敏感性和特异性相对较高；癌胚抗原、神经元特异性烯醇化酶和细胞角蛋白19片段是目前临床上常用并且认为是最有价值的肺癌标志物。这些标志物的单项检测可能具有一定的局限性，但联用时肺癌检测的阳性率明显增高，对早期诊断具有一定的临床意义，并且也为基因组学及蛋白组学作为筛查的手段提供了思路。

最新的文献报道中的肿瘤标志物还有端粒酶、循环肿瘤细胞(circulating tumour cell，CTC)等。端粒酶在恶性肿瘤如乳腺癌、前列腺癌、肺癌、肝癌和胰腺癌等中表达上调，与其他肿瘤标志物相比，端粒酶活性的水平可在肿瘤发生早期即开始上升，从而提示了端粒酶活性可能是肿瘤早期筛查的一个有利的生物学标志物。循环肿瘤细胞是循环中自由存在的恶性肿瘤细胞，从原发肿瘤或转移部位中脱离而进入血液。近年来，新的技术已发展至可从外周血中识别、分离和鉴定这些循环肿瘤细胞。与传统的侵入性方法如活检不同，CTC代表着一类可帮助肿瘤诊断的便利资源。进一步确认CTC在早期肺癌筛查作用的临床试验目前仍在进行中。

除上述标志物之外，另有*p53*抑癌基因、血浆蛋白组学、循环DNA、SURVIVIN蛋白及*p16*基因等均是目前报道的肺癌筛查指标。但值得注意的是，单一的肿瘤标志物敏感度较低，在大样本筛查中的作用受限，联合使用肿瘤标志物可能会增加早期肺癌的检出率，这也需要进一步的临床研究结果证实。

大量研究表明，目前尚未发现对于肺癌敏感性和特异性兼顾的肿瘤标志物，且由于现阶段肿瘤标志物的检测受到仪器、试剂及方法不统一等诸多因素的限制，临床上尚无统一的肿瘤标志物上线标准，肿瘤标志物尚不能用于肺癌的筛查。今后的研究应一方面继续探索新的肺癌肿瘤标志物，另一方面对现有的肺癌标志物进行筛选，建立有效的联合检测，以提高敏感性和特异性。

(5)纤维支气管镜：纤维支气管镜适用于肺叶、段及亚段支气管病变的观察、活检采样、细胞学检查等，能帮助发现早期病变。

白光支气管镜(white Light bronchoscopy，WLB)：现已广泛应用于临床肺癌的诊断和肺癌分期的确定，但对气道黏膜早期癌变的识别，特别是周围型肺癌的早期诊断比较困难，敏感性较差。

荧光纤维支气管镜(fluorescence bronchoscopy，FLB)：为了弥补白光支气管镜在确定支气管内细胞是否癌变这方面的不足，现在应用广泛的荧光纤维支气管镜能利用正常组织癌变组织与肿瘤之间的自身荧光差异来识别早期癌变。欧洲研究表明，通过FLB检查，患者的诊断率可升高37%～75%，每个活检区的诊断率可提高25%～67%。结果显示通过联合检查对于原位癌及早期黏膜下浸润的肿瘤诊断明显优于单一纤支镜检查。与白光支气管镜相比，荧光支气管镜确实提高了对Ⅱ～Ⅲ度非典型增生的检出率，但对原位癌检出率并未提高。同时，由于肉芽组织化生组织低度异型增生等多种非恶性病变都会有异常的自身荧光，荧光支气管镜的阳性预测值并不高，导致其难以区分炎症改变与上皮内瘤变，从而使假阳性增多。

不过在研究前沿，还有许多更加先进的内镜技术，它们或许能在将来为肺癌的筛查及早期检查提供一种新的、可参考的诊断依据。如修正自荧光技术、光学相干断层扫描、共聚焦荧光显微镜等。修正自荧光技术的工作原理与 FLB 相同，但是增加了对微血管血运很敏感的过滤器，摒弃了 FLB 测肿块总血运判断良恶性的方法，这样在保证敏感度没有明显下降的同时可以提高特异性至 80%；光学相干断层扫描具有很高的图像分辨率，通过深达 3 mm 的纵向成像，根据病变的厚度区别炎症与癌变；共聚焦荧光显微镜是应用直径为 1 mm 的光学微小探头，通过获得 0～50 μm 深的气管表皮图像来增加敏感度。这些支气管镜技术都对肺癌早期细胞学变化的检查有着独特的优势，与 FLB 相比，提高了敏感性和特异性，或许很快就会用于临床的诊疗实践中，使得更早、更准确地检测出早期肺癌，提高患者的生存率和治愈率。

(6)自身抗体检测：很多证据证明了在肿瘤患者体内存在针对肿瘤相关抗原(tumorassociated antigen，TAA)的抗体，并且在肿瘤出现临床表现之前这些抗体已经可以从血清中被检测出来。因此血清中自身抗体的检测可能对肿瘤的筛查和早期诊断有重要意义。目前发现的肺癌相关抗原主要包括 p53、NY-ESO-1、CAGE、GBU4-5、HER-2 等等。与肿瘤标志物相似，单个自身抗体诊断肺癌也缺乏敏感性和特异性，其敏感性仅为 10%～30%。某些肿瘤抗体在自身免疫病患者，如系统性红斑狼疮、类风湿关节炎、1 型糖尿病等患者血清中也能检测到，单个自身抗体诊断肺癌特异性亦不高，因此需采取多个抗体联合分析或自身抗体谱来提高敏感性和特异性。利用 Annexin1、14-3-3theta、LAMR1，这 3 个自身抗体联合，诊断肺癌敏感性为 51%，特异性为 82%。p53、NY-ESO-1、CAGE、GBU4-5 联合检测诊断肺癌的敏感性甚至达 90%左右。不过目前自身抗体谱检测尚处于实验室研究阶段，而未广泛应用于临床，要判断自身抗体在肺癌筛查中的价值需更大样本量的前瞻性研究及相关的 Meta 分析才能实现。

(7)螺旋 CT：CT 扫描是对肺部结节最敏感的影像学检查。自 20 世纪 90 年代应用以来，可以检出尚未远处转移、无或仅有局部浸润、直径＜1 cm 的周围型小肺癌，其中 80%～90%的肿瘤可通过充分的手术切除治愈，无须进一步放疗和化疗。但常规的胸部 CT 辐射剂量大、扫描时间长，不适用于肺癌的筛查。一次胸部 CT 的射线辐射剂量相当于 8～9 mSv，为胸部 X 线剂量(0.08～0.12 mSv)的 60～100 倍，被认为是造成医源性辐射的最主要原因。因此 CT 不宜作为常规的检查随访方法。

二、孤立性小结节的早期筛查

(一)孤立性肺结节的定义、分类

目前孤立性肺结节(solitarypulmonarynodule，SPN)公认的定义为位于肺实质内圆形或类圆形的、单一的、边界清楚的、影像不透明的、直径小于或等于 3 cm、周围完全由含气肺组织所包绕的病变，不伴肺不张、肺门淋巴结肿大或胸腔积液等表现。其病因纷繁复杂，常见的良性结节包括感染性肉芽肿和错构瘤。常见的恶性结节主要包括原发性肺癌、类癌以及肺部转移性肿瘤等。

大部分肺部孤立性结节(SPN)的患者没有症状，常由胸部 X 线片或胸部 CT 检查偶然发现。根据直径，SPN 分为直径≤8 mm 的亚厘米结节、8～30 mm 的典型 SPN。根据结节的密度不同，分为实质性结节、部分实质性结节和非实质性结节。根据 CT 片上是否存在磨玻璃样变结节(ground glass nodule，GGN)，对肺部结节进行进一步分类：包括纯磨玻璃结节(pure ground glass nodule，pGGN)、纯实质样结节或混合磨玻璃结节(mixed ground glass nodule，mGGN)。这些特征均能帮助鉴别肺部结节的良恶性，明确肺部孤立性小结节的良恶性对于制订治疗方案非常重要。

(二)对筛查所发现的肺部孤立性结节的评估

在胸部X线检查中,SPN的检出率仅达到0.09%～0.2%。随着CT的发展和普及,特别是低剂量螺旋CT(LDCT)应用于肺癌的早期筛查,病灶的检出率明显增加,多个早期肺癌筛查的试验结果显示,SPN的CT检出率能够达到40%～60%。发现SPN后,判断其良恶性是后续选择诊断、治疗和随访方式的关键,也与患者的预后密切相关。筛查后续所进行的检查不仅会对受试者造成伤害、增加其心理负担,也会增加成本。因此为了使后续的检查最小化,许多研究与指南都根据结节评估的恶性概率来确定下一步诊疗方案。

在人群中实施CT筛查项目时,由于既往没有影像学研究帮助确定所发现的肺部结节是否是新发的或它们的生物学特征行为。因此,第一轮的筛查得出了大量对诊断研究的评估。

当发现肺部结节后,首先应根据获得信息如患者的有无肺癌相关的临床危险因素和肺部结节的影像学特征进行结节恶性概率的评估,根据结节恶性概率的不同而选择不同的后续检查办法。评估方法简单概括包括临床评估和影像特征评估。

1.临床评估

包括对患者的病史和体征进行检查。根据USPSTF 2013年推荐的指南,肺癌最重要的风险因素有年龄、总累积烟草暴露量和戒烟时间。其他风险因素还包括特异性职业暴露、氡元素暴露、肿瘤家族史、肺纤维化或慢性阻塞性肺疾病病史等。

2.影像特征评估

用于评估肺部结节风险的CT特征包括结节大小、结节的边界特征及结节密度等。

(1)结节的大小:一般而言结节的恶性概率随着结节直径的增大而增加。研究显示,肺部亚厘米结节的整体恶性程度偏低。在多个肺癌筛查试验中,直径小于5 mm的肺结节的恶性概率为0～1%,直径在11～20 mm的肺结节的恶性概率有33%～64%,而直径大于20 mm的肺结节的恶性概率达到64%～82%。

(2)结节的边界特征:良性病变边界清楚,常伴钙化,生长缓慢;恶性肿瘤常伴有分叶、毛刺等边缘征象。若SPN呈不规则、分叶状或毛刺状边界,则较边界光滑的恶性可能性高。

(3)结节的密度:在区别良恶性中也起到重要作用。弥散的、中央的、薄层的或爆米花样钙化都提示良性结节可能大,结节内呈脂肪密度(如错构瘤)都提示恶性概率低,具有以上特征的结节不推荐密切随访,甚至不用随访,可避免多余的、不必要的诊断性检查。点状或者偏心样钙化则不能完全排除恶性可能,常需要进一步的检查明确。而恶性肿瘤通常会有空泡、密度不均等内部征象,以及胸膜凹陷等外部征象。这些征象虽然并非肿瘤特异,却是病灶定性诊断的重要依据。

与实质样结节比较,GGN、MGGN的恶性概率高。原位腺癌(adenocarcinoma in situ,AIS)和微小浸润性腺癌(minimally invasive adenocarcinoma,MIA)可表现出典型的小的磨玻璃样变(ground glass opacity,GGO),即以往所称细支气管肺泡细胞癌(bronchioloalveolar cell carcinoma,BAC),或其公认的癌前病变、非典型性腺瘤样增生等。这两类病灶若行根治性手术切除,患者的无症状5年生存率可达100%或接近100%。

临床医师根据这些风险因素、结节的影像学特征及一定的恶性概率计算模式计算结节的恶性概率,2013年新版美国胸科医师学会(ACCP)指南中建议,根据概率的高低选择后续CT扫描监测、非手术性的活检(包括功能影像学检查、穿刺活检)及外科手术诊断。然后结合检查结果再一次评估检查后SPN的恶性概率。

三、CT 在肺部肿瘤诊治中的应用

X 线检查历来是胸部疾病检查和诊断的重要方法之一,20 世纪 70 年代第一台 CT 机的问世,被喻为影像史上的一场革命。CT 全称为计算机体层摄影(computer tomograph,CT),CT 机主要由球管、检测器、高压发生器、机架、检查床、计算机系统组成。CT 扫描克服了传统 X 线平片成像组织器官前后重叠、遮挡,密度分辨率不高的不足,准确、清晰地显示体内的结构和病变。随着 1989 年螺旋 CT 的临床应用及 1998 年后多排螺旋 CT(MSCT)的普及,CT 检查在肺部疾病的检查和诊断中有着不可取代的地位。

(一)低剂量螺旋 CT 在早期肺癌筛查中的应用

早期肺癌的筛查方法,过去以痰细胞学检查与胸部 X 线平片为主要筛查工作。前者假阳性和假阴性比例较高,而后者对于部位隐匿、密度淡、体积小的病灶容易漏诊,尤其是直径<1 cm 的磨玻璃密度结节,X 平片并不能发现,而且大量的临床试验证明胸部 X 线筛查并不能降低肺癌的死亡率。

近十多年来,随着医疗设备和计算机技术的发展,尤其是螺旋 CT 的普及应用,影像学检查可敏锐地发现肺部小病灶。CT 对肺部隐匿部位和亚厘米级小病灶的检出有很高的敏感性,对病灶的细节显示能力明显优于 X 线平片。但 CT 检查 X 线辐射剂量较高,一次胸部 CT 扫描的有效辐射剂量视设备和扫描方案不同,大为 2~25 mSv,而胸片剂量仅为 0.3 mSv,前者为后者的 10~100 倍,因此,CT 作为筛查手段并不合适。而低剂量螺旋 CT(low dose CT,LDCT)是通过优化扫描参数,改变管电流、管电压和螺距等合理降低 X 线辐射剂量,有效检出隐匿部位的亚厘米级的早期肺癌,具有扫描速度快、剂量低、图像清晰、检出率高等优势,在早期肺癌筛查工作中担任越来越重要的地位。多年的临床表明,由于肺为含气组织,具有天然良好的密度对比,在一定范围内降低辐射剂量并不影响在肺窗上对亚厘米级微小病灶的观察,足以胜任肺部肿瘤的检出,使患者获得更优化的放射防护,同时,降低剂量能有效延长 CT 机 X 线球管的使用寿命,从而降低 CT 检查成本。

20 世纪 90 年代以来,低剂量螺旋 CT 已在国际上开始使用,近年,国际及国内大量循证医学证明 LDCT 能显著提高早期肺癌的检出率,例如美国国立癌症研究中心有一项研究肺部肿瘤筛查项目(NLST),由 33 个医学中心参与,经过 10 年的肺癌筛查,得出结论是 LDCT 早期肺癌的检出率是普通X 线胸片的 3 倍,可以降低肺癌 20%以上的死亡率,展示了令人信服的结论。

目前,上海市胸科医院放射科低剂量螺旋 CT 筛查肺癌采用优化的扫描条件,使有效受照剂量约1 mSv,为常规 CT 剂量的 1/6~1/10,通过人体组织等效胸部模型对照实验,和上万例的临床实践证明,能有效发现直径≥2.5 mm 的磨玻璃密度结节,又能最大限度减少患者的受照辐射量,筛查出的肺癌 85%为 Ⅰ 期,可以通过微创手术切除治愈,无须进一步放疗、化疗,达到国际先进水平,既减少了患者痛苦,提高了生存率,又大量节约了社会医疗资源。同时,筛查时对受检者敏感部位做适当的防护可进一步减少X 线的辐射剂量。

当然,低剂量螺旋 CT 筛查也有弊端,存在假阳性率太高而特异性不高和偶然发现、诊断过度、射线暴露等问题,因此我们目前只推荐在肺癌高危人群中进行筛查。如何进行高质量的低剂量螺旋 CT 筛查,正确解读结果,做出最合适的处理和随访,尚待进一步规范。好的思路和方法可弥补低剂量螺旋 CT 筛查的不足,是我们需要探索研究的方向。

(二)CT 在肺癌诊治中的应用

由于肺为含气组织,所含空气与肺实质具备天然对比特性,故迄今为止,胸部 CT 检查在病灶的检出及定位、定性上均有不可替代的优势,主要具备以下方面优势。

1.检出病灶

CT 对肺部隐匿部位和 2～3 mm 亚厘米级小病灶的检出有很高的敏感性,对病灶的细节显示能力明显优于 X 线平片。可以清楚显示普通平片无法显示的磨玻璃密度结节(ground glass nodule,GGN)影、粟粒影、网状影、线状影、蜂窝状影等间质性病变。对支气管扩张或闭锁、气管支气管腔内狭窄或梗阻、支气管阻塞等征象显影良好。

2.准确定位

CT 扫描可鉴别病变来源于肺实质、气管、支气管、胸膜、纵隔、横膈、心包、心脏、胸部组成骨等部位,从而有助于疾病种类的判定及诊断。并进一步通过多平面重建等计算机后处理技术,判别病灶所在的叶、段、亚段或支气管及胸椎、肋骨等具体解剖部位,为手术方案的制订提供准确的影响资料。

3.准确显示病灶的形态、轮廓、边缘情况

实性肿块或结节边缘毛糙、边界模糊,具备分叶、毛刺、棘突、血管支气管集束、邻近胸膜粘连伴胸膜凹陷等征象,提示恶性病变可能性大;而边界清楚、轮廓光整,无分叶、毛刺、棘突、血管支气管集束、胸膜凹陷等征象,提示恶性病变可能性小;肿块或结节周围有粟粒影或钙化灶,提示病灶可能为结核灶;实性肿块或结节周围伴有晕征,提示可能为真菌性肉芽肿。

4.准确显示病灶的密度分布

对磨玻璃密度早期肺癌的鉴别诊断极具优势。如病灶为纯磨玻璃密度结节,提示不典型腺瘤样增生或原位腺癌可能,混合性磨玻璃密度结节则提示肺腺癌可能,实性结节则需要结合病灶的形态、轮廓、边缘情况进一步分析判定。值得注意的是磨玻璃密度结节可能为炎症、肺泡内出血,局灶纤维化等良性病变,部分患者抗炎后 CT 复查或不做治疗短期随访病灶消失或密度减淡、体积缩小,需要动态观察,慎重做出手术决定。

5.准确显示病灶的内部结构

如磨玻璃密度结节内存在空泡征,或支气管壁不规则增厚、狭窄、截断,提示恶性病变可能大;大片实变组织内存在支气管充气征,或空洞、液平形成,空洞壁光整且无壁结节形成,则提示感染性病变可能大。

6.分析病灶与支气管关系

胸外科医师术前需注意了解患者是否存在支气管先天变异。气管性支气管是大气道较常见的先天性变异,多发生在右侧的叶或段支气管直接从气管发出,最常见于右上叶尖段支气管,横断位显示气管下段细管状含气影,最小密度投影及气管容积三维成像均能直观显示变异支气管与气管的解剖关系。掌握正确的解剖结构是叶切或段切手术成功的关键之一。

7.分析病灶与血管关系

CT 增强薄层扫描能很好地显示病灶的供血动脉及引流静脉,及病灶与周边大血管的解剖关系。仔细观察病灶与血管之间脂肪间隙存在,则血管未受侵,若脂肪间隙部分消失,提示血管外壁受侵可能,手术时须特别注意血管的分离过程。肺隔离症患者的隔离肺组织血供多数来自胸主动脉下部,但需注意少数可来自腹主动脉,自膈下穿越而过进入病灶,也可来自肋间动脉,胸廓内动脉;大部分患者静脉回流至肺静脉系统,小部分回流至下腔静脉、奇静脉或半奇静脉、门静脉,术前需通过 CT 增强扫描及多平面重建仔细观察。

8.分析病灶与胸膜、胸壁、心包、横膈的关系

做肺癌叶切手术前需仔细观察病灶所在叶的叶裂是否完整,注意叶裂先天发育不全或奇裂形成患者的特异性。胸腔镜手术需仔细观察患者是否存在结核性胸膜炎或慢性脓胸后胸膜明显增厚、粘连情况,认真考虑手术的可行性。肺上沟瘤的患者术前需通过 CT 增强扫描多平面重建图像来分析胸壁、肋骨受累情况,必要时加做 MRI 增强扫描来明确肿块与胸顶部软组织及臂丛神经的关系。肿块邻近心脏及横膈时,通过观察病灶与组织接触部位的范围大小,其间的脂肪层是否清晰存在,进一步判断组织受累的可能性及程度,做好充分的术前预估。膈肌修补术前做 CT 扫描结合多种重建技术能清晰显示膈肌裂口及疝入胸腔的腹腔脏器,以及病变与周围结构的关系。漏斗胸或鸡胸矫形术前做薄层 CT 扫描和多平面重建及容积重建,能直观显示病变部位的形态、范围,及对心脏、大血管及其他邻近脏器的压迫情况,为制定最佳手术方案提供真实可靠的影像资料。

9.肺癌骨侵犯及骨转移的诊断

骨质破坏是肺癌骨侵犯及骨转移常见的表现形式,可分为融骨型、成骨型及混合型,以肋骨、脊柱、骨盆、头颅及四肢骨较为常见。直接侵犯征象为肿块与邻近骨组织紧贴或包绕,其间脂肪层消失,CT 可清晰显示骨小梁和骨皮质的破坏。融骨型破坏表现为骨皮质不连续,骨松质密度减低,边缘模糊;成骨型表现为骨密度不均匀增高、致密,周围有软组织肿块出现;转移性骨肿瘤表现为肺癌病灶远处局部骨质破坏,伴或不伴软组织肿块形成;脊柱融骨型转移时表现为虫蚀状、融冰状骨质破坏,可见单个或多个不规则形或类圆形低密度区,范围大小不等,椎体和附件最常受累,椎体可发生病理性骨折、椎体压缩,但椎间盘往往不受侵犯,椎间隙常保持正常;成骨型转移要表现为斑点状、斑片状或结节状高密度影,或多个椎体内孤立的密度增高影,边界清晰或不清晰。在放疗或化疗后,病变周围可出现或部分出现硬化带,说明经过治疗肿瘤的生物学活性降低。若病灶边缘部分清楚部分模糊,或原先清楚继而模糊,说明病变进展。生长极快的肿瘤侵犯松质骨时,瘤组织迅速侵入骨小梁间隙,破坏成骨细胞、破骨细胞及血管,使其功能完全丧失,骨代谢中止,CT 图像上仅表现为轻微的骨小梁稀疏改变,甚至看不到结构变化,更看不到破坏边缘。此时应选用其他检查技术,如 MRI、核素骨扫描检查。

四、PET/CT 在肺癌中的应用进展

正电子发射断层(Positron emission tomography,PET)是一种无创性探测发射正电子的核素在机体内分布的断层显像技术。PET/CT 是将 PET 和 CT 安装在同一机架上,实现了 PET 与 CT 功能与解剖结构的同机图像融合,双方信息互补,彼此印证,可以提高诊断的灵敏度、特异性和准确性。自 1998 年全球第一台 PET/CT 原型机在美国匹兹堡大学(UPMC)应用于临床以来,近些年国内 PET/CT 发展迅速,根据 2014 年 1 月全国 PET/CT 配置与使用情况调查资料,我国 PET/CT(包括 PET 单机)装机并临床应用 198 台,2013 年完成临床 PET 显像达 44.6 万例,肿瘤是 PET/CT 临床应用的主要适应证,占 80.13%。肺癌是 PET/CT 最好的适应证之一,有关 PET 显像在肺癌诊断、分期及再分期、疗效监测、预后估测及指导放疗计划中生物靶区定位等中的价值国内外已积累了较多的资料,FDG PET/CT 显像已应用于肺癌临床实践指南,而且在国外多个国家包括美国、法国、英国、日本、韩国、澳大利亚等肺癌的 PET/CT 检查已纳入医疗保险支付的范围。

18F-FDG(脱氧葡萄糖)是目前临床上最常用的PET肿瘤显像剂。Warburg于1930年发现恶性肿瘤细胞糖酵解作用增强,并认为是癌细胞的特征之一,恶性肿瘤细胞糖酵解速率异常高于正常或良性病变。肿瘤对FDG的摄取基于肿瘤细胞糖酵解的增加,注射后FDG被摄入至细胞内,运输FDG进入细胞内的一个重要机制是葡萄糖转运蛋白(GLUT)的作用,而且结合于肿瘤细胞线粒体的高活性的己糖激酶(HK)使FDG磷酸化生成FDG-6-PO4而滞留于细胞内,不能参与进一步的代谢过程。另外由于缺氧状态下可以激活葡萄糖的无氧酵解,FDG的高摄取也可能与肿瘤组织的相对缺氧状态有关。因为所有的具有活力的细胞均需要葡萄糖作为能量供应,因此FDG的摄取对肿瘤而言并不是特异的。了解和认识FDG这一显像剂的局限性,可使临床医师更好地解释检查结果。

(一)PET/CT 肺部肿瘤检查适应证

(1)肺癌TNM分期和再分期。

(2)肺部占位病变良、恶性的诊断与鉴别诊断。

(3)早期监测和评估放、化疗疗效。

(4)肺癌治疗后肿瘤的纤维化瘢痕或放射性肺炎与肿瘤残余及复发的鉴别诊断。

(5)不明原因的胸腔积液检查。

(6)临床上首先发现肿瘤转移灶或副癌综合征,需要进一步寻找肿瘤的原发灶。

(7)指导肿瘤放疗计划的制订,提供肿瘤代谢信息。

(8)帮助确定肿瘤的活检部位。

(9)评估恶性病变的分化程度及预后。

(二)PET/CT 技术操作要点

(1)嘱受检者携带既往和近期检查资料。详细询问患者疾病的发病经过(包括现病史、既往史、家族史、职业、吸烟史等),了解病变的部位、诊断与治疗的经过(如活检结果、手术、放疗、化疗、有无应用骨髓刺激因子及激素、目前的药物治疗情况),尤其是糖尿病史及血糖控制情况、近期接触和感染史。

(2)注射18F-FDG之前禁食至少6小时,不禁水。避免服用止咳糖浆、糖锭类药物,避免静脉输入含葡萄糖的液体。

(3)显像前24小时内避免剧烈活动。

(4)检查前测量身高、体重,测试血糖。血糖水平原则上一般应低于8.3 mmol/L。血糖升高会降低肿瘤对FDG的摄取,并增加本底。大多数情况下血糖>11.1 mmol/L要求控制血糖后另行预约检查时间。

(5)静脉注射18F-FDG 2.96～7.77 MBq/kg(儿童酌情减量),因显像仪器等不同,剂量可进行适当调整。注射部位宜选择已知病变对侧肢体,药物注射后安静休息,不要与人交谈,避免紧张体位。

(6)注射时及注射后嘱患者放松,对精神过度紧张的患者,检查前可用镇静药。患者在注射后取卧位或坐位安静避光休息。注意保暖,以减少棕色脂肪的摄取。

(7)显像时间:一般常规选择注射药物后1小时进行。单时相法:即上述常规注射FDG后1小时的图像采集。双时相法:在初次显像1～2小时后再次进行PET/CT图像采集,比较病灶SUV随时间的变化,有助于良恶性病变的鉴别诊断。脑部显像可考虑完成全身显像后进行,可提高病灶与正常脑皮层的对比度。对晚期肿瘤多发转移者,建议必要时补充下肢或上肢的采集

(真正的全身显像),避免遗漏病灶。

(8)肺小结节建议增加呼吸控制的 2 mm 薄层 CT 采集。无近期胸部 CT 图像的患者,完成 PET/CT 采集后增加呼吸控制的 CT 采集图像。CT 的三维容积显示和 PET 图像的融合(4D 图像)可酌情应用。

(9)增强 CT 的合理选择:当需要判断病灶与邻近血管或器官的关系、小病灶与血管断面鉴别时可考虑应用增强 CT。

(三)正常图像与异常图像判读

1.正常图像

PET/CT 图像经重建处理后可获得全身三维立体投射图像(MIP)和横断面、冠状面及矢状面的 CT、PET 及 PET/CT 的融合图像。正常禁食状态下,大脑葡萄糖代谢非常旺盛,脑摄取 FDG 较多,肾及膀胱因显像剂的排泄而显影,心肌显影因人而异,部分病例左心室心肌可见显影,唾液腺体对称显影,肝脏和脾显影一般较淡且均匀,胃肠道变异较大,可见胃的轮廓和肠形,双肺野清晰,FDG 摄取呈本底水平,纵隔心血池 FDG 摄取较低,分布欠均匀。借助 CT 的解剖信息,可帮助鉴别上述生理性摄取和病变组织。

2.图像分析方法

(1)PET 目测法:对于胸部病灶,一般将病灶的放射性摄取程度与纵隔心血池的摄取程度进行比较,分为 4 级:1=未见放射性摄取;2=轻度放射性摄取但低于纵隔血池;3=中度放射性摄取,与纵隔血池摄取程度相似;4=明显放射性摄取,摄取程度高于纵隔血池。4 级提示恶性结节,1 级提示良性结节,2~3 级提示结节倾向于良性,但需结合其他病史资料综合考虑。

(2)SUV 半定量分析法:标准化摄取值(standardized uptake value,SUV)是目前最常用的评价病灶 FDG 摄取程度的半定量分析指标。由于局部组织摄取 FDG 的绝对量不仅取决于其葡萄糖代谢率,还受引入体内的 FDG 活度及个体大小的影响,因此局部的 FDG 摄取程度需要用后两者进行标准化。SUV 是单位重量(或体积)组织显像剂的摄入量与单位体重显像剂注射量的比值:SUV=组织的 FDG 浓度(MBq/g)/[FDG 注射剂量(MBq)/患者体重(g)]。目前 PET/CT 厂家都有相应的软件提供,因此 SUV 获得很简单。对于一个 ROI 可同时获得 SUV 平均值和最大值。为保证 SUV 的可重复性和减少 ROI 的设置对 SUV 的影响,临床一般采用病灶 SUV 最大值作为诊断的参考依据,尤其是放射性分布不均匀的病灶。影响 SUV 的因素还包括 FDG 注射后至显像的时间、图像重建所用的滤波函数和截止频率、体重和注射量的计量正确性等。FDG 注射时的血糖浓度是影响 SUV 的另一个重要因素,血糖升高将使病灶处的 FDG 摄取减低,SUV 降低。另外,由于 FDG 在脂肪内的分布和摄取较少,因此用体重对 FDG 进行分布容积标准化将使肥胖者的 SUV 偏高。有研究者提出用瘦体重(lean body mass,LBM)和体表面积(body surface area,BSA)对 FDG 进行分布标准化,可部分消除这种影响。因此在应用 SUV 时,要考虑以上各种因素,并尽量减少其影响。对于肺内结节,一般推荐以 2.5 作为良、恶性鉴别的临界值,即SUV≥2.5诊断为恶性,SUV<2.5 倾向良性。随着经验的积累,目前认为仅靠 SUV 来判断肺良、恶性病变有明显的局限性,SUV 只能作为鉴别肺部结节良、恶性的一个重要参考指标,并不能绝对化,需要结合病灶的位置、大小、形态学特征、病变的数量及病灶内放射性分布情况,结合病史及其他临床资料进行全面综合分析,方可做出准确诊断。

(3)PET/CT 综合分析法:PET/CT 兼有 PET 和 CT 的优势,在对 PET 图像进行分析的同时可参考 CT 图像以及 PET/CT 融合图像,结合 CT 提供的解剖信息对 PET 上的高浓聚灶进行定性和定位，必要时可行 CT 后处理如多平面重建、仿真内窥镜等，提供更多的诊断信息。

五、胸部磁共振检查在肺癌中的应用进展

对于所有的胸部 MRI 检查，首先进行的序列是 T_1WI（短 TR，短 TE）或者横断的单次激发快速自旋回波序列。通常选择快速自旋回波或者单次激发快速自旋回波序列是因为它的速度比常规自旋回波快，而且能获得较好的解剖影像。它不仅可显示胸壁和纵隔软组织结构，而且还可用于显示心脏和大血管。与 T_2WI（长 TR，长 TE）相比，T_1WI 和单次激发快速自旋回波序列具有较高的信噪比和较低的运动敏感性，有利于显示解剖结构。特别是纵隔内高信号的脂肪，为中等信号的软组织结构，如淋巴结和无信号的流空血管，提供了极佳的对比。由于 T_2WI 对组织含水量增加的敏感性较高，有助于显示病变软组织的结构。为了缩短扫描时间，常采用快速自旋回波 T_2 技术。

静脉注射钆螯合物的 T_1WI，可用于明确胸壁或纵隔肿瘤的侵犯范围，研究炎症或感染性疾病的范围，或者进行磁共振血管成像（MRA）。新的设备，在胸部钆增强检查时，可常规进行三维的脂肪抑制 T_1 加权成像。此快速的扫描技术能够在一次屏气时间内完成对整个胸部的成像。MR 相对于 CT 的优势是能够直接进行多方向的成像，不使用碘对比剂和无电离辐射。MR 设备的孔径较小，对于身材较大或有幽闭恐惧症的患者可能存在问题。MR 检查的其他禁忌证包括心脏起搏器和某些金属内置物。

胸部的 MR 成像面临很多挑战。两个最大的挑战就是必须要克服呼吸和心跳所致的伪影。

（一）呼吸门控

消除呼吸伪影最简单的方法就是通过屏气来停止呼吸运动。虽然日常工作中经常使用屏气技术，但并不是所有患者都能够坚持足够长的屏气时间，以完成图像的采集。这样就需要使用呼吸门控和呼吸补偿技术。呼吸补偿是通过相位编码进行重新排序来实现的。在整个呼吸周期中，通过包绕在患者胸部周围的压力传感器来监测前胸壁的运动，然后对相位编码进行重新排序。重新排序后的相位编码，可降低呼吸运动伪影的强度，改变数据中运动伪影的位置。此技术比呼吸门控具有更大的优势，因为数据的采集时间没有增加。但是，信号的平均会造成空间分辨率明显下降和细微结构显示不清。此外，这项实时技术实施过程中的复杂性也限制了它的实际应用。随着快速扫描技术的常规临床应用，对于这样复杂扫描技术的需求就进一步降低。通常，快速扫描序列可获得比呼吸补偿技术更高质量的图像。

与此不同的是，采用呼吸门控的 MR 成像是一种简单和实用的降低呼吸运动伪影的技术。在连续呼吸时进行数据采集，但是只有设定范围内的数据才被用于进行图像重建。通常在患者上腹部包绕一条内置位移传感器的带子，从而获得呼吸运动的参考信息。最近，采用导航回波技术可以监测膈肌的运动。此技术的数据筛选，可以采用实时方式，或者在数据采集后以回顾性方式进行。呼吸门控的缺点是，它会导致成像时间的延长。

（二）心脏运动

为减轻心脏运动的伪影，可以使用心电门控技术。通常在患者胸部（腹侧体表）或者背部（背侧体表）放置 MR 兼容的电极，测量心电图（ECG）信号，就可以监测心脏的运动。通常认为在背侧放置电极，可降低导联运动所致的运动伪影。导线不要互相交叉或形成环状，以免造成不必要的感应电流，并可能造成表皮灼伤。需要测量 R 波之间的时间间隔，图像采集通过 R 波进行触发。

(三)线圈

胸部 MR 成像最常使用两种类型线圈,标准体线圈和相控阵表面线圈。早期的表面线圈不能提供体部中心的足够信号强度,但相控阵线圈与它不同,对中心和外周结构的成像都较好,可维持较好的场均匀性,比标准体线圈有更高的信噪比。另外还有专门设计较小的可弯曲表面线圈,可使用肺上沟瘤和臂丛的成像。此区域也可用专门的肩部线圈来进行成像。

(四)对比剂

胸部的 MR 成像最常使用对比剂,和腹部 MR 检查一样,需要通过静脉注射钆的螯合剂。这些对比剂包括钆喷酸二甲葡胺、钆替醇和钆二胺。这些都是顺磁性对比剂,可使信号升高,每毫摩尔的浓度可使弛豫率缩短 4.5 毫秒。在采集 T_1WI 之前,注射顺磁性对比剂,常规剂量为 0.1 mmol/kg,或者按照大约 1 mL/10 kg 的标准使用。一个例外情况是胸部的双倍剂量钆动态增强扫描,这种技术是显示主动脉和大血管病变的很好方法。目前,与蛋白结合的血管内对比剂仍处于研究阶段,它比传统的 MR 对比剂在心血管系统内可存留更长的时间,这样就可以延长血管系统的强化时间。

虽然一般认为钆对比剂相对比较安全,但还是有一些不良反应的报道。和碘对比剂一样,所有患者在注射钆对比剂前,需接受有关药物过敏史的调查。

(五)特殊应用

1.主动脉和大血管

磁共振成像是研究主动脉和大血管很好的方法,已经成为评价主动脉夹层、动脉瘤、假性动脉瘤和先天畸形(如缩窄和血管环)的重要手段。双反转恢复单次激发自旋回波技术可快速进行黑血成像。这是一种“黑血的序列”,可以与高信号的纵隔脂肪形成鲜明对比。通常此序列至少包括横断方向,而且还应该在第二个方向进行采集。第二个方向可以是斜矢状或冠状方向。斜矢状面上主动脉位于图像正中(呈“拐杖”样表现),对于评价主动脉的缩窄和夹层的范围很有价值。标准的主动脉成像包括心电门控的自旋回波序列,和亮血的梯度回波(GRASS,FISP 或 FLASH)电影序列。这些图像通常沿矢状面,或者不同的横断位置(特别是有问题,如怀疑夹层内瓣膜的水平)进行。有时,可采用相位对比成像来评价血流的方向。

2.动态双倍剂量钆增强三维成像

它是新的主动脉和大血管 MR 成像方法。在注射对比剂以前,首先沿斜矢状方向进行三维半傅里叶采集的毁损梯度回波序列,而后试注 2 mL 的钆对比剂,采用高压注射器进行,从而确定团注的峰值时间,然后再注射双倍剂量的钆对比剂(0.2 mmol/kg),根据先前的试注结果设定好延迟时间,以便在团注的峰值采集图像。

3.心脏

标准的心脏成像,同样也应至少沿两个方向进行。通常一个也是横断面,第二个是矢状面或冠状面。与主动脉成像相同,通常首先进行黑血的自旋回波序列,可以很好地评价解剖形态。还可使用快速单次激发自旋回波(HASTE)黑血序列,特别是对于儿童先天性心脏病的检查,因为它不仅图像质量好,而且采集速度快。虽然此技术设计是屏气检查,但由于速度很快,无须屏气也能得到良好的图像。此外,快速采集还可降低心脏运动所致的伪影。附加的预饱和脉冲、可以抑制不需要的血流信号。标准 SE 序列 HASTE 序列,都使用心电门控技术。其他用于心脏的成像方法,有三维梯度回波(GRE)和真稳态进动(True FISP)的快速采集技术。GRE 成像可采用双反转脉冲技术产生黑血的效果,但是也可采用无反转脉冲而产生亮血的效果。与心电门控联合应用时，True FISP 序列可产生高质量的亮血图像，能够良好地显示解剖细节。心脏 MR 图像通常用于评价先天性疾病，二维电影 GRE 序列能够显示血流情况，提示瓣膜的狭窄和反流，电影和靶向饱和序列都评估了左心室功能的可能。

4.胸部磁共振成像的伪影

尽管已介绍了呼吸和心脏运动伪影与它们的抑制方法，在胸部还可能出现一些特殊的伪影。“鬼影”或搏动伪影发生于相位编码，偶可类似胸部病变。这种现象不仅可见于搏动的血流，还可见于搏动的脑脊液或者心脏和呼吸的周期性运动。层面流入现象，也称为“流入相关增强”，发生于黑血的 SE 序列中，由于新鲜的未饱和血液流入成像范围而引起。因此，受影响层面内血管中的血液是亮的，而不是黑的。它通常发生于多个采集层面的末端结束时。注意不要将此表现误认为是慢血流或腔内血块。鉴别关键点是此现象为周期性出现。一旦产生，通常位于每组层面最后几层。磁敏感性伪影是磁共振不适合进行肺实质检查的主要原因。肺实质有很多的空气组织交界面，会减低磁场的均匀性，导致体素内失相位和信号丢失。这种伪影在梯度回波时中最明显，但也是所有常规 MR 成像的常见问题。卷折伪影不是胸部成像所特有，当成像体积超出视野时可出现。当患者身材较大或成像范围局限，如臂丛成像时，可能会出现此类问题。这种伪影通常在相位编码方向上更严重。解决此问题的最简单方法就是增大视野；但是，这样会降低空间分辨率，因此并不实用。交换相位和频率编码方向，虽然不会消除此伪影，但可将伪影转换到对诊断意义不大的区域。其他降低卷折伪影的方法包括，使用表面线圈或者在视野外施加饱和脉冲。此外，大部分设备都有“无相位卷折”功能，它实际上是在相位方向上进行过采样的软件。化学位移伪影出现于频率编码方向上脂肪和水的交界面，是由于脂肪和水的共振频率存在差异而产生。当脂肪和水分子位于同一体素内时，脂肪分子的信号会在频率编码方向上偏移至另外的体素。在胸部检查时，当需要准确测量淋巴结或其他纵隔脂肪包绕的软组织结构的大小时，这点会很重要。通过增大接受带宽、增加平面内的空间分辨率或者减小层厚，就可以减轻化学位移伪影。此外，伪影在 T_2WI 要比 T_1WI 上更明显。

(六)肺部病变

1.良性病变

肺隔离症分为叶内型和叶外型。成人的肺隔离症大多数为叶内型，它位于肺内，通常是下叶。MR 可发现和显示隔离肺组织的异常供血动脉走行和大小特点。

2.恶性病变

(1)中央型肺癌。①肺门肿块：肺门肿块是中央型肺癌的主要征象。在检出肺门小肿块方面，包括肿瘤本身与淋巴结肿大，MRI 与 CT 一样有效。由于 MRI 有良好的对比分辨率，故可检出直径 1 cm 的肿块，而且 MRI 比 CT 更容易区分肿块与血管。因为血管经常显示中至低信号，而肺癌肿块结节或淋巴结呈较高信号。但由于其空间分辨率低，在确定肿块与气管、支气管关系方面不如 CT。一般来说，MRI 对肺叶支气管狭窄能做出诊断。MRI 常对段以下支气管有无狭窄、闭塞、支气管内或壁内肿块，不能做出分析。当病变局限时，MRI 上不易确定是外源性的、支气管内的、还是黏膜下或壁内性的。在支气管肺癌的评估中，MRI 能确定肿瘤的气管外成分，尤其是从支气管向周围扩展进入气管隆嵴下的成分。MRI 能检出肺门肿大淋巴结，但对于鉴别是转移性的还是炎症性的仍有困难。②肺癌引起的继发改变：肺癌引起的支气管狭窄或阻塞性肺炎和肺不张。MRI 可将发生在肺癌阻塞远侧的实变与肿瘤本身鉴别开。③根据肺不张与阻塞性肺炎出现的时间不一致，MRI 表现有所不同，因而可与肿瘤区别。如长期阻塞性肺炎会使 T_1

弛豫时间明显缩短，在 T_1WI 上肺不张信号高于肿块。相反，肺不张时间段，不张肺内的残存空气或肺不张的肺内没有慢性炎症，就会出现相反的信号强度，即在 T_1WI 上肿块的信号高于不张。但有时两者的信号强度可无明显不同而难以区分。注射顺磁性对比剂(Gd-DTPA)有助于肿块与继发性改变的鉴别。

(2)周围型肺癌：周围型肺癌主要表现为肺内孤立性肿块或结节。转移瘤结节常为多发。MRI 能检出直径<1 cm 肺结节。原发性肺癌与转移瘤信号强度相仿，于 T_1WI 呈中等信号(与肌肉信号相仿)，T_2WI 为高信号。使用长 TR 扫描序列可提供较好的信噪比，但 CT 仍是研究肺结节的首选方法。因 CT 的空间分辨率高，能检出直径仅为几毫米的小结节，尤其在发现靠近膈肌、胸壁或其他结构的病变，优于 MRI。MRI 对显示位于肺门周围的结节性病变可能比非增强 CT 有效。对较大的结节或肿块，MRI 同样显示良好，但其形态学特点如肿瘤边缘有无毛刺、分叶切迹、棘状突起、胸膜凹陷等，MRI 均不易观察到，对病变内部结构如空洞、坏死、钙化、空泡征、细支气管充气征等的发现率也远不如 CT，而这些征象对于病变的良恶性分析十分重要。

(3)肺癌对纵隔的侵犯：MRI 与 CT 一样可用于评价支气管肺癌治疗前的区域扩散。MRI 可明确显示肿瘤对纵隔的直接侵犯，或扩展至纵隔大血管、心腔与气管，或侵犯分隔和脏器的脂肪间隙。MRI 可清楚显示肿瘤侵犯血管的范围和程度，对术前判断能否切除肿瘤很有帮助。肿瘤包绕主动脉、上腔静脉在周径 1/2 以上时一般不易切除，肿块与血管壁间无界线而且信号相同，接触范围在血管周径的 1/2 一些多预示肿块与血管粘连。MRI 显示大血管与肿瘤的关系优于非增强 CT，一是其对比分辨率高，二是 MRI 冠状面显示主动脉弓下、左肺动脉与左支气管间的肿瘤比较清楚。

(4)肺癌纵隔淋巴结转移的诊断：淋巴结转移的诊断与 CT 一样，是以淋巴结肿大为依据的。一般以淋巴结直径>10 mm 作为转移标准。MRI 冠状面能清晰显示主动脉弓下、左肺动脉和左支气管之间的淋巴结，而 CT 对于主肺动脉窗的绿化因部分容积效应而显示不清。冠状面还能将气管支气管分叉和左心房显示清楚，能在隆突下缺少脂肪情况下不难显示肿大淋巴结。

(5)肺癌对胸膜胸壁的侵犯：在 T_2WI 图像上 MRI 的对比分辨率较高，常能将肿瘤与肌肉和脂肪相区别。在 MRI 上，胸膜外脂肪呈高信号，该高信号为软组织肿瘤信号替代时提示胸膜受侵，如看到肿瘤对胸壁较显著地浸润，肋骨的破坏或胸壁脂肪界面的消失则诊断为胸壁受侵。在显示肺尖肿瘤(肺上沟瘤)与纵隔或胸壁血管或臂丛的关系方面，MRI 矢状面与冠状面扫描更优于横断面 CT。

(七)纵隔病变

1.胸腺瘤磁共振影像学表现

典型胸腺瘤在 T_1WI 上呈近似或稍高于肌肉的信号，在 T_2WI 上信号增高，胸腺瘤在 T_2WI 可表现为信号均匀，也可由于囊变或出血区表现为不均匀，抑或显示为由薄的、相对低信号的分隔分离的肿瘤结节或小叶。用二乙烯三胺五乙酸钆(Gd-DTPA)增强 MR 像，常可呈中等强化。

2.胸腺癌磁共振影像学表现

在 MRI T_1WI 上，胸腺癌的信号比肌肉信号高，T_2WI 肿瘤信号增高。混杂信号可能反映了坏死、肿瘤内囊性区或出血的存在。肿瘤多呈分叶结节状改变。

3.胸腺神经内分泌癌

胸腺神经内分泌癌在 MRI 上表现与胸腺癌无明显差别。一些肿瘤可能显示显著强化，这种肿瘤较胸腺瘤更具侵袭性，常出现在进展期，胸腺类癌患者出现上腔静脉阻塞要比胸腺瘤多。局部淋巴结转移或远处转移可能被发现，转移包括成骨性病灶。

4.胸腺脂肪瘤

由于胸腺脂肪瘤的脂肪成分，MRI 在 T_1WI 上显示类似于皮下脂肪的高信号区域，伴有中等信号区域反映了软组织的存在。尽管肿块很大时也不侵犯临近结构。然而，半数可见纵隔结构受压。

5.胸腺囊肿

单纯典型的胸腺囊肿 MRI 上表现为 T_1WI 呈低信号，T_2WI 均匀高信号，增强后无强化，壁较薄。如囊肿内含蛋白成分或出血，则信号混杂；部分囊肿可出现较厚的壁，增强后囊壁强化而内部无强化。

6.胸腺淋巴瘤和转移

霍奇金淋巴瘤（HL）倾向累及胸腺同时也伴有纵隔淋巴结受累。对一个对新诊断为胸部受累的成人 HL 患者的研究中，胸腺增大见于 30％的患者，所有这些患者也可见纵隔淋巴结肿大。在一组 60 例儿童 HL 患者的研究中，17 例（28％）有胸腺增大，在纵隔异常的患者中占 49％。在这一研究中，73％也显示了纵隔淋巴结增大。胸腺增大见于 38％的胸内复发的患者中。因此，HL，特别是结节坏死型，应视为胸腺肿块的鉴别诊断。通常存在淋巴结肿大，至少在成人患者，此时应该提示为正确诊断。非霍奇金淋巴瘤（NHL）累及胸腺者要少见的多。

HL 或其他淋巴结累及胸腺通常与胸腺或其他原因的前纵隔肿瘤不能鉴别，分叶或结节状表现常见。在一些病例，增大的胸腺仍保持其正常形态，有箭头状（83％）或双叶状（17％）外观，但表现为增大而有外凸的边缘，与肺相接触。在成人，HL 患者胸腺厚度为 1.5～5 cm；在儿童，胸腺较大叶的厚度为2.5～8.6 cm。

在 MRI T_1 加权像上，胸腺淋巴结呈低信号，在 T_2 加权像上，呈各种不同的信号，低信号区可能代表纤维化，高信号区可能反映了出血或囊性变。尽管淋巴瘤 MRI 特点是非特异性的，结合胸腺肿块与纵隔淋巴结增大强烈提示诊断。

肺和乳腺癌及其他转移性肿瘤也能累及胸腺。在肺癌，尽管可能会通过血行转移，但胸腺受累通常是直接侵犯的结果。纵隔淋巴结肿大也常见。胸腺转移的 MRI 表现是非特异性的。

7.原发性生殖细胞肿瘤

原发性生殖细胞肿瘤在原发性纵隔肿瘤中占 10％～15％，在前纵隔肿瘤中占有更高的比例。它们在组织学上等同于其生殖腺的相应结构。推测它们起源于纵隔胚胎移行过程中被俘获的原始生殖细胞，经常位于胸腺内。它们最常见于前纵隔，仅 5％～8％起自后纵隔。大多数生殖细胞肿瘤发生于 21～40 岁。生殖细胞瘤包括良性和恶性畸胎瘤、精原细胞瘤、胚胎癌、内胚窦（卵黄囊）瘤、绒毛膜癌及混合型。一般来说，生殖细胞瘤被分为三个范畴：畸胎瘤、精原细胞瘤、非精原细胞生殖细胞瘤。总的来说，超过 80％的生殖细胞瘤是良性的，大多数良性肿瘤是畸胎瘤。虽然良性生殖细胞瘤的男女比例大致相等，但恶性生殖细胞瘤患者中有很强的男性分布倾向。

在恶性肿瘤患者中，精原细胞瘤最常见，占 30％～40％，胚胎癌和恶性畸胎瘤分布占大约10％，绒毛膜癌和内皮窦瘤各占 5％，其余恶性者为混合型肿瘤，将近占 40％。

（1）畸胎瘤：畸胎瘤通常位于血管前间隙，但有 20％的病例可能发生在纵隔的其他部位，包括中纵隔、后纵隔和跨越多个纵隔分区。成熟型畸胎瘤（皮样囊肿）通常见于前纵隔；它们偶尔见于后纵隔和肺。一个大的、以囊性为主的、具有薄而边界清楚的壁的前纵隔肿块高度提示为成熟型囊性畸胎瘤。大多数囊性畸胎瘤是多房的，但单房囊性病灶也可发生。偶尔，成熟畸胎瘤有一个模糊的壁。依肿瘤不同成分MRI能显示各种表现。它们常见包含脂肪和囊性区，前者在T_1WI上呈高信号，后者在T_1WI上呈低信号，T_2WI上信号增加。恶性畸胎瘤典型表现为结节状或轮廓模糊，肿瘤铸型和压迫邻近结构；而良性畸胎瘤则边缘清楚、光滑。恶性畸胎瘤更可能表现为实性的，与良性畸胎瘤比较更不常含脂肪，但它们也可能是囊性的。注射对比剂后，恶性畸胎瘤可能显示一个厚的强化包膜。

(2)精原细胞瘤：精原细胞瘤几乎均见于男性，平均发病年龄为29岁，在单一组织学类型恶性生殖细胞瘤中占40%。大约10%的单纯精原细胞瘤有β人绒毛膜促性腺激素(HCG)水平升高的证据，但从没有甲胎蛋白(AFP)水平升高。典型的原发性纵隔精原细胞瘤表现为大的、边缘光滑或分叶状的、均匀的软组织肿块，其内可能见到小的低密度区。虽然临近结构的直接侵犯罕见，但脂肪层的消失常见，可能出现胸膜或心包积液。

(3)非精原细胞性生殖细胞瘤：非精原细胞性生殖细胞瘤包括胚胎癌、内胚窦(卵黄囊)瘤、绒毛膜癌及混合型。由于其表现和侵犯行为相似，故常被分作一类。这些肿瘤常表现为不均匀强化，包括继发于坏死和出血或囊性变区，MRI可反映病灶的不均匀特性。它们经常表现为浸润性的，可为针刺状伴有脂肪层的消失。

8.甲状腺

通常甲状腺病变用放射性核素或超声来评价，有指征时进行针吸活组织检查。胸骨后甲状腺肿几乎总是表现为甲状腺肿或其他病变连续性生长进入纵隔。它们总是与甲状腺相连。真正异位在纵隔的甲状腺肿块罕见。胸内甲状腺病变的鉴别诊断包括甲状腺肿、与甲状腺炎有关的甲状腺增大和甲状腺癌。

甲状腺病变累及纵隔最常见于前纵隔。在80%的病例，增大的甲状腺延伸进入喉返神经和锁骨下及无名血管前方的甲状腺心包间隙。后纵隔甲状腺肿占10%～25%。后位甲状腺肿典型地起自甲状腺的后侧部，在头臂血管后方下降，最常见在右侧接近气管，在下方以奇静脉弓为界。也有少数情况，甲状腺组织可在气管食管之间向下延伸，甚至位于食管后方。

MRI是评价甲状腺肿块的有用方法。其特征为，在T_1WI上，正常甲状腺的信号等于或稍高于临近胸锁乳突肌的信号，在T_2WI上或增强T_1WI上，甲状腺的信号显著增加。因为其T_2值显著延长，大多数局灶性病变的病理过程容易在T_2WI或增强序列上被识别，这些病灶包括腺瘤、囊肿和癌。

多结节甲状腺肿在T_1WI上交正常甲状腺组织呈相对低信号，但局灶性出血或囊性变例外，此时可能见到局灶性高信号区。它们一般保持较肌肉更强的信号。在T_2WI上，多结节甲状腺肿通常表现为混杂信号，伴有高信号散布在大部分腺体内。虽然认为良性肿瘤根据腺瘤周围完整的假包膜的存在能够与滤泡性癌鉴别，但还没有足够的文献报道支持。

9.甲状旁腺

90%甲状旁腺位于甲状腺附近。虽然通常甲状旁腺有四个腺体，但其精确的位置在数码影像上有一定变异。上面一对典型的位置是甲状腺上极的背侧，下面一对位于甲状腺下极的正下方，小神经血管束区域，后者位置变异较大。大多数甲状旁腺腺瘤见于下面一组。

约10%的甲状旁腺是异位的。大多数异位于前纵隔，其余为后上纵隔、气管食管沟周围。前纵隔甲状旁腺被认为是在胚胎发育过程中被下降的胸腺带到纵隔的甲状旁腺小岛。前纵隔甲状旁腺腺瘤与胸腺紧密相连。

在原发性甲状旁腺功能亢进患者中由于孤立性腺瘤引起者约85%，其他原因包括弥漫性增生10%，多方向腺瘤5%和极少见的癌1%。与甲状腺腺瘤类似，大多数甲状旁腺腺瘤在T_2WI上较T_1WI信号显著增加。甲状旁腺增生和癌也有类似表现。少数占一定百分比的甲状旁腺腺瘤T_2WI信号强度不增加。钆增强后有典型表现，脂肪抑制T_1WI显示病灶有显著强化。

六、非小细胞肺癌的放射治疗概述

（一）概述

放射治疗可有效控制肿瘤的生长，是非小细胞肺癌（non-small cell lung cancer，NSCLC）最主要的治疗手段之一。75%以上的非小细胞肺癌患者在病程进展中需要接受放疗。根据治疗目的的不同，放疗可以分为根治性和姑息性两大类。根治性放疗以彻底治疗肿瘤为目的，故一般在正常组织可以耐受的情况下给予较高剂量的照射以尽可能达到控制肿瘤的目的。通常根治性放射治疗的应用，主要针对早期或者局部中晚期的NSCLC患者。

姑息性放疗的主要目的是为了减轻肿瘤引起的不适，多用以缓解晚期患者因局部肿瘤引起的症状。比如，肺部原发肿瘤导致的咳嗽、咯血，纵隔受侵的淋巴结压迫、或累及喉返神经引起的声音嘶哑，骨转移所致的局部剧烈疼痛或病理性骨折，脑转移造成的肢体功能障碍或者头痛、恶心呕吐等。放疗可以缓解上述多种不适、提高生活质量、甚至起到延长生命的作用。

不同分期的NSCLC根据需要选择不同的放疗技术、分割方式、照射范围以及和其他治疗的配合等。早期肿瘤的治疗通常需要非常局限的高剂量精确放疗。而局部中晚期NSCLC的治疗，则需要针对较大范围的靶区包括肿瘤和受累淋巴结予以照射，通常还需要化疗。虽然姑息照射的技术含量较低，但许多仅伴有寡转移患者，若其他部位病灶控制良好，则较高剂量的局部精确照射（如针对脊椎的精确照射、针对颅内转移的立体定向放疗等），不仅可以减缓症状，而且可延长患者的生存时间。

放射治疗技术在近20年内有了很大的进步。从伦琴射线被发现后的多年来临床一直沿用常规的二维放射治疗，在20世纪有了非常快速的发展，三维适形放疗（3-dimensional radiotherapy，3D-CRT）、调强放疗（intensity modulated radiotherapy，IMRT）、立体定向放疗（stereotactic body radiotherapy，SBRT）、影像引导下的放疗（image-guided radiotherapy，IGRT）和更为新型的质子和重离子射束放疗在短短几十年，尤其是近20年中快速发展。从常规二维放疗到3D-CRT，IMRT和SBRT，均是技术革新带来的成果，以日益精确地放疗来达到更多地杀灭肿瘤的同时，更好地保护正常组织的目的；而质子和重离子放疗除了技术上的进步外，更是采用了完全不同的放射源，因而有了完全不同的放射物理特性、甚至是迥异的放射生物特性。这些新技术，在不同分期的NSCLC中的应用也各自不同。

本节先就放疗在不同分期的NSCLC中的应用予以介绍，将在下节就放疗的新进展及其意义展开详述。

（二）放疗在不同分期的非小细胞肺癌中的应用

1.放疗在早期非小细胞肺癌中的应用

手术治疗是早期肺癌的标准治疗，早期（Ⅰ期）肺癌手术后的局部控制率可以达到90%，而5年的总生存率则在50%～70%。但一方面，手术明显降低患者的生存质量，尤其在全肺切除的患者中，较单纯肺叶切除术患者在身体机能、社会角色活动机能、整体健康上表现较差，且有更高的疼痛发生率。尽管现在越来越多的外科医师选择尽可能实行肺叶切除术来取代全肺切除，但中央型肺癌由于邻近气管、主支气管，会带来手术范围的扩大，有时还是不可避免的需要切除全肺，从而导致更高的手术死亡率和并发症发生率。另一方面，叶切术后超过 4%的 30 天死亡率，高龄或者同时患有其他伴随疾病(尤其是慢性阻塞性肺炎、肺气肿等)，往往使患者无法耐受手术治疗或拒绝手术治疗。约 25%的Ⅰ期非小细胞肺癌患者会因为其他的疾病或者个人拒绝的原因而无法接受手术治疗。这类患者若不接受任何治疗，自然生存率极低，中位生存率仅9 个月，而 5 年生存率更是低于 7%。

放疗是这些无法或者不愿手术的早期患者主要的治疗选择。常规分割放疗在 20 世纪八九十年代时经常被用于不能手术的早期非小细胞肺癌患者，但是疗效远无法达到期望。通常其原发肿瘤的控制率介于 30%～40%，中位生存率在 18～33 个月，3 年和 5 年生存率一般不超过 30%和 15%。局部复发是常规放疗治疗失败的主因。

放疗技术在进入 21 世纪后伴随计算机技术的快速发展而获得了长足发展。21 世纪初三维适形放疗(3-D conformal radiotherapy，3D-CRT)开始在各大肿瘤中心被越来越广泛的应用。然而三维适形放疗技术未能为这些患者带来长期生存和局部控制的大幅提高。Lagerwaard 等研究者报道采用 3D-CRT 技术治疗Ⅰ期非小细胞肺癌，中位生存期仅为 20 个月，1、3、5 年的生存率分别为 71%、25%和 12%，同时局部复发仍然是放疗失败的主要原因。源自美国纽约的 Wisnicesky 等研究者从美国国立癌症中心资助的一个肿瘤的监测、流行病学和最终结果(Surveillance，Epidemiology，and End Results，SEER)数据库中筛选了 4 357 例 1988－2001 年间接受(2 749 例)或不接受(1 608 例)放疗的非手术治疗的Ⅰ或Ⅱ期 NSCLC 患者，并比较了各自的生存情况。该研究观察到接受放疗可以提高Ⅰ、Ⅱ期肺癌患者的中位生存期(从 14 个月和 9 个月分别提高了 7 个月和 5 个月)，多因素 Cox 回归分析也证实了是否放疗对生存率的影响具有统计学意义(P＜0.000 1)，但 5 年生存率的提高并不明显(从 14%和 10%分别提高到 15%和 11%)，与手术的疗效相比仍相差甚远。

随后立体定向体部放疗(stereotactic body radiotherapy，SBRT)逐渐走入了大家的视野，基于其在不能手术患者中的成功，SBRT 甚至被应用到可以手术的患者中，也取得了令人满意的治疗效果。

2.放疗在局部晚期非小细胞肺癌中的应用

同期放化疗是目前不能手术的局部晚期非小细胞肺癌公认的标准治疗方案，只对不能耐受同期放化疗的局部晚期 NSCLC 患者才考虑采用序贯放化疗或者单纯放疗，并且可以考虑采用加速放疗以提高疗效。一般采用 3D-CRT 技术或者 IMRT 技术以更好地保护正常组织；进入 21 世纪 10 年代以来，也有采用弧形放疗来达到相似效果的同时节省放疗时间。选择性区域淋巴结放疗未被发现有更好的局部控制率、且带来更多的毒副作用。因此放射野一般仅针对影像学检查中的可见病灶(即累及野照射)，尤其是在需要和化疗同期使用或者提高可见肿瘤照射剂量时。局部晚期(即Ⅲa 或者Ⅲb 期)NSCLC 患者放疗的目的为根治性放疗，故肿瘤剂量在常规分割 60～70 Gy；同时 RTOG 0617 最近发表的研究结果显示同期放化疗 74 Gy 组不仅没有比 60 Gy组获得更好的疗效，且可能反而起到伤害作用。

还有一些情况可以考虑放疗和手术相结合的综合治疗。术前放疗或放化疗在肺上沟瘤患者中获得了良好的效果，不仅提高了完整切除率，并且可以获得高达 50%～60%的病理完全反应率(pCR 率)、从而提高局部控制和总生存，5 年总生存可以达到约 50%，已经成为该类患者的标准治疗方案。通常术前放疗剂量为 45～50 Gy，常规分割；放疗后 4 周左右接受手术治疗。术后放疗(postoperative radiotherapy,PORT)因为1998年一篇荟萃分析得出的负面结果一度地位急剧下降,然而这篇荟萃分析由于时间跨度大、且收录了大量采用早期二维放疗技术治疗的患者而一直被诟病。一个关于PORT的前瞻性研究认为其可以提高术后分期到N2(即有纵隔淋巴结转移)患者的局控率,但没有明显的生存获益。2006、2008和2015年发表的3个大样本回顾性分析均支持了对术后病理分期为N2的患者进行术后放疗可提高此类患者的局部肿瘤控制率,以及总生存率。特别是2015年发表的一项来自美国国家癌症数据库的、迄今为止最大样本的回顾性分析的结果令人振奋。选择术后病理为Ⅲa(N2)的患者,一组接受了术后放疗(1 909例),另一组未接受(2 676例),结果显示PORT能提高术后病理为N2患者的5年生存率5%左右,中位生存时间延长4个月,差别有统计学意义。术后放疗的区域通常包括支气管残端和高危的淋巴结引流区,后者根据原发灶所在肺叶决定;剂量一般为50～54 Gy,常规分割,需要对有淋巴结包膜外侵犯或者镜下残留的部位加量。

3.放疗在晚期肺癌中的应用

NSCLC通常在被发现时就已有近一半的患者出现了远处转移。在这些患者中,局部治疗如手术、放疗等,往往作为姑息性治疗的手段。姑息性放疗在提高晚期肺癌患者的生存质量中的作用不容置疑,可以缓解各类种因局部肿瘤浸润或者转移导致的不适、功能障碍或预防严重事件的产生从而改善生活质量,并在部分患者中延长了生存,相对手术而言是一种经济有效、且创伤小的治疗手段。姑息性放疗一般仅针对引起症状或不适的局部放疗,采用比较低的放疗总剂量和略高的单次剂量,以达到在短期内迅速控制症状的目的。比如在骨转移患者中,可以采用3 Gy一次,10～13次的放疗方案,达到既能控制疼痛又不会对周围危险器官(如脊髓)造成明显损伤的目的。

然而局部放疗的意义可能不仅仅如此。加强局部治疗在孤立性转移的NSCLC中的意义已被证实。NCCN肿瘤临床实践指南就推荐用局部根治性治疗手段如手术或者立体定向放疗(stereotactic body radiotherapy,SBRT)治疗孤立性转移的脑、肾上腺等病灶。

1995年,Hellman等把已经发生远处转移但转移病灶数目尚少的肿瘤作为一种生物学和临床状态提出,称之为寡转移(Oligometastases),认为是肿瘤在"局限于原发病灶"和"发生广泛远处转移"两种状态间的一种状态,这时若对所有病灶进行积极的局部治疗或许能阻止其进一步进展从而取得更好的疗效。目前对于"寡转移"的定义尚不完全明确,通常是指远处转移灶数目≤5个。临床上确实可以观察到部分远处转移的患者在治疗后进展时约有2/3的机会仍然为单纯的原有病灶进展,而未出现新发转移灶;而且仅出现原病灶进展的时间短于出现新病灶的时间(HR 0.66,95%CI 0.40～1.10)。由此可见,NSCLC寡转移患者中,可能确实有部分患者倾向于原有病灶进展的发展模式,使其可能从积极的局部治疗中获益。

一些回顾性和前瞻性研究报告的结果也提示在全身治疗(化疗或靶向治疗)的基础上,积极的局部治疗可能使NSCLC寡转移患者获得生存获益,甚至可以达到和局部晚期NSCLC相似的治疗效果并且足够安全。2014年ESMO指南中已经建议对局限于肺的寡转移灶进行以治愈为目的的手术或者根治性放疗。

七、非小细胞肺癌放射治疗的进展及其临床意义

(一)放射治疗技术的发展

近20年来,非小细胞肺癌放疗的发展主要通过3条线:一是通过计算机和物理技术的发展

和更新,即放疗技术的发展,如3DCRT、IMRT、VMAT技术等;二是通过放射生物学的考量优化剂量分割方式,如加速放疗、超分割放疗、大分割放疗等;三是通过多学科综合治疗的模式与其他治疗相结合,如和化疗、靶向等药物治疗相结合(同期放化疗等)、和手术相结合(术前、术后放疗等)。第一条线是其中非常重要、一直在持续发展、且已获得了很多丰硕的成果,可以说没有放疗技术的发展就不会有现代精确放疗。

20世纪末21世纪初,放射治疗开始走向三维精确放疗时代,标志就是CT和放疗剂量计算模型的完美集合-治疗计划系统(treatment planning system,TPS)的发展和成熟。三维适形放疗(3-dimensional conformal radiotherapy,3-D CRT)以及以后所有精确放疗技术的实现均以其为基础。3-D CRT利用CT图像重建三维人体结构,通过在不同方向设置一系列不同形状的照射野,使得高剂量区的分布形状在三维方向上与靶区形状一致(适形性),同时使得病灶周围正常组织的受量降低。放射治疗因此开始向精确治疗进发,判断一个放疗计划的优劣性时适形性成为一个重要指标,即剂量的分布应该在三维尺度上尽量贴合肿瘤的形状。随后发展起来的调强放疗(intensity modulated radiotherapy,IMRT)因为增加了束流强度的调节功能而进一步提高了放疗的适形性、进而减少正常组织高剂量区的照射。弧形容积调强技术(volumetric modulated arc therapy,VMAT,或称 rapid ARC)是近年来发展的更为先进的放疗技术,通过计算机控制使得机架在运动的时候就可以完成所需的多叶准直器的运动速度、机架的旋转速度、剂量率等多种调整,达到肿瘤区域获得精确的辐射剂量,同时周围的正常组织接收最小的辐射量。因此极为高效省时,在2分钟内即可完成治疗,在改善患者舒适度的同时减少了二次致癌的发生率。但是从3-D CRT到IMRT,再到Rapid ARC,高剂量区的适形性逐渐改善,但低剂量区范围逐渐增大。

放疗技术越是发展,图像引导就越显重要,以保障放疗的精确性。图像引导放疗(image guided radiotherapy,IGRT)的关键是在放疗的各个阶段通过各种影像技术获取的信息,提高放疗的精确性,主要内容有利用各种影像(CT、MR、PET/CT等等)更精确地靶区勾画;利用四维CT或者配置在治疗用的直线加速器上的锥形束CT(CBCT)获得实时的靶区和正常组织运动的信息,用在线或者离线修正的方法以减少摆位误差等引起的照射不准确。在IGRT技术对比图像数据的基础上,进一步将治疗时的肿瘤和周围正常组织实际吸收剂量于治疗计划中出来的剂量进行比对,以及时调整患者摆位、治疗计划再优化,甚至在必要时修正处方剂量,即剂量引导的放疗(dose guided radiotherapy,DGRT)。利用各种手段(如上述影像对比、剂量估算等)对治疗过程的各种偏差进行实时检测、反馈和再优化的放疗技术,即自适应放疗(adaptive radiotherapy,ART)。而实时或称在线ART的实现将最终真正实现现代精确放疗。

上述多种放疗技术,临床使用时在有条件的中心可以根据需要做出选择。比如骨转移的局部放疗、多发脑转移的全脑放疗等多数情况下3-D CRT技术即可满足需求;局部晚期的非小细胞肺癌由于受照射面积大,需要更多考虑正常组织的保护,可以选择IMRT、甚至VMAT技术;早期NSCLC使用SBRT时,由于单次剂量高、对精确性要求高,必须配合IGRT技术。放疗技术日新月异,已经为临床带来很多惊喜,也期盼其进一步的发展。

(二)立体定向体部放疗(stereotactic body radiotherapy,SBRT)

放射治疗的要旨在于正常组织能耐受的情况下给予肿瘤组织尽可能大的剂量。分次照射使正常组织有时间修复,拉开与肿瘤修复能力的差距,提高治疗效能;这成为传统的常规放疗分割照射(每次1.8～2 Gy)的主要理由。然而有相当一部分肿瘤细胞,常规照射的剂量并不能满意地控制其生长，根据放射生物学理论计算，单次大剂量的大分割照射可能对这部分肿瘤细胞效果更佳。Mehta 等指出，基于放射生物学分析，非小细胞肺癌患者在每次 2Gy 的分割照射下，给予 85 Gy 以上的剂量才能获得大于 50%的长期局部控制率；且由于细胞再生长加速，疗程超过 6 周以上时，每延长 1 天，生存率将损失 1.6%。因此作者建议，提高分割剂量可望在不提高不良反应的同时提高疗效。大分割照射在颅内肿瘤中最先应用，常常被称为立体定向放射外科治疗（stereotactic radiosurgery，SRS），SRS 实现了理想中的精确、安全的单次大剂量照射。20 世纪 90 年代早期，Lax 和 Blomgren 等研究者开始探索位于颅外的体部肿瘤（如肝、肺）的大分割照射，并获得了令人鼓舞的结果。体部的大分割放疗被称为立体定向体部放疗（stereotactic body radiotherapy，SBRT），美国放射肿瘤学会（American Society of Radiation Oncology，ASTRO）对其定义为："对头颅以外的体部目标给予一次或数次的高剂量照射，其放射治疗计划满足靶区获得高剂量、靶区以外剂量则下降非常迅速"。SBRT 由于有类似微波射频消融的效果，又被称为立体定向体部消融放疗（stereotacticablative body radiotherapy，SABR），具有精度高、病灶剂量高但正常组织和器官剂量低、所需放疗次数少的特点，21 世纪以来逐渐成为不能手术的早期非小细胞肺癌患者的根治性治疗手段。来自 Plama 等的研究成果显示了从 20 世纪末到 21 世纪初的近 10 年中随着 SBRT 的逐渐加入和广泛使用使高龄（≥75 岁）早期肺癌患者的总生存率获得了提高，而同时期接受手术治疗患者的疗效仍维持在相同水平。此外，一项分析表明，SBRT 对患者而言治疗更便利，在老龄化患者增多的趋势下较传统放疗更有治疗效益，且有助于减少医疗支出。因此，在非小细胞肺癌治疗中，SBRT 逐渐受到越来越多的关注，现在，NCCN 指南和 ESMO 临床时间指南中，均推荐 SBRT 为不能手术的非小细胞肺癌患者的一线治疗选择，SBRT 成为非小细胞肺癌放疗新方式之一。

1.SBRT 的临床疗效

如前所述，对于不可手术的早期非小细胞肺癌患者来说，放疗是其最佳选择。SBRT 相比常规分割放疗，疗程短，等效生物剂量高，可以在维持生活质量的同时获得较好的治疗效果，被 NCCN 和 ESMO 指南推荐为不可手术非小细胞肺癌患者的一线治疗选择。而基于 SBRT 在不能手术患者中取得的良好效果，该技术也被引入可以手术的早期非小细胞肺癌患者中，同样取得了良好疗效。

SBRT 的报道疗效不一，越来越多的证据证明 BED 的升高可以获得疗效的提升。有学者在不可手术的非小细胞肺癌患者中，将 SBRT 与传统放疗进行比较。一些前瞻性研究表明，SBRT 在早期 NSCLC 患者获得了良好的疗效，2～3 年的肿瘤局控率为 84%～98%，总生存率为 43%～72%。尽管在这些研究中，SBRT 的具体实施方式各不相同，但结果却高度一致。在传统放疗中，提高局控率意味着生存率的提高，在 SBRT 中，局控提高得更为明显，因此生存率得到更显著的改善。Grutters 等的一项荟萃分析表明，SBRT 治疗后的非小细胞肺癌患者 2 年总生存率可达到 70%，疾病特异性生存率可达 83%，而传统放疗则仅为 53%和 67%。更大规模的回顾性研究肯定了上述前瞻性研究的结果，分析表明，局控率和总生存率与因时间阶段、研究中心不同造成的 SBRT 具体实施方法差异无关，而剂量升级是影响局控和生存较为显著的一个因素。BED(生物等效剂量)大于 100 Gy 是一个关键的剂量点。来自日本的 Onishi 等研究表明，BED 大于 106 Gy 组，3 年局控为 92.5%，远高于整体的 79.6%，3 年总生存率也从 47.1%上升至 62.2%。随后 3 年学者进一步增加病例后显示，BED 是否大于 100 Gy 仍然是一个显著影响局控和生存率的因素。Grills 和 Zhang 等获得了与上述类似的研究结果，Grills 的临床研究获得的 BED 分界数值是

105 Gy，而 Zhang 的荟萃分析表明，这个关键的分界值应该在 83.2～106 Gy。

SBRT 是否可以取代手术成为早期可手术 NSCLC 患者的标准治疗？数项研究提示在可手术的早期非小细胞肺癌患者中 SBRT 的疗效可与手术媲美，但缺乏临床随机对照研究的结果。其实已有三个随机临床研究试图直接比较两者的疗效。ROSEL，STAR 研究将 SBRT 与肺叶切除术比较，而 ACOSOG Z4099/RTOG 1021 研究比较 SBRT 与亚肺叶切除术疗效。但由于入组速率过低，这三个研究均未完成。因 STARS 和 ROSEL 两个研究入组条件接近，MD Anderson 肿瘤中心（MDACC）的 Chang（张玉蛟）等将其原始数据合并分析，发现 SBRT 组 1 年和 3 年的预计总生存率为 100％和 95％，超过手术组的 88％和 79％，两者在统计学上有显著差异。两组局部或区域复发、远处转移以及无复发生存均无显著差异。不良反应方面，手术组有 44％患者有 3～4 级治疗相关反应且有 6 例死亡，而 SBRT 组则仅有 10％的患者发生 3 级毒副反应且仅 1 例死亡。因此作者指出，SBRT 应该作为可手术的Ⅰ期 NSCLC 患者的治疗选择之一。此外，Palma 等的研究表明，在患有严重的慢性阻塞性肺病（chronic obstructive pulmonary disease，COPD）的患者中，SBRT 与手术相比较，尽管局控率都高于 89％、生存率相似（SBRT 组 1 年和 3 年的生存率分别为 79％～95％和 43％～70％，手术组分别为 45％～86％和 31％～66％），但 SBRT 治疗后的患者中，疗后平均 30 天的死亡率为 0，而术后患者则高达 10％。提示在患有慢性肺部疾病的可手术患者中，SBRT 可能较手术更有优势。

中央型肺癌是否比周围型肺癌的治疗风险大？21 世纪初，印第安纳大学在不可手术的非小细胞肺癌患者中开展了 SBRT 的Ⅰ期和Ⅱ期临床试验。在 T_1 期患者中，最大耐受剂量未达到，实施了 60 Gy/3 次的大分割照射；而在 T_2 期患者中，最终的剂量设为 66 Gy/3 次分割。该研究的 2 年局控率高达 95％，2 年总生存率为 54.7％。然而，在入组研究的 70 个患者中，共有 6 例治疗相关的死亡，其中 5 例是呼吸相关并发症。分析表明，中央型肿瘤（指肿瘤与气管、隆突、主支气管或叶支气管相距 2 cm 以内）患者毒性较高。该研究结果与其他多数临床数据类似，即在相同的剂量下，中央型肺癌比周围型肺癌存在更大的发生严重不良反应的风险。然而美国斯坦福大学最近一项回顾性研究分析了中央型和周围型非小细胞肺癌患者接受 50 Gy/4～5 次分割的 SBRT 照射后的结果，发现两组患者在总生存率、原发肿瘤控制和局部控制上均无显著统计学差异；在毒副反应方面，食管炎、肺炎、胸壁疼痛、出血、脊髓损伤和臂丛神经损伤等反应，两组无显著差异。该研究更进一步提出了“超中央型”肿瘤的概念，定义为直接长在气管或近端支气管树主干上的肿块，并根据其与气管的位置，细分为 Gen 0、1、2 三类，分析表明，超中央型肿瘤患者治疗效果和毒副作用与中央型和外周型肿瘤患者无统计学差异，提示在严格的质量控制下，SBRT 治疗中央型非小细胞肺癌不一定显著提高毒副作用和治疗相关死亡，有进一步深入研究的价值。Senthi 等的一篇系统回顾同意他们的观点。为了探讨中央型不可手术早期肺癌合适的 SBRT 实施方式（分割模式及最大耐受剂量），RTOG 开展了一项Ⅰ/Ⅱ期临床研究（RTOG 0813），已经完成入组。

对于周围型不可手术非小细胞肺癌的 SBRT 治疗，最佳的剂量分割是多少？RTOG 2036 研究称得上是其中里程碑式的研究。该研究采用 54 Gy/3 次的照射，3 年局控率达到 98％，总生存率达到 56％，无进展生存率为 48.3％，播散性复发率为 22.1％，而仅有 2 例发生局部未控。毒副作用轻微，3 级不良反应发生率为 12.7％，4 级为 3.6％，且无治疗相关性死亡。在第 56 期 ASTRO 年会上，Timmerman 等报道了该研究的更新结果，5 年中 55 例患者中仅有 4 例（7％）原发肿瘤未控，5 年的局部区域和远处复发率分别为 38％和 31％，不良反应则仅在原有报道基础上增加

2 例3/4 级不良反应的病例，而没有治疗相关死亡发生。该研究结果提示 SBRT 治疗周围型非小细胞肺癌 5 年疗效已经和肺叶切除术相近，而且不良反应小。由于放射性肺损伤的发生率相当低，相对于中央型 NSCLC 更为安全，目前有越来越多的研究建议在周围型早期非小细胞肺癌患者中进一步提高总的生物等效剂量，减少单次分割量甚至到单次。如在 RTOG 0915 研究中，94 例周围型Ⅰ期非小细胞肺癌患者，接受单次 34 Gy 或者 48 Gy(分 4 次照射)的 SBRT 治疗，经过中位 20.6 个月的随访，2 组患者的局部控制率均达到 97%。但也有研究指出，分割大可能导致不良反应发生率增大，克利夫兰医学中心的一项回顾性研究分析了用 50 Gy/5 次或60 Gy/3 次的 SBRT 治疗的 86 例非小细胞肺癌患者的研究结果，表明两组在生存率和局控率上无显著差异，而胸壁疼痛的发生率 60 Gy 组更高。

总体来说，SBRT 在不可手术的早期非小细胞肺癌患者中局控率基本在 80%以上，甚至在 90%以上，已经可以和手术媲美。中央型肺癌患者虽然不良反应发生率较高，但随着技术不断进步，相信会有更好的研究结果涌现。SBRT 在早期的 NSCLC 中体现了相当优秀的结果，那么是否可以在局部晚期的非小细胞肺癌中应用呢？研究表明，局部晚期非小细胞肺癌常规放疗的失败模式与早期非小细胞肺癌相似，原发肿瘤局部控制不良比率较高，而区域淋巴结复发发生率较低；密歇根大学的研究表明，尽管照射剂量达到 63～103 Gy，仍有高达 37%的局部未控，而斯隆凯瑟琳肿瘤中心的研究发现，传统放疗局部未控率可达 49%，区域淋巴结复发仅为 6%，提示局部累及野照射是可行的。事实上，已经有相当的研究表明，局部累及野照射后区域淋巴结未控率仅为 7%。此外，利用常规放射治疗技术提高放疗剂量往往导致较高的放疗不良反应，从而抵消了局控提高带来的生存率获益，如 RTOG 0617 研究，将 74 Gy 和 60 Gy 两个剂量组比较，发现 74 Gy组并未有总生存率的获益。因此，SBRT 技术很可能给局部晚期的非小细胞肺癌患者带来较大的获益，但这一假设需要更多的临床试验来证实。

另外，随着局部治疗在伴有寡转移的晚期 NSCLC 中的地位被逐渐确立，SBRT 在其中的使用也越来越受到重视。近年来放疗界对 SBRT 在转移性肺癌中的应用研究较多，而非小细胞肺癌是转移性肺癌的主要原发灶来源。Hof 等采用总剂量为 12～30 Gy 治疗了 61 例转移性肺癌患者，发现随访过程中没有出现新的转移灶患者的生存率明显提高。不良反应方面，尽管 70.4% 的患者出现病灶周围正常组织的改变，但并没有造成临床上较为显著的毒性。Rusthoven 等的一项Ⅰ/Ⅱ期临床研究使用剂量爬坡的方法，将剂量从 48 Gy/3 次逐渐提高至 60 Gy/3 次，共入组 63 例转移性肺癌患者，没有发现 4 级以上的毒副反应，3 级的不良反应发生率仅为 8%；1 年和 2 年的局控率分别为 100%和 96%，中位生存期为 19 个月。因此学者认为 SBRT 治疗转移性肺癌是安全而有效的。Milano 等发现，SBRT 治疗转移性单一肺部病灶的局部控制效果较好，2 年和 4 年的局控率分别为 77%和 73%，但在大肿块患者中局控显著变差。他们的另一项研究表明，经历了一次以上的 SBRT 治疗的转移性肺癌患者，其 2 年生存率可达到 65%，无疾病进展生存率为 54%；更重要的是，相对于仅接受了一次 SBRT 的患者而言，其无疾病进展生存率显著改善(中位时间为 28∶9 个月)，总生存率也有改善的倾向。Osti 等用 SBRT 治疗了 66 例转移灶个数在 5 个以下的转移性肺癌患者，59 个中央型肿块接受 23 Gy 的单次照射，54 个周围型肿块则使用 30 Gy 一次照射，1 年和 2 年的局控率分别为 89.1%和 82.1%，总生存率为 76.4%和 31.2%，肿瘤特异生存率则为 78.5%和 35.4%，无疾病进展生存率为 53.9%和 22%。中位生存时间为 12 个月，中位无疾病进展生存时间为 10 个月。总体上毒副作用发生率非常低，仅有 2 例出现 3 级肺炎。分析表明，23 Gy 组和 30 Gy 相比，1 年局控率无明显统计学差异，但高剂量组有提高局控的倾向。小体积肿瘤(<10 mm)者局控好,而接受 30 Gy 照射的小体积肿瘤患者局控最佳。

2.毒副作用

随着 SBRT 越来越广泛的使用,毒副作用越来越受到重视。常规放射治疗适用的剂量限值可能不再适合 SBRT 实践。因此,总结分析与 SBRT 毒副作用相关的因素,对安全实施 SBRT、选择合适的患者、照射剂量递增或递减的选择均有着重要意义。

Bishawi 等回顾性分析了 30 个部分患有 COPD 的 Ⅰ/Ⅱ 期非小细胞肺癌患者 SBRT 治疗(60 Gy/3 次)对一秒用力呼气容积(forced expiratory volume in one second,FEV1)和肺弥散功能(diffusion capacity for carbon monoxide of the lung,DLCO)的影响,并将非 COPD 患者和 COPD 患者作比较,发现 FEV1 在两组治疗前后均未受到显著影响,而 DLCO 在非 COPD 的患者中有改善,在 COPD 患者中无明显变化,提示 SBRT 对 COPD 患者肺功能影响较小。

很多研究提示,SBRT 治疗中央型肿瘤比周围型有着更高的不良反应发生率,印第安纳大学的研究表明,60~66 Gy/3 次照射后,中央型肺癌患者发生 3~5 级毒副反应的概率高于外周型肺癌患者 3 倍以上。Le 等研究中,25%的患者有晚期放疗反应,这部分患者均为中央型肿瘤患者。总体上看,62.5%的不良反应发生于这部分患者,且研究中发生的 3 个治疗相关死亡均发生于该部分患者内。SBRT 的不良反应还包括中央气道相关的反应,包括肺不张、气道狭窄、气道坏死和(或)瘘管形成等。Song 等报道了 9 例中央型肺癌患者接受 40~60 Gy/3~4 次照射后,8 例出现了部分或完全的支气管狭窄。更严重的气道晚期反应还包括支气管坏死和致命性的咯血等。食管也是常常发生治疗相关性毒副反应的器官之一,不良反应包括食管炎、食管狭窄、穿孔和食管气管瘘等。食管受到高剂量照射是最有意义的预测因子。但在 SBRT 实践中,即使物理剂量限制在安全范围内,也可能因生物学剂量超过这些剂量限制值,从而导致严重的食管不良反应。此外,同步化疗也可加重食管不良反应,原因可能与化疗导致食管损伤修复较慢有关。SBRT 治疗中央型肺癌还可能加重心血管,尤其是主动脉的不良反应。Evans 等做出了关于心血管反应的经典研究,他们分析了剂量与继发于主动脉损伤后的咯血、破裂,受照区域内的动脉瘤形成或主动脉夹层等不良反应的关系,发现 1 cm^3 主动脉体积受到总剂量≥120 Gy 组,其5 级心血管毒性为 25%,而小于 120 Gy 组则为 0%。其他的血管相关不良反应还包括咯血和肺出血。导致这些危险的因素包括肿块位于中央、病理类型为鳞癌、肿瘤空洞和支气管内累及。其中肿块位于中央是致命性咯血的重要因素,此外,使用 SBRT 再次对中央型肿瘤进行放疗也提高了咯血的危险。

放射性肺炎是一个限制胸部照射实施的主要因素。SBRT 后放射性肺炎发生率据报道在 0~29%。大于 3 级的放射性肺炎即使在肺功能受损的患者中发生率也不高,但也有高达 12% 的致死性放射性肺炎的报道。因此 SBRT 治疗前一定要对此进行仔细评估,预测放射性肺炎的一些指标包括肺平均剂量、V5 和 V20 等剂量学指标,也包括一些生物学指标如Ⅱ型肺泡细胞表面抗原(KL-6)和表面活性蛋白 D 等;患者本身的肺部疾病虽然与 SBRT 直接引起的放射性肺炎影响不大,但与总生存率相关,在治疗实践中值得注意。SBRT 其他的不良反应还包括自发性气胸和肺功能损伤,然而 SBRT 对肺功能的影响较为轻微,因此基线肺功能差不是 SBRT 的禁忌证。中央型肺癌 SBRT 治疗后还可能引起的一个较为罕见不良反应为迷走神经损伤,症状可表现为声音嘶哑。其诱发因素包括再程放疗、相邻组织疾病等。

在肿瘤位于中央区域外的其他部位的非小细胞肺癌患者治疗中,SBRT 引起的反应类型有所不同。如在周围型肺癌中可引起皮肤反应、肋骨骨折和慢性胸壁疼痛等损伤。如果肿瘤距离胸壁 2 cm 以上、距离皮肤 5 cm 以上,则这些反应发生率是非常低的。引起胸壁疼痛的机制至今未明,发生疼痛的器官或组织最有可能的是肋间神经和骨骼。就诊时年龄小、吸烟、肥胖和糖尿病等均可导致胸壁疼痛发生危险升高。此外,胸壁疼痛还部分与肋骨骨折有关。而在肺尖部的肿瘤中,SBRT 可能引起较为特殊的反应-臂丛神经损伤。Forquer 等的研究发现,臂丛受到 26 Gy/3～4 次照射时,2 年内臂丛神经损伤的危险性显著升高。这一剂量界限相当于 BED 为 100 Gy 或单次分割等效剂量为 15 Gy。张玉蛟等的研究发现,臂丛受到的最大剂量大于 35 Gy 以及 V30 大于 0.2 cm^3 时神经损伤的风险显著增加。

减轻 SBRT 的毒副作用的手段包括严格选择患者,严格的体位固定和使用呼吸门控等技术减少呼吸运动对放疗计划的影响,探索最合理的分割照射方式,使用更适合大分割照射的剂量限制指标以及提升治疗设备的性能等。

3.存在问题和前景

虽然 SBRT 的具体过程与 SRS 相类似,但 SBRT 治疗胸腔内肿瘤不可避免的靶器官移动,是颅内肿瘤 SRS 中所不曾遇到的。SBRT 要求放疗摆位精确、重复性和耐受性好,这对于非小细胞肺癌来说是一个很大的挑战。肺部呼吸运动导致了肿瘤靶区的运动,因此除了大体肿瘤体积(gross tumor volume,GTV)、临床靶区体积(clinical target volume,CTV)外,国际辐射单位及测量委员会(ICRU)提出了内靶区体积(internal target volume,ITV)的概念,定义为在患者坐标系中,由于呼吸或器官运动引起的 CTV 外边界运动的范围。因此确定运动靶区的 ITV,需要采用 4-D CT 模拟定位;而进一步确认运动的靶区是否在 TPS 设计的放射野剂量分布范围内则需要依靠影像引导下的放疗(image-guided radiotherapy,IGRT)来实现,后者通常是通过在线的锥形束 CT(cone beam CT,CBCT)另外完成。

此外,传统的放射治疗一般利用 LQ 模型(线性二次模型)来计算等效生物剂量(biological effective dose,BED),而无论是实验室还是临床试验的数据表明,LQ 模型适合 1～8 Gy 分次照射时的 BED 计算,SBRT 中单次剂量大于 8 Gy 时便无法准确计算。因此 SBRT 只能采用其他的模型如 MLQ 或 LQL 模型等。这些模型对大分割或传统分割照射均可良好预测肿瘤控制,但对正常组织损伤预测能力有限,此外,除了剂量本身外,患者机体对坏死肿瘤组织的免疫能力、高剂量照射激发的细胞信号传导通路复杂性等,均可能影响 SBRT 的疗效。因此,未来必然需要开发更适合 SBRT 的放射生物模型,才能更好地预测疗效,避免严重毒副作用。

虽然 SBRT 在早期肺癌中的应用在过去的 20 年中日趋成熟,但仍然处于发展阶段,需要更多的研究和数据来寻找最佳的(可以个体化的)分割方案、最合适的治疗后评价方法,以及最可靠的无创性诊断方法,使其可以更安全、有效地应用于越来越多的经 CT 筛查发现的肺部小结节。SABR 技术日趋成熟的同时,外科手术也在发展,尤其是在微创手术日益精湛的今天,手术仍然被广泛地认为是早期肺癌的最佳治疗方法,因此,SBRT 和手术的竞争仍然在继续。相信随着更多的新技术、新设备的出现,SBRT 能在非小细胞肺癌中发挥更大的作用。

(三)质子重离子治疗的应用

1.定义和特性

质子和重离子(统称粒子)都是微小的带电粒子,质子是指氢原子剥去电子后带有正电荷的粒子,而重离子则是指碳、氖、硅等原子量较大的原子失去一个或几个电子后的粒子。质子重离子放疗这一治疗技术的核心,简单说来,就是把质子和重离子加速到高能状态,形成射线,轰击肿瘤细胞。目前临床上最常用的重离子为碳离子，本章节中如无特殊说明，均将碳离子作为讨论对象。与光子线相比，质子、重离子射线有其放射物理学和放射生物学的优势。

首先，质子和重离子射线有共同的物理学优势。在射线入射人体后、射程结束前，由于粒子速度较快，对于周围的剂量沉积较少(即剂量较低)，而到射程末端由于粒子速度降低，能量瞬间释放，形成布拉格峰，之后迅速下降到零或接近零，到达类似于“定向爆破”的效果。人们在通过加速器将这些带电粒子加速的同时，赋予了其极高的能量，使之能够进入人体内深达 30 cm 处，能够满足几乎所有患者的临床需求。射程的长短取决于入射时粒子的能量高低，可以通过计算机系统精确控制，因此可以选在肿瘤病灶所在处“爆破”，从而最大限度地保护正常组织。布拉格峰这一光子所不具备的剂量分布特点有助于减少射线入射途径上肿瘤前、后方(尤其是后方)正常组织的剂量，同时也使粒子治疗只需要少量的射野(一般为 2～3 个，而光子多数需要 5～7 个)即可实现肿瘤区域剂量明显高于周围正常组织的目的，从而使正常组织受到低剂量照射的区域明显减小，或者使在不明显提高正常组织剂量时大幅度提高肿瘤剂量成为可能，进而达到提高肿瘤局部控制甚至延长生存的目的。粒子射线的第二个剂量分布特点是半影较窄。更窄的半影可以使照射靶区外的剂量更迅速地跌落，对于和肿瘤距离较近、但仍留有若干毫米空隙的关键器官或组织(如脊髓)来说，这几毫米的间隙可以使剂量迅速跌落到一个相对安全的区域，使正常组织得到更好的保护。

其次，粒子治疗尚有其放射生物学优势，主要体现在重离子上。质子射线属于低线性能量传递(linear energy transfer，LET)射线，相对生物效应(relative biological effect，RBE)与光子相当，约为光子的 1.1 倍；也有研究认为在布拉格峰末端，RBE 值可达到 2.05 左右，因此要避免布拉格峰末端落在重要的关键脏器(如脊髓)上。同时质子线的氧增强比(oxygen enhancement ratio，OER)为 2.5～3.0，与 X 线无显著区别。碳离子则属于高 LET 射线，布拉格峰的 RBE 在 2.0～3.5，明显高于光子。更妙之处在于碳离子 Bragg 峰之前入射区域的 RBE 并无明显升高，因此可进一步加大正常组织和肿瘤之间的生物剂量的差别；而且碳离子线两者间 RBE 值的比值在众多重离子中最高，因此目前重离子治疗大多以碳离子为基础。同时碳离子射线的氧增强比低，即碳离子对乏氧细胞杀伤能力较强，肿瘤细胞是否处于乏氧状态对其放射敏感性影响不大，可更好地杀灭伴有乏氧的肿瘤。

作为放疗技术的一种，采用质子重离子治疗肿瘤患者可以追溯到大约 20 世纪 50 年代，但其真正发展起来还是在最近约 20 年的时间，相对于光子治疗而言仍是一种非常新、仅少数放疗中心在使用的技术。目前质子治疗患者数在全世界累计约为 11 万例，而重离子治疗患者数约为 1.5 万例。相对于历史更久远和病例数更庞大的光子治疗而言，质子重离子治疗设备精密、对精确度要求高、治疗步骤相对复杂，可以说刚刚进入发展阶段。非小细胞肺癌光子放疗的效果仍然不能令人满意，局部晚期的 NSCLC 更是经常因为肺、心脏、脊髓等周围正常组织器官的剂量限制因素而影响肿瘤剂量的给予。质子重离子出色的放射物理学特性，可以为几乎所有接受放疗的肺癌患者带来正常组织受量降低的好处，避免因不能给予根治剂量的放疗或者过重的放疗反应而降低疗效；而碳离子的放射生物学优势尚有可能带来更多疗效上的获益。因此在粒子治疗的发展中，非小细胞肺癌一直是其中比较重要的一部分。

此外，目前国际上的粒子治疗设备大致可以分为两类：被动散射系统和动态扫描系统。被动散射系统相对简单，安全性高，治疗过程也较为稳定。缺点是粒子利用效率较低，次级中子引起全身散射剂量较高，诱发第二原发肿瘤概率相对增高。而动态扫描系统可以通过磁铁将布拉格峰的深度根据肿瘤形状进行调整,适形度更高,可做调强治疗。其缺点是设备复杂,治疗时间较长,靶区的运动将对剂量分布产生更大影响,因此对肿瘤的运动控制和摆位重复性提出了更高要求。虽然目前的粒子治疗设备在数量上以被动散射系统为主,但动态扫描系统必是将来的趋势所向。

由于质子重离子射线相对放射生物效应的差别,直接使用其物理剂量会在临床上与传统光子剂量比较时产生不便,因此目前国际上采用生物等效剂量 GyE(Gy equivalent),或者相对生物效应剂量(Gy RBE)作为质子重离子射线的剂量单位,表示和光子放疗相当的放射生物效应,以便直接和光子的剂量做对比。本文中均统一使用 GyE。

2.肺癌的质子放疗

(1)剂量学研究结果。自放射治疗计划系统(treatment planning system,TPS)广泛使用于肿瘤放射治疗后,质子与光子照射对照研究的相当一部分是在治疗计划系统上用电脑计算完成的,即剂量学研究。借此研究者在治疗前就可以很直观地预判肿瘤周围的正常组织在放疗中将会接受的照射剂量和范围,对比不同计划的优劣。

在不可手术的早期非小细胞肺癌患者中,SBRT 已经因其低毒(放疗相关的不良反应率低)、高效(照射次数少但疗效堪比手术切除)的特点而成为标准治疗方法。和 SBRT 相比,质子射线放疗可以进一步减少正常组织的受量。Hoppe 等比较 SBRT 放疗计划和质子被动散射计划后发现,给予 PTV 的剂量两者无显著差异,但质子放疗计划对肺、心脏、脊髓、气管、食管等多脏器的保护显著提高,且越是低剂量的区域体积下降得越明显。Kadoya 等也做了相似的剂量学比较,在肺和心脏中都发现了类似的结果和趋势。

Mayo 医学中心,比较了光子 SBRT、质子的被动散射和动态扫描 3 种方式的放疗计划在中央型早期非小细胞肺癌患者中的差别,发现质子放疗计划可以较光子达到 PTV(计划靶区体积)剂量分布更为均匀的结果,而质子的动态扫描相较于被动散射计划而言,可以进一步优化 PTV 内的最高剂量、V30(接受大于等于 30 GyE 放疗剂量的体积百分比)和距离 PTV 外 2 cm 任一部位的剂量和 PTV 内的最低剂量,也就是降低前三者而提高后者。来自 M.D.Anderson 肿瘤中心(M.D.Anderson Cancer Center,MDACC)的 Register 等也做了这 3 种计划间的比较。他们采取的方法是在对放疗计划设置了严格的剂量限制后,给 15 个患者用三种方式各做一次放疗计划,发现 SBRT 仅有 6 个计划达到之前设定的标准,而质子的被动散射和动态扫描计划分别有 12 和 14 个计划满足要求。

但也有剂量学研究提出要注意组织对质子的阻止本领的不确定性在放疗计划设计中的重要性。来自麻省总院的 Seco 等的研究同样支持"质子的 SBRT 放疗可以降低正常组织的低剂量照射范围(如肺的 V5、食管的最高剂量等)"的结论。但他们同时发现接受 95%及以上处方剂量的范围,质子计划要大于光子计划($46.5\ cm^3 : 33.5\ cm^3$,$P=0.009$);对于靠近胸壁的肿块,胸壁接受大于等于 30 Gy 剂量照射的范围质子计划大于光子,P 值接近有统计学意义(0.06)。

非小细胞肺癌的术后放疗,在过去的研究中被认为有可能对患者的生存有不利影响,即使其局部控制有所提高,推测其原因可能是较大范围的放疗损伤了放射部位的正常组织器官。质子放疗是否可以降低正常组织的照射从而减弱这种影响呢?来自西雅图癌症治疗联盟质子中心的研究者对 50.4 Gy/28 次的术后放疗进行了光子和质子的剂量学比较研究,他们发现被动散射质子放疗计划,相比于光子放疗,可以降低肺 V5 的容积,但是增加了肺 V20、V30 和心脏、食管的 V40 的容积;而动态扫描技术,无论和光子还是质子的被动散射技术相比,都可以显著降低肺的平均剂量、和V5、V10、V20及V30的容积百分比，以及心脏的平均剂量和V40容积百分比。

局部晚期非小细胞肺癌占首诊的肺癌患者的30%～50%，其标准治疗是同期放化疗，其中广泛使用的放疗是三维适形照射(3D-CRT)和调强照射(IMRT)，但疗效仍然不能令人满意。究其原因，可能是同期放化疗的毒性限制了肿瘤剂量的进一步提高。早在2006年，M.D.Anderson肿瘤中心张玉蛟的团队就比较了光子的3D-CRT、IMRT和质子的被动散射放疗计划间的差异。研究表明，质子放疗计划的肺、心脏、食管和脊髓等危及器官受量均显著低于光子放疗计划；即使将质子放疗靶区总剂量推高至74 GyE、而光子计划总剂量仍保持在66 Gy，质子放疗在危及器官中的剂量仍然处于较低的水平。此后该中心就设计并实施了用74 GyE/37次质子射线照射Ⅲ期NSCLC患者的临床试验。Roelofs等利用质子线照射了25例ⅠA～ⅢB期的非小细胞肺癌患者(其中20例为ⅡB～ⅢB期患者)，获得了与MDACC相仿的结果。即与三维适形和调强照射相比，即使剂量提高至70 Gy，质子照射也显著降低了危及器官如肺、食管、脊髓和心脏等的剂量；而在肺部剂量分布中，质子照射显著降低了全肺的平均剂量和V5的百分容积。Nichols等的研究也发现，质子放疗相对于光子照射能降低约30%的肺V20容积百分比。

(2)临床研究结果。在早期肺癌中的应用。如前所述，质子放疗计划在早期、局部中晚期、和术后放疗的患者中均显示了剂量分布优势，尤其是主动扫描技术，那么在实际临床应用中表现如何呢？和SBRT一样，质子线治疗可能在早期非小细胞肺癌中可达到和手术类似的结果。Loma Linda大学医学中心的Bush等是最早开始质子线治疗早期非小细胞肺癌的团队，他们于2004年报告了68例Ⅰ期非小细胞肺癌患者的治疗结果，采用51或60 GyE/10次的分割剂量，3年无病生存率为72%。来自日本筑波的Hata等采用了类似的50或60 GyE/10次分割放疗，21例Ⅰ期非小细胞肺癌质子治疗的2年局控率高达95%，2年总生存率为74%。Loma Linda团队在后期将剂量提高到了70 GyE/10次，并在2013年更新了他们的研究结果报道，4年总生存在3个剂量组分别为18%、32%和51%。来自日本国立放射线综合研究所(NIRS)医院的Nihei等在2006年报道了他们用质子线治疗37例Ⅰ期非小细胞肺癌的结果。总剂量为80～88 GyE，分割剂量为3.5～4.9 GyE，局部控制率达92.6%，2年的无疾病进展生存率和总生存率分别为80%和84%。

和光子SBRT相仿，在早期肺癌的质子放疗中，剂量越高则局部控制机会越大、生存越佳。鉴于质子放疗轻微的毒副作用发生率，质子治疗有希望进一步提升肿瘤剂量从而继续提高治疗效果，尤其在周围型肺癌中。但基于光子SBRT获得的经验，中央型病灶较周围型病灶发生放射性肺炎等毒副反应的风险可能增大，在质子放疗中不少研究者都对中央型肺癌采取了比较保守的剂量分割方式，比如增加照射的次数、或者降低肿瘤的剂量。日本兵库的Nakayama等用质子线治疗55例不可手术的Ⅰ期非小细胞肺癌患者，周围型肿块者使用剂量为66 GyE/10次，而中央型肿块者72.6 GyE/22次，BED分别为110 GyE和97 GyE。2年的总生存率、无疾病进展生存率和局控率分别为97.8%、88.7%和97%。其中2例(3.6%)出现肺功能下降，2例出现3级肺炎。在这个研究中，周围型和中央型肿块两组间的局部复发无显著差异。筑波的Kanemoto等也对Ⅰ期NSCLC患者作了类似分割方法的质子线放射，即针对周围型肿块使用剂量为66 GyE/10～12次，而中央型肿块为72.6 GyE/22次。结果显示，3年总生存率和局控率分别为76.7%和81.8%；在随访31个月后，周围型肿块患者的局控率为88.4%，显著高于中央型肿块患者的63.9%($P=0.017$)。单因素分析显示，肿瘤剂量可能是影响局部控制和肿瘤控制(即未发生局部和远处)的因素(P分别为0.026和0.01)。Bush等的研究同样证实随着剂量的升高(自

51 GyE、60 GyE 到70 GyE)，患者的局部控制率和生存率逐渐升高，差别具有统计学意义。

肿瘤大小对质子治疗的影响尚不清楚。Bush 等研究指出，局控率在 T 分期不同的患者中有显著差异，T_1 和 T_2 的患者分别是 87%和 49%($P=0.03$)。Nihei 等的研究则显示在 19 例ⅠB 期患者中，2 例发生局部进展，8 例出现淋巴结或远处转移，提示 T_2 的患者更容易发生局部进展或转移。Kanemoto 等的研究中发生局部复发的患者其中位肿瘤直径为30 mm(16～42 mm)，而未发生局部复发患者为 22 mm(10～48 mm)，单因素分析未达到统计学意义($P=0.11$)；但肿瘤大小仍然可能对肿瘤控制产生影响(控制和未控制患者的中位肿瘤直径分别为30 mm和 21 mm，$P=0.02$)。但在筑波的 Nakayama 等在2010 年发表的研究显示 T_1 和 T_2 的患者在 2 年总生存率和疾病特异生存率上的差异并无统计学意义($P=0.87$)。Iwata 等的研究也显示ⅠA 和ⅠB 期患者的总生存率、局部控制率、和无病生存率等均无统计学意义的差别。

采用 50 或 60 GyE/10 次分割剂量质子放疗的 Bush 等和 Hata 等的研究均没有发生 3 级以上的毒副反应。Nihei 等研究报告了 37 例患者中 3 例(8%)发生了 3 级的放射性肺损伤，其中发生 2～3 级肺损伤的 6 例患者中 5 例为ⅠB 期。Iwata 等的研究观察到 57 例患者中 1 例(1.7%)发生了 3 级放射性肺损伤，3 例(5.3%)出现症状性的皮肤反应。纳入 Nakayama 等研究的 55 例患者中，2 例患者因为在52.8 GyE/8 次放疗后出现 2 或者 3 级放射性肺损伤而停止治疗；共观察到 2 例 3 级放射性肺炎，1 例肋骨骨折。Bush 等报道了在所有患者(111 例)中，没有出现需要激素治疗或者住院治疗的肺损伤；肋骨骨折发生率也仅为 4%。值得注意的是，若在质子治疗中仅使用单野照射，将有很大的机会使其肋骨处于70%～100%的处方剂量区域，可以使肋骨骨折的发生率明显提高，如 Iwata 等报道大于 2 级的肋骨骨折发生率为 14%～27%。

MDACC 的张玉蛟等研究者报道的 18 例 T1～3N0M0 肺癌患者接受 87.5 GyE/35 次质子放疗的结果显示，最常见的不良反应为皮炎(2 度 67%，3 度 17%)，其次为 2 度的乏力(44%)、2 度放射性肺炎(11%)、2 度食管炎和胸痛(均为 6%)。尤为难得的是，该研究和另外一个 Gomez 等的研究基于 MDACC 在光子和质子治疗肺癌上的经验给出了质子 2.5 GyE/次和 4 GyE/次分割照射的正常组织剂量限制的建议，在尚无明确相关方面指导意见的今天，对各地新建质子治疗中心开展胸部肿瘤的质子放疗极具借鉴意义。

总体来说，早期非小细胞肺癌的质子治疗不良反应较低，≥2 级的急性、晚期毒副反应率在基本在 10%以内，大于等于 3 级的毒副反应率则多在 5%以内。

在局部晚期非小细胞肺癌中的应用。晚期非小细胞肺癌治疗中，同期放化疗已经是公认的标准治疗手段，但带来的是毒副作用的明显增加，以及仍然不够理想的治疗效果。同期放化疗中的放疗标准剂量为 60～70 Gy，人们试图通过提高其中放疗的剂量进一步提高同期放化疗的疗效。但 RTOG 0617 研究发现提高光子放疗剂量到 74 Gy 未能带来总生存的获益，甚至可能带来伤害。利用质子的放射物理学和剂量学优势有望抵消部分同期化疗带来的损伤，从而带给患者更多希望。MDACC 的张玉蛟团队进行了一项Ⅱ期临床研究，给予Ⅲ期非小细胞肺癌74 GyE/37 次质子射线照射并同步每周方案化疗。结果显示 PTV 内局部复发率为 13.3%，淋巴结转移和远处转移率分别为 13.3%和 20%，治疗未控(局部复发和远处转移)发生率为16.7%。没有一例患者出现 4～5 级放疗相关的毒副反应，质子放疗相关 3 级毒性反应中最常见的为皮肤反应和食管炎(均为 13.3%)，肺炎的发生率为 2.2%。学者认为，联合化疗后，提高了局控效果并降低了毒副作用，且这一研究结果与 MDACC 以往的调强放射治疗相比，显著降低了不良反应，尤其是肺炎和食管炎。

对于不适合使用化疗的患者，日本筑波的 Nakayama 等分析了 35 例Ⅱ和Ⅲ期非小细胞肺癌用单纯质子放疗的结果，其中Ⅱ期患者 5 例。照射中位剂量为 78.3 GyE，肺内病灶、区域淋巴结复发率分别为 11.4%和 35%，远处转移发生率 20%。1 年和 2 年的总生存率分别为 82%和 59%，2 年的无进展生存为 29%。没有发现 3 级及以上的毒副反应。Oshiro 等 2012 年发表了 57 例Ⅲ期非小细胞肺癌患者单纯质子线照射的结果，中位剂量 74 GyE。其中 14 位患者使用了诱导化疗，但肿瘤无明显缩小。研究结果显示中位随访 16.2 个月，中位生存率 21.3 个月，1 年及 2 年的局控率为 79%和 64%，1 年及 2 年的总生存和无进展生存分别为 65.5%、39%和 36%、25%。仅有 3 例(5.3%)患者发生 3 级及以上肺毒性反应，其中 2 位治疗前已有肺炎存在。这些研究证实，较高剂量的质子线照射联合或不联合同步化疗，患者耐受性较好，因此该治疗方式有望在Ⅲ期非小细胞肺癌的治疗中获得更好的应用。

但由于局部晚期非小细胞肺癌原发灶较大，质子放疗期间肿块形状变化可能较为明显，因此需要在治疗期间根据肿瘤变化情况缩野照射。Oshiro 等的研究中，常规每周复查胸部 CT，44 例Ⅲ期肺癌患者中，因为放疗后的肿瘤缩小所有患者均需缩野，其中 32 例(73%)为 1 次缩野、11 例(25%)为 2 次缩野，1 例(2%)患者甚至进行了 3 次缩野。Koay 等的研究也证实了在大肿块患者需要进行缩野照射，且缩野可以改善食管和脊髓的剂量分布。

上述这些研究虽然提示质子照射局控率高、不良反应小，但由于入组病例较少，且均为回顾性研究，尚且需要进一步大样本的临床研究结果来证实。

3.肺癌的碳离子放疗

碳离子在肺癌治疗中尚未普遍应用，现有报道均集中在早期非小细胞肺癌的治疗上，而且均为日本两个较大的重离子治疗中心即千叶的 NIRS 和兵库的 HIBMC 所发表。两个中心均在治疗中使用呼吸门控技术以减少呼吸运动，不同的是 NIRS 使用垂直和水平两个方向照射，而 HIBMC 除了垂直和水平外，还有一个 45°的斜野。NIRS 的 Miyamoto 等曾用快中子治疗肺癌，作为高 LET 射线的一种，其研究结果对学者后续开展碳离子在肺癌中的治疗具参考意义。在一项临床Ⅰ/Ⅱ期研究中，起初使用碳离子线剂量为 59.4 GyE/18 次分割方式，后逐渐以 10%的速率增加到 95.4 GyE/18 次。确认安全性后，他们将分割次数减少至 9 次，总剂量从68.4 GyE以 5%的速率递增至 79.2 GyE。18 次分割和 9 次分割照射的 5 年局控率分别为 64%和 84%。分割次数减少似乎提高了局控率；但 79.2 GyE 组中，2/3 的患者发生了 2 级放射性肺炎。于是学者将总剂量降低至 72 GyE 进行了进一步的Ⅱ期临床研究。Ⅱ期研究入组了 50 名患者，5 年局控率高达 94.7%，总生存率和疾病特异生存率分别为 50%和 75.7%，没有发现 3 级及以上的放射性肺炎。进一步分析发现，ⅠA 期患者的总生存率和疾病特异生存率分别为 55.2%和89.4%，显著高于ⅠB 期患者的 42.9%和 55.1%。受到这一结果鼓舞，他们又进行了另一项Ⅱ期临床研究，将分割次数进一步减少为 4 次，一周内完成治疗。该研究入组了 79 例患者，ⅠA 期总剂量设定为 52.8 Gy/4 次，ⅠB 期为 60 Gy/4 次，5 年局控率为 90%，总生存率为 45%；没有观察到 3 级或以上的不良反应。尽管入组患者年龄偏高，治疗效果仍能与手术媲美且没有产生放疗相关的严重毒副作用。此后，研究者进一步将分割次数减少至 1 次，实现了真正意义上的“碳离子刀”治疗。Takahashi 等最新发表的研究中，接受了单次 36～50 GyE碳离子射线照射的 151 名患者，5 年局控率和总生存率分别为 79.2%和 55.1%，T1 和 T2 患者 5 年局控率达到了 83.6%和 72.2%；没有发现 2 级及以上的毒副反应。

上述研究结果显示 NIRS 的研究者们在逐渐减少碳离子的照射次数。从表中可见随着放疗次数的减少，尤其是减少到单次放疗，肿瘤的局控率有所下降，但总生存和疾病特异生存率仍然维持在相似的水平。

受到碳离子治疗早期肺癌毒副作用轻微的鼓励，Sugane 等进一步开展了 28 名年龄大于 80 岁的Ⅰ期非小细胞肺癌患者碳离子治疗临床研究，照射方法为 52.8～72 GyE/4～9 次。这批患者中有 16 例因肺功能不佳而无法手术，另外有 7 例因高龄和一般情况差，不适合手术治疗。因此，除了关注疗效外，研究者还着重关注了治疗后的生活质量。5 年局控率和总生存率分别为 95.8%和 30.7%的同时，没有观察到 3 级或以上的不良反应，没有患者需要家庭氧疗，生活质量也未发生明显的下降。

日本兵库县的 HIBMC 研究结果受到设备的影响，2003－2005 年间仅能用质子治疗，2005 年4 月后才使用碳离子治疗患者。因此该中心的习惯是每一个患者均准备质子和重离子两份计划，并选择其中更适合患者的那份治疗计划。Iwata 等参考 NIRS 的方法，用 52.8 GyE/4 次的方法治疗 23 例Ⅰ期非小细胞肺癌患者，2010 年报道 3 年局控率和总生存率均为 86%，没有发现 3 级及以上的毒副反应。

综上所述，用大分割碳离子射线治疗Ⅰ期小细胞肺癌，毒副作用轻微而疗效尚可，可以考虑进一步扩大研究样本量以获取更多有用的信息供分析。

4.粒子线治疗展望

关于粒子治疗和光子的比较中，对于粒子治疗所具备的明显优越的放射物理学和生物学特性，临床是否可以观察到确实的收益被广泛关注。然而目前发表的研究还没能给出肯定的答复，原因可能在于目前的粒子放疗研究多数为小样本回顾性研究，尚没有粒子治疗和光子治疗前瞻性对比的研究，随访时间也相对较短。

一项荟萃分析比较了光子传统放疗、光子 SBRT 放疗、质子放疗和碳离子放疗在非小细胞肺癌中的疗效。2 年的生存率分别为 53%、73%、61%和 74%，5 年的生存率则分别为 19%、42%、40%和 42%。统计分析表明传统光子放疗的生存率显著劣于其他三种治疗方式，而光子 SBRT、质子放疗和碳离子放疗间无显著差异。

Iwata 等假设在原发肿块较大(T_2 期)的患者中粒子线照射要优于光子 SBRT 技术，有针对性地研究了粒子射线对 3 cm 以上肿块的治疗效果，发表于 2013 年。研究者们采用质子和碳离子技术治疗了 70 例 T2 期非小细胞肺癌患者(其中 27 例为 52.8～68.4 GyE/4～10 次分割的碳离子射线治疗)，4 年的局控率和总生存率达到 75%和 58%，4 年的局部复发率仅 17%，且 T2a 组和 T2b 组患者间无显著性差异。相较于 T2 患者 SBRT 放疗的疗效，该结果值得期待。仅有的2 例出现 3 级放射性肺炎的患者，肿块均大于5 cm且患有特发性肺部纤维化，呼吸功能差。因此学者认为，粒子射线治疗 T2N0M0 的非小细胞肺癌患者耐受性非常好。

关于质子和碳离子射线放疗的差异，也有学者进行了回顾性分析。Fujii 等最近的研究中用碳离子射线 52.8～70.2 GyE/4～26 次的分割剂量照射 41 例患者，3 年局控率和总生存率分别为 78%和 76%；将该结果与之前的质子治疗结果进行回顾性分析，未发现显著性差异。Iwata 等 2010 年发表的研究也对质子和碳离子射线的治疗效果做了对比研究，结果同样是无明显统计学差异。其中 Iwata 等进一步报道了 cT2a 和 cT2b 的患者长期随访结果，发现 4 年局控率为 75%；统计学分析，cT2a 和 cT2b 组间治疗效果无明显差异。

综上所述，对于Ⅰ期非小细胞肺癌，光子 SBRT 技术、质子和碳离子治疗的疗效无明显差别，但各项对比研究目前还都局限于小样本的回顾性分析，且各组所采用的剂量分割方式并不相同，随访时间亦不够长，因此目前得出粒子治疗不能优于SBRT、或碳离子与质子孰优孰劣的结论还为时过早。而对于Ⅲ期肺癌患者而言，目前的研究已经显示出质子治疗在降低毒副作用从而提高肿瘤剂量和局控率、进而提高生存的可能。因此粒子治疗可能在淋巴结转移范围较广、大肿块（或伴坏死）、高龄、心肺功能差，或者距离重要器官（如脊髓）较近的非小细胞肺癌患者中更能显示出其优势，但需要临床进一步的研究证实。

尽管粒子线因其良好的物理学特性及生物学效应有望给肿瘤放疗带来新的希望，但目前的研究结果并未显示其疗效能够达到预期。因此，发掘粒子线在物理学和生物学上的优势，进而设法将这些优势转化为患者生存的提高，以及选择出有粒子治疗潜在优势的患者群进行个体化粒子放疗是未来粒子线治疗进一步研究的方向。剂量学研究证明，粒子线相较于光子SBRT，物理剂量分布更理想；而基础生物学研究表明，碳离子线除了更高的相对生物效应、和更低的氧增强比等放射生物学优势外，还具有抑制肿瘤细胞远处转移的能力，该特性值得在临床中进一步观察。此外，大分割照射较常规分割照射的劣势之一是失去了肿瘤再氧合和细胞周期再分布的机会；然而，碳离子照射疗效受细胞的氧合状态、细胞周期分布等因素影响相对小，且已有研究表明50 GyE的单次碳离子放疗并未带来显著毒副反应，而减少分割可以为患者带去更舒适的治疗体验、并降低医疗相关费用，故碳离子的大分割照射值得进一步研究。另外，粒子线照射联合化疗等药物治疗报道甚少，NIRS在头颈部肿瘤和腹腔肿瘤中碳离子线照射同步化疗的临床经验表明其反应较光子线同步化疗反应轻微，同步化疗的耐受性较好。相信将来粒子线联合各种药物，包括化疗药物、靶向药物甚至免疫治疗药物的综合治疗会成为新的研究趋势。

（王文君）

第三节　小细胞肺癌

肺癌是原发于支气管和肺的恶性肿瘤的统称，小细胞肺癌（small cell lung cancer，SCLC）是其中的一个特殊类型。经过几十年的研究和临床实践，多数学者认识到SCLC和其他类型的肺癌在组织发生、临床特点、对治疗的反应和治疗策略等很多方面都有一定差异。人们逐渐认识到发生于支气管带纤毛假复层柱状上皮的肿瘤是腺癌或肺泡癌；在长期各种刺激作用下支气管上皮化生后癌变成鳞状细胞癌；而SCLC则是发生于神经内分泌细胞恶变。因此，在临床可以发生于各个年龄，临床表现上常常可以伴有神经内分泌综合征，发展相对较快，容易通过淋巴和血行播散，尤其是颅内。但在另一方面，SCLC对化放疗敏感，处理适当在一定病期可得治愈。

一、小细胞肺癌的病因学

据报道，2008年全球肺癌发病人数为161万人，死亡人数为138万人，其发病率和死亡率分别占所有恶性肿瘤的12.7％和18.2％，高居恶性肿瘤之首小细胞肺癌是继腺癌、鳞癌之后第三大常见的肺癌类型。世界范围内的统计数据显示小细胞肺癌约占每年新发肺癌病例数的15％和肺癌死亡人数的25％。由于欧美国家控烟行动的有效开展，小细胞肺癌的总体发病率由17.26％（1986）降至12.95％（2002），然而女性发病率由28％（1973）上升至50％（2002）。2012年，世界范围内小细胞肺癌年发病人数约为20万。局限期小细胞肺癌5年生存率由4.9％（1973）升高至

10%(2002),然而小细胞肺癌患者总体5年生存率仅为5%。和其他肿瘤相似,小细胞肺癌的发生既与环境因素相关,又与个人因素相关。环境因素是导致小细胞肺癌发生的始动因素,个人因素则决定了肿瘤的易感性。引起小细胞肺癌发生的最重要环境因素是吸烟,包括主动吸烟和被动吸烟;其次包括环境污染和职业因素。个人的因素包括遗传因素等。

(一)环境因素

1.吸烟因素

(1)主动吸烟:长达半个世纪、数据最充分的综合研究资料(包括实验和流行病学调查)证明吸烟是Ⅰ类致癌物,可导致多种癌症发生,尤其在小细胞肺癌和非小细胞鳞状细胞癌中,吸烟是最重要的诱因。2010年,来自英国剑桥大学韦尔科姆基金会桑格学院的研究人员对一位小细胞肺癌患者骨转移灶进行了基因组测序,希望能从中发现与吸烟有关的突变。结果显示:该患者基因序列的突变与烟草的烟雾里所存在的超过60个致癌基因所导致的基因突变类型相符合,说明小细胞肺癌是一种典型的吸烟导致的癌症。吸烟对男、女性小细胞肺癌的相对危险度分别为7.4和7.9。小细胞肺癌患者中90%以上的人有吸烟史。美国每年小细胞肺癌新发病例数超过3万,几乎所有患者均为吸烟者,而且都是重度吸烟者。流行病学资料显示吸烟者肺癌发生率和死亡率是非吸烟者的5~10倍(循证医学2012年4月)。组织学研究结果显示吸烟者相比从不吸烟者,同时存在支气管黏膜上皮纤毛丢失、基底上皮增生和细胞核异常。重度吸烟者的支气管切片,93%可见细胞异常,戒烟5年后细胞异常下降到6%,而不吸烟者仅为1.2%。

国际癌症研究机构(International Agency for Research on Cancer,IARC)认为烟草为人类明确的致癌物,没有安全烟,不论使用方法如何,对人类均有致癌性(IARC,2002)。吸烟对小细胞肺癌危险度的影响与吸烟指数(每天吸烟的数量×吸烟持续的时间)相关,此外也与开始吸烟的年龄,香烟的类型和吸入的深度(深吸入肺或口腔过堂烟)相关。平均吸烟的支数和吸烟的年数越多,吸烟开始年龄越早,使用无滤嘴烟越多,罹患肺癌的危险度越高。尽管吸雪茄和吸烟斗者(多使用空气风干的低糖烟叶)相比吸卷烟者(多用烘烤的高糖烟叶)罹患肺癌的风险下降,但相比不吸烟者,该人群患肺癌的危险也有增加,且与吸烟指数成正比。40岁以内的年轻吸烟者,细小支气管早期就出现病理变化,在邻近的细小支气管和肺泡壁见群集的有棕色颗粒的巨噬细胞团、水肿、纤维化和上皮增生等呼吸性细支气管炎特征。

英国著名学者Doll随访50年的研究结果显示,在男性吸烟者中,持续吸烟、50岁时戒烟、30岁时戒烟者,75岁死于肺癌的累计风险分别为16%,6%和2%,而从不吸烟者75岁时死于肺癌的累计风险仅为2%。临床确诊的肺癌病例中,每天吸烟20支以上且时间长达30年者,患肺癌的概率达到80%。戒烟后肺癌危险度下降,戒烟5年后,多数癌症发生相对危险明显降低。戒烟10年后,患肺癌的危险度是未戒烟者的50%。戒烟可有效降低癌的发生,但吸烟者即使戒烟10年以上癌症发生率仍稍高于非吸烟者。戒烟可使支气管上皮恢复正常,平均需要13年,此时其患肺癌的危险度与不吸烟者相同。Doll及Pike(1972)对英国医师的前瞻性调查表明,12年间肺癌死亡率下降25%,其中医师中吸烟人数下降50%,故戒烟确实能使肺癌发病率下降。Chen等报道小细胞肺癌患者确诊时开始戒烟者比不戒烟者或晚戒烟者的生活质量有所改善,食欲降低的患者比率下降(43% *vs.* 58%)。

据上海和沈阳两地20世纪80年代中期全人群肺癌病例对照研究资料,上海市区男性和女性小细胞肺癌比例分别为9.3%和6.3%,沈阳男性和女性小细胞肺癌比例分别为14.5%和17.2%。欧美等发达国家由于开展了全面的禁烟运动,因此肺癌所导致的死亡比例大幅度下调。

自70年代以来，英国35～54岁男性肺癌死亡率已减少一半。在发展中国家，青少年吸烟人数增加，初次吸烟年龄降低，且女性吸烟人数也在增加。以往研究证实，男性小细胞肺癌发病率高于女性，2013年美国国立综合癌症网络（National Comprehensive Cancer Network，NCCN）报道，美国人群男性和女性小细胞肺癌发病率为1∶1，女性发病率有上升趋势。

（2）被动吸烟：随着吸烟人群的增加，被动吸烟的人群也在扩大，被动吸烟致癌风险比主动吸烟致癌风险高2～40倍。香烟燃烧时释放的侧流烟雾中含有Ⅰ类和ⅡA类致癌物，导致环境性烟草暴露（"二手烟"）者患小细胞肺癌危险度增高。丈夫吸烟的妻子患肺癌的危险度是丈夫不吸烟妻子的1.3倍。Wolfson预防医学研究所提供证据，和吸烟者生活与和不吸烟者生活其患肺癌的危险度要高出24%。肺癌家族集聚性研究将吸烟导致肺癌的患者的非吸烟亲属与不吸烟者的非吸烟亲属比较，按性别，年龄和种族配对比较后发现，肺癌患者的非吸烟亲属的肺癌发病率和死亡率均显著升高。我国上海市区曾进行的一项病理对照研究，发现与吸烟丈夫共同生活的非吸烟妇女，其肺癌相对危险度随共同生活年数的增加而上升，共同生活40年及以上者与共同生活20年以下者比较，相对危险度大于1.7。

（3）吸烟的致癌机制：香烟燃烧的烟雾中含有1 200多种物质，其中致癌物有69种，存在主流烟雾中的2-萘胺、4-联苯胺、苯、氯乙烯、氧化乙烯、砷、铍、镍化合物、铬、镉和钋-210已被国际癌症研究中心确认为人类Ⅰ类致癌物。烟草的烟雾中含有多种致癌性亚硝胺，且支流烟比主流烟中亚硝胺含量高10～40倍。多种致癌物质的存在，使吸烟导致的肺癌发生机制极其复杂。当苯并芘进入人体后，经代谢形成BPDE，通常与细胞DNA中碱基结合，形成BPDE-DNA加合物。此加合物会引起DNA碱基的突变，从而可能引起癌基因的启动。流行病学调查显示吸烟组与非吸烟组相比，多环芳烃-DNA加合物水平有非常显著性差异。

纸烟燃烧时产生的烟雾颗粒容易沉积在支气管和细小支气管分叉的嵴部，该部也是肺癌的好发部位。颗粒的直接毒性作用为影响支气管黏膜的清除功能，破坏黏膜纤毛和巨噬细胞，导致支气管束发生病变。烟雾的颗粒部分主要引起癌症的发生，虽然烟雾颗粒也深入肺泡，但吸烟者患肺泡癌的危险性并未增加。

烟雾对纤毛毒性作用，可诱发局部感染，导致慢性支气管炎发生。肺部炎症也是小细胞肺癌发生的诱导因素。

2.环境因素

（1）大气污染：环境污染是目前工业化发展中国家第二大肺癌发病原因。2004年，空气污染导致全球16.5万名肺癌患者死亡，其中10.8万名患者为户外空气污染致癌；3.6万名患者为使用固体燃料烹饪和取暖而致癌；2.1万名患者为二手烟致癌。

工业发达城市肺癌的发病率要比农村高很多，北京、上海、武汉等地肺癌的发病率和死亡率均高于经济相对落后的西藏地区，大气污染可能是造成这一现象的主要原因。大气污染物包括各种工业废气、粉尘、汽车尾气等，其主要致癌物包括脂肪族碳氢化合物和芳香族碳氢化合物（如苯并芘），此外尚有微量放射性元素、金属（镍、铅、铬等）和砷化合物。调查材料表明，大气中苯并芘浓度高的地区肺癌的发病率也增高；碳素微粒和二氧化硫容易引起慢性支气管炎，诱发支气管上皮细胞改变，使上皮细胞对其他侵袭物敏感，使肺癌发生更容易。

环境中的雾霾（PM2.5）污染是否是肺癌的诱导因素目前还未知，但IARC于2013年1月17日发布消息称，已将细颗粒物（PM2.5）等大气污染物质的致癌风险评估为5个阶段中危险程度最高的水平。PM2.5是指直径2.5 μm以下的细颗粒物，主要由日常发电、燃煤、汽车尾气排放等过程中经过燃烧而排放的残留物组成。这种细颗粒物被人体吸入后，会直接进入支气管，干扰肺部的气体交换，引发哮喘、支气管炎、呼吸道传染病和心血管病方面的疾病。此外颗粒物有可能会吸附硫氧化物、氮氧化物等一系列有毒有害物质，并将毒害物质直接带入肺泡。美国癌症学会在1982－1998年间一项多达50万人的队列研究中发现，PM2.5年均浓度每升高10 $\mu g/m^3$，人群肺癌死亡率将上升8%。但这种统计学上的关联是不是已经构成了因果关系，尚需要更多研究的证实。

(2)室内环境污染：氡暴露也是肺癌的主要诱因，这也是许多国家第二大肺癌发病原因。2004年的流行病学调查显示肺癌患者总数的3%～14%是由室内氡暴露引起的，氡浓度每升高100 Bq/m^3，患肺癌风险就增加16%。氡是一种无色无味的惰性气体，衰变产生的氡子体进一步衰变生成α粒子，这些粒子会附着于空气中的颗粒状物质上，进入呼吸道后积聚在细胞内破坏正常细胞的DNA，导致癌变。氡导致的肺癌，约半数为未分化癌。低剂量的氡主要来自土壤、建筑和装修材料、天然气的燃烧和生活用水，在地下室和混凝土结构构成的高层建筑或者木基结构中更加显著。

冬季时间长，燃煤量大，室内通风条件差的城镇肺癌发生率高。根据流行病学研究资料，我国云南省宣威市的肺癌死亡率居全国之首。当地长期燃烧煤烟造成室内以苯并芘为主的多环芳烃污染是宣威肺癌高发的主要原因。在我国东北地区沈阳和哈尔滨等地进行的病例对照研究证实，室内使用煤炉，用煤取暖的年限与肺癌的危险性相关。目前，国际癌症研究中心评价室内燃煤产生的煤烟是人类Ⅰ类致癌物。然而木材等生物材料燃烧产生的烟气与肺癌的关系目前研究尚不深入，鉴于此，国际癌症研究中心研究认为木材燃烧产生的烟气可能是人类ⅡA类致癌物。

(3)饮食和烹饪：对于水果、蔬菜和抗氧化剂营养物是否能降低肺癌危险度也有大量研究。目前研究结果提示增加蔬菜的摄取可降低患肺癌的危险。还没有高级别证据证实其他饮食因素可降低肺癌的发病率，包括β-胡萝卜素和维生素A与小细胞肺癌真正联系等。

3.职业因素

长期接触具有放射性物质或者衍生物的职业也会导致肺癌发生。已有充分的证据表明，导致肺癌的职业因素有石棉、砷的无机化合物、镍化合物、镉及其化合物、二氯甲醚、氯甲甲醚、芥子气、煤焦油沥青挥发物和硫酸烟雾等。铀和氟矿的副产品或铀衰变可产生致癌物氡。铸造工人、报纸工人、金矿工人、乙醚工人、油漆工人等均为肺癌高发者。由接触放射线到发生肺癌的潜伏期一般不少于10年，中位数为16～17年。

(二)个人因素

1.遗传因素

病例对照研究和队列研究结果表明，有肺癌家族史的个体，其肺癌发病风险也会提高。来自上海，北京和沈阳的家族聚集性研究结果表明，有肺癌家族史的、非吸烟女性患肺癌的风险OR值大于2.5。

2.肺部疾病史

某些患慢性肺部疾病如肺结核，硅肺、尘肺或肺支气管慢性炎症者，肺癌发病率高于正常人，这可能与肺上皮细胞化生或增生相关。

3.内分泌因素

有关内分泌因素和女性肺癌危险性的关系还有待进一步研究证明。

二、临床表现

小细胞肺癌的临床表现与肿瘤大小、发展阶段、所在部位、有无并发症或转移有密切关系。典型临床表现是肺门肿块以及纵隔淋巴结肿大引起的咳嗽及呼吸困难。病变广泛转移后会出现体重下降、衰弱、骨痛等相应表现。与小细胞肺癌有关的症状和体征，按部位可以分为原发肿瘤、胸内扩展、胸外转移、肺外及全身表现四类。

(一)由原发肿瘤引起的症状和体征

1.咳嗽

咳嗽为常见的早期症状，多为刺激性干咳，当肿瘤引起支气管狭窄，可出现持续性、高调金属音咳嗽。咳嗽多伴少量黏液痰，当继发感染时可合并脓痰。

2.咯血

多为痰中带血或间断血痰，少数因侵蚀大血管出现大咯血。

3.胸闷、气短

肿瘤引起支气管狭窄，或肿瘤转移至肺门或纵隔淋巴结，肿大的淋巴结压迫主支气管或气管隆嵴。

4.发热

肿瘤组织坏死可引起发热，多数发热的原因是由于肿瘤引起的阻塞性肺炎所致，早期用抗菌药物治疗，体温可恢复正常，但易反复。肿瘤体积较大者，炎性中心出现坏死，常因毒素的吸收引起较高的体温。有时每天弛张热，达数月之久，反复抗感染治疗无效，一旦瘤体切除，体温立刻恢复正常。肺癌患者检查体内无明显炎症，但却有明显发热，常是肿瘤本身引起，即所谓“癌性热”，体温常在 38 ℃以下。45 岁以上男性长期吸烟者如反复发热肺部固定部位炎症，治疗效果不佳者尤要警惕肺癌的可能性。

5.体重下降

消瘦为恶性肿瘤的常见症状之一。肿瘤发展到晚期，由于肿瘤毒素和消耗的原因，常导致患者体重下降，如合并有感染、食欲减退，则加重病情消瘦更明显或表现恶病质。

(二)肿瘤在胸腔内扩展所致的症状和体征

1.胸痛

肿瘤直接侵犯胸膜、肋骨或胸壁，引起不同程度的胸痛。如肿瘤侵犯胸膜，则产生不规则的钝痛或隐痛。肿瘤压迫肋间神经，胸痛可累及其分布区。

2.上腔静脉综合征

上腔静脉综合征是由于上腔静脉被附近肿大的转移性淋巴结压迫或右上肺的原发性肺癌侵犯，以及腔静脉内癌栓阻塞静脉回流引起。表现为头面部和上半身淤血水肿，颈部肿胀，颈静脉扩张，患者常诉领口进行性变紧，可在前胸壁见到扩张的静脉侧支循环。

3.咽下困难

肿瘤侵犯或压迫食管，引起吞咽困难。初期表现为进食干硬食物咽下困难，逐渐发展至吞咽流质食物困难。

4.呛咳

气管食管瘘或喉返神经麻痹引起饮水或进食流质食物时呛咳。

5.声音嘶哑

肿瘤直接压迫或转移肿大的淋巴结压迫喉返神经(多为左侧)时出现。

6.Horner 综合征

位于肺上尖部的肺癌称为肺上沟癌(Pancoast 癌),当压迫 C_8、T_1 交感神经干,出现典型的 Horner 综合征,患侧眼睑下垂、瞳孔缩小、眼球内陷、同侧颜面部与胸壁无汗或少汗;侵犯臂丛是出现局部疼痛、肩关节活动受限,称为 Pancoast 综合征。

7.肺部感染

由于肿瘤阻塞气道引起的、在同一部位可以呈反复发生的炎症,亦称作阻塞性肺炎。

(三)肿瘤肺外转移引起的症状和体征

(1)肺癌转移至淋巴结:锁骨上淋巴结是肺癌好发转移的部位,转移的淋巴结常常固定,质地坚硬,逐渐增大、增多、融合,多无疼痛感。

(2)肺癌转移至胸膜:肺癌转移至胸膜常常引起胸痛、胸腔积液,胸腔积液多为血性。

(3)肺癌转移至骨:多呈隐匿经过,仅 1/3 有局部症状,如疼痛、病理性骨折。当转移至脊柱压迫脊髓神经根时,疼痛为持续性且夜间加重。脊髓内转移可于短时间内迅速出现不可逆的截瘫症候群。

(4)肺癌转移至脑:可由于颅内病灶水肿造成颅高压,出现头痛、恶心、呕吐的症状。也可由于占位效应导致复视、共济失调、脑神经麻痹、一侧肢体无力甚至偏瘫。

(5)肺癌转移至心包:可出现心包积液,甚至出现心脏压塞的表现,呼吸困难,平卧时明显,颈静脉怒张,血压降低,脉压缩小,体循环淤血,尿量减少等。

(6)肺癌转移至肾上腺、肝脏等部位,引起局部和(或)周围脏器功能紊乱。

(四)肿瘤肺外表现及全身症状

肺癌所致的肺外表现包括非特异性全身症状,如乏力、厌食、体重下降,还包括神经系统和内分泌副肿瘤综合征。

1.神经系统综合征

(1)Lambert-Eaton 肌无力综合征(Lambert-Eaton myasthenic syndrome,LEMS):即肿瘤引起的神经肌肉综合征,包括小脑皮质变性、脊髓变性、周围神经病变、重症肌无力和肌病。致病的自身抗体直接抑制了神经末梢突触前的压力门控钙通道(voltage-gated calcium channels,VGCC)从而导致了 LEMS 肌无力症状。患者症状出现顺序通常为下肢无力、自主神经障碍、上肢无力、脑神经支配肌无力、肌痛及僵直等。

(2)副癌性脑脊髓炎(paraneoplastic encephalomyelitis,PEM):病变广泛,可侵及边缘叶、脑干、脊髓,甚至后根神经节。本病常可与副癌性感觉性神经病(paraneoplastic sensory neuropathy,PSN)同时存在。有些学者认为 PSN 是 PEM 的一部分,故常冠以 PEM/PSN 的名称。神经系统症状常出现在癌诊断之前,不同神经部位受累表现为不同的临床症状。

1)边缘叶脑炎:边缘叶脑炎(1imbic encephalitis)病变主要侵犯大脑边缘叶,包括胼胝体、扣带回、穹隆、海马、杏仁核、额叶眶面、颞叶内侧面和岛叶。多呈亚急性起病,进展达数周之久,也可隐袭起病。早期症状常为焦虑和抑郁,后出现严重的近记忆力减退。还可有烦躁、错乱、幻觉、癫痫和嗜睡。有的出现进行性痴呆,偶可自然缓解。

2)脑干脑炎:脑干脑炎病变主要侵犯脑干,累及下橄榄核、脑神经核、脑桥基底核、被盖核,黑质也可受累。临床表现常为眩晕、呕吐、共济失调、眼震、眼球运动障碍、延髓麻痹和病理反射。

少见症状为耳聋、肌阵挛、不自主运动、帕金森综合征。

3)脊髓炎:脊髓炎常为PEM表现的一部分,很少单独出现。病变可累及脊髓前角细胞、感觉神经元、后角和交感神经,临床表现为肌无力、肌萎缩、肌束颤动、感觉障碍、自主神经失调和脊髓空洞症的症状。

(3)副癌性感觉性神经病(PSN):可出现于小细胞肺癌的任何时期,有的见于小细胞肺癌诊断前数年。可亚急性或慢性发病,表现为对称性的四肢远端感觉丧失、乏力和腱反射低下,下肢较上肢重。重者可累及四肢近端和躯干,出现面部感觉丧失。一些急性起病者多合并淋巴瘤,表现酷似吉兰-巴雷综合征,可伴有呼吸肌瘫痪和延髓麻痹。

2.内分泌副肿瘤综合征

(1)库欣综合征:小细胞肺癌分泌促肾上腺皮质激素样物质,引起脂肪重新分布等。

(2)类癌综合征:类癌综合征的典型特征是皮肤、心血管、胃肠道和呼吸道功能异常。主要表现为面部、上肢躯干的潮红或水肿,胃肠蠕动增强,腹泻,心动过速,喘息,瘙痒和感觉异常。这些阵发性症状和体征与肿瘤释放不同的血管活性物质有关,除了5-羟色胺外,还有缓激肽、血管舒缓素和儿茶酚胺。

(3)抗利尿激素分泌不当综合征。不适当的抗利尿激素分泌可引起厌食,恶心,呕吐等水中毒症状,还可伴有逐渐加重的神经并发症。其特征是低钠(血清钠<135 mmol/L),低渗(血浆渗透压<280 mOsm/kg)。

三、诊断

小细胞肺癌的治疗效果与小细胞肺癌的早期诊断密切相关。因此,要大力提倡早期诊断,及早治疗以提高生存率甚至治愈率。这就需要临床医师具有高度警惕性,详细采取病史,对小细胞肺癌的症状、体征、影像学检查有一定认识,及时进行细胞学及支气管镜等检查,可使80%~90%的小细胞肺癌患者得到确诊。

(一)诊断方法

1.痰细胞学检查

由于原发性肺癌源于气管、支气管上皮,因而肿瘤细胞会脱落于管腔,随痰液排出。痰液细胞学检查就是将怀疑肺癌患者排出的痰液进行涂片,然后在显微镜下观察,根据涂片中癌细胞形态特点,做出初步的细胞类型诊断。痰液细胞学检查简单、无创、经济,是诊断肺癌最常用方法,还可用于肺癌高危人群的普查,并能发现部分早期小细胞肺癌。痰检阳性率为60%~80%,痰液标本质量的好坏直接影响细胞学诊断的准确性。符合标准的痰液应新鲜,咳去喉部积痰后,再用力深咳,从肺深部咳出痰液,灰白色、透明黏液痰,带血丝成分更好,并需立即送检(1小时内),每个患者至少送检8次。一般认为中心型肺癌痰检阳性率较周边型高,小细胞肺癌细胞学诊断与病理组织学诊断符合率最高。

2.血清肿瘤标志物检测

检测指标如下。①癌胚抗原(carcino-embryonic antigen,CEA)是一种酸性可溶性糖蛋白,当胃肠道、肺等发生恶性病变时,癌细胞能产生CEA释放到血中,使血清中CEA含量升高。②CA125是一种卵巢癌和肺癌细胞共同具有的肿瘤相关抗原,也是目前应用最广泛的肿瘤标志物之一。③CA153系分子量较大的糖蛋白,作为乳腺癌的特异性标志物,目前证实肺癌患者血清中也有明显升高。研究表明上述三项标志物联合检测可提高诊断小细胞肺癌的阳性率及准确度。④神经元特异性烯醇化酶(neuron-specific enolase,NSE)作为SCLC特异性肿瘤标志物，目前广泛用于肺癌的诊断和治疗后随访监测。SCLC血清NSE明显增高，其诊断灵敏度达80%，特异性达80%～90%，而非小细胞肺癌(NSCLC)患者并无明显增高，故可作为SCLC与NSCLC的鉴别诊断。血清NSE水平与SCLC的临床分期呈正相关，因此，血清NSE检测对SCLC的监测病情、疗效评价及预测复发具有重要的临床价值。⑤胃泌素释放肽前体(pro-gastrin-releasing peptide,proGRP)存在于人胎儿肺的神经内分泌细胞内。胃泌素释放肽前体作为近年来新发现的一种SCLC肿瘤标志物。研究显示，proGRP在SCLC中具有极高特异性，其在良性病变及其他恶性肿瘤中很少检测到，47%～80%SCLC释放proGRP。与NSE相比，proGRP灵敏性更高，特异性更强。然而单一标志物检测始终存在特异性不强、阳性率较低等不足，临床上常与NSE联合检测。

3.驱动基因检测

SOX基因家族成员不仅在SCLC中存在众多突变，而且存在基因扩增(27%)，SOX2蛋白的过表达还与SCLC的临床分期相关，下调细胞中SOX2的表达可以抑制SOX2高表达型SCLC的生长，因此进一步证实了SOX2在SCLC种系生存中的重要作用。FGFR1另外一项来自德国的Martin Peifer等则对SCLC的SNP(63例)，外显子组(29例)，基因组(2例)和转录组(15例)进行了测序。整合了众多的结果后，发现*FGFR1*基因存在明显扩增现象，提示FGFR抑制剂可能会使具有该基因型的患者受益。*TP53*及*RB1*突变仍然是SCLC中最重要的基因突变类型，$SLIT_2$和*EPHA7*等其他突变可能与SCLC的高度侵袭性特性相关，*PTEN*的基因突变可能是未来治疗的靶点之一。*CREBBP*，*EP300*和*MLL*这些参与组蛋白修饰的基因存在频发突变，通过进一步的功能性研究，研究者认为组蛋白修饰在SCLC中发挥了重要作用。日本学者在今年ASCO会议上公布了亚洲SCLC的全基因组分析结果显示：93.6%的肿瘤中检测到*TP53*、*RB1*和*MYC*家族，突变频率分别为76.6%，42.6%和12.8%。该研究也再次证明了近来报道的一些新的驱动基因：*PTEN* 4.3%、*CREBBP* 4.3%、*EP300* 4.3%、$SLIT_2$ 4.3%、*MLL* 4.3%、*CCNE1* 8.5%和*SOX2* 2.1%。

4.X线检查

小细胞肺癌以中央型占绝大多数。中央型小细胞肺癌X线表现为肺门单纯大肿块，或大肿块伴有阻塞性病变为主。肿块很醒目，圆形或卵圆形，边界清楚。如伴有小叶性肺炎或肺不张时，边界毛糙或有小斑片状阴影。周围型小细胞肺癌X线主要表现为分叶状肿块，边缘均有长短不一的毛刺，密度多中等以上，均匀一致，一般无钙化、空洞或密度减低区。早期常伴有转移。

5.CT检查

CT是目前诊断小细胞肺癌常用的有效方法之一，具有较高的空间分辨率，其多平面重建(multiple plane rescontruction,MPR)技术从不同的角度观察肺部病变的形态、密度、边缘情况。并在计算机上进行支气管重建，进而了解病变与支气管、纵隔的关系，因此在研究肺部病变，特别是在研究多发于肺门区的中央型未分化小细胞肺癌方面有明显技术优势。小细胞肺癌CT上常表现为肺门肿块影和(或)纵隔块影，受累支气管管腔狭窄，管壁增厚，远端可有阻塞性肺炎，坏死少见。肿瘤常有轻至中度强化。小细胞肺癌常常转移到纵隔淋巴结，上腔静脉后、主动脉弓下及隆突下的肿大淋巴结常见，并会形成上腔静脉受挤压征象。远处转移及肿瘤长轴与受累支气管走形相同有一定的提示作用。

6.PET/CT

小细胞肺癌细胞生长分数高,倍增时间短,侵袭力强,较早出现远处转移。PET/CT 提供功能和解剖相结合的图像,能精确区分肿瘤的边缘、大小、形态及与周围毗邻的关系,而且对区域淋巴结转移以及全身远处器官的转移(包括骨骼、脑、肾上腺、肝等)可以从不同的断面和角度进行观察,从而对小细胞肺癌早期诊断、临床分期、鉴别肿瘤的复发与坏死、指导制订治疗方案、疗效评价以及肿瘤放疗的精确定位等方面均有重要的临床应用价值。

7.普通电子支气管镜

支气管镜对诊断、确定病变范围、明确手术指征与方式有帮助。小细胞肺癌的镜下主要表现分为四型:①管内增生型(即支气管内有菜花样、结节样、息肉样新生物生长)。②管壁浸润型(即支气管黏膜充血、水肿、增厚、糜烂等,管腔狭窄)。③管腔外压型(即气管或支气管受压变形,黏膜表面正常)。④混合型(即同时有前面 3 种中 2 种以上表现)。普通电子支气管镜可见支气管内病变,刷检的诊断率达 92%,活检诊断率可达 93%。经支气管镜肺活检可提高周围型小细胞肺癌的诊断率。对于直径大于 4 cm 的病变,诊断率可达 50%~80%。但对于直径小于 2 cm 的病变,诊断率仅 20%左右。由于是盲检,可能需要多次活检才能获得诊断。同时检查过程中可出现喉痉挛,气胸,低氧血症和出血。

8.自发荧光支气管镜

自发荧光支气管镜(autofluorescence bronchoscopy,AFB)是利用细胞自发性荧光和电脑图像分析技术相结合的产物。原位癌和早期浸润癌等病变在蓝光照射下可发出轻微的红色荧光,而正常组织则发出绿光,从而达到区别早期癌变组织与正常组织的目的。选择红染最明显的部位进行取材,便于提高检测结果的准确性。国外报道 AFB 对于诊断早期小细胞肺癌或癌前病变的敏感性较普通白光支气管镜(white light bronchoscope,WLB)提高 25%~47%,而特异性则比 WLB 低 7%~18%。但是 AFB 检查也存在一定的局限性:同 WLB 一样,无法检查到细支气管分支,不适用周围型小细胞肺癌的早期诊断;特异性不强,在支气管黏膜炎症、炎性肉芽肿、瘢痕组织、黏膜损伤等情况下,局部也会表现为红色荧光,极易与癌前病变、原位癌、浸润癌相混淆等。然而,随着荧光支气管镜在小细胞肺癌诊断过程中的广泛应用及对小细胞肺癌发展过程中不同组织病理阶段荧光强度的量化,其在小细胞肺癌的早期诊断、明确病变范围、评估局部癌变的程度中将发挥更大的价值。

9.纵隔镜检查

纵隔镜检查是一种对纵隔淋巴结进行评价和取活检的创伤性检查手段。它有利于肿瘤的诊断及 TNM 分期。小细胞肺癌较早出现纵隔淋巴结转移,在传统的纵隔淋巴结定性检查方法中,纵隔镜是公认的"金标准"。但其诊断费用高及创伤较大,涉及淋巴结区域多局限于 N2/N3 各组,且重复检查极为困难。因此,这一技术在国内目前尚未得到大规模的开展和应用。

10.支气管超声引导针吸活检

支气管超声引导针吸活检(endobronchial ultrasoundguided transbronchial needle aspiration,EBUS-TBNA),以其操作简单、微创、涉及纵隔淋巴结区域广、可重复强的优势,在肺癌分期中逐渐得到广泛应用,已经在一定程度上有取代纵隔镜检查这一传统"金标准"分期方法的趋势。EBUS-TBNA 有助于更好地穿透支气管壁(由于存在活检管道,TBNA 穿刺针形成向前的成角),可以显示淋巴结内穿刺针的确切位置,并可见周围血管,特别是肺门和低位气管旁区域的血管,大大提高了活检的安全性及准确性。尤其适用于中央型小细胞肺癌及纵隔淋巴结转移者。

11.病理活检

病理活检是小细胞肺癌诊断“金标准”。根据WTO分类方案，可以把小细胞肺癌分为燕麦细胞癌和中间型小细胞肺癌。①燕麦细胞癌：癌细胞体积比淋巴细胞稍大(2～3倍)，常以大小不等的群体形式出现，细胞间排列松散，核形不整，核内染色质非常丰富，呈细颗粒状，不透明，很少见到明确的核仁。另可见到核固缩。胞质很少(或无)常呈嗜碱性，偶尔可见嗜酸性胞质。在病灶刷片中，由于核的破碎常可见到核内物质形成的条纹。②中间型小细胞肺癌：与上型相比，中间型小细胞肺癌的瘤细胞体积较大，部分病例中瘤细胞有清晰的胞质，嗜酸性，瘤细胞单一，核不规则，染色质呈泡状、粗糙颗粒状，很少见到核固缩及核内物质形成的条纹。

(二)临床诊断

根据临床症状、体征，且符合下列之一者可作为临床诊断(可疑诊断)。

(1)中央型X现表现为肺门或纵隔边界清楚肿块，密度均匀，多呈分叶状，少数表现为肺门结构不清；CT表现为以肺门、纵隔肿块为主，单双侧肺门均可，难以分辨原发灶和肺门、纵隔淋巴结转移。周围型X线表现为病灶呈结节状或肿块状，可有分叶，边缘光滑或有毛刺，均有深分叶或短毛刺；CT表现肺实质内肿块或结节状为主要表现，均有深分叶或切迹，伴或不伴肺门及纵隔淋巴结肿大。

(2)肺癌高危人群，有咳嗽或痰血，胸部X线检查发现局限性病变，经积极抗炎或抗结核治疗(2～4周)无效或病变增大者。

(3)节段性肺炎在2～3个月内发展成为肺叶不张，或肺叶不张短期内发展成为全肺不张。

(4)短期内出现无其他原因的一侧增长性血性胸腔积液，或一侧多量血性胸腔积液同时伴肺不张者或胸膜结节状改变者。

(5)胸片发现肺部肿物，伴有肺门或纵隔淋巴结肿大，并出现上腔静脉阻塞、喉返神经麻痹等症状，或伴有远处转移表现者。

(6)单纯临床诊断肺癌病例不宜做放化疗，也不提倡进行试验性放化疗。

(三)确诊

以下任何一种情况均可确定诊断：①经细胞学或组织病理学检查证实为小细胞肺癌。②肺部病变可疑为小细胞肺癌，经过痰细胞学检查，支气管镜检查，淋巴结活检术、胸腔积液细胞学检查，胸腔镜、纵隔镜活检或开胸活检明确诊断者。③痰细胞学检查阳性者建议除外鼻腔、口腔、鼻咽、喉、食管等处的恶性肿瘤。④肺部病变可疑为小细胞肺癌，肺外病变经活检或细胞学检查明确为转移性小细胞肺癌者。

四、鉴别诊断

(一)非小细胞肺癌(大细胞癌或基底细胞样鳞状细胞癌)

小细胞肺癌与大细胞癌或基底细胞样鳞状细胞癌有很多相似之处，它们之间的区别之处为组织病理学特征不同。小细胞肺癌癌细胞小而呈短梭形或淋巴细胞样，胞质少，形似裸核。癌细胞密集成群排列，由结缔组织加以分隔，有时癌细胞围绕小血管排列成团。大细胞肺癌细胞较大，呈多角形，胞质嗜酸，核多形，核仁较明显，核分裂象多见，常见大面积坏死。免疫组化染色，神经内分泌标记阳性，电镜下可见神经内分泌颗粒。基底细胞样鳞状细胞癌瘤组织主要由基底样细胞组成，瘤细胞小，胞质少，核大深染，核仁清楚，核分裂易见；基底样细胞组成不规则实性巢，小叶状呈分层结构，其周边细胞呈栅栏状排列，癌巢可见灶性坏死。

(二)恶性淋巴瘤

主要病变在纵隔的恶性淋巴瘤，易与中心型肺癌或小细胞未分化癌肺门纵隔淋巴结转移相混淆，有时鉴别较困难。恶性淋巴瘤常为双侧性，可有发热等症状，支气管刺激症状不明显，反复查痰均为阴性。恶性淋巴瘤 CT 表现多为双上纵隔增宽，边缘呈“波浪状”或分叶状，一般无钙化。对放射治疗敏感。

(三)肺炎

大约有 1/4 的肺癌早期以肺炎的形式出现。发生在肺段或肺叶支气管腔内的肿瘤，常引起肺段或肺叶的支气管的狭窄，导致阻塞性的肺炎发生。对起病缓慢，症状轻微，抗感染治疗效果不佳或反复发生在同一部位的肺炎应高度警惕，特别是对那些有长期吸烟史的高危人群，更应百倍警惕。在抗感染治疗的同时，要反复进行痰液细胞学检查，同时可以检测肿瘤标记物如 CEA、CA125、支气管镜检查进行鉴别。

(四)肺结核

1.肺结核球

多见于年轻患者，病灶多见于结核好发部位，如肺上叶尖后段和下叶北段。一般无症状，病灶边界清楚，密度高，可有包膜。有时含钙化点，周围有纤维结节状病灶，多年不变。

2.肺门淋巴结结核

易与中央型小细胞肺癌相混淆，多见于儿童、青年，多有发热，盗汗等结核中毒症状。结核菌素实验常阳性，抗结核治疗有效。肺癌多见于中年以上成人，病灶发展快，呼吸道症状比较明显，抗结核治疗无效。

(五)肺部其他肿瘤

1.肺部良性肿瘤

如错构瘤、纤维瘤、软骨瘤等有时需与周围型肺癌鉴别。一般肺部良性肿瘤病程较长，生长缓慢，临床大多没有症状。X 线片上呈现为类圆形块影，密度均匀，可有钙化点。轮廓整齐，多无分叶。

2.支气管腺瘤

支气管腺瘤是一种低度恶性的肿瘤。发病年龄比肺癌轻，女性多见。临床表现与肺癌相似，有刺激性咳嗽、反复咯血，X 线表现可有阻塞性肺炎或有段或叶的局限性肺不张，断层片可见管腔内软组织影，纤维支气管镜可发现表面光滑的肿瘤。

(六)肺脓肿

原发性肺脓肿一般起病急，中毒症状明显，常有突发的寒战、高热，反复咳嗽，咳大量有明显恶臭味的脓性痰液。留置的痰液呈明显的三层分布。在普通 X 线胸片上表现为薄壁空洞，内常见液平，肿块周围有炎性病变。而癌性空洞一般为不规则的厚壁空洞，肿块呈分叶状，边界清楚。

(七)神经内分泌肿瘤(类癌和大细胞神经内分泌癌)

(1)类癌特征性的组织学特点为形态一致的瘤细胞呈器官样生长，中等嗜酸性，细颗粒状胞质，核染色质细颗粒状。类癌的组织学模式包括梭形细胞、小梁状、栅栏状、菊形团样、乳头样、硬化乳头样、腺样和滤泡样。也可出现不常见的细胞学特征，如嗜酸细胞样、腺泡细胞样、印戒细胞、丰富黏液或黑色素细胞样特征。

(2)大细胞神经内分泌癌是一种高级别非小细胞神经内分泌癌，符合以下标准：①神经内分泌形态：器官样，栅栏状、小梁状或菊形团样生长模式。②非小细胞的细胞学特征：体积大，多角形，核/浆比例低，粗糙或泡状核染色质，常有核仁。③高核分裂率（≥11/2 mm^2），平均60/2 mm^2。④常见坏死。⑤免疫组化神经内分泌标记至少一个阳性，或电镜观察有神经内分泌颗粒。类癌属于组织学上低级别的肿瘤，表现为核分裂率和增殖率低，小细胞肺癌与和大细胞神经内分泌癌的核分裂率高，坏死广泛。

（八）肺原发性恶性黑色素瘤

肺原发性恶性黑色素瘤（primary malignant melanoma of the lung，PMML）较罕见，多见于老年人，大多有吸烟史。临床上多由于咳嗽、胸痛或体检时发现。肿块呈侵袭性生长，发展快，预后差，而且身体其他部位发生的恶性黑色素瘤也易发生肺转移。临床上对肺部肿块穿刺活检显微镜下易误诊为小细胞肺癌，但临床治疗效果较小细胞肺癌差，病情进展迅速。肺原发性恶性黑色素瘤的镜下特点为肿瘤细胞可呈弥漫状或片状分布于大片坏死组织中，形态不一，以多边形为主，呈巢状结构。细胞异型性明显，细胞质丰富，略呈嗜酸性，细胞核大，部分细胞核位于一侧，形似印戒细胞，胞核呈多形性，以椭圆形为主，病理性核分裂象易见。核仁大，亦呈嗜酸性。细胞间及细胞质内可见大量的黑色素颗粒，残存肺泡上皮增生活跃。组织黑色素沉着一定要注意与肺色素沉着相鉴别。在诊断困难时，进行免疫组化辅助检查 S-100、HMB-45、melan A 及酪氨酸酶等有助于确定诊断。

（九）乳腺或前列腺转移癌

肺内原发肿瘤跟转移瘤的鉴别要点是肺内原发病灶摄取 18F 氟脱氧葡萄糖（18F-FDG）明显增高，标准吸收值（standardized uptake value，SUV）明显大于 2.5。CT 可见肺癌的相应改变。而转移瘤摄取 18F-FDG 可不增高，且为多发。CT 可见转移瘤的相应改变。更为重要的是全身扫描可以观察到其他部位有无原发性肿瘤。同时转移瘤往往体积较小，呈圆形，与周围组织界限清楚；往往是多发，有多个小病灶；常分布于所转移器官的表面；组织学与原发瘤是完全一致的。

（十）肺非霍奇金淋巴瘤（non-hodgkins Iymphoma，NHL）

小细胞肺癌具有神经内分泌器官样巢状结构，肺非霍奇金淋巴瘤（non-hodgkins lymphoma，NHL）瘤细胞更弥漫、均一，不具有特异性结构；小细胞肺癌瘤细胞排列更为密集，形态更为多样，NHL 瘤细胞形态较均一；小细胞肺癌呈大片状广泛坏死，血管壁嗜碱性，NHL 没有此改变；临床上小细胞肺癌发展迅速，很快发生远处转移，NHL 发展较慢，多无远处转移；小细胞肺癌以角蛋白和神经内分泌抗体呈阳性；NHL 淋巴细胞标记抗体阳性。

五、小细胞肺癌的影像学检查及表现

小细胞肺癌的明确诊断依靠病理学检查，但是影像学检查贯穿于病变的诊断及治疗的全过程，为病变的形态学诊断、临床分期、疗效判定以及治疗方法的选择提供可靠的依据。目前常规 X 线检查及 CT 检查仍然是 SCLC 首选的检查方法。但是随着计算机技术、微电子技术及数字技术的迅速发展，大量的新兴成像技术及图像处理技术进入了医学领域，比如超声、MRI、PET-CT 等。这些现代影像检查技术极大地丰富了形态学诊断信息的领域和层次，实现了诊断信息的数字化，也极大提高了 SCLC 的诊断水平，并在其诊断与治疗中发挥越来越大的作用。

（一）检查方法

1.常规 X 线检查

（1）胸部透视：胸部透视是最基本的胸部影像学检查方法。它是利用 X 线的穿透作用照射人体胸部，同时利用荧光作用使其在荧光屏上显示图像，以达到诊断胸部疾病的目的。胸部透视的优点是方法简单、费用低廉，在检查中可以通过多个转动体位多角度观察病变，短时期内就可得出诊断，并可以动态观察膈肌运动情况、肺部病灶形态的变化及心脏搏动情况。缺点是病变在荧光屏上的空间分辨率和密度分辨率不如平片，并且不能留下病变的永久记录，也不便于动态记录和会诊，另外透视时患者接受的X线辐射剂量较大。目前在大多数医院胸部透视作为平片的补充检查手段。

(2)胸部摄影：胸部摄影是胸部疾病影像学检查应用最广泛的检查技术，也是最基本的检查方法。原理是利用X线的穿透作用，照射人体胸部，并利用感光效应将通过人体后的衰减X线潜像投射到感光胶片、成像板或X线探测器上，再经过冲洗胶片或读取成像板及X线探测器数据信息，从而得到胸部图像。这种直接用X线照射人体照出的照片也称为X线平片。它的优点是操作简便，成像清晰，空间分辨率高，能清晰地显示肺部细微病变，并且可以留下记录便于对比复查及会诊。缺点是密度分辨率低，得到的是前后重叠的二维影像，对于心影后及被横膈遮挡的病灶常需要做互相垂直的两个方位摄影，比如胸部正、侧位。

胸部摄影技术的发展经历了传统X线摄影及数字化X线摄影2个阶段。传统X线摄影一直以来停留在普通胶片成像水平上，以胶片作为成像介质，胶片感光后必须经过暗室做定影处理，操作烦琐复杂，且胶片只能一次曝光，如果投照电压及电流选择不当极易造成图像失真，增加废片率及重照率。另外胶片量越来越多，存在保存难、占空间、资料查询速度慢等缺点，已经不能适应社会变革及医学科技发展。工业信息技术尤其是计算机技术与医学影像学技术结合，开创了一个以计算机数字化成像为特征的现代医学影像技术时代。数字化X线摄影包括计算机X线摄影(computed radiography，CR)和数字X线摄影(digital radiography，DR)。

计算机X线摄影(CR)是X线摄取的影像信息记录在影像板上，取代传统的屏胶系统，经读取装置读取，由计算机计算出一个数字化图像，再经数字/模拟转换器转换，于荧屏上显示出灰阶图像。CR系统没有改变X线摄影原有设备、工作流程和诊断模式，只是提供一种先进的影像处理技术，从而提高影像质量。CR系统摄影明显优于传统X线摄影，其良好的成像质量和照片所含信息量、曝光量少和宽容度较大的照射条件等因素，可以将所得到的信息按诊断要求进行视觉上在处理，并为影像的保存和高效的检索提供可能性。

数字X线摄影(DR)的发明依赖于90年代中期半导体技术、大规模集成电路、计算机技术、光电技术的突破性进展，特别是数字平板探测器的应用，解决了X线的转换、数字化、空间分辨率、时间响应、信噪比等问题，实现了X线的直接数字化成像。DR与CR的相同点是将模拟X线信息，转化成数字信息，其图像显示、储存方式、后处理方式区相同。不同点在于X线的采集，影像的转换方式不同。CR采用含荧光物质的影像板，接收X线信息，在激光激励下将模拟信息转换为紫外光，并被光电倍增管转换为电信号，再数字化后形成数字影像。DR采用线式扫描技术，探测器与管球呈等速移动，管球以平面扇形X线束，穿越介质到达线阵探测器，探测器接收到信息后直接转换成数字信号，经计算机处理后形成数字影像。DR系统空间分辨率及密度分辨率均高于CR，其胸部图像的空间分辨率可达到2 560×3 072，可满足大部分诊断需要。另外图像的动态范围可达到14 dB以上，线性度在1%范围内，大大优于传统X线胶片。

2.CT检查

(1)成像原理：计算机体层摄影(computed tomography，CT)是Hounsfield 1969年设计成功，1971年问世并应用于临床。CT不同于X线平片，他是利用X线束对人体某一部位一定厚度的层面进行扫描，由探测器接收透过该层面的X线，转变为可见光后，由光电转换器变为电信号，再经模拟/数字转换器转为数字，输入计算机。图像形成的处理有如将选定层面分成若干个体积相同的长方体，称为体素。X线穿过每个体素时都会有不同程度的吸收，可以通过数学方法计算出不同的吸收系数或衰减系数，把这些吸收系数再排列成数字矩阵，经过数字/模型转换器把数字矩阵中的每个数字转为由黑到白不等灰度的小方块，即像素，并按矩阵排列，即构成CT图像。CT图像代表的是人体某一横断层面的二维图像，不存在前后组织重叠投影的限制，其密度分辨率也较普通X线平片有较大提高，从普通X线的5%的密度分辨率提高到0.25%。目前它是胸部影像学检查最重要的检查方法。

(2)CT设备的发展进程：CT扫描仪自1971年问世以来从普通CT发展到现代多排螺旋CT经历了5代机型，分代的主要依据是采集几何学方式或扫描运动方式，两者意义相同。主要涉及X线管和探测器的运动方式、探测器的数目和排列方式以及由此产生投影几何学特征等。第一、二代CT机均为平移旋转式，探测器数目少，扫描时间长，图像质量差，现已淘汰。第三代CT机为旋转-旋转式，探测器达数百至上千，扫描时与X线管同步旋转。第四代机为旋转固定式，探测器一般在1 000以上甚至数千固定排列于扫描孔一周，扫描时仅X线管旋转。三四代机均为20世纪70年代中、后期产品，扫描时间有所缩短，成像质量有所提高，能进行除心脏检查以外的全身检查。第五代机为80年代初发展起来的电子束扫描机，由电子枪和钨靶环取代了机械性旋转的X线管，扫描时间达0.05秒，又称超速CT，可行心脏检查，但价格昂贵难以普及。

20世纪80年代末至90年代初产生了滑环CT机，在滑环技术基础上又出现了螺旋CT，X线管与探测器的关系为旋转固定式，但可以同时进行容积扫描。CT扫描时，扫描机架旋转360度，检查床匀速单向移动，同时X线曝光联系采集数据。螺旋CT是一种通过连续扫描方式采集螺旋状容积数据的新技术，是CT成像技术的一次革命性飞跃。螺旋CT根据探测器的数量分为单排螺旋CT及多排螺旋CT，目前探测器最多的机型为日本东芝320，它由320个0.5 mm等宽探测器排列成探测器阵列，管球旋转一周可得到320层0.5 mm图像，扫描覆盖范围到16 cm。现代CT在扫描速度上也有了急速提升，美国GE16排螺旋CT扫描仪进行全身CT检查约25秒时间，而东芝320在10秒内即可完成检查。另外现代CT与传统CT最大的区别是现代CT可以对图像进行任意的重建和重组。当CT通过扫描得到原始数据，该数据一般被用来重建横断面图像，这一过程称为重建。另外CT的图像还可以用其他形式显示，如多平面重组、三维容积重建、最大密度投影等。这些图像的形式采用可CT横断面的图像信息，被称为图像重组。重建和重组的区别是前者采用了原始扫描数据，而后者则是采用了横断面的图像数据。

(3)胸部CT的检查方法如下。

1)常规CT扫描：常规CT扫描又称平扫，它的含义是按照定位片所定义的扫描范围逐层扫描，直至完成一个或数个器官、部位的扫描。常规扫描可以采用序列扫描(逐层扫描)或是容积扫描(螺旋扫描)。胸部扫描应注意以下几个方面。①定位准确：扫描范围应包括肺尖至双侧肾上腺水平。②采用屏气扫描：呼吸运动对图像影响较大，屏气扫描可以有效地避免呼吸运动伪影。可以采用吸气后扫描或呼气后扫描，屏气时间大约15秒，扫描前进行呼吸训练多数人都能做到。③一般采取仰卧位，头先进，双臂上举，以减少双臂产生伪影。扫描方式采用容积扫描，以利于图像的重组与重建。

2)对比增强扫描：对比剂增强检查是经静脉注入水溶性有机碘剂，然后再行CT扫描的方法。血管内注入碘剂后，器官与病变内碘的浓度可产生差别，形成密度差，可能使病变显影更为清楚。临床应用的主要目的在于:①发现平扫不能发现的病灶或更好的显示病变,以利于定位和定量诊断。②显示病变的强化特征以利于定性或鉴别诊断。③显示血管病变。增强CT的主要方法有静脉滴注法、团注法、团注动态增强扫描、经动脉血管造影等。

3)高分辨CT扫描:高分辨CT扫描的定义是采用较薄的扫描层厚和采用高分辨率图像重建算法所进行的一种扫描方式。这种扫描技术可以提高图像的空间分辨率,是常规扫描的一种补充。高分辨力CT要求CT扫描仪固有空间分辨率小于0.5 mm,层厚选择1～1.5 mm,矩阵用512×512。高分辨率CT由于分辨率高,受部分容积效应影响小,可以清晰显示微小组织结构,对结节内部结构和边缘结构显示更加清晰。在肺部主要应用于弥漫性病变、间质性病变和肺结节性疾病的诊断。

4)CT血管成像(CT angiography,CTA):是容积CT采集技术与计算机三维重建图像处理技术结合的产物,成像原理是利用CT容积扫描技术,采集流经血管内腔的造影剂信息作为原始图像,并利用计算机对原始图像进行三维重建,最终得到血管图像。包括两个步骤,即采集造影剂高峰值时相的血管影像容积数据和利用计算机三维图像处理软件对这些源影像进行图像后处理。CTA技术方便、安全、无创伤,可以同时显示扫描区域的动脉、静脉、软组织及病灶的变化。血管显示真实性好,图像质量稳定,可以三维显示血管结构,并可以显示管壁钙化斑块,可以应用于全身的血管检查,具有极高的临床应用价值及诊断价值。在胸部主要应用于大动脉炎症、血管变异的显示、各种动脉瘤及动脉栓塞及狭窄性疾病。在小细胞肺癌患者中主要应用于肺门及纵隔肿块对纵隔血管侵犯情况的显示及动脉内是否存在瘤栓进行评估。

5)CT仿真内镜:CT仿真内镜(CT virtual endoscopy,CTVE)是螺旋CT应用方面的一个重要进展。它是通过一系列螺旋CT扫描的容积数据与计算机图像重建的虚拟现实结合,如管腔导航技术或漫游技术即可以模拟支气管内镜的检查全过程。CT仿真内镜与纤维支气管镜检查相比是一种无创性的检查方法,在检查过程中没有任何痛苦,几秒钟即可完成检查。可以显示段及亚段支气管。对于一些由于支气管腔闭塞和狭窄而导致纤维支气管镜无法通过的患者,仿真内镜可以从病灶远端来观察病变。除了可以观察管腔内病灶外,它可以多方位显示管腔外的解剖结构,且对壁外肿瘤精确定位、确定范围。但是仿真内镜不能进行病灶活检,对于黏膜炎症疾病显示欠佳,无法观察黏膜下病变。CT仿真内镜主要应用在:①显示小儿或成人的先天性和后天性支气管病变。②发现气道狭窄并追寻原因。③为气管、支气管狭窄置放内支架做术前定位、术后复查。④可为气道受阻、气管镜检查失败者或气管镜检查禁忌患者检查。⑤代替纤维支气管镜在肿瘤患者术后放化疗及介入治疗后随访。

(4)CT检查在肺癌诊断中的应用:随着CT技术的发展,对早期发现肺癌及术前明确诊断机会越来越大,影像学的肿瘤分期越来越接近病理改变。目前CT是影像学无创性肺癌诊断最有效、最特异的方法,CT对肺癌的诊断价值主要在四个方面:①病变存在的诊断。②病变定位诊断。③病变定性诊断。④肿瘤分期诊断。

其对肺癌的诊断有以下作用:①CT可查出痰细胞学检查阳性而X线胸片及纤维支气管镜检查阴性者的肺部原发癌。②了解肺门、纵隔淋巴结肿大情况以及肺癌累及的范围。③CT可查出常规胸片难以发现的肿瘤,如心脏阴影后、脊柱旁的肿瘤。④可在CT引导下行经皮穿刺肺肿块做组织病理学诊断。⑤可发现心脏的累及和极少量的恶性胸腔积液。⑥做出术前的病期评定及手术切除的估价。

3.MRI 检查

磁共振检查(magnetic resonance imaging,MRI)是利用原子核在强磁场内发生共振所产生的信号经计算机重建而获得图像的检查技术。在胸部疾病诊断中 MRI 应用较少,常作为 CT 的补充检查。近年来随着 MRI 设备及检查技术的提高,MRI 以逐渐用于胸部疾病,特别是纵隔及心血管疾病的诊断。

(1)MRI 的图像特点。①多参数、多序列成像:不同器官组织包括正常组织与病变组织具有不同的 T_1 弛豫时间、T_2 弛豫时间和 Pd 质子密度,在 MRI 图像上则表现为不同灰度的黑白影。也由此形成了多种成像序列,包括 T_1 图像、T_2 图像、质子密度图像、抑脂图像和抑水图像等。这样,一个层面就有 3～5 种图像。因此,MRI 检查是多参数、多序列成像。不同组织在不同序列图像上灰度不同,比如经典 SE 序列上,水在 T_1 图像为低信号,在 T_2 图像为高信号;脂肪均匀呈高信号,在脂肪抑制序列均呈低信号影;淋巴与肌肉呈等信号;纵隔血管因流空效应呈低信号影。②多方位成像:MRI 可以获得人体横断面、矢状面、冠状面及任意方向断面图像,是真正的三维定位。③流动效应:流动的血液、脑脊液内的质子在 SE 序列 90°射频脉冲的作用下,均受到脉冲的激发。终止脉冲后,接受该层面信号时,血管内血液被激发的质子以离开受检层面,接收不到信号,这一现象称为流空现象。流空现象使血管腔不使用对比剂就可以显影,成为均匀黑影,这也是 MRA 检查的成像基础。纵隔内大血管丰富,流空现象使其不用对比剂就可清晰显示,从而发现纵隔或血管内病变,这也是 MRI 应用于胸部检查最大的优势。④质子弛豫效应与对比剂增强:一些顺磁性物质使局部产生磁场,可缩短周围质子弛豫时间,此现象为质子弛豫效应。这一效应使 MRI 可以进行增强检查。图像增强代表血管丰富或血-脑屏障遭受破坏。

MRI 检查的缺点不足:MRI 检查有许多优势但也存在不足,成像时间长;多参数成像对于图像判读比较复杂;对钙化显示不如 CT,显示骨变化不够清晰;容易受到运动伪影,金属伪影干扰;禁忌证较多,带有心脏起搏器、眼球金属异物或体内有铁磁性金属植入物患者禁止检查。

(2)MRI 检查在肺癌诊断中的价值。对于肺癌的诊断 MRI 检查是 CT 诊断的重要补充,能够提供重要的诊断价值。由于 MRI 有良好的软组织对比度、流空效应,所以在下列情况下可以考虑选择 MRI 检查:①怀疑肺癌累及心脏大血管时。②需要了解肺尖部的肿瘤有无手术指征及周围组织受累情况时。③需要了解纵隔型肺癌与心脏大血管的关系。④MRI 可明确区分肺癌肿块或结节与肺不张和阻塞性肺炎。肺癌并发肺不张和阻塞性肺炎时,其 T_1WI 信号相似,不易区别,但由于阻塞性肺炎、肺不张含水量明显高于肺癌肿块或结节,T_2WI 信号呈高信号,显示长 T_2 改变,可明确肿块范围。⑤对于碘过敏或因其他原因不能行 CT 增强检查者,MRI 无须造影剂帮助,能充分显示肺门、纵隔内解剖结构,提示周围结构是否受侵犯肺门或纵隔是否有淋巴结转移。由于 MRI 任意平面扫描和对水信号的敏感是 CT 所无法比拟的,可对临床诊断提供许多信息,为临床治疗提供准确依据。

(二)影像表现

肺癌的影像表现与其生长部位及生长方式密切相关,不同的发生部位及生长方式都会使肿块本身及其周围组织结构产生不同的影像表现。按照肺癌的发生部位可以分为三型。①中心型:指发生在段以上支气管的肺癌。②周围型:指发生在肺段支气管以下的肺癌。③细支气管肺癌:指发生在细支气管或肺泡上皮的肺癌。

中央型肺癌可以有以下几种生长方式。①腔内型:癌肿向管腔内生长,形成息肉样或菜花样肿块,并可沿支气管腔铸型,逐渐引起远侧肺组织的阻塞性改变。②管壁型:癌肿沿支气管壁浸润生长，使支气管壁不均匀增厚，管腔狭窄变形，并造成支气管阻塞。③腔外型：癌肿穿透支气管壁向外生长，在肺内形成肿块。周围型肺癌由于发生在段以上支气管可以很容易穿透管壁侵入肺内，形成不规则肿块。细支气管肺泡癌初期可以沿肺泡壁生长，形成结节状肿块，后期可以经支气管及淋巴管播散形成斑片状或粟粒状结节影。

小细胞肺癌组织学类型属于神经内分泌肿瘤，恶性程度极高，多数患者发现时已经存在肺门、纵隔淋巴结转移或远处脏器转移。国内外医学数据表明，在小细胞肺内，中央型肺癌占70%～85%，周围型占15%～30%，以肺内结节就诊者仅占2%～4%。肿物多在黏膜下沿支气管树生长，相应管壁增厚，管腔呈鼠尾状狭窄。病变可以沿支气管树呈多方向生长，而并不局限于一处引起阻塞性改变。增大融合的肺门及纵隔淋巴结可以包绕压迫邻近支气管，引起阻塞性炎症、不张或压迫邻近脏器产生相应症状。

1.中心型小细胞肺癌的影像表现

(1)X线表现：早期局限病变局限于支气管黏膜内，X线平片可以无异常表现。随着疾病进展，主要表现为：①肺门及纵隔肿块。肿块多较大，多累及多个肺叶，而很少仅局限于一个肺叶形成肿块。主要是由于小细胞肺癌病变多在黏膜下沿支气管树生长，相应管壁增厚，并沿支气管周围形成不规则肿块，管腔截断或呈鼠尾状狭窄。多数病变发现时就有肺门及纵隔淋巴结转移，与肺门肿块融合形成较大的肿块。另一部分患者仅表现为支气管壁增厚、管腔狭窄，肺门肿块主要由肺门和纵隔肿大的淋巴结融合而成。X线表现为肺门增大、纵隔增宽、肺门角变形或消失。肿块呈类圆形或不规则形致密影，边缘可见分叶及放射状毛刺影，邻近胸膜向肿块凹陷。肿块密度常均匀，很少出现空洞及坏死，这也是与纵隔型非小细胞肺癌的重要区别。②病变侧肺组织阻塞性改变，包括阻塞性过度充气与肺气肿、阻塞性炎症及肺不张。阻塞性过度充气是由于管腔狭窄而未完全阻塞，吸气时气体可以进入阻塞远端的肺组织，而呼气时气体不能完全排出，导致肺泡的过度膨胀，严重的可以导致肺泡壁的破裂。X线表现为肺组织透光度增强，肺纹理稀疏、分散。肺泡壁的破裂可以表现为肺气肿和肺大疱。气道严重狭窄时，吸气时进入远侧肺组织的气体逐渐减少，而且肺内产生的分泌物排出受阻，继发感染，导致肺内出现阻塞性炎症。X线表现为肺组织实变，即沿叶段分布的斑片状高密度影，边界常不清晰，局部肺叶可以萎缩。实变肺组织可以夹杂含气肺组织，并可出现含气支气管征象。气道完全闭塞，远侧肺组织完全实变不张。不张肺组织表现为沿叶、段分布或累及一侧肺组织的均匀致密高密度影，边界常清晰、锐利。不张肺组织与肺门膨出肿物融合，形成反“s”征。③病变侧胸廓塌陷，肋间隙变窄，纵隔、气管、胸膜及膈肌移位。肿块累及一侧肺或多个肺叶时常导致一侧肺组织或多个肺叶实变不张，从而导致患侧肺组织胸廓塌陷，肋间隙变窄，纵隔气管常向患侧移位。水平裂及斜裂多向患侧移位，双下肺不张可以导致膈肌上移。④健侧肺组织代偿性过度充气。由于纵隔及气管移位，健侧胸腔体积增大，肺组织出现代偿性过度充气。X线表现为肺透光度增强，纹理稀疏，并可出现肺气肿及大泡。

(2)CT表现：胸部病变的CT表现是病变病理改变在轴位CT影像的直接反映。

CT对于中心型肺癌的诊断较X线具有较多优势。主要表现在：①可以发现仅累及支气管壁的早期病变。②能发现隐蔽部位的肿块。③CT具有较高的密度分辨率，可以发现肿块内的液化、坏死、钙化等。④能清晰显示病灶边缘形态及临近组织侵犯情况。⑤可以通过增强检查观察病变强化程度及区分与纵隔血管的关系。

中心型小细胞肺癌CT表现主要表现为以下几点。①支气管壁增厚，管腔狭窄：正常支气管壁厚度均匀，走形规则，1～3 mm。肿瘤浸润时可以清晰显示管壁不均匀增厚，管腔狭窄变形，多呈鼠尾状，增强检查增厚的管壁常不均匀强化。病灶常累及多个叶、段支气管，这与小细胞肺癌病变多在黏膜下沿支气管树生长的特点有关。②肺门肿块：肺门肿块表现为分叶状或不规则状，包绕邻近支气管，支气管开口截断或呈杯口状、鼠尾状狭窄。肿块多呈软组织密度与胸壁肌肉密度相近，增强检查肿块多呈中高、度强化，强化不均匀。③肺内阻塞性改变：主要表现为阻塞性炎症及肺不张。阻塞性炎症表现为肺内斑片状高密度影，边界不清，发生肺不张时则表现为均匀致密度影，边缘较光整。增强检查不张肺组织常均匀强化，强化程度超过肺门肿块。④肺门及纵隔淋巴结转移：CT 可以准确地显示肺门及纵隔肿大淋巴结，当纵隔及肺门淋巴结短颈超过1.5 cm 时常提示转移的可能，淋巴结常融合成团，大小不等，强化不均匀，较大淋巴结融合后压迫侵犯邻近组织。⑤侵犯纵隔结构：小细胞肺癌穿破支气管壁常直接侵犯纵隔结构，表现为瘤体与纵隔结构间的脂肪间隙消失，瘤体直接与纵隔结构相连，浸润纵隔结构。侵犯血管时表现为血管壁增厚，腔内可见瘤栓形成，瘤栓在血管腔内形成低密度充盈缺损，增强检查不均匀强化。

(3)MRI 表现：MRI 检查对于中心型小细胞肺癌的诊断具有一定优势，主要得益于 MRI 检查具有良好的软组织对比度、纵隔大血管的流空效应和气管、支气管内气体的无信号表现。①支气管壁侵犯及肺内阻塞性改变：正常支气管管腔在 MRI 图像上呈均匀的条形或圆形无信号改变，由近侧向远侧逐渐变细。管壁表现为等信号影，管壁光整，粗细均匀。肺癌侵犯支气管壁或腔内肿块时，MRI 表现为支气管壁增厚，粗细不均匀，管腔一定程度的狭窄或完全截断。T_1 图像上表现为类似肌肉的中等信号，而 T_2 图像呈略高信号，信号不均匀。弥散成像呈略高信号。T_1 增强检查病变管壁及肿物不均匀强化。对于肺内的阻塞性炎症或不张的肺组织，T_1 信号常略低于肿瘤组织，而 T_2 信号则高于肿瘤组织，实变的肺组织信号常较肿瘤组织信号均匀。②肺门肿块：在 MRI 图像上肺门肿块在 T_1 图像上表现为中等信号，而 T_2 图像呈略高信号。肿块内部信号多不均匀，如果伴有坏死，则坏死组织在 T_1 图像上信号低于肿瘤组织，在 T_2 图像上高于肿瘤组织。如果伴有出血则在 T_1 图像上信号高于肿瘤组织，在 T_2 图像上略高于肿瘤组织或因为含铁血红素沉着而表现为低信号影。肿块边缘多不光整，呈分叶状或不规则形，可见多个尖角。肿块与周围组织界限多不清晰，尤其是对肺门的大血管及纵隔胸膜，常常侵犯、包绕。肺门及纵隔的大血管在 MRI 图像上由于血液的流空效应呈低信号影，血管壁光整，呈等信号影，粗细均匀，血管周围及胸膜下常有高信号脂肪影。当血管或纵隔胸膜受侵犯时，高信号带消失，肿块与血管或胸膜接触面不光滑，可以表现为血管壁或胸膜增厚，管腔狭窄变形。当血管内出现癌栓时，血管腔内出现中等信号的软组织影。③纵隔淋巴结转移：MRI 对肺门及纵隔淋巴结的显示优于 CT。T_1 像表现为大小不等的结节状中等信号影，T_2 像及弥散像呈高信号。病灶常融合而形成较大肿块，包绕纵隔血管及其他组织。增强检查病灶明显强化。

2.周围型小细胞肺癌的影像表现

周围型小细胞肺癌在小细胞肺癌中比重较小，影像表现呈多样性，无特异性影像表现。根据大小及影像特点大致可以分成，肺内结节型，肺内肿块型及肺叶实变型。周围型肺癌的大小可以为 5 mm～10 cm 不等。一般以 3 cm 作为区分肺内结节或肿块的指标。结节型小细胞肺癌大多数学者认为是肺癌的早期阶段，在 X 线平片及 CT 上表现为结节状高密度影，边缘模糊，无特征性改变，很难做出诊断，一般依靠手术或密切随访得出结论。MRI 检查肺内结节在 T_1 图像呈中等信号，T_2 图像呈略高信号影，边缘较光整，信号较均匀。肺内肿块型在周围型小细胞肺癌肿最常见，形态多呈分叶状或类圆形，边缘多数较光整，很少见到毛刺影及胸膜凹陷表现，这一点是与肺小细胞肺癌的主要区别点。组织学显示小细胞肺癌的肿瘤细胞由大量小细胞组成，组织松散，在肺泡的外围呈簇状或巢状聚集生长，病灶内部缺乏纤维组织，可能是这一影像特点的主要原因。肿块内密度较均匀，空洞及钙化少见，医科院肿瘤医院文献报道，该院300多例患者无一例空洞病例，但有医院2010－2014年陆续发现3例周围型肺癌出现空洞病例。小细胞肺癌细胞能够沿通过血管支气管束、间质间隙和胸膜扩散至淋巴系统，并且具有高度的血管侵袭性，所以在肿块周围常见斑片状模糊影，这也是很早就出现肺门及纵隔淋巴结转移的原因。MRI肺内肿块在 T_1 图像呈中等信号，T_2 图像呈略高信号影，弥散成像呈略高信号影。肺叶实变型较少见，主要表现肺叶内大片状边缘模糊的实变影，可以累及一个或多个肺叶，其内可见残存的肺组织及囊状透光区，多数可见支气管气像。充气的支气管走行相对自然，管腔基本完整，并与相应的叶段支气管相通。肺叶实变型SCLC的肺内病变常需与包括SCLC及非小细胞肺癌（NSCLC）在内的中央型肺癌、肺炎、细支气管肺泡癌鉴别，其鉴别要点主要是中央型肺癌可见段及段以上支气管狭窄或截断改变，相关肺叶或肺段可见肺不张或阻塞性肺炎征象。而肺叶实变型SCLC支气管管腔较为通畅，亦无明显肺不张征象，增强扫描可见肺内病变整体的不均匀强化。病变进展可能致叶段支气管受侵或肺门纵隔淋巴结压迫出现肺不张改变。此时二者影像鉴别困难，肺部病变活检可能有助于鉴别。肺炎可有较明显的临床症状及白细胞增高，抗炎后可见病灶吸收好转。细支气管肺泡癌起源于细支气管上皮细胞或肺泡上皮细胞，纵隔血管较少受侵。

六、小细胞肺癌的放射治疗

（一）局限期小细胞肺癌的同步放化疗

放疗是局限期小细胞肺癌的重要治疗手段。分析显示，与单纯化疗比，每天2次总量4 500 cGy的放疗联用依托泊苷＋顺铂等化疗，局部控制率提高25％～30％，生存率提高5％～6％，5年生存率为23％；而接受每天1次放疗＋依托帕苷＋顺铂组的5年生存率为16％。目前认为这是较好的同步放化疗方案，其毒性反应常可耐受，常不影响放疗剂量。但接受每天2次放疗组的放射性食管炎较多，不过这是可逆的。

1.同步放化疗的理论依据

（1）减少转移：研究发现，随着肿瘤体积的增长，肿瘤细胞可很快获得转移能力。小细胞肺癌细胞常有较快的增长速度，较强的转移能力。因此，尽早杀灭大量的小细胞肺癌肿瘤细胞，是减少转移的最好办法。

（2）减少化疗耐药：小细胞肺癌细胞对化疗药物的耐药，由许多相关基因突变引发，其发生概率与小细胞肺癌分裂细胞的总数呈正相关。所以，尽快地降低肿瘤负荷，可减小化疗耐药的发生。

（3）可降低放疗耐受的概率：新辅助化疗耐药的肺癌细胞，其DNA修复能力增强，同步放化疗常可减少耐药的肺癌细胞的DNA修复。

（4）减少再增殖：研究发现化疗治疗时间延长后，肿瘤干细胞增长速度常可加快。为达到同样疗效，常需提高化疗剂量，结果可使毒性增加。早期同步进行放疗，可较快地杀灭肿瘤细胞，减少肿瘤干细胞再增殖的发生。

目前对于小细胞肺癌的治疗，已基本达成共识：在患者能够耐受的情况下，依托泊苷＋顺铂等方案联用放疗同步治疗的疗效较好。但对于放疗的应用时间、放疗靶区、剂量、分割方式，尚应进一步研究。

2.化疗同步放疗的应用时间

研究发现，早期给予同步联合依托泊苷＋顺铂等化疗与放疗，治疗效果常优于晚期同步化放疗者；研究发现，晚期同步化放疗的5年生存率仅为10%左右，远低于早期同步化放疗的20%～30%。

早期同步化放疗可显著提高近期疗效。亚组分析发现，对超分割放疗联用依托泊苷＋顺铂等化疗者，早期同步化放疗的优势更为明显。最近发现，如以初次化疗后30天内开始放疗作为早期同步化放疗的定义，早期同步化放疗可显著提高患者的长期生存率。

3.放疗靶区

传统的放疗靶区定位，多在模拟定位机下完成，虽较简便快捷，但不知道各具体器官的剂量分布。根据CT定位进行的三维适形放疗，可准确地勾画靶区，了解靶区和受累器官的具体受量，可给以优化的治疗方案，应作为小细胞肺癌的标准放疗方式。

传统的放疗靶区包括大体肿瘤靶体积、同侧肺门、双侧纵隔及双侧锁骨上淋巴结区。但随着强效化疗药物的应用，靶区范围已较前缩小，最近的研究倾向于靶区仅限于大体肿瘤靶体积外放2 cm。较小的靶区范围可降低放疗的不良反应，并有助于提高放疗、化疗的剂量，但还要进一步研究。

研究发现，N2及N3患者的上纵隔及锁骨上区边缘复发较多，而N0及N1患者的上纵隔及锁骨上区边缘复发较少，因此建议适度增大N2及N3患者靶区的上界，而对于N0及N1患者可较安全地缩小放疗靶区。

另外，对于化疗后肿瘤缩小的患者，靶区勾画的参考标准亦在研究。以化疗前肿瘤区域作为靶区或以化疗后缩小的肿瘤作为靶区，两组患者的局部复发率常无显著差异。因此，对于化疗后部分缓解的患者，放疗靶区多选择化疗后的瘤区。但对于化疗后完全缓解者，放疗靶区多为化疗前受累的淋巴引流区。

4.放疗总剂量

目前，对于小细胞肺癌的放疗总剂量仍在研究。现多应用常规分割方式放疗，即每天2 Gy，每周5次，总剂量多为45～55 Gy。研究发现，当总剂量由30 Gy升至50 Gy时，局部复发率可由79%降至37%；而当剂量在40～50 Gy时，其局部复发率与剂量在30 Gy时无明显差异。因此总剂量大于50 Gy可能较小于50 Gy，能获得更好的疗效。常规分割放疗条件下，一般最大耐受总剂量可达70 Gy。但对于高剂量放疗，尚需进一步进行随机对照研究。

5.分割方式放疗

因小细胞肺感具有治疗后加速再增殖的特点，一般低分割放疗或加速超分割放疗的疗效优于常规分割放疗。有报道显示，低分割放疗或加速超分割放疗的中位总生存期可超过20个月。

(二)广泛期小细胞肺癌的放射治疗

大多数小细胞肺癌患者确诊时即为广泛期，常同时有多脏器的转移，主要累及骨、肝、肾上腺、脑等，其预后很差。未经治疗的广泛期患者中位生存期仅6～12周。广泛期小细胞肺癌的治疗一般以化疗为主。并可根据患者的具体情况，予以局部放疗，以减轻症状、减小肿瘤负荷。靶区可包括原发肿瘤灶、纵隔淋巴结、脑转移灶及骨转移灶等。

有报道，对广泛期小细胞肺癌患者，单纯化疗的中位生存期为6个月，1年、2年生存率分别为28.9%和7.8%；而化疗辅助放疗组中位生存期为11个月，1年、2年生存率分别为52.8%和19.7%。

相当一部分广泛期小细胞肺癌患者有呼吸困难、上腔静脉压迫综合征、骨转移疼痛、脑转移、颅内压增高的相关症状，经过放疗后症状缓解率可高达70%～80%。因此，放射治疗对广泛期小细胞肺癌患者，可起到延长一些生存期、缓解症状及改善生存质量的作用。

(三)预防性脑照射

约10%的小细胞肺癌患者在初诊时被发现有肿瘤脑转移，另外有20%～25%的患者在随后的一生中可被发现有脑转移，随着生存期的延长，脑转移发生的可能性会增高。在没有对中枢神经系统进行抗肿瘤治疗的情况下，小细胞肺癌生存2年的患者发生脑转移的可能性高达50%～80%。65%的小细胞肺癌患者尸解被发现有脑转移。

因为脑转移是治疗后完全缓解患者的主要复发部位，而且脑转移发生后通常使患者丧失能力，所以为了减少它的发生，常进行预防性脑照射(PCD)。研究认为，预防性脑照射不引发放疗后情绪低落，但能使患者认知能力、智力下降，脑CT及中枢神经系统异常的发生率较高。脑CT异常虽然最终会稳定，但是也可加重。神经系统异常改变在预防性脑照射联用大剂量化疗或每次放疗4 Gy的患者最为严重。

总的来说，目前评测预防性脑照射不良反应的研究，尚需进一步排除以下因素对神经系统的影响：治疗过程中的抑郁、焦虑情绪、年龄、吸烟、副肿瘤综合征及脑内微转移灶等。根据现有研究结果，为减少晚期神经毒性，预防性脑照射治疗应避免同步化疗，并应使单次分割剂量小于3 Gy。

目前，关于预防性脑照射的总剂量和分割方式尚在进一步研究。大多数研究的预防性脑照射总剂量在30～36 Gy，分割剂量为2～3 Gy。分析发现，当总剂量在36～40 Gy时，脑转移发生率可减少73%；而30 Gy时可减少68%；24～25 Gy时可减少48%；8 Gy时仅可减少24%，但总剂量并不影响总生存期。另一项研究发现，当预防性脑照射的总剂量在20～35 Gy范围内时，总剂量与脑转移的预防效果为线形相关。为防止发生迟发性脑损伤，单次分割剂量应低于3 Gy。加速超分割预防性脑照射(30～36 Gy，每次1.5 Gy，每天2次)的疗效较好，且无明显不良反应，目前正在进行试验中。

关于预防性脑照射的应用时间，现也在研究中。大多数研究认为应在获得化疗缓解后进行预防性脑照射，但不应晚于化疗开始后6个月；现在正在进行更多的临床随机研究。在这些研究没有完成前，有专家认为可参照以下原则给予预防性脑照射：一是预防性脑照射仅给予完全缓解患者；二是每次放疗剂量为2～3 Gy，2～3周内完成，总剂量24～30 Gy；三是预防性脑照射不应该在化疗的同一天给予，放疗与化疗的间隔应尽量延长，或在全部化疗结束后进行。

(盖慧荣)

第七章

消化科肿瘤

第一节 胃 癌

胃癌是我国最常见的恶性肿瘤之一，近年来总发病率呈下降趋势，但病死率下降不明显。2010 年卫生统计年鉴显示，2005 年胃癌病死率占我国恶性肿瘤病死率的第 3 位。及早正确的诊断治疗与预后直接相关，目前主张采取以手术为主，并结合放射治疗（简称放疗）、化学治疗（简称化疗）的综合性治疗手段。

一、病因与易患因素

胃癌的发生是多因素长期作用的结果。我国胃癌发病率存在明显地区差异，环境因素在胃癌的发生中居支配地位，而宿主因素则居从属地位。有研究显示，幽门螺杆菌感染、饮食、吸烟及宿主的遗传易感性是影响胃癌发生的重要因素。影响胃癌发病的危险因素有以下几个方面。

（一）流行病因素

胃癌发病的高峰年龄为 50～60 岁；男性患者多于女性，男女比例为 1.5∶1～2.5∶1。

（二）胃部疾病

有部分胃溃疡的患者会在胃溃疡的基础上发生癌变，发病年龄较轻，一般女性多于男性，多位于胃体部。国内资料显示，其癌变率在 6%～18%不等。当胃息肉特别是胃腺瘤性息肉，而且比较大（直径＞2 cm）时或者较多的时候，应作为癌前病变予以切除，否则有癌变的危险，一般癌变率在 11%。另外，像巨幼细胞贫血、恶性贫血、慢性萎缩性胃炎、胃部分切除术后，都是胃癌发病的危险因素之一。胃幽门螺杆菌感染和十二指肠溃疡也都与胃癌发病有关。

（三）生活习惯

与胃癌发生相关的生活习惯包括饮酒、吸烟、经常性食用经熏制手段制备的食品（易造成多环芳烃化合物累积）、经常性食用高盐饮食及盐渍食品（易造成高盐和亚硝基化合物过量）、营养缺乏（包括维生素 A、维生素 C、维生素 E、β 胡萝卜素、硒、纤维素缺乏）等。

（四）环境因素

人们在家庭或者工作场所，经常接触到一些粉尘或污染的、霉变的及其他有害化学物质，这些都有可能增加患胃癌的危险性。

（五）血型与胃癌

A 型或 A 亚型类血型的人，具有较高的胃癌发病危险性。可能是具有这类血型的人与胃癌某种发病基因有关系。

（六）胃癌家族史

胃癌患者的一级家属发病率升高 2～3 倍；家族中有胃癌患者的人群发病率亦有所升高。

二、病理分类与临床分期

（一）早期胃癌（日本）

1. Ⅰ型（息肉样型）

病变隆起呈小息肉状，基宽无蒂，常＞2 cm，约占早期胃癌之 15％。

2. Ⅱ型（浅表型）

分为 3 个亚型，占 75％。

3. ⅡA 型（隆起浅表型）

病变高出黏膜面＜0.5 cm，面积小，表面平整。

4. ⅡB 型（平坦浅表型）

病变与黏膜等平，但表面粗糙呈细颗粒状。

5. ⅡC 型（浅表凹陷型）

最常见，浅洼病变底面粗糙不平，可见聚合黏膜皱襞的中断或融合。

6. Ⅲ型（溃疡型）

Ⅲ型约占早期胃癌的 10％，黏膜溃烂比ⅡC 型者深，但不超过黏膜下层，周围聚合，皱襞有中断、融合或变形呈杵状。

（二）进展型胃癌的大体类型

1. 隆起型

肿瘤的主体向肠腔内突出。

2. 溃疡型

肿瘤深达或贯穿肌层合并溃疡。

3. 浸润型

肿瘤向肠壁各层弥漫浸润，使局部肠壁增厚，但表面常无明显溃疡或隆起。

（三）组织学类型

1. 世界卫生组织分类

目前最为常用的胃癌组织学分型方法。

2. Lauren 分类

肠型、弥漫型、混合型。

三、临床表现

（一）早期胃癌

早期胃癌 70％以上可无任何症状，部分患者可表现为上腹部不适或疼痛，进食后症状往往加重。随着病情的进展，疼痛加剧，发作频繁，伴有食欲下降，疲倦乏力，恶心呕吐，嗳气反酸，胃部灼热。

(二)进展期胃癌

1.上腹痛

上腹痛是最早出现的症状,常同时有食欲缺乏,食无味,体重减轻。腹痛可急可缓,开始可仅有上腹饱胀不适,餐后更甚,有隐痛不适,呈节律性溃疡样胃痛,最后疼痛持续而不能缓解。

2.易饱感和软弱无力

易饱感是指患者虽感觉饥饿,但稍一进食即感饱胀不适,是胃壁受累的表现,皮革状胃时这种症状尤为突出。

3.发生并发症或转移时可出现特殊的症状

咽下困难(贲门癌累及食管下端);恶心呕吐(胃窦癌引起幽门梗阻),黑粪或呕血,继之发生贫血(溃疡型胃癌);咳嗽和呼吸困难(胸膜腔产生积液);腹胀满不适(腹水);全身骨骼剧痛(骨转移);剧烈而持续性上腹痛放射至背部(表示肿瘤已穿透入胰腺)。

4.主要体征

胃癌缺少特异性体征,早期胃癌无明显的体征,晚期胃癌或存在远处转移病灶时有可能出现上腹部肿块、直肠前方触及肿物、锁骨上淋巴结肿大等体征。

5.转移体征

(1)肝大并可扪到坚实结节——提示肝脏转移。

(2)腹水,出现移动性浊音——提示腹膜转移。

(3)浅表淋巴结质硬而不能移动——提示远处淋巴结转移。

(4)盆腔转移时肛门指诊可在直肠膀胱间凹陷摸到一架板样肿块。

(5)在脐孔处也可扪到坚硬结节,阴道指检可扪到两侧卵巢肿大,常伴阴道出血——Krukenberg 瘤。

(三)伴癌综合征

伴癌综合征又称副癌综合征,肿瘤细胞作用于其他系统引起的胃外表现,包括内分泌、神经肌肉、结缔组织、血液系统和血管的异常改变,有时可在胃癌被诊断之前出现,可表现为:①反复发作性血栓性静脉炎;②黑棘皮病(皮肤皱褶处有色素沉着,尤其在两腋);③皮肌炎;④膜性肾病;⑤微血管病性溶血性贫血等。

四、诊断要点

详细询问病史,病史可以提示胃癌的可能性;及时进行体格检查,当出现上腹压痛、饱满、紧张感或包块、锁骨上窝淋巴结肿大、肛查触及肿块时应做相应辅助检查,从常规到特殊、到影像,从生化到细胞学、到病理。

(一)X 线钡餐检查

X 线检查对胃癌的诊断依然有较大价值。近年来更是应用气钡双重对比法、压迫法和低张造影技术,并采用高密度钡粉,能清楚地显示黏膜的精细结构,有利于发现微小的病变。

1.早期胃癌

表现为局限性浅洼的充盈缺损(Ⅰ、ⅡA),基底广,表面呈颗粒状;或呈现一龛影(ⅡC、Ⅲ),边缘不规则呈锯齿状,向其集中的黏膜纹有中断、变形或融合现象;或黏膜有灶性积钡、胃小区模糊不清等征象。对怀疑早期胃癌者,应从不同角度多摄 X 线片,进行仔细分析,不放过微小的改变。

2.进展期胃癌

诊断率＞90%。凸入胃腔的肿块，表现为较大而不规则的充盈缺损。

(1)半月征：溃疡型癌主要发生在肿块之上，故其龛影位于胃轮廓之内，龛影直径常＞2.5 cm，边缘不整齐。

(2)环堤征：龛影周围因癌性浸润而使边缘不整齐，并为一圆形较透明带所环绕，邻近黏膜僵直，蠕动消失，无皱襞聚合或见皱襞中断。

(3)浸润型癌：胃壁僵直失去蠕动。浸润广泛仅累及胃窦时，则胃窦狭窄、固定、呈漏斗状或有肩胛征；如累及全胃，则呈固定、腔小无蠕动的皮革状胃。

(4)与胃淋巴瘤相鉴别：胃淋巴瘤的特点是病变常广泛累及胃及十二指肠，X线检查示粗大皱襞伴多发性息肉样充盈缺损和多发性浅龛影。

(二)胃镜诊断

胃镜检查＋黏膜活检＝最可靠的诊断手段——确诊率＞95%。多点取活检标本，或采7块以上。

胃镜检查——早期胃癌最佳诊断的方法。镜下早期胃癌可呈现一片变色的黏膜，或局部黏膜呈颗粒状粗糙不平，或呈现轻度隆起或凹陷；或有僵直感，不柔软，对这些轻微的变化，均要作活检。

镜下癌的大小，小胃癌为0.5～1 cm，微小胃癌＜0.5 cm。早期胃癌辨认不易时，内镜下喷0.5%的亚甲蓝，病变处将着色，放大内镜，能更仔细观察微细病变；进展型胃癌肉眼可拟诊(多数)。肿瘤表面凹凸不平、污秽，常见渗血及溃烂，或为不规则较大溃疡，其底部为秽苔所覆盖，可见渗血，溃疡边缘常呈结节状隆起，无聚合皱襞，病变处无蠕动。

(三)实验室检查

1.贫血

常见，缺铁性贫血占50%，因长期失血，或由营养缺乏引起。恶性贫血，则见于巨幼细胞贫血。

2.粪便隐血试验

阳性，呈持续状态，有辅助诊断的意义。筛检胃癌的首选方法之一。

3.胃癌标志物

特异性不强。癌胚抗原对诊断意义不大，对预后有一定意义。癌胚抗原升高与慢性萎缩性胃炎的胃液中含量有重叠。其他肿瘤标志物(CA19-9、CA125、CA247)等，均有可能在部分胃癌病例中出现不同程度的升高，但均无筛查或诊断价值。

(四)组织病理学诊断

组织病理学诊断是胃癌的确诊和治疗依据。活检确诊为浸润性癌的患者进行规范化治疗。病理诊断标准如下。

1.低级别上皮内肿瘤

黏膜内腺体结构及细胞学形态呈轻度异型性，与周围正常腺体比较，腺体排列密集，腺管细胞出现假复层，无或有极少黏液，细胞核染色浓重，出现核分裂象。

2.高级别上皮内肿瘤

黏膜内腺体结构及细胞学形态呈重度异型性(腺上皮原位癌)，与周围正常腺体比较，腺管密集，腺管细胞排列和极向显著紊乱，在低级别上皮内肿瘤的基础上进一步出现共壁甚至筛状结构，缺乏黏液分泌，核分裂象活跃，可见灶状坏死，但无间质浸润。

3.黏膜内癌

即黏膜内浸润癌，不规则的腺上皮细胞团巢或孤立的腺上皮细胞浸润黏膜固有层间质，局限于黏膜肌层以内。

4.黏膜下癌

即黏膜内浸润癌继续向深层浸润，浸透黏膜肌层达到黏膜下层，未侵及胃固有肌层。

5.早期胃癌(T1N0～1M0)

包括黏膜内浸润癌和黏膜下浸润癌，无论有无区域淋巴结转移证据。

五、治疗原则

应当采取综合治疗的原则，即根据肿瘤病理学类型及临床分期，结合患者一般状况和器官功能状态，采取多学科综合治疗模式，有计划、合理地应用手术、化疗、放疗和生物靶向等治疗手段，达到根治或最大幅度地控制肿瘤，延长患者生存期，改善生活质量的目的。早期胃癌且无淋巴结转移证据，可根据肿瘤侵犯深度，考虑内镜下治疗或手术治疗，术后无须辅助放疗或化疗。局部进展期胃癌或伴有淋巴结转移的早期胃癌，应当采取以手术为主的综合治疗。根据肿瘤侵犯深度及是否伴有淋巴结转移，可考虑直接行根治性手术或术前先行新辅助化疗，再考虑根治性手术。成功实施根治性手术的局部进展期胃癌，需根据术后病理分期决定辅助治疗方案(辅助化疗，必要时考虑辅助化放疗)。复发/转移性胃癌应当采取以药物治疗为主的综合治疗手段，在恰当的时机给予姑息性手术、放疗、介入治疗、射频治疗等局部治疗，同时也应当积极给予止痛、支架置入、营养支持等最佳支持治疗。

(一)放疗

胃癌放疗或放化疗的主要目的包括施行术前或术后辅助治疗、姑息治疗和改善生活质量。术后放化疗的适应证主要针对 T3～4 或 N+(淋巴结阳性)的胃癌；术前放化疗的适应证主要针对不可手术切除的局部晚期或进展期胃癌；姑息性放疗的适应证为肿瘤局部区域复发和(或)远处转移。

(1)胃癌根治术后(R0)，病理分期为 T3～T4 或淋巴结阳性(T3～4N+M0)者，如未行标准 D2 手术，且未行术前放化疗者，建议术后同步放化疗。

(2)局部晚期不可手术切除的胃癌，可以考虑术前同步放化疗，治疗后重新评估，争取行根治性手术。

(3)胃癌非根治性切除，有肿瘤残存患者(R1 或 R2 切除)，建议行术后同步放化疗。

(4)局部区域复发的胃癌，建议放疗或放化疗。

(5)病变范围相对局限、骨转移引起的疼痛和脑转移等转移性胃癌，考虑肿瘤转移灶或原发病灶的姑息减症放疗。

(二)化疗

分为姑息化疗、辅助化疗和新辅助化疗，应当严格掌握临床适应证，并在肿瘤内科医师的指导下施行。化疗应当充分考虑患者病期、体力状况、不良反应、生活质量及患者意愿，避免治疗过度或治疗不足。及时评估化疗疗效，密切监测及防治不良反应，并酌情调整药物和(或)剂量。按照疗效评价标准或参照世界卫生组织实体瘤疗效评价标准评价疗效。

1.术后化疗

对于 T1～2N0M0 期患者，一般不作术后辅助化疗。而对于 T2N0M0 期患者，若存在高危因素，则须行术后辅助化疗。胃癌高危因素包括肿瘤分化程度差；淋巴管、血管、神经受侵；行非 D2 根治术；有淋巴结转移或行 T3～4 期根治术；患者＜50 岁。

口服氟尿嘧啶类药物 S-1 的上市，推动了胃癌化疗的进展。ACTS-GC 试验对Ⅱ或Ⅲ期胃癌且已行 D2 切除术的东亚患者进行了研究，S-1 单药口服治疗首次显示出为此类患者带来生存期益处的效果。与单纯手术组相比，S-1 组 3 年 OS 率(80.5％对 70.1％)和无复发生存率(RFS，72.2％对 59.6％)均显著提高；亚组分析显示，各期患者术后使用 S-1 均有一定疗效，尤其在早期患者中疗效更佳，主要减少了淋巴结和腹膜的复发。

2.新辅助化疗

新辅助化疗的优势 MAGIC 研究证实，围术期采用 ECF[表柔比星、顺铂和氟尿嘧啶(5-FU)]方案化疗能显著改善可切除胃癌和低位食管癌患者的无进展生存(PFS)和总生存(OS)率，并可缩小原发肿瘤，降低患者术后分期。正是基于这一研究结果，新辅助化疗在《美国国立综合癌症网络胃癌治疗指南》(以下简称《指南》)中的地位得以确立；对于潜在可切除、≥T2 期的患者，《指南》推荐给予围术期化疗。

方案选择及评价对于新辅助化疗，应遵循高效低毒原则选择联合化疗方案，须尽量避免使用单药。可考虑的方案包括 ECF 及其衍生方案(ECX、EOX、EOF)，也可采用氟尿嘧啶类药物卡培他滨联合顺铂或奥沙利铂或紫杉类药物方案。一般化疗 2～3 个周期，治疗中应及时评价疗效，化疗时间最好不超过 6 周。

对于首次方案治疗后无效的患者，术前不可再行二线化疗。而对新辅助化疗有效的患者而言，应根据患者分期及其对治疗的反应选择合适的手术时机，若已达到治疗目的，宜尽早手术，一般化疗停止 3 周左右进行手术为佳。

新辅助治疗是否具有好的疗效是影响术后辅助化疗方案选择的重要因素之一。术前新辅助化疗有效者，辅助化疗可继续按原方案进行，但还应考虑患者因消化道重建带来的病理生理变化及其对重复化疗的耐受性，在必要时须适当调整给药方案。对于新辅助化疗无效者，辅助化疗时则应更换药物或方案，也可联合放疗。

3.晚期或转移性胃癌的治疗

对于不能手术的晚期胃癌，目的为缓解肿瘤导致的临床症状，改善生活质量及延长生存期。适用于全身状况良好、主要脏器功能基本正常的无法切除、复发或姑息性切除术后的患者。

常用的化疗药物包括：氟尿嘧啶、卡培他滨、替吉奥、顺铂、表柔比星、多西紫杉醇、紫杉醇、奥沙利铂、伊立替康等。对体力状态差、高龄患者，考虑采用口服氟尿嘧啶类药物或紫杉类药物的单药化疗。口服氟尿嘧啶衍生物以其方便、有效和低毒的优点而令人关注，已经用于晚期胃癌的治疗，如卡培他滨和 S-1。

化疗方案包括两药联合或三药联合方案，两药方案包括 5-FU/LV＋顺铂(FP)、卡培他滨＋顺铂、替吉奥＋顺铂、卡培他滨＋奥沙利铂(XELOX)、FOLFOX、卡培他滨＋紫杉醇、FOLFIRI 等。三药方案适用于体力状况好的晚期胃癌患者，常用者包括 ECF 及其衍生方案(EOX、ECX、EOF)，DCF 及其改良方案等。因此，欧洲学者常将 ECF 方案作为晚期胃癌治疗的参考方案。ECF 方案需要留置中心静脉导管，由此可能引起导管感染、血栓等相关不良反应，蒽环类药物对老年患者心脏功能的影响也使其应用受限。目前 ECF、DCF 及其改良方案作为晚期胃癌治疗的主要推荐方案。

卡培他滨为口服氟尿嘧啶类药物，有效率在24%～30%。S-1是日本研制的口服氟尿嘧啶类药物，是替加氟、5-氟-2,4-二羟基吡啶和氧嗪酸的复合物，在日本批准用于胃癌。

4.胃癌的分子靶向治疗

曲妥珠单抗是第一种也是目前唯一一种经临床研究证实可使进展期胃癌患者生存获益的靶向药物。TOGA研究显示，胃癌患者的人表皮生长因子受体2(HER2)阳性表达率为22.1%，曲妥珠单抗联合化疗对HER2阳性进展期胃癌患者的疗效优于单纯化疗，联合组中位OS期(13.8个月对11.1个月)、PFS期(6.7个月对5.5个月)和客观缓解率(ORR，47.3%对34.5%)均较单纯化疗组显著改善。此外，曲妥珠单抗可使患者死亡风险降低26%(HR=0.74)，而两种方案的毒性(包括心脏毒性)无显著差异。该研究提示，曲妥珠单抗＋化疗可作为进展期胃癌HER2阳性患者的一种治疗选择。从现有的结果看，分子靶向药物治疗胃癌安全性较好，但费用较高，疗效还有待进一步的研究数据来进行评价。

(冯　鑫)

第二节　原发性肝癌

原发性肝癌是指发生在肝细胞或肝内胆管细胞的癌肿，其中肝细胞癌占我国原发性肝癌的大多数，胆管细胞癌不足5%。目前我国原发性肝癌的发病率呈逐年上升趋势，已超过50/10万人，发病率有明显的地域性，亚洲男性的发病率明显高于北美及北欧。我国是肝癌的高发区，尤以东南沿海多见，男女比例约3∶1，相对于低发区，其发病年龄较轻且病情进展较快。

一、病因与易患因素

原发性肝癌的病因尚不完全清楚，可能是多因素共同作用的结果。根据流行病学的调查，多认为与以下易患因素有关。

(一)病毒性肝炎

病毒性肝炎是原发性肝癌诸多致病因素中的最主要因素。其相关的发病机制包括乙肝病毒DNA(乙型肝炎病毒-DNA)的分子致癌机制及丙肝病毒的分子致癌机制。

1. 乙型肝炎病毒-DNA的分子致癌机制

其致癌机制比较复杂，虽然乙型肝炎病毒本身并不携带癌基因，但乙型肝炎病毒-DNA与宿主DNA整合后会引起肝细胞基因丧失稳定性，诱导DNA重排或缺失，同时肝癌细胞中有多种生长因子和生长因子受体及基因的异常表达、癌基因的激活及抗癌基因的失活，因此多认为乙型肝炎病毒可能与生长调控基因相互作用而促进肝细胞的异常增殖，抑制肝细胞的正常凋亡，最终导致肝癌的发生发展。另外，乙型肝炎病毒-DNA在引起肝细胞损伤的同时，还影响DNA的修复，使肝细胞的遗传稳定性下降，这些因素的共同作用使其对致癌因素的易感性增加。

2.丙肝病毒的分子致癌机制

因丙肝病毒为单链RNA病毒，无反转录过程，RNA核酸序列不可能整合入宿主染色体DNA，故其致癌机制不同于乙型肝炎病毒。现普遍认为丙肝病毒可能通过其表达产物间接影响细胞的增殖分化而诱发肝细胞癌变。

(二)肝硬化与慢性肝损伤

在亚洲与非洲的肝癌患者中,60%~90%与肝硬化有关,且多为慢性乙型和慢性丙型肝炎发展而成的结节性肝硬化。抗病毒治疗有助于阻止肝炎向肝硬化发展,但一旦形成肝硬化,即使采取严密规范的抗病毒治疗也很难阻止肝癌的发生。另外,严重酒精性肝硬化也可并发肝癌,酒精中毒可能是乙型肝炎病毒的促癌物。

(三)肥胖和糖尿病

肥胖是隐源性肝硬化并发肝癌的重要危险因素,其所致的脂肪肝与糖尿病患者的高胰岛素血症被认为在促进肝细胞的异常增殖、诱发癌变的过程中起着重要作用。当存在胰岛素抵抗和(或)2型糖尿病时并发肝癌的危险性更高。

(四)环境、化学及物理因素

长期接触黄曲霉素是肝癌的主要危险因素之一,黄曲霉素在肝脏的代谢产物与肝细胞 DNA 分子上的鸟嘌呤碱基结合后,会干扰 DNA 的正常转录并形成黄曲霉毒素-DNA(AF-DNA)加合物。AF-DNA 加合物与宿主细胞结合可能是肝细胞癌变的协同始动因子和促发因素。饮水污染可能也与肝癌的发生有关。

另外,某些化学物质、药物与长期接受辐射均有诱发肝癌的风险。

(五)遗传及其他因素

C28ZYHFE 基因突变所致铁代谢异常而诱发的血色病、高酪氨酸血症、毛细血管扩张性运动失调等遗传性疾病都被认为与肝癌的发生有一定的关系。除铁代谢异常以外,低硒、锰、锌及高镍、砷等都可能与肝癌的发生相关。肝细胞癌的家族聚集显现常见于慢性乙型肝炎患者。

二、病理分类与临床分期

组织学分型

根据原发性肝癌的生物学特点及预后,临床上通常把原发性肝癌分为肝细胞癌、肝内胆管细胞癌,前者临床多见。

(一)肝细胞癌(HCC)

T1:孤立肿瘤没有血管侵犯

T2:孤立肿瘤伴血管侵犯或多发肿瘤最大径≤5 cm

T3a:多发肿瘤最大径>5 cm

T3b:孤立肿瘤或者无论多大的多发肿瘤侵犯门静脉或肝静脉分支

T4:肿瘤直接侵犯邻近器官(除外胆囊)或者穿透脏腹膜

N——区域淋巴结

NX:区域淋巴结转移不能确定

N0:无区域淋巴结转移

N1:有区域淋巴结转移

(二)肝内胆管细胞癌

Tis 原位癌(导管内癌)

T1:孤立肿瘤没有血管侵犯

T2a:孤立肿瘤伴血管侵犯

T2b:多发肿瘤,有或无血管侵犯

T3:肿瘤穿透脏腹膜或直接侵犯局域肝外结构

T4:肿瘤有胆管周围侵犯

三、临床表现

原发性肝癌起病隐匿,早期症状多不明显,出现典型的临床症状和体征时一般已属于中、晚期。

(一)症状

1.肝区疼痛

多为原发性肝癌的首发症状,表现为持续钝痛或胀痛。疼痛多由于癌肿迅速生长使肝包膜受牵拉所致。若肿瘤生长缓慢或位于肝实质深部也可完全无疼痛表现。疼痛的部位常与肿瘤位置有关,位于肝左叶时常表现为上腹痛,需与胃部疾病相鉴别。癌结节破溃出血可致剧烈腹痛和腹膜刺激征,出血量大时可致休克。

2.消化道症状

食欲缺乏、恶心、呕吐、腹胀、腹泻等消化道症状,可由肿瘤压迫、腹水、胃肠道淤血及肝功能受损引起。

3.恶性肿瘤的全身表现

进行性消瘦、乏力、发热、营养不良及恶病质等。

4.伴癌综合征

伴癌综合征是指机体在肝癌组织自身所产生的异位激素或某些活性物质影响下而出现的一组特殊症状,可与临床表现同时存在,也可先于肝癌症状。常见有自发性低血糖、红细胞增多症等,有时也可伴有高脂血症、高钙血症、类癌综合征、高纤维蛋白原综合征及血小板计数增多等。

5.转移灶症状

若出现肝外转移时,根据转移部位的不同可出现相应的症状。肺转移时可引起咳嗽、咯血,胸腔转移以右侧多见,可出现胸腔积液。骨转移可出现局部疼痛或神经受压症状,颅内转移可出现相应的定位症状和体征。

(二)体征

1.肝大

为中晚期肝癌的主要体征。多在肋缘下触及,呈局限性隆起,质地坚硬。左叶肝癌表现为剑突下包块。如肿瘤位于肝实质内,肝表面可光滑,伴或不伴明显压痛。肝右叶膈面肿瘤可使右侧膈肌明显抬高。

2.脾大

常为合并肝硬化所致。肿瘤压迫或门静脉、脾静脉内癌栓也可引起淤血性脾大。

3.腹水

多在肝硬化基础上合并门静脉或肝静脉癌栓所致,为草黄色或血性。癌浸润腹膜也是腹水的常见原因。

4.黄疸

出现黄疸多为晚期征象,以弥漫性肝癌或胆管细胞癌为常见。癌肿广泛侵犯可引起肝细胞性黄疸。当侵犯肝内胆管或肝门淋巴结肿大压迫胆管时,可出现梗阻性胆汁淤积。

5.其他

由于肿瘤本身血管丰富,再加上癌肿压迫大血管,故可在肝区内出现血管杂音。肝区摩擦音提示肿瘤侵犯肝包膜。肝外转移时则会出现与转移部位相应的体征。

四、诊断要点

肝癌早期缺乏特异性症状,除查体外,一般难以发现。如果出现肝区疼痛、腹部肿块、腹胀、消瘦、黄疸等症状时,多已达中晚期,90%的患者失去手术机会。故对中年以上、特别是有肝炎病史的患者,发现有肝癌早期非特异性临床表现,应考虑肝癌的可能性。诊断依据除肿瘤标志物、超声显像、计算机体层摄影术(computed tomography,CT)、磁共振成像(magnetic resonance imaging,MRI)、肝动脉造影及正电子发射断层扫描(positron emission tomography,PET)之外,有时需借助肝穿刺活体组织学检查。而确诊肝癌的标准仍是细胞学或病理学。

(一)血清学检测

1.甲胎蛋白检测

为目前诊断原发性肝癌特异性最高的指标之一,阳性率为60%~90%。甲胎蛋白对流法阳性或放射免疫法≥400 ng/mL,持续4周以上,排除妊娠、活动性肝炎、生殖腺胚胎性肿瘤者高度怀疑肝癌。

应用RT-PCR检测甲胎蛋白mRNA有利于间接推测是否有肝癌转移。正常人血细胞不表达甲胎蛋白mRNA,外周血甲胎蛋白mRNA为来自癌灶脱落入血的完整癌细胞,持续阳性者预示有远处转移的可能。

2.其他

γ-谷氨酰转肽酶、异常凝血酶原、碱性磷酸酶、乳酸脱氢酶等,对肝癌的诊断均有一定价值,但由于其缺乏特异性,多作为辅助诊断。

(二)影像学检查

1.超声显像

一般可显示直径为2 cm以上的肿瘤。除显示肿瘤大小、形态、部位以及血管的关系外,还有助于判断肝静脉、门静脉有无癌栓等。结合甲胎蛋白检查,有助于肝癌的早期诊断。

2.电子计算机X线断层显像(CT)

可补充超声显像,估计病变范围,一般可显示直径2 cm以上的肿瘤,如结合静脉注射碘造影剂进行扫描,对1 cm以下肿瘤的检出率可达80%以上,是目前诊断小肝癌和微小肝癌的最佳方法。

3.磁共振显像(MRI)

对肿瘤与肝内血管的关系显示更佳,而且对显示子瘤和瘤栓有重要价值。MRI对肝癌与肝血管瘤、囊肿、结节性增生等良性病变的鉴别价值优于CT。

4.肝动脉造影

是目前诊断小肝癌的最佳方法,可显示0.5~1.0 cm的微小肿瘤。因其有创伤性,一般不列为首选。

5.正电子发射型计算机断层扫描(PET)

能对组织器官和代谢进行分析,更早的检测出组织代谢异常,对监测肿瘤发展、选择治疗方案有重要意义。

(三)肝穿刺活体组织学检查

肝穿刺活体组织学检查是诊断原发性肝癌的金标准,可在B超或CT引导下行肝穿刺活检。

五、治疗原则

原发性肝癌早期的治疗目标仍为根治性,早期行根治性切除术是改善肝癌预后的最关键因素。凡肿瘤局限于一叶的肝功能代偿者,均应争取根治性切除,肿瘤越小,5年生存率越高,其中<3 cm的单发小肝癌行根治术后效果最好。另外,选择不规则局部根治性切除方式,可在切除肿瘤的同时最大限度地保留肝组织,有利于术后恢复,降低手术病死率。对部分中晚期患者以及经手术探查或影像学检查证实肿瘤巨大或贴近大血管难以行根治性切除术的患者,可先采用非切除性姑息性治疗,如肝动脉结扎加插管化疗、术中冷冻或微波等局部治疗,或非手术治疗,如肝动脉栓塞、单纯灌注化疗,待肿瘤体积明显缩小后再行二期切除。对晚期有远处转移或介入治疗失败的患者,可行全身性静脉化疗,但疗效甚微,也可行免疫治疗、中医及对症支持治疗,力争改善晚期患者的生活质量,延长生存期。

(一)放疗

正常肝细胞对放射线敏感,而肝癌细胞则只有一定的敏感性,需>4 000 cGy才可以得到较好的局部控制,常采用X刀、适形及调强等方法,近年来,放射性核素^{90}钇动脉内靶向放疗也正在临床观察中。

(二)局部消融疗法

局部消融治疗是指在影像技术的引导下,对肿瘤进行靶向定位,局部采用物理或化学方法杀死肿瘤组织的一种治疗方法。化学消融就是往病灶内注入化学物质,如无水酒精、乙酸等使局部组织细胞脱水、坏死和崩解,从而达到灭活肿瘤病灶的目的;物理消融则是通过加热局部组织或冷冻局部组织灭活肿瘤病灶,主要有射频消融术、微波固化术、冷冻治疗、聚焦超声消融以及激光消融治疗等。局部消融治疗可起到控制局部肿瘤、缓解症状等作用,因其局限于肿瘤部位,故对机体影响小。但局部消融疗法仅对肿瘤<5 cm的肝癌效果好,可作为不能接受手术切除小肝癌的治疗选择。

(三)化疗

1.全身化疗

(1)单一化疗:临床上常用的治疗肝癌的抗肿瘤药物有氟尿嘧啶、多柔比星、顺铂和丝裂霉素等,但部分缓解率均在20%以下。近年来一些新药用于肝癌治疗也取得一定的疗效,如吉西他滨、卡培他滨和伊立替康等,但总体而言,效果并不理想。

(2)联合化疗:联合化疗对肝癌的疗效有所提高,临床上一般选择单药有效的药物进行联合。

总体看来,全身化疗对肝癌的疗效并不理想。通常情况下,只有在具备以下适应证时才考虑行全身化疗:肝外转移;肝局部病变无法行手术、局部消融疗法或肝动脉内插管栓塞化疗;门静脉主干癌栓;一般状况KPS>70分;肝功能指标总胆红素<正常上限2倍、白蛋白>30 g/L、国际标准化比率(INR)<1.4。

2.动脉化疗

即通过动脉给药提高化疗药物对肝癌细胞的杀伤作用,包括经肝动脉导管化疗栓塞及动脉导管化疗栓塞加门静脉栓塞。

原发性肝癌的血供几乎全部(90%~95%)来自肝动脉,而正常肝组织血供则75%~80%来自门静脉，选择性地对供给肿瘤血运的肝动脉进行栓塞，可阻断肿瘤的主要血供，使肿瘤发生坏死，而正常的肝脏能够代偿。目前多在肝动脉栓塞的同时经导管灌注化疗药物，化疗药物的疗效与肿瘤所在部位的有效血药浓度呈正相关，因此动脉导管化疗栓塞可显著地提高肝癌的疗效。

动脉导管化疗栓塞的主要适应证包括：①原发性肝癌无手术指征或不愿接受手术切除的患者；②原发性肝癌肿瘤体积较大，术前进行栓塞化疗可使瘤体缩小，减少肿瘤复发和播散，以便行二期切除；③非根治性肝肿瘤切除术后作为辅助治疗的手段。

此外，控制出血等也是其治疗的适应证，但严重的肝肾功能不全、肝硬化、重度黄疸、门静脉主干完全阻塞等慎用。

常用的动脉化疗药物为ADM、EPI、5-FU，联合方案有DDP＋ADM＋MMC、EPI＋MMC＋5-FU、EPI＋HCPT等方案。目前临床常用的栓塞剂包括超液化碘油、吸收性明胶海绵及海藻微球等。经肝动脉导管化疗栓塞的出现使有效率大为提高，生存率也有很大改善，现已被广泛应用于临床。

（四）生物靶向治疗

在原发性肝癌细胞的增殖过程中可能存在着多个潜在的治疗靶点，针对这些治疗靶点所产生的分子靶向药物，可通过阻断肿瘤细胞或相关细胞的信号转导，从而抑制或杀死肿瘤细胞。目前常用的生物靶向治疗药物包括索拉非尼、舒尼替尼、贝伐单抗及厄洛替尼等。

（文景丽）

第三节 胰 腺 癌

一、临床概述

本节胰腺癌指外分泌胰腺癌，未包括神经内分泌肿瘤。

胰腺癌是消化系统中恶性程度最高的肿瘤，其发病率呈逐年上升的趋势。胰腺癌在全球不同地区间发病存在差异，西欧、斯堪的纳维亚半岛、美国和新西兰发病率较高。2010年美国有约36 800患者死于胰腺癌，胰腺癌在美国男性和女性癌症相关死亡原因中居第四位。该病的发病高峰年龄为70～90岁，男女发病率相似，但非洲裔美国人较白种人胰腺癌发病率高。

二、危险因素和遗传易感性

尽管患病风险增加的不高，但吸烟与胰腺癌患病明确相关。有研究显示肉类和奶类的摄入增加可以增加胰腺癌患病风险，但未得到其他研究的证实。体重指数增加，对化学物质如β萘胺及对二氨基联苯的职业暴露也会增加胰腺癌的发病风险。

糖尿病、饮酒、慢性胰腺炎与胰腺癌的关系一直存在争议。许多研究结果都显示新发糖尿病与胰腺癌发生有关。但是某些危险因素，如肥胖或治疗糖尿病的药物，可以影响胰岛素抵抗和血糖水平，从而干扰了分析结果。慢性胰腺炎一直被认为是胰腺癌的一个危险因素，但是仍需要进一步的流行病学研究，对干扰因素进行校正，仔细评价这些可能的危险因素对胰腺癌发病的影响。

真正的家族性胰腺癌很罕见，然而遗传易感性可能出现在5%～10%的胰腺癌患者中，家族中过多胰腺癌病例也是发病的高危因素。家族性胰腺癌患者可有*CDKN2A*基因、*BRCA-2*突变，近期研究也发现*PALB2*基因突变也可能增加胰腺癌的易感性。

三、临床表现

(一)症状和体征

胰腺癌早期症状隐匿。多数患者在诊断前可有持续数月的非特异症状。胰头部肿瘤可以造成胆管梗阻，在较早期即出现黄疸。其他症状还有体重下降、脂肪泻、疼痛、消化不良、恶心、抑郁。但胰腺癌无明显的早期警示症状。≥50岁患者突发成人2型糖尿病可能与新发胰腺癌相关。因处于高凝状态，某些患者会出现血栓性静脉炎。门静脉及脾静脉梗阻可能会出现呕血及腹水。腹水多由癌症腹膜转移而引起。

(二)实验室检查

许多肿瘤相关抗原如癌胚抗原、胰腺癌胚抗原、组织多肽抗原、CA125、CA19-9与胰腺癌相关，CA19-9是一种唾液酸Lewis-a血型抗原，通常在胰腺、肝胆疾病以及多种恶性肿瘤中表达，并非肿瘤特异性。但是，CA19-9的升高程度有助于鉴别胰腺癌和胰腺炎性疾病。Lewis抗原阴性的胰腺癌患者的血CA19-9可以正常，而良性疾病引起的胆管梗阻也可以出现CA19-9的升高。术后低水平的CA19-9和术后CA19-9水平持续下降与手术后的胰腺癌患者生存相关。

(三)影像学检查

CT检查是胰腺癌的诊断、分期和判断肿瘤可切除性的最有效的检查手段。CT三期(动脉期、延迟期、静脉期)扫描，胰腺薄层扫描及三维重建可以协助判断肿瘤是否侵犯重要的动脉(腹腔干、肠系膜上动脉、胰周动脉)和静脉(肠系膜上静脉、脾静脉、门静脉)。研究显示70%～85%的CT诊断可切除的胰腺癌可以经手术切除。在可切除性判断方面CT的特异性优于敏感性，避免了一些有手术切除机会的患者无法接受手术治疗。但是CT发现小的肝及腹膜转移灶的敏感性不高。

对于无法接受CT检查的患者，增强MRI也可用来诊断和分期。MRI还可辅助CT检查用来发现胰腺外转移灶。

超声内镜可以作为CT的补充，检查CT无法显示的胰腺病变，以及血管或淋巴结有无受累。但与操作者经验有关。

有研究显示PET/CT与CT联合可以提高转移病灶的检出率，但不能代替CT。

四、诊断要点

诊断应有病理学证据，通过EUS或CT引导进行活检。对于病灶可切除的患者，超声内镜下活检发生腹膜种植的风险明显低于CT引导下的活检。如反复EUS活检阴性，也可通过腹腔镜或ERCP活检明确诊断。但是，对于手术可切除的高度怀疑胰腺癌的患者，即使未获得病理学诊断，也可以进行手术，以免延误手术时机。

五、病理类型

正常胰腺细胞包括导管、腺泡、内分泌/神经分泌细胞、结缔组织、内皮及淋巴细胞。每种细胞都可能恶变。90%以上的胰腺恶性肿瘤为导管腺癌及其变异型，大约有2/3位于胰头，1/3位于胰体尾或多中心发生。其他病理类型还有浆液性囊腺癌、黏液性囊腺癌、导管内乳头黏液癌、腺泡细胞癌、胰母细胞瘤等。

（一）胰腺癌分期及病理类型

1.原发肿瘤（T）

Tx：原发肿瘤无法评估

T0：无原发肿瘤证据

Tis：原位癌[也包括胰腺上皮内瘤变（PanInⅢ）]

T1：肿瘤局限在胰腺内，最大直径≤2 cm

T2：肿瘤局限在胰腺内，最大直径≥2 cm

T3：肿瘤侵犯至胰腺外，但未累及腹腔干或肠系膜上动脉

T4：肿瘤侵犯腹腔干或肠系膜上动脉（原发肿瘤不可切除）

2.区域淋巴结（N）

Nx：区域淋巴结不可评估

N0：无区域淋巴结转移

N1：有区域淋巴结转移

3.远处转移（M）

M0：无远处转移

M1：有远处转移

（二）分期分组

0期：TisN0M0

ⅠA期：T1N0M0

ⅠB期：T2N0M0

ⅡA期：T3N0M0

ⅡB期：T1N0M0；T2N0M0；T3N0M0

Ⅲ期：T4任何NM0

Ⅳ期：任何T任何NM1

（三）组织学分级

GX：分化程度无法评估

G1：高分化

G2：中分化

G3：低分化

六、分期

AJCC分期系统按照TNM状况将患者分为Ⅰ～Ⅳ期。TNM分期与患者的预后相关。但在临床工作中，常根据术前影像学检查结果将患者划分为4组：①可切除胰腺癌；②交界性可切除胰腺癌；③局部晚期胰腺癌；④转移性胰腺癌。

七、治疗原则

(一)局部晚期胰腺癌

ECOG 0～1 分患者可选择单药或联合化疗方案，或放化疗。两者疗效孰优孰劣尚无定论。治疗前应首先获得病理学诊断，有黄疸的患者可通过胆管内支架植入等方式缓解症状。

放化疗可以有两种方式：首先放化疗；先化疗，如病情无进展，无转移性疾病出现，再进行放化疗。

1.首先进行放化疗，此后根据病情选择手术或化疗

最好用于有难以控制的疼痛症状或局部梗阻症状的患者，放疗时可选择联合吉西他滨，卡培他滨或持续滴注的 5-FU。放化疗后疗效好的患者可考虑能否手术切除，如不能手术切除可继续化疗。

2.先化疗 2～6 周期后再放化疗

适用于：①化疗后手术切除的可能性很小(如肠系膜上动脉或腹腔干被肿瘤完全包绕)；②有可疑转移病灶；③患者可能不能耐受放化疗。可以在化疗 2～6 周期后确认未出现转移再开始放化疗。

ECOG＞1 分的患者可以选择单药吉西他滨化疗或最佳支持治疗。

(二)转移性胰腺癌

1.一线治疗

晚期胰腺癌治疗的首要目的是缓解症状，延长生存期。能够从化疗中获益的通常是那些一般情况好(ECOG 0～1，疼痛控制好，无胆管梗阻，有充分营养支持)的患者。体力状态评分差的患者也有可能从吉西他滨单药化疗中获益，但是对症支持治疗更为重要。由于晚期患者的病情有可能发生突然变化，如出现出血、血栓栓塞、疼痛迅速加剧、胆管支架梗阻、胆管炎或其他感染。而且，肿瘤也有可能迅速进展而出现症状，这些症状有时会被错误的判断为化疗的不良反应。所以在开始晚期胰腺癌的治疗后，应密切随诊。

与 5-FU 相比，患者使用吉西他滨单药化疗后的生存有显著延长(5.7 个月 *vs*4.4 个月，$P=0.002$)，并且有更高的临床获益反应率(24％*vs*5％，$P=0.002$)，因此吉西他滨成为不可切除胰腺癌的标准一线治疗方案。此后，为了改善晚期胰腺癌的疗效，在临床研究中，多种细胞毒药物或靶向治疗药物均被用来与吉西他滨联合，但目前只有厄洛替尼与吉西他滨联合的方案疗效显著优于吉西他滨单药(中位生存期6.24 个月 *vs*5.91 个月，HR＝0.82，$P=0.038$)，但生存期延长有限。

一项纳入 15 项临床研究，共 4465 例患者的荟萃分析，对比了吉西他滨联合细胞毒药物和吉西他滨单药治疗晚期胰腺癌疗效，结果显示，吉西他滨联合铂类或氟尿嘧啶类药物与吉西他滨单药相比有可能延长患者生存期(铂类 HR＝0.85，$P=0.010$；氟尿嘧啶类 HR＝0.90，$P=0.030$)；KPS≥70％的患者可能从联合治疗方案中获益(HR＝0.76，$P<0.000\ 1$)，而 KPS＜70％的患者则不能从联合方案中获益(HR＝1.08，$P=0.40$)。

Ⅲ期临床研究 PRODIGE 4/ACCORD 11 对比了 FOLFIRINOX 方案和单药吉西他滨治疗体力评分好的转移性胰腺癌患者的疗效，结果显示，FOLFIRINOX 方案较吉西他滨可以显著延长患者 PFS(6.4 个月 *vs*3.4 个月；$P<0.000\ 1$)和总生存期(10.5 个月 *vs*6.9 个月，$P<0.001$)。FOLFIRINOX 方案组患者 3～4 度毒性发生率明显增加，但无治疗相关死亡。

因此,ECOG 0～1 分患者可选择单药或联合化疗方案。具体方案如下。

(1)吉西他滨 1 g/m^2 每周,静脉滴注 30 分钟,连续 3 周,每 4 周为 1 个周期。

(2)吉西他滨 1 g/m^2 每周,静脉滴注 30 分钟,连续 3 周,每 4 周为 1 个周期,厄洛替尼100 mg/d。

(3)吉西他滨＋卡培他滨。

(4)FOLFORINOX:奥沙利铂 85 mg/m^2,伊立替康 180 mg/m^2,亚叶酸钙 400 mg/m^2,5-FU 400 mg/m^2,静脉推注,2 400 mg/m^2,CIV 46 小时,每 2 周 1 个周期。

ECOG＞1 分患者可选择吉西他滨单药或最佳支持治疗。

2.二线治疗

对于一线治疗后病情进展,体力评分好的患者,如既往未接受吉西他滨治疗,可选择吉西他滨,既往接受吉西他滨治疗后进展的患者可考虑含氟尿嘧啶类药物的方案,如卡培他滨、FOLFOX、CapeOx 方案。

CONKO 003 研究对比了 5-FU/亚叶酸钙联合或不联合奥沙利铂二线治疗晚期胰腺癌,结果显示,三药联合(OFF 方案)可以显著延长患者的 PFS(13 周 *vs*9 周,$P=0.012$)和总生存期(20 周 *vs*13 周,$P=0.014$)。

3.手术后复发疾病

局部复发且既往未接受过放化疗的患者,可以考虑放化疗。有远处转移的患者,如在辅助治疗结束后 6 个月内复发,应更换化疗治疗方案。如在辅助治疗结束后 6 个月以后复发,可考虑更换化疗方案或再用与辅助化疗相同的方案治疗。

(冯　鑫)

第四节　大　肠　癌

一、大肠解剖学

大肠是消化管的末段,全长约 1.5 m,以盲肠起始于右髂窝,末端终止于肛门,围在空、回肠周围。大肠可分为盲肠、结肠和直肠三部分,大肠的主要功能是吸收水分,将不消化的残渣以粪便的形式排出体外。

(一)盲肠和阑尾

盲肠为大肠的起始部,长 6～8 cm,通常位于右髂窝内,约在右腹股沟韧带外侧半的上方,左接回肠,上续升结肠。但其位置并不固定,在胚胎发育过程中,盲肠可停留在肝下面或下降过低而位于盆腔内。小儿盲肠位置较高,随着年龄增长而逐渐下降。盲肠为腹膜内位器官,活动性较大,但有的人盲肠后壁无腹膜,它与阑尾共同直接贴附于腹膜后结缔组织内,失去其活动性,造成手术中寻找阑尾的困难。回肠末端向盲肠的开口,称回盲口,此处肠壁内的环行肌增厚,并覆以黏膜而形成上、下两片半月形的皱襞称回盲瓣,它可阻止小肠内容物过快地流入大肠,以便食物在小肠内被充分消化吸收,并可防止盲肠内容物逆流回小肠。临床上常将回肠末段、盲肠、升结肠起始部和阑尾统称为回盲部。在回盲口下方约 2 cm 处,有阑尾的开口。阑尾是附属于盲肠的一段肠管，是一条细长的盲管，其长度因人而异，一般长 7～9 cm，阑尾的外径介于 0.5～1.0 cm，管腔狭小。阑尾通常与盲肠一起位于右髂窝内，但变化甚大，因人而异，为腹膜内位器官。上端开口于盲肠的后内侧端，下端游离，活动范围较大。阑尾根部位于盲肠的后内方，其位置较恒定。阑尾本身可有多种位置变化，可在盲肠后、盲肠下，回肠前、回肠后以及向内下伸至骨盆腔入口处等。根据国人体质调查资料，阑尾以回肠后位和盲肠后位较多见。盲肠后位阑尾，有的位于盲肠后壁与腹后壁壁腹膜之间，有的位于腹膜后间隙。由于阑尾位置差异较大，毗邻关系各异，故阑尾发炎时可能出现不同的症状和体征，这给阑尾炎的诊断和治疗增加了复杂性，但由于三条结肠带均在阑尾根部集中，故沿结肠带向下追踪，在手术时可作为寻找阑尾的标志。阑尾根部的体表投影以右髂前上棘至脐连线的外、中 1/3 交界处作标志，此处称麦氏点，阑尾炎时该点有压痛。阑尾系膜呈三角形，较阑尾短，内含血管、淋巴管和神经，致使阑尾缩曲成袢状或半圆弧形。

(二)结肠

结肠起于盲肠，终于直肠，整体呈“M”形，包绕于空、回肠周围。结肠分为升结肠、横结肠、降结肠和乙状结肠四部分。结肠的直径自起端 6 cm，逐渐递减为乙状结肠末端的 2.5 cm，这是结肠腔最狭窄的部位。结肠具有三种特征性结构，即结肠带、结肠袋和肠脂垂。结肠带有三条，由肠壁的纵行肌增厚形成，沿大肠的纵轴平行排列，三条结肠带均汇集于阑尾根部。结肠袋是由横沟隔开向外膨出的囊状突起，是因结肠带短于肠管的长度使肠管皱缩形成的。肠脂垂是沿结肠带两侧分布的许多小突起，由浆膜和其所包含的脂肪组织形成。

升结肠为腹膜间位器官，长约 15 cm，在右髂窝处，起自盲肠上端，沿腰方肌和右肾前面上升至肝右叶下方，转折向左前下方移行于横结肠，转折处的弯曲称结肠右曲或称肝曲。升结肠无系膜，其后面以疏松结缔组织与腹后壁相邻，其外侧为右结肠旁沟，内侧和前方为系膜小肠，位置较为固定。

横结肠横列于腹腔中部，为腹膜内位器官，长约 50 cm。起自结肠右曲，先行向左前下方，后略转向左后上方，形成一略向下垂的弓形弯曲，至左季肋区，在脾的脏面下方处，折转成结肠左曲或称脾曲，向下续于降结肠。横结肠后方借横结肠系膜附着于腹后壁上。系膜右侧有中结肠动脉，在胃肠吻合手术中切开横结肠系膜时，应注意防止损伤此动脉。横结肠上方有胃结肠韧带与胃大弯相连，下方与大网膜相连。横结肠的两端固定，中间部分下垂，有时可达盆腔。

降结肠为腹膜间位器官，长约 20 cm，起自结肠左曲，沿左肾外侧缘和腰方肌前面下降，至左髂嵴处续于乙状结肠。降结肠亦无系膜，其后面借结缔组织与腹后壁相邻，其前方和内侧为小肠，外侧为左结肠旁沟。

乙状结肠为腹膜内位器官，长约 45 cm，在左髂嵴处起自降结肠，沿左髂窝转入盆腔内，全长呈“乙”字形弯曲，至第三骶椎平面续于直肠。乙状结肠有较长的系膜，活动性较大，可向下至骨盆腔，也可移动至右下腹，在阑尾手术时应注意与盲肠相区别。如乙状结肠系膜过长，则易引起乙状结肠扭转。

结肠血管的分布特点：结肠的血液供应来自回结肠动脉，左、右结肠动脉，中结肠动脉和乙状结肠动脉。这些动脉的分布特点是在接近肠壁前均相互吻合成弓形的结肠缘动脉，然后从结肠缘动脉发出终末动脉至肠壁，升结肠和降结肠的动脉均位于肠管内侧。因此，升结肠的手术应从肠管外侧切开较为安全。由结肠缘动脉发出的终末支又分长支和短支，以与肠管垂直的方向进入肠壁，相互吻合较差。在结肠手术中分离肠脂垂时，不能牵连过紧，以免把浆膜下终末动脉分支切断。又因中结肠动脉左支与左结肠动脉的升支在结肠脾曲处吻合较差，有时缺如，故在手术时应防止中结肠动脉左支的损伤，以免横结肠左侧部的坏死。结肠的静脉与动脉伴行，常经肠系膜上、下静脉进入肝门静脉。有关血流动力学的研究证明，肠系膜上静脉的血液沿肝门静脉右侧多流入右半肝，脾静脉和肠系膜下静脉的血液沿肝门静脉左侧多流入左半肝。

结肠的淋巴结可分为四组：①结肠上淋巴结，位于肠壁脂肪垂内；②结肠旁淋巴结，位于边缘动脉和肠壁之间；③右、回结肠淋巴结，位于右、回结肠动脉周围；④腰淋巴结，位于结肠动脉的根部及肠系膜上、下动脉的根部。肠壁的淋巴汇集于肠系膜淋巴结。肠系膜上、下淋巴结与腹腔淋巴结的输出管共同组成肠干，但有一部分结肠淋巴管注入腰淋巴结而入腰干。

（三）直肠

位于盆腔后部、骶骨前方，全长 10～14 cm。起始部在相当于第三骶椎上缘高度接续乙状结肠，沿骶、尾骨前面下行，向下穿盆膈延续为肛管。它不再具有结肠带、脂肪垂和系膜。直肠并不直，在矢状面上形成两个弯曲：骶曲和会阴曲。骶曲与骶骨弯曲相一致，凸向后，距肛门 7～9 cm；会阴曲绕尾骨尖转向后下，凸向前，距肛门 3～5 cm。在冠状面上，直肠还有三个不甚恒定的侧方弯曲，一般中间的一个弯曲较大，凸向左侧，上下两个凸向右侧。在进行直肠镜或乙状结肠镜检查时，应注意这些弯曲，以免损伤肠壁。直肠上端与乙状结肠交接处管径较细，直肠腔下部明显膨大称直肠壶腹，一般直肠腔内有三个半月形的横向黏膜皱襞，称直肠横襞。其中位于右侧中间的直肠横襞最大，也最恒定。

直肠的血管：分布于直肠的动脉主要有直肠上动脉和直肠下动脉。直肠上动脉为肠系膜下动脉的分支，在直肠上端分为左右两支，分布于直肠壁内。直肠下动脉为髂内动脉的分支，主要分布于直肠的前下部。肛管由肛动脉分布。直肠的静脉与同名动脉伴行，在直肠壁内形成丰富的直肠静脉丛。静脉丛的血液，一部分通过直肠上静脉回流入肠系膜下静脉，再至肝门静脉，另一部分通过直肠下静脉和肛静脉，经会阴部内静脉和髂内静脉汇入下腔静脉。

直肠的淋巴回流：直肠的大部分淋巴管沿直肠上血管向上注入直肠上淋巴结，小部分淋巴管向两侧沿直肠下血管走行，入髂内淋巴结。直肠的淋巴管与乙状结肠、肛管以及邻近器官的淋巴管之间有广泛交通，故直肠癌可沿这些路径进行转移。

二、大肠癌的流行病学

大肠癌是世界上最常见的恶性肿瘤之一，在全世界范围内，大肠癌的发病率处于所有恶性肿瘤的第三位，死亡率处于第四位，严重威胁着人类的生命和健康。

（一）大肠癌的发病率

根据世界卫生组织下属的国际癌症研究机构发布的 2012 年全球肿瘤流行病统计数据，2012 年全球大肠癌新发病例 1 361 000 例，占所有恶性肿瘤的 9.7%，为第三位常见的恶性肿瘤。其中，男性 746 000 例，占所有恶性肿瘤的 10%，是男性第三位常见的恶性肿瘤，紧随肺癌和前列腺癌之后；女性 614 000 例，占所有恶性肿瘤的 9.2%，是女性第二位常见的恶性肿瘤，仅次于乳腺癌。2012 年全球大肠癌年龄标化发病率为 17.2/10 万，其中欧洲、北美、亚洲和非洲分别为 29.5/10 万、26.1/10 万、13.7/10 万和 5.8/10 万。

在我国，随着经济的发展，人们的生活方式尤其是饮食习惯和饮食结构的改变，近年来大肠癌在大多数地区已成为发病率上升最快的恶性肿瘤之一。王宁等分析了 2009 年全国 72 个肿瘤登记处提供的发病数据，结果显示大肠癌已成为我国第三位常见的恶性肿瘤，其发病粗率达到 29.44/10 万（男性32.38/10 万，女性 26.42/10 万），仅次于肺癌和胃癌。2012 年诊断的全球

1 361 000 例大肠癌病例中，我国的新发病例数达到 253 000 例，占全球的 18.6%，是新发病例最多的国家。

从 20 世纪 90 年代开始，欧美等发达国家以及亚洲的日本和新加坡等发达国家大肠癌的发病率开始逐年下降，但是亚洲发展中国家的发病率仍在逐年上升。美国的监测、流行病学和最终结果项目的数据显示，其大肠癌的发病率从 20 世纪 80 年代的 61/10 万持续下降至 2006 年的 45/10 万；从 2001 年至2010 年，总人群大肠癌发病率每年下降 3.4%，尤其是 50 岁以上人群的发病率每年下降 3.9%。而我国大肠癌的发病率呈持续上升的态势。陈琼等报道，2003－2007 年全国大肠癌的发病率以 3.33%的速度增长。2012 年第八届上海国际大肠癌高峰论坛的有关数据显示，我国内地大肠癌的发病率呈明显上升趋势，以 4.71%逐年递增，远超 2%的国际水平，大城市尤为明显。近 10 年来，上海男、女发病率年均增加分别为 5%和 5.1%，北京分别为 5%和 4%。

（二）大肠癌的死亡率

根据 CLOBCAN 2012 数据，2012 年全球大肠癌年死亡病例 694 000 例，占恶性肿瘤死亡总数的8.5%。全球结直肠癌死亡粗率在男性为 10.5/10 万，位于肺癌、胃癌和肝癌之后，居恶性肿瘤死亡的第四位；在女性为 9.2/10 万，仅次于乳腺癌和肺癌，居第三位。大肠癌死亡粗率在欧洲、北美、亚洲和非洲分别为 31.7/10 万、19.1/10 万、8.5/10 万和 2.8/10 万。我国大肠癌死亡率高于世界平均水平，王宁等统计，2009 年我国大肠癌的死亡率位居恶性肿瘤死亡的第五位，为 14.23/10 万（男性 15.73/10 万，女性 12.69/10 万）。2012 年我国大肠癌死亡病例超过 139 000 例，占恶性肿瘤死亡总数的 6.3%。

由于人口的老龄化，大肠癌的死亡粗率在全球均呈现上升趋势，但是年龄标化死亡率在主要发达国家和地区均呈现下降趋势。根据 SEER 的数据，全美大肠癌的死亡率从 20 世纪 70 年代开始逐年降低，从 1975 年的 28.5/10 万下降至 2006 年的 17/10 万。Edwards 等报道，1997－2006 年全美大肠癌年死亡率在男性每年下降 2.9%，在女性每年下降 1.9%。而我国大肠癌死亡率呈上升趋势，20 世纪 90 年代比70 年代大肠癌死亡率增加 28.2%，2005 年比 1991 年死亡率又增加了 70.7%，即年均增加 4.71%。陈琼等也报道，2003－2007 年全国大肠癌死亡率以年均 3.05%的速度增长。

（三）大肠癌的地区分布

大肠癌的发病率有明显的地区差异，经济发达地区明显高于经济不发达地区。大肠癌发病率最高的地区是澳大利亚和新西兰、欧洲和北美，发病率最低的是非洲和中亚。根据 CLOBCAN 2012 的数据，发病率最高的澳大利亚和新西兰其大肠癌的发病率（ASR 男性 44.8/10 万，女性 32.2/10 万）是发病率最低的西非国家（ASR 男性 4.5/10 万，女性 3.8/10 万）的 10 倍左右，男女差异相似。随着社会经济的发展，一些中低收入的国家和地区大肠癌的发病率快速增长，据报道大肠癌新发病例所占比例在经济较发达地区从 2002 年的 65%下降到 2008 年的 59%，在 2012 年又下降到 54%。

大肠癌死亡率的地区分布大部分与其发病率相一致，但在某些大肠癌高发的国家其死亡率相对较低（如摩尔达维亚、俄罗斯、黑山共和国、波兰和立陶宛等）。2012 年全球 694 000 例大肠癌死亡病例中，有近 52%（361 000 例）发生在不发达地区。大肠癌死亡率最高的是中欧和东欧国家（ASR 男性 20.3/10 万，女性 11.7/10 万），死亡率最低的是西非地区（ASR 男性 3.5/10 万，女性 3.0/10 万），男女比例分别为 6 倍和 4 倍。

我国大肠癌的发病率及死亡率亦有明显的地域特征，长江中下游及沿海地区大肠癌发病率高，而内陆各省发病率低，即经济发达地区高于经济不发达地区，城市高于农村。据统计，2010 年我国大肠癌新发病例 2/3 发生在城市，1/3 发生在农村。2003－2007 年对我国城市和农村大肠癌发病率和死亡率分析显示，发病粗率和死亡粗率比分别为 2.38∶1 和 1.90∶1；城市大肠癌新发病例和死亡病例分别占全部癌症发生和死亡的 11.93％和 9.03％，而农村仅为 5.46％和 4.15％。2012 年第八届上海国际大肠癌高峰论坛的有关数据显示，大肠癌死亡率以上海最高，已达到 11/10 万，而甘肃最低，仅为 1.8/10 万。

（四）大肠癌的发病年龄

大肠癌主要发生在中老年人，40～50 岁以下发病率低，20 岁以前发病很少。亚洲、非洲等发病率较低的国家大肠癌发病年龄明显提前，其平均发病年龄在 50 岁以下，而欧美等发达国家平均发病年龄大多超过 60 岁，对于大肠癌发病率低的国家其发病年龄年轻化更加明显。

大肠癌发病率随着年龄的增长而逐渐增加。根据美国 SEER 数据，2000－2007 年美国 59％的大肠癌患者为 70 岁以上，49 岁以下的年轻大肠癌患者仅占 6％。据估计，美国 60 岁以上人群的 1.40％将在未来的 10 年内罹患大肠癌。我国大肠癌的发病年龄也逐渐增大，据报道 20 世纪 60 年代的平均发病年龄为 48 岁，到 90 年代已上升至 55 岁，这可能与我国社会的人口老龄化有关。根据 Zheng 等分析，2010 年我国大肠癌的发病率在 40 岁前较低，40 岁后大幅增加，80～84 岁到达峰值。在我国经济发达的城市，大肠癌的年龄构成与欧美国家越来越相似，70 岁以上老年大肠癌所占的比例越来越大。第 17 届全国临床肿瘤学大会数据显示，在上海市区，1990 年时 70 岁以上的老年大肠癌患者占 31.9％，49 岁以下的年轻大肠癌患者占 15％；而到 2006 年时 70 岁以上的比例达到 56.8％，而 49 岁以下仅占 7.9％。

（五）大肠癌的发生部位

从发病部位看，国外研究发现，大肠癌的发病部位逐渐右移。Takada 等分析日本 1974－1994 年大肠癌的发生部位，发现右侧结肠癌比例增加，直肠癌的比例持续下降。Cucino 等分析了美国退伍军人管理局 1970－2000 年的大肠癌资料，发现白种人男性和女性右侧结肠癌的比例增加了 16.0％，黑种人男性增加了 22.0％。

我国大肠癌好发于直肠和乙状结肠，国内一组 20 世纪 80 年代的资料显示，直肠、左半结肠和右半结肠癌分别占 66.9％、15.1％和 15.4％。李明等报道，在 20 世纪 80 年代与 90 年代，肿瘤最常发生在直肠，但直肠癌所占比例由 80 年代的 71.2％下降到 90 年代的 66.7％；横结肠癌和升结肠癌所占比例明显上升，右半结肠癌比例由 10.9％升至 15.2％。尽管我国直肠癌仍然占大肠癌的多数，但在相对发达地区，结肠癌的上升比例已经超过直肠癌。CSCO 2014 数据显示，从 1973 年至 2007 年，上海市区男性和女性结肠癌的标化发病率每年以 3.44％和 3.35％的比例上升，而直肠癌的上升比例仅 1.53％和 1.07％。

三、大肠癌的发生途径

大肠癌的发生途径根据其病因学可分为遗传性和散发性，约有 20％的大肠肿瘤有家族遗传史，但其中大概只有 5％具有明确的遗传学变异从而可以归类为遗传学综合征，如遗传性非息肉病性结直肠癌和家族性腺瘤性息肉病等。85％甚至更多的大肠肿瘤为散发性（散发性大肠肿瘤的发生中也有遗传因素的参与）。散发性大肠癌大部分通过经典的腺瘤-腺癌途径发展而来，包括特殊类型的锯齿状腺瘤-腺癌途径，其他少见的发生途径还有炎症性肠病相关途径，de novo 途径，以及尚未最后定论的肿瘤干细胞途径等。另外大肠癌发生的分子途径主要有染色体不稳定、微卫星不稳定和 CpG 岛甲基化等。下面分别介绍这些不同的发生途径。

(一)遗传性大肠癌

遗传性大肠癌是指一个遗传的或者新发的胚系突变,导致患者终身存在罹患大肠癌高风险的一类疾病。在所有被确诊为大肠肿瘤的患者中,大约有 5%被认为是由高外显性突变引起的。这些家族性突变是第一批被发现的对大肠癌发病风险有重要影响的胚系突变。数种综合征已经被人们所描述,分为伴有腺瘤性息肉综合征、伴有错构瘤性息肉综合征和伴有具有混合组织学特征的息肉综合征。伴有腺瘤性息肉的综合征包括家族性腺瘤性息肉病(FAP),Lynch 综合征(LS)和 MUTYH 相关息肉病(MAP)。伴有错构瘤性息肉的综合征包括 Cowden 综合征、幼年性息肉病和 Peutz-Jeghers 综合征。并非所有导致遗传性大肠癌的基因都被确认和描述。因此,随着全基因组测序和外显子测序技术变得越来越普及,其他导致遗传性大肠癌的少见的突变将很有可能陆续被发现。

对于所有遗传性大肠癌及其癌前疾病而言,一个共同的特点是患者被确诊肿瘤的年龄会比普通人群早,其罹患大肠癌的时间通常会比普通人群早 10～20 年。那些携带有某一个遗传性大肠癌基因突变的个体发展为大肠癌的风险会大大增加。大多数人在被确诊为大肠癌之前都未进行常规的监测。

可以根据家族史以及关于息肉数量和类型的组织学及病理学信息对遗传性大肠癌及其癌前疾病进行临床诊断。进一步明确的诊断可以在遗传咨询师或者医学遗传学家的协助下对已发病的先证者进行遗传学监测,或者对 LS 病例的肿瘤中 LS 相关蛋白缺失情况进行分析。尽管患有这些综合征的个体比较少见,但是适当的处理和诊断能显著影响大肠癌的发病率和死亡率。

1.家族性腺瘤性息肉病(FAP)

FAP 的特征是患者在 10～20 岁时出现数百个至数千个结直肠腺瘤性息肉。它占大肠肿瘤所有病例中的大约 1%。FAP 的发病率为 1/30 000～1/10 000,发病没有明显的性别差异。如果不能在早期发现并治疗,患者在 40 岁以后 100%进展为大肠癌。FAP 是常染色体显性遗传的,即腺瘤性息肉病基因(*APC*)上的一个胚系突变。大多数患者具有相关的疾病家族史,然而大约有 25%的患者其 *APC* 基因发生了非遗传的新突变。

超过 1 000 种不同的 *APC* 基因突变被认为是 FAP 发生的原因。这些突变(例如插入突变、删除突变、无义突变)导致了无功能性 *APC* 蛋白的产生。在正常人体内,肿瘤抑制蛋白 *APC* 通过调控 β-catenin 的降解在 Wnt 信号通路中发挥着核心作用。β-catenin 是许多增殖相关基因的转录因子。*APC* 基因的产物可以阻止促癌蛋白 β-catenin 的积累,进而控制肠腺体上皮细胞的增殖。*APC* 基因的突变可以导致 *APC* 蛋白失去功能从而使 β-catenin 不断积累。在肿瘤进展的过程中,*APC* 基因突变后通常还有一些其他基因突变的参与。

90%的 FAP 患者会伴随有上消化道息肉,包括胃底腺息肉、十二指肠息肉和壶腹部腺瘤性息肉。大约有 5%的十二指肠息肉在 10 年内会进展为癌,这同时也是 FAP 患者的第二大死因。FAP 可以同时存在各种肠外症状,比如骨瘤、牙齿异常发育、先天性视网膜色素上皮细胞肥大(congenital hypertrophy of retinal pigment epithelium,CHRPE)、硬纤维瘤和肠外肿瘤(甲状腺、胆道、肝、中枢神经系统)。衰减型家族性腺瘤性息肉病(attenuated familial adenomatous polyposis,AFAP)是 FAP 的一种侵袭性较弱的变异,它的特点是较晚出现数量较少的(10～100 个)腺瘤性息肉,同时进展为癌的风险也较小。这些息肉主要存在于近端结肠,很少在直肠中出现。

对FAP患者主要是进行有效的肿瘤预防,以及保证生活质量。从16岁起,FAP患者就应该进行每年一次的结肠镜检查,对所有明显的腺瘤都应该摘除。由于腺瘤数量的不断增加,患者在20岁之前进行预防性结直肠切除手术是有必要的。甚至在结肠切除术后,对患者进行定期随访来检测残余消化道中的腺瘤性息肉。

2.MUTYH相关息肉病(MAP)

一部分具有FAP和AFAP临床表现的患者,他们没有明显的疾病家族史,无法检测到*APC*基因的相关突变。他们往往是表现为一种常染色体隐性遗传疾病MAP的患者。这种疾病是由碱基切除修复基因MUTYH的双等位基因胚系突变引起的。大约30%的患者同时会有上消化道息肉产生,但是不会有肠外症状。有80%的MAP患者会发展为大肠癌,一般在40～60岁被确诊。一旦确诊后,诊治方案与FAP患者类似。

3.Peutz-Jeghers综合征(PJS)

PJS是一种相当罕见的常染色体显性遗传疾病,它的特征是胃肠道尤其是小肠发生多个错构瘤性息肉。这些息肉直径在0.1～5 cm,在每段消化道上可以有1至20个不等。PJS最具有特征性的肠外表现是发生在口腔内和手足上的由皮肤黏膜病变引起的色素沉着斑,通常在婴幼儿时期发病,青春期后期消退。PJS患者的抑癌基因STK-11上存在胚系突变。PJS的成年患者不但具有罹患胃肠道肿瘤的高度风险,而且非胃肠道肿瘤的发病风险也显著上升,特别是乳腺癌。

4.锯齿状息肉病综合征

锯齿状息肉病综合征(serrated Polyposis syndrome,SPS),原来被称作增生性息肉病综合征,是一种相对罕见的综合征,它的特征是结肠多发的锯齿状息肉。一个患者必须符合以下至少一条以上标准才能被诊断为SPS:①在乙状结肠近端至少存在5个锯齿状息肉,其中至少有2个直径大于10 mm;②在乙状结肠近端存在锯齿状息肉,且该患者至少有1个患有SPS的一级亲属;③在结肠散布着大于20个的锯齿状息肉(任意大小)。最初,人们认为增生性息肉是非肿瘤性病变。直到1996年,Torlakovic和Snover证实了SPS相关息肉和散发的增生性息肉之间存在着组织学差异。此外,SPS与大肠癌发生率增高有关。随后,该部分增生性息肉被重新命名为锯齿状息肉。世界卫生组织又将锯齿状息肉分为三类:增生性息肉,无柄锯齿状腺瘤和传统锯齿状腺瘤。SPS的遗传学基础仍不明确,可能是隐性或者显性遗传。这可能是因为SPS的遗传学发病基础的异质性。

5.遗传性非息肉大肠癌(HNPCC)或Lynch综合征

HNPCC或Lynch综合征是最常见的遗传性结肠癌综合征。有2%～4%的大肠癌是由它发展而来的。它是由存在于数个错配修复(*MMR*)基因中某一个基因的胚系突变引起的。这是一种常染色质显性遗传的疾病。它的特征是患者罹患大肠癌和子宫内膜癌的概率会增加,罹患一些其他器官肿瘤(卵巢、胃、小肠、肝胆道、上泌尿道、脑和皮肤)的概率也会少许增加。一个*MMR*基因中的一个胚系突变加上剩余的正常等位基因失活,可以导致*MMR*功能丧失以及微卫星基因突变的积累。HNPCC患者体内*MMR*基因缺陷导致了微卫星不稳定(MSI),而MSI正是HNPCC的一个重要标志。

肿瘤发生风险和发生位置主要由HNPCC突变基因的种类来决定。*MLH*1基因存在胚系突变的情况下,男性和女性罹患大肠癌的终身风险分别为97%和53%,而女性罹患子宫内膜癌的风险为25%～33%。对于*MSH*2基因存在胚系突变的情况,男性和女性罹患大肠肿瘤的终身风险分别为52%和40%，女性罹患子宫内膜癌的风险为44%～49%。大约有10%的HNPCC患者家族携带有*MSH6*基因突变。携带有*MSH6*基因突变的个体罹患大肠肿瘤的风险要低于携带有其他基因突变的个体，而罹患子宫内膜癌的风险却会增加。在HNPCC的病因中，*PMS2*基因突变所占的比例更小，为2%～14%。*PMS2*单等位基因突变携带者在70岁以前发生大肠肿瘤的累积风险为15%～20%，发生子宫内膜癌的风险为15%，其他HNPCC相关肿瘤发生风险为25%～32%。在人群中也能发现*MMR*基因的双等位基因突变，它常常会导致严重的病情，像儿童脑肿瘤、白血病和HNPCC相关肿瘤即体质性*MMR*缺陷。EPCAM基因删除突变发生大肠肿瘤的风险与*MLH1*及*MSH2*基因突变相近，而发生子宫内膜癌的风险会较低。在带有EPCAM基因删除突变的家族里，70岁前罹患大肠肿瘤的风险为75%，罹患子宫内膜癌的风险为12%。由于罹患大肠癌、子宫内膜癌以及其他肿瘤的风险较高，不管是哪一类基因突变，HNPCC患者都需要遵从频繁的肿瘤检测随访指南。

(二)散发性大肠癌

1.腺瘤-腺癌途径

大肠癌的发生是一个多因素、多步骤的复杂病理生理过程，从正常上皮到异常增生灶、腺瘤、腺癌以及癌的转移，历时常超过10年，先后发生一系列基因的突变、错配、癌基因的活化以及抑癌基因的失活，形成了经典的"腺瘤-腺癌"学说。事实上，腺瘤是大肠癌最重要的癌前疾病。一系列流行病学、临床、组织病理及遗传学研究均支持该途径的存在。在腺瘤-腺癌发生通路中，存在几条明显不同但又有部分交叉的分子通路，包括染色体不稳定性(CIN)、微卫星不稳定性(MSI)和CpG岛甲基化(CIMP)。

(1)染色体不稳定性(CIN)：CIN是大肠癌中最常见的遗传学改变，大约有70%的大肠癌中存在染色体不稳定现象，该途径以染色体数目广泛失调及杂合性缺失为特征，可由染色体分离、端粒稳定性和DNA损失反应的缺陷所致，然而导致CIN的全部基因尚未完全阐明。目前已在7、8q、13q、20以及X染色体上发现广泛的染色体扩增，而在1、4、5、8p、14q、15q、17p、18、20p以及22q号染色体上发现广泛的染色体片段缺失，另外在一些重要的肿瘤相关基因(如*VEGF*、*MYC*、*MET*、*LYN*、*PTEN*等)区域附近也发现有明显拷贝数的增加或缺失。1990年Fearon和Vogelstein提出的*APC*、*MCC*基因突变，*MMR*基因失活，*K-ras*基因突变，抑癌基因*DCC*缺失，抑癌基因*TP53*的突变与缺失等系列改变是大肠癌发生的经典分子遗传学模式，在大肠癌的分子机制研究中具有里程碑式的意义。其中，*APC*基因和*K-ras*基因的突变是最重要的分子事件。

5q LOH与*APC*：5q染色体区域的杂合性缺失(5q LOH)见于20%～50%的散发性大肠癌，在该区域有两个重要的基因，即*MCC*基因和*APC*基因。其中*APC*基因是一个重要的抑癌基因，位于5q21染色体区域，含有15个外显子，编码一个310kD的多功能蛋白质。该基因突变见于60%～80%的大肠癌和相当大部分的大肠腺瘤，提示*APC*基因的突变是大肠癌发生的早期分子事件。*APC*基因是结直肠上皮细胞增生的"看门人"，其最重要的生理功能是参与组成Wnt信号通路，与Axin、GSK3β组成复合物，共同调控β-catenin的磷酸化降解。*APC*基因发生突变后，其对β-catenin的抑制作用解除，常会导致Wnt信号通路的异常激活。另外*APC*基因还在Wnt信号通路以外发挥广泛的作用，例如*APC*基因在细胞骨架的调控、有丝分裂以及染色体的解离以及细胞黏附等方面发挥重要作用，而这些作用亦与肿瘤的发生密切相关。

K-ras：*K-ras*原癌基因位于12q12.1染色体区域，编码一个21kD的GTP结合蛋白，当ras

结合到 GTP 后可以活化，活化的 *K-ras* 可以激活细胞内一系列重要的信号转导通路，例如 ERK-MAPK 信号通路等，从而在调控细胞增殖、分化、凋亡、细胞骨架重构以及运动迁移等方面发挥重要作用。据报道，*K-ras* 基因在 30%～60%的大肠癌和进展期腺瘤中发生突变，是大肠癌发生的早期分子事件之一，活化的 *K-ras* 通过激活一系列重要的下游基因如 *BCL*-2、*H*2*AFZ*、*E*2*F*4、*MMP*1 等，从而在驱动大肠腺瘤进展到大肠癌的过程中发挥关键作用。

18q LOH 和 DCC：18q 染色体的长臂上包含许多重要的抑癌基因，如 *DCC* 基因、Cables、Smad2、Smad4 等。18q LOH 见于 50%～70%的大肠癌，且与Ⅱ期及Ⅲ期大肠癌的预后相关。其中 *DCC* 基因编码一个 170～190kDa 的免疫球蛋白超家族蛋白，该蛋白是一个跨膜受体，在轴突运输、细胞骨架构建以及细胞运动迁移等方面发挥重要作用。据报道，*DCC* 基因在大约 70%的大肠癌中存在等位基因的缺失，在部分大肠癌细胞中存在体细胞突变，其在大肠癌组织中的表达亦显著降低。

17p LOH 和 *p*53：染色体 17p 的杂合性缺失(17p LOH)发生于 75%的大肠癌，但并不发生在大肠腺瘤中，说明 17p LOH 是大肠癌发生的晚期分子事件。在大肠癌中，该部位的杂合性缺失常与 *p*53 的突变伴随发生，共同介导大肠腺瘤向腺癌的转化。其中 *p*53 是由位于 17p 染色体的 *TP*53 基因编码，*p*53 蛋白是一个转录因子，具有明显抑癌基因活性，该蛋白可以结合到 DNA 上的特异序列，激活一系列基因的转录，从而在细胞周期、凋亡、衰老、自噬以及细胞代谢方面发挥重要作用。目前研究表明，*p*53 处于细胞应激反应的中枢，当细胞遭受 DNA 应激时，*p*53 的表达大量增加，从而介导细胞周期阻滞，有利于 DNA 损伤修复，当损伤不可避免时，则诱导细胞凋亡。据报道，*TP*53 基因在超过 50%的大肠癌中发生突变，突变的 *p*53 不但丧失了野生型 *p*53 的抑癌基因功能，还能获得许多癌基因相关功能，从而促进了晚期腺瘤向腺癌的进展。

(2)微卫星不稳定性(MSI)：MSI 发生于 15%～20%的散发性大肠癌。微卫星是指散布于整个基因组的短的单核苷酸重复序列，其在 DNA 复制过程中容易发生错配，当错配修复系统异常时，则可导致 MSI。因此实际上 MSI 是由于 MMR 功能缺失引起的高突变表型，MMR 系统功能失活引起 MSI 从而导致一系列基因改变是其主要机制。在 MMR 系统的众多基因中，*MLH*1 和 *MSH*2 基因突变是导致 MSI 最常见的原因。MSI 也是遗传性大肠癌特别是 HNPCC 的发生机制，但 HNPCC 只占大肠癌的不到 5%，因此大多数 MSI 均发生在散发性大肠癌中。在这部分高度 MSI 的散发性大肠癌中，通常观察不到 *APC*、*K-ras* 或 *p*53 的突变，但能观察到其他与大肠癌发生密切相关基因的微卫星突变，例如 TGFβRⅡ、IGF2RMSH3、MSH6、BAX、TCF4、MMP3 等与 DNA 修复、细胞凋亡、细胞周期、信号转导以及转录因子相关的基因，特别是 TGFβRⅡ的突变失活见于 90%以上的 MSI 阳性的大肠癌。

MSI 阳性的大肠癌有一些特点：如易发生在近端结肠，女性发病率高，局部浸润深度深，但总体临床分期较轻，较易发生淋巴结浸润，较少发生远处转移，分化差但术后生存期更长等，但目前尚不能用单一的临床或组织学特征来定义 MSI 阳性的大肠癌。另外还有研究发现，MSI 阳性的大肠癌患者对化疗的反应也不尽相同，体外实验发现 MSI 阳性的大肠癌细胞表现出对氟尿嘧啶(5-FU)和顺铂耐药；临床试验亦发现，MSI 阳性的患者对 5-FU 的反应性较差；荟萃分析指出没有明显 MSI 的大肠癌患者对 5-FU 的反应性更好；此外，有研究表明 MSI 阳性的大肠癌患者预后相对较好，而 5-FU 并不能进一步使患者获益。因此在对大肠癌患者化疗之前，建议评估患者的 MSI 状态。MSI 在大肠肿瘤发病中的作用研究，提高了人们对大肠癌发病途径多样性的认识，既可用于 HNPCC 的诊断，亦可用于大肠癌人群的筛查和预后判断，从而为大肠癌的个体化治疗提供依据和新的思路。

(3)CpG 岛甲基化表型(CIMP):CIMP 是大肠癌发生中另一非常重要的分子机制,涉及表观遗传学改变。启动子区 CpG 岛高甲基化常导致基因表达沉默,这是抑癌基因功能失活的重要机制之一。在大肠癌发生过程中发现有 DNA 高甲基化的基因主要有 *APC*、*MCC*、*MLH*1、*MGMT*、*MSH*2、*p*16*INK*4*A*、*p*14*ARF*、*MYF*、*MDR*1 以及 *E-cadherin* 等。有研究表明,MSI 阳性相关散发性大肠癌的形成过程也涉及 CIMP,其中 *MLH*1、*p*16*INK*4*A* 等基因启动子区的高甲基化与 MSI 阳性大肠癌的表型相关,这些基因启动子区的甲基化常导致相关基因表达减少或完全缺失,使其不能正常发挥生理功能,由此导致了 MSI 阳性大肠癌的发生和发展。

自从 1999 年首个 CIMP 标志物报道以来,又陆续发现许多其他 CIMP 标志物,经 Ogino 等人的研究,筛选出五个 CIMP 标志物以区分 CIMP 高表型和低表型,它们分别是 CACNA1G、IGF2、NEUROG1、RUNX3 和 SOCS1。CIMP 高表型的定义是上述五个基因中至少三个发生甲基化。CIMP 高表型大肠癌占所有散发性大肠癌的 15%～20%,且这部分大肠癌具有自己独特的表型。CIMP 高表型大肠癌在老年女性患者中更常见,且好发于右半结肠,病理特征为分化较差,常见印戒细胞癌,且这部分大肠癌常发生 MSI 或 BRAF 基因的突变,其癌前疾病有很大部分是锯齿状腺瘤。这部分结直肠癌患者并不能从 5-FU 为基础的化疗中获益,因此有必要采取个体化的治疗方案。CIMP 高表型同时伴有 MSI 阳性的大肠癌患者其预后相对较好,而仅仅是 CIMP 高表型的大肠癌患者其病理分级程度常较差,预后也更差。

因 CIMP 表型相对稳定,因此 CIMP 相关标志物可能用于早期大肠癌的诊断。已有不少全基因组关联性研究(Genome Wide Association Studies,GWAS)通过比较大肠腺癌、腺瘤和配对正常黏膜上皮中 DNA 甲基化标志物的差异来探讨其在早期大肠癌诊断中的价值。研究发现视觉系统同源框蛋白 2(visual system homeobox 2,VSX2)基因甲基化诊断早期大肠癌时其敏感性和特异性分别高达 83%和 92%,另有研究通过检测血液和粪便中的基因甲基化来诊断早期大肠癌也取得了可喜的进展,因此 CIMP 的研究为高效无创诊断早期大肠癌开辟了新的道路。

2.锯齿状途径

传统观点认为腺瘤是大肠癌的癌前疾病,而增生性息肉则是非肿瘤性的,但研究发现一类含有锯齿状结构的息肉(包括增生性息肉)也有一定的恶变潜能。其癌变途径不同于传统腺瘤-腺癌途径,而是增生性息肉-锯齿状腺瘤-锯齿状腺癌的发展过程,被称为锯齿状途径。国内外越来越多的关于锯齿状息肉的研究结果正在挑战传统的大肠癌发生机制。

锯齿状息肉泛指一类含有锯齿状结构的病变,主要有增生性息肉、传统锯齿状腺瘤和无蒂锯齿状腺瘤。增生性息肉相当普遍,占所有已切除大肠息肉的 25%～30%,据估计其在西方人群中的患病率高达 10%～20%。此种息肉一般较小,光滑无蒂,常位于远端结肠和直肠,形态学上含有许多锯齿状生长的隐窝,其癌变潜能相对较低;传统锯齿状腺瘤相对少见,大部分位于左半结肠,主要是直肠和乙状结肠,病理特点是含有较一致的细胞异型性,但不如腺瘤明显。锯齿状腺瘤可能由增生性息肉发展而来,因为它们在形态学上相似,且存在一致的分子学异常,如都与 *BRAF* 突变有关,但另有部分可能是 de novo 起源;无蒂锯齿状腺瘤是一种新近被认识的锯齿状腺瘤,其典型特征是无蒂,多位于右半结肠,发生于中年女性者有较高的恶变危险,瘤体往往较大,有特征性的结构异常,基底部和表面均可见锯齿状结构,它被认为是增生性息肉的一个变异体,是从增生性息肉到癌的一个过渡态。

锯齿状息肉虽然具有一些共同的形态学特征,但其分子水平的改变具有显著差异,目前备受

关注的主要有 *K-ras* 突变、*BRAF* 突变、MSI-H 或 MSI-L、CIMP 等。Makinen 等人根据已有研究结果，提出了两条平行的、几乎不交叉的锯齿状通路的分子机制：传统锯齿状通路和广基锯齿状通路。传统锯齿状通路所发生的锯齿状腺癌好发于左半结肠，具有微卫星稳定性(MSS)的特点，癌前疾病多为富于杯状细胞型增生性息肉；而广基锯齿状通路所发生的锯齿状腺癌好发于右半结肠，表现为 MSI-H 和 CIMP，其癌前疾病多为广基锯齿状腺瘤或微小泡型增生性息肉。其分子机制可能如下。

(1)传统锯齿状通路大多由 *K-ras* 突变引起。*K-ras* 突变会引起细胞增殖的失控，诱导结肠黏膜的腺上皮过度增生而产生癌变。经该途径发生的癌通常是 CIMP-L 和 MSS，但在某些病例中 *K-ras* 突变也可导致部分基因如 *MLH*1 的启动子区甲基化，而 *MLH*1 甲基化所致的表达异常常可导致 MSI 的发生。*K-ras* 突变途径有一些特征与传统腺瘤-腺癌的 *APC* 途径重叠，如 *LOH* 和 *p*53 突变等。

(2)广基锯齿状腺瘤通路大多由 *BRAF* 突变所致。*BRAF* 突变与异常隐窝灶的密切关系提示 *BRAF* 突变可能在锯齿状途径中是一个早期或启动性的突变事件，发挥着与腺瘤-腺癌途径中 *APC* 突变相当的作用。*BRAF* 突变参与 ERK-MAPK 通路，并能不断激活该通路，调节细胞生长，使细胞分裂能力增强，另外还可以抑制促凋亡因子从而导致细胞增殖分化异常。因此 *BRAF* 突变导致的早期锯齿状损害，促进了基因启动子区域 CIMP，高水平的 CIMP 又可以导致错配修复基因 MLH1 等表达沉默，进一步导致 MSI 的发生。在该通路中，MLH1 的甲基化可能是一个晚期事件，促使广基锯齿状腺瘤的异型程度进一步加重，最终发展成锯齿状腺癌。大部分的锯齿状腺癌表现为 *BRAF* 突变，其中 60%表现为 MSIH；而对于 CIMP，高水平的 CIMP 是 *BRAF* 突变的锯齿状病变的重要特征。

调查研究显示，锯齿状腺癌的发病率约占所有大肠癌的 7.5%，甚至有研究指出大约 30%的散发性大肠癌由锯齿状通路发展而来，因此深入研究锯齿状通路对于大肠癌的预防具有重要的现实意义。

3.de novo 途径

腺瘤-腺癌途径虽然得到了广泛的承认和接受，成为大肠癌发生途径的经典学说，但大量统计数据表明腺瘤癌变的发生率低于大肠癌的发病率，相当一部分腺瘤终生不会癌变，而且随着内镜技术的发展，已有越来越多的报道描述了一种微小而极具侵袭性的大肠癌，缺乏起源于腺瘤的证据。因此目前认为有部分大肠癌可直接起源于正常黏膜，称为“de novo 癌”。

de novo 癌的定义最早在 20 世纪 80 年代由日本学者提出，但一经提出后即引起了广泛的争议，主要原因其一是日本和西方在黏膜内癌的诊断标准方面不一致，一些在日本诊断为黏膜内癌的病例在西方仅诊断为重度异型增生；另一方面是 de novo 癌缺乏一个能被广泛接受的统一的定义。一般认为 de novo 癌不应含有任何腺瘤成分，但问题是，腺瘤癌变后其腺瘤成分可能被癌组织破坏，因此这部分腺瘤癌变会被认为是 de novo 癌。直到 2002 年 11 月巴黎内镜会议统一了 de novo 癌的定义，认为 de novo 癌是微小(常小于 5 mm)、扁平或凹陷的病变，手术标本中若无腺体，提示癌肿并非起源于腺瘤或异型增生。巴黎内镜会议使原来东西方对 de novo 癌的诊断争议不复存在。

有关 de novo 癌的发病率各家报道均不一致，有报道认为其在大肠癌中的占比小于 5%，亦有报道认为其比例可能高达 80%。日本学者的一项大规模临床研究发现，在早期大肠癌中，男性患者中有 18.6%为 de novo 癌，而女性患者中有 27.4%，这说明 de novo 癌在大肠癌中确实占有相当大的比例。尽管有研究认为 de novo 癌与传统腺瘤-腺癌在临床病理及预后方面并无二致，但目前大多数研究均认为 de novo 癌有其相对独特的临床病理特点。一般认为，de novo 癌直径非常小，常小于 1 cm，常表现为凹陷、平坦或微隆起的病变，癌组织周围无任何腺瘤成分；其临床进展更快，侵袭性更强，已有病例报道发现直径很小的 de novo 癌已深深侵入肠壁并伴有淋巴结转移。

目前 de novo 癌发病的分子机制尚未完全阐明，但已有的研究发现其与腺瘤-腺癌发生的分子机制不尽相同。研究表明，*K-ras* 基因突变在 de novo 癌中的发生率小于 17%，远低于腺瘤-癌的 50%，而 de novo 癌中 *TP*53 基因的表达率高于腺瘤-癌。但亦有研究表明，息肉型大肠癌与 de novo 癌的 *TP*53 基因突变率并无显著差异。另外还有研究发现，因 de novo 癌在近端结肠更为常见，因此其 MSI 及 CIMP 的表型也更常见。

de novo 癌的发现和客观存在，无论是对临床、内镜医师，还是对大肠肿瘤基础研究者，均提出了相当大的挑战。由于 de novo 癌体积较小，且外形平坦或凹陷，但其生长速度更快，侵袭性更强，因此如何提高早期诊断率以及阐明其生长快且侵袭性强的影响因素是目前研究的重点。

4.炎症性肠病相关大肠癌

炎症性肠病（IBD）是消化道的非特异性炎症病变，其病情反复，难以治愈。IBD 主要包括溃疡性结肠炎（UC）和克罗恩病（CD），研究发现 UC 的癌变率约为 3.7%，CD 的癌变率与 UC 类似，尽管 IBD 癌变只占所有大肠癌的 1%～2%，却是 IBD 患者的主要死亡原因之一，且众多研究显示 IBD 的总体发病率仍在逐年上升。

炎症性肠病相关大肠癌（colitis associated CRC，CAC）随着 IBD 病程的延长，其发生率逐渐上升。以往的研究指出，IBD 病程 20 年的时候 CAC 发生率为 7%，25 年的时候为 7%～14%，而病程 35 年的时候发生率高达 35%，这意味着 IBD 的总体癌变率比普通人群高了 2～4 倍。但近年来许多临床研究发现，IBD 的癌变率有大幅下降的趋势。例如一项较大规模的队列研究指出，IBD 病程 20 年时 CAC 的发生率为 2.5%，30 年时为 7.6%，40 年时为 10.8%；另有最新的荟萃分析也指出，IBD 病程 10 年时 CAC 发生率只有 0.4%，20 年时也只有 1.1%～5.3%。CAC 发生率大幅下降的原因可能是药物治疗的进步使得肠道炎症得到很好的控制，黏膜缓解率更高。

IBD 癌变途径与腺瘤-腺癌途径显著不同，其病理发展过程为炎症-低度异型增生-高度异型增生-癌，提示 IBD 癌变与一般散发性大肠癌有显著不同。在基因改变方面，在腺瘤-腺癌途径中，癌变早期 APC 发生突变启动癌变，中期 *K-ras* 突变促进癌变，晚期 *p*53 突变使得病变进一步进展；而在 IBD 癌变过程中，*p*53 突变出现在早期，且发生率高，有报道指出 85%的 CAC 有 *p*53 的缺失。此外，CAC 时 APC 突变发生在晚期，而 *K-ras* 突变率很低，且在其中作用较小。另外 CpG 岛甲基化程度的升高也是 CAC 的一个重要标志，其甲基化可以发生在极早期，甚至发生在只有炎症病变而没有异型增生存在的肠道黏膜中。与 IBD 癌变密切相关的高甲基化基因主要有 *hMLH*1、*p*16*INK*4*A* 和 *p*14*ARF* 等，其中 *p*16*INK*4*A* 启动子的甲基化率高达 100%。另外 IBD 癌变区别于一般散发性大肠癌的重要特点之一就是 IBD 本身的炎症信号在癌变过程中起着重要作用。炎症环境中可以产生大量活性氧（ROS）和活性氮（RNS），导致 DNA 突变，促使细胞癌变；炎症环境中许多炎性因子的释放，如 TNF-α、IL-6、IL-22 等可以促进内皮细胞增殖，参与肿瘤的形成和发展；另外许多信号通路的激活，如 mTOR 及 NF-κB 等信号通路的激活也有利于细胞的持续增殖、血管形成、细胞的侵袭与转移等，从而促进肿瘤的发生和发展。近年来的一大进展是发现肠道菌群与 IBD 癌变密切相关。在 IBD 动物模型中已经观察到肠道菌群对 IBD 癌变的重要影响。在无菌环境中生长的小鼠肠道不能产生明显炎症反应，也不能发展成 CAC。在 IL-10 缺陷小鼠中，肠道炎症的产生时间点取决于肠道菌群的不同，在遗传背景一致的小鼠中，CAC 也只发生在有特定肠道菌群的小鼠；另外 IL-10 缺陷小鼠可以自发产生结肠炎，如果在这些小鼠肠道中定植大肠埃希菌 NC101，可以明显促进炎症相关结直肠癌的发生发展，这进一步说明肠道菌群对肠道炎症及 CAC 发生的重要影响。肠道菌群影响 CAC 发生的机制可能与其影响炎症因子的分泌有关，例如有研究发现某些肠道菌群可以影响 IL-17 和 IL-23 的分泌而促进肿瘤细胞的增殖，甚至某些肠道细菌产物可以激活肿瘤相关骨髓细胞，促进炎症介质的释放而促进肿瘤细胞的生长。肠道菌群与大肠癌发生的关系已越来越成为研究的热点，随着研究的深入，有望进一步揭示大肠癌的发生机制，并为其预防和治疗提供新的思路。

综上所述，大肠癌中，除了极少数遗传学大肠癌之外，绝大多数为散发性大肠癌，而在散发性大肠癌中，大多起源于结肠腺瘤。但随着研究的深入，目前发现越来越多的大肠癌有着不同的起源。除了传统的腺瘤-腺癌途径之外，目前发现有相当数量的大肠癌起源于锯齿状腺瘤途径，还有一部分由 IBD 发展而来，甚至有部分直接起源于正常结直肠上皮，即所谓的 de novo 途径。这些研究结果大大丰富了大肠癌的发生学说，也为大肠癌的临床预防、诊断与治疗提供了新的思路。

四、大肠癌的临床表现

目前，我国大肠癌每年新发病例高达 13 万～16 万人，大肠癌已成为发病率仅次于胃癌的消化道肿瘤。许多大肠癌流行病学的研究表明，大肠癌的发病与社会经济的发展、生活方式的改变，尤其是膳食结构的改变（高脂肪、低纤维素饮食摄入）密切相关，同时与环境、酒精摄入、吸烟、肥胖、遗传等其他因素也存在相关性。

大肠癌并非不可防治，实际上大肠癌是最易自我筛查的疾病之一；如能早期发现，其生存率及预后要较其他消化道肿瘤佳。但是在中国实际上很多患者确诊时已发展到中晚期，早期诊断率仅 10%～15%。这与大肠癌特有的临床属性有关。大肠癌早期症状并不明显，部分患者可以出现一些排便习惯的轻微改变，但经常被人忽视，有时偶然出现的直肠出血也被误认为是痔疮而延误就医。往往随着癌肿体积增大和产生继发病变才出现消化系统的临床症状。疾病晚期肿瘤因转移、浸润可引起受累器官的局部改变，并伴有贫血、厌食、发热和消瘦等全身症状。

由于大肠癌的发生、发展是一个相对漫长的过程，从癌前病变到晚期浸润性癌，期间可能需要经过10～15 年的时间，因此如何尽早发现可疑的预警症状，从而早期发现大肠癌已成为提高大肠癌生存率的关键。

（一）大肠癌的局部表现

大肠癌可以发生在结肠或直肠的任何部位，但以直肠、乙状结肠最为多见，其余依次见于盲肠、升结肠、降结肠及横结肠。基于胚胎发育、血液供应、解剖和功能等的差异，可将大肠分为右半结肠（盲肠、升结肠和横结肠右半部）、左半结肠（横结肠左半部、降结肠和乙状结肠）和直肠。大肠癌由于发生部位不同，临床症状及体征也各异，应当注意鉴别。以下将按照右半结肠、左半结肠和直肠三个不同部位逐一分述。

1.右半结肠癌

右半结肠癌多为髓样癌，癌肿多为溃疡型或突向肠腔的菜花状癌，很少有环状狭窄。肿瘤一般体积较大，但由于右半结肠肠腔管径较大，且粪便多为液体状，故较少引起梗阻，常常在肿瘤生长到较大体积时才出现相关症状。因此右半结肠癌症状往往较左侧出现更晚,这也是右半结肠癌确诊时,分期较晚的主要原因之一。但是由于癌肿常溃破出血,继发感染,伴有毒素吸收,所造成的全身症状反而比左侧更明显。

(1)腹痛不适:约75%的患者有腹部不适或隐痛,初期为间歇性,疼痛部位并不固定,有时为痉挛样疼痛,后期转为持续性,常位于右下腹部,临床症状与慢性阑尾炎发作较为相似。如肿瘤位于肝曲处而粪便又较干结时,也可出现绞痛,此时应注意与慢性胆囊炎相鉴别。

(2)大便改变:病变早期粪便稀薄,有脓血,排便次数增多,这可能与癌肿溃疡形成有关。随着肿瘤体积逐渐增大,影响粪便通过,可交替出现腹泻与便秘。髓样癌质地松软易溃烂出血,但出血量小的时候,血液随着结肠的蠕动与粪便充分混合,肉眼观大便颜色正常,但粪便隐血试验常为阳性。出血量较大的时候,也可以表现为血与粪便混合呈暗红或赤褐色便。

(3)腹块:就诊时半数以上患者可发现腹块。腹部肿块往往位于右下腹,体检所扪及的这种肿块可能是癌肿本身,也可能是肠外浸润和粘连所形成的团块。前者形态较规则,轮廓清楚;后者由于腹腔内转移粘连,因此肿块形态不甚规则。腹部肿块一般质地较硬,一旦继发感染时移动受限,且有压痛。时隐时现的腹部肿块常常提示存在肠道不完全梗阻。

(4)贫血:约30%的患者因癌肿破溃持续出血而出现贫血,较长时间的慢性失血可引起贫血,产生低色素小细胞性贫血。既往报道提出升结肠癌以贫血为首发症状者可占15%。故对贫血原因不明的人要警惕结肠癌的可能。

(5)其他症状:部分患者还可伴有食欲缺乏、饱胀嗳气、恶心、呕吐,同时由于缺铁性贫血可表现为疲劳、乏力、气短等症状。随着病情逐渐发展,出现进行性消瘦、发热等全身恶病质现象。

2.左半结肠癌

左半结肠癌多数为浸润型,常引起环状狭窄。左侧结肠肠腔管径较细,不如右侧宽大,较窄且有弯曲,而且在该处粪便已基本形成固体状态,水分也被吸收从而使粪便变得干硬,所以更容易引起完全或不完全性肠梗阻。肠梗阻部位常发生于乙状结肠和直肠-乙状结交接部位,临床上可以导致大便习惯改变,出现便秘、腹泻、腹痛、腹部痉挛、腹胀等。由于带有新鲜出血的大便更容易引起患者警觉,因此病期的确诊常早于右半结肠癌。此外左半结肠癌体积往往较小,又少有毒素吸收,故不易扪及肿块,也罕见贫血、消瘦、恶病质等现象。

(1)腹痛腹胀。左侧结肠癌较突出的临床表现为急、慢性肠梗阻,主要表现为腹痛、腹胀、肠鸣和便秘,而呕吐较轻或缺如。腹胀是慢性肠梗阻的突出症状,随着梗阻进展,腹胀逐渐加剧。不完全性肠梗阻有时持续数月才转变成完全性肠梗阻。

腹痛多为持续隐痛,伴阵发性绞痛,腹痛多出现在饭后,且常伴有排便习惯的改变。一旦发生完全性肠梗阻,则腹痛加剧,并可出现恶心、呕吐。患者以急性肠梗阻为首发症状就诊的现象并不少见,结肠发生完全性梗阻时,如果回盲瓣仍能防止结肠内容物的逆流,形成闭袢式肠梗阻,梗阻近侧结肠可出现高度膨胀,甚至可以出现穿孔。一旦出现肠壁坏死和穿孔则可并发弥漫性腹膜炎,出现腹膜刺激征。

(2)排便困难。半数患者有此症状,早期可出现便秘与排便次数增多、相互交替,此时常易误诊为单纯性便秘或肠功能紊乱。随着病程的进展,排便习惯改变更为明显,逐渐出现进展性便秘和顽固性便秘,亦可伴有排气受阻,这与肿瘤的体积增大导致的肠道梗阻密切相关。如癌肿位置较低,还可有排便不畅和里急后重的感觉。

粪便带血或黏液:癌肿溃破可引起产生出血和黏液,由于左半结肠中的粪便渐趋成形,血液和黏液不与粪便相混，约25%患者的粪便中肉眼观察可见鲜血和黏液，有时甚至便鲜血。据上海肿瘤医院统计，左半结肠癌有黏液便者占40.5%，而右半结肠癌仅8.6%。

3.直肠癌

直肠癌肿往往呈环状生长，易导致肠腔缩窄，因此早期表现为粪柱变形、变细，晚期则表现为不全性梗阻。直肠癌由于癌肿部位较低，而在此处的粪块较硬，癌肿较易受粪块摩擦而引起出血，也经常被误诊为“痔”出血。由于病灶刺激和肿块溃疡的继发性感染，可以不断引起排便反射，也易被误诊为“肠炎”或“菌痢”，临床上需要提高警惕，进行鉴别诊断。

(1)便血：大便带血往往是直肠癌最早出现的唯一症状，多为鲜红色或暗红色，不与成形粪便混合或附着于粪便表面。随着瘤体增大、糜烂，出血量增多并变成黏液脓血便，但少有大量出血者。

(2)排便习惯改变：主要表现为大便变细、变扁或有沟槽。排便次数增多，尤其是早晨。随着疾病进展，排便不尽感明显，可伴有肛门坠胀、里急后重等。

(3)疼痛：早期并无疼痛，随着病变浸润周围，可以出现不适，产生钝痛，晚期肿瘤侵及骶前神经丛时可出现骶部持续性剧痛并可放射到腰部和股部。低位直肠癌累及肛门括约肌亦可引起排便时剧痛。

(4)其他症状：直肠癌若累及膀胱、阴道、前列腺，则可出现尿痛、尿急、尿频、血尿及排尿不畅。如病灶穿透膀胱，患者排尿时可有气体逸出，尿液中带有粪汁。肿瘤穿通阴道壁而形成直肠-阴道瘘时，阴道内可有血性分泌物及粪渣排出。

(二)大肠癌的全身表现

既往共识往往认为肿瘤是一种局部病变，但是最新研究成果不断提示，肿瘤的发生除肿瘤细胞自身存在众多的基因表达改变外，它更是全身性疾病的一个局部反应，是机体作为一个生物系统其整体平衡失调的结果。所有的肿瘤都应当被认为是全身性的疾病，所以学者也将肿瘤的临床表现相应分为局部表现和全身性表现两个方面。本节将从整体观的角度出发，来探讨大肠肿瘤的全身表现。

1.血液系统

血液系统的症状最常见。由于大肠肿瘤所产生的血液丢失在临床上表现不一，左半结肠往往出现便血，而右半结肠经常表现为无症状的贫血，有时只能从粪便隐血试验中发现端倪。大肠肿瘤造成的贫血往往是缺铁性的，即可出现典型的小细胞低色素性贫血。大肠肿瘤所致贫血的临床表现和普通缺铁性贫血一样，一般有疲乏、烦躁、心悸、气短、眩晕、全身不适，也可以造成一些已有的疾病比如缺血性心脏病的恶化。严重贫血时除了可以出现面色苍白、结膜苍白等贫血貌外，还可以有皮肤干燥皱缩，毛发干枯易脱落，甚至呈匙状甲。因此临床上遇见缺铁性贫血时，不能单纯认为是铁摄入不足，必须警惕有无肠道丢失铁的情况存在。值得注意的是，即使患者已经在上消化道发现了可以解释贫血的病变，也应当进行下消化道检查，因为上下消化道均出现病变的情况并不少见。

2.结缔组织系统

临床上大肠癌常以消化道症状就诊，少数患者却以肠外罕见征象为首发。癌肿与结缔组织病的关系已引起国内外许多学者的关注。国内曾报道大肠癌分别以类风湿关节炎、皮肌炎等结缔组织疾病就诊，后经粪便隐血试验、钡剂灌肠检查确诊为大肠癌，并观察到上述肠外症状与大肠癌消长呈正相关，当癌肿切除，结缔组织系统症状可控制，癌肿失控或转移，则症状加剧。既往文献报道在77例癌肿伴结缔组织性疾病的病例中，18例为类风湿关节炎，其中结肠癌占2例，而另据国外报道，皮肌炎易合并内脏肿瘤，发生率为7%～30%，随着年龄增大，皮肌炎合并癌症发生率增高，可能与机体免疫反应有关。

3.除肠道之外的消化系统

大肠癌也有以顽固性呃逆为首要症状就诊的特例。呃逆由横膈的痉挛性收缩引起。横膈具有丰富的感受器，凡刺激迷走神经或骨盆神经所支配区域的任何部位，均可导致反射性呃逆。升结肠受迷走神经支配，位于升结肠的癌肿可以由于局部炎症、缺血坏死或近端不完全性肠梗阻等刺激了迷走神经，引起持久而顽固性呃逆。

大肠肿瘤同样可以引起上消化道的恶心、呕吐、饱胀等类似消化不良的症状，而在出现并发症的时候，此类症状会更为明显。比如慢性肿瘤浸润产生胃-结肠瘘时，甚至可以出现粪样呕吐。

4.泌尿生殖系统

泌尿生殖系统的症状主要出现在疾病的晚期。由于解剖部位的相邻，更容易出现在直肠癌患者身上。肿瘤在累及泌尿系统诸如膀胱、前列腺时，可以造成反复的尿路感染和尿路刺激症状，临床上可以出现气尿症或粪尿症，肿瘤或转移的淋巴结压迫还可以造成肾积水。肿瘤在生殖系统最常见的侵犯表现就是造成直肠-阴道瘘，此时阴道内可有血性分泌物及粪渣排出。

五、大肠癌的诊断和检查方法

（一）内镜诊断

近年来，由于饮食结构和生活习惯的改变，我国大肠癌的发病率和死亡率明显增加。对早期大肠癌及时进行治疗可有效提高患者的生存率与生活质量，而实现这一目标的关键在于早期发现和早期诊断。结肠镜检查是发现早期大肠肿瘤的重要方法，但目前国内对早期大肠癌的检出率仍远不尽如人意，文献报道的早期大肠癌检出率平均不到10%。近年来随着内镜成像技术的不断发展，目前已有不少成熟的技术开始应用于早期大肠癌及腺瘤的诊断及治疗，包括放大内镜技术、内镜下黏膜染色技术与窄带显像技术等，均有助于提高早期大肠肿瘤，尤其是扁平腺瘤的检出和诊断准确度。本章节将对近年来出现的大肠肿瘤的内镜诊治新技术做一介绍。

1.早期大肠癌的内镜下新型诊断技术

（1）放大内镜：放大内镜除了具有普通内镜观察及取活检的功能外，在镜身前端置有一个放大装置，可将病灶放大100～150倍，从而能细致观察大肠黏膜腺管开口，即隐窝的形态。放大内镜在诊断大肠肿瘤时具有以下优点：首先，通过它能近距离地从正面、侧面或者中等距离甚至远距离观察病灶，以了解其肉眼形态、发育样式、有无凹陷、局部性状和范围；其次，可观察病灶的硬化程度和周围皱襞的集中情况，可利用空气量的变化使病灶形状发生改变，并以此判断病灶的黏膜下侵犯程度；最后，它能接近病灶有助于观察其微小构造并进行隐窝的具体分型，这一方法使肿瘤侵犯程度的判断准确率显著提高。放大内镜可在不做黏膜活检的条件下判断是否有肿瘤，并了解病灶的组织学类型。在做大肠肿瘤的切除治疗时，亦可通过对切除后病灶周围的放大观察确定是否已完整切除病灶，这对大肠肿瘤的治疗非常重要。

目前，放大内镜多与染色内镜或与窄带显像内镜相结合用于诊断大肠黏膜病变。

（2）染色内镜：由于大肠黏膜色泽单一，病变颜色与正常黏膜色泽差异亦不大，因此，常规内镜下观察大肠黏膜无法呈现良好的对比，对微小病变及病变边缘、表面微细结构的显示均不理想。利用与黏膜颜色有良好对比的染色剂如0.4%的靛胭脂溶液或0.5%的亚甲蓝溶液进行黏膜染色后可更清晰地观察病变。靛胭脂溶液不能被黏膜上皮吸收，色素贮留在黏膜凹陷部，使病灶凹凸明显，显示隆起、平坦、凹陷的微小病灶的边界，从而可以观察到原来普通内镜不能观察到的病变；亚甲蓝溶液可被黏膜上皮吸收使其着色，而腺管开口不染色，这样可清楚显示腺管开口的形态，根据其形态变化可以帮助鉴别病灶的性质。染色方法结合放大内镜观察，可明显提高微小病变的识别率及观察肿瘤表面的腺管开口类型。日本学者 Kudo 等将大肠黏膜隐窝形态分为五型。Ⅰ型为圆形隐窝，排列比较整齐，无异型性，一般为正常腺管开口而非病变。Ⅱ型呈星芒状或乳头状，排列尚整齐，无异型性，腺管开口大小均匀，多为炎性或增生性病变而非腺瘤性。Ⅲ型分两个亚型：ⅢL 称为大腺管型，隐窝形态比正常大，排列规则，无结构异型性，为隆起性腺瘤的基本形态，其中约 86.7%为腺瘤，其余为黏膜癌；ⅢS 称为小腺管型，是比正常小的隐窝集聚而成，隐窝没有分支，为凹陷型肿瘤的基本形态，此型多见于高级别上皮内瘤变的腺瘤，也可见于黏膜癌(28.3%)。Ⅳ型为分支及脑回样，此型隐窝为隆起性病变多见，类似珊瑚样改变，是绒毛状腺瘤特征所见，黏膜内癌可占 37.2%。Ⅴ型包括ⅤA(不规则型)或ⅤN(无结构型)，此型隐窝形态紊乱或结构消失，见于癌，黏膜下癌可占 62.5%。

Tamura 等研究发现，按隐窝形态分类标准对大肠黏膜病变进行诊断，染色放大内镜诊断与组织病理学诊断的一致性可达 90%。另一项研究也发现，染色放大内镜鉴别肿瘤性与非肿瘤性病变的敏感性为 98%，特异性为 92%。故认为染色放大内镜可与组织病理学相媲美。

染色内镜操作的注意事项及误区如下：①染色前必须将病变部位冲洗干净，一般应用温饮用水冲洗；②如病变部位已冲洗干净，可通过内镜活检孔道直接将染色剂喷洒至病变周围，喷洒时应尽量减少冲洗压力，因压力过大时，染色剂可能会在病变附近溅开，使病变附近形成很多小水泡或小水珠，影响观察，且对于肿瘤性病变，喷洒压力过大时，染色剂也会引起病变部位出血；③对于一些疑似平坦或凹陷型病变，不应为了省时省事、怕麻烦而未进行黏膜染色，对于此类可疑病变，操作者应有时刻进行黏膜染色的观念。

(3)窄带显像技术：窄带显像技术(NBI)是一种利用窄带光波的成像技术，其原理是使用窄带光(415 nm的蓝光，540 nm 的绿光)进行成像观察，只有窄带波段的蓝光和绿光可通过 NBI 滤片，生成 NBI 影像。由于消化道黏膜中血管内的血红蛋白对 415 nm 蓝光及 540 nm 绿光有很强的吸收，因而能清晰显示血管，黏膜表面血管显示为褐色，黏膜下层的血管显示为青色。另外，415 nm 蓝光可在黏膜表面产生强反射，使黏膜表面的形态结构清晰鲜明，从而可显著强调黏膜的微细结构及病变的边界。因此，NBI 成像特点可概括为更好地显示黏膜血管及黏膜表面微细结构，有助于微小病变的发现及对肿瘤性质的判断。

目前常用的 NBI 分型有 Sano 分型和 Showa 分型。Sano 分型简单、实用，分为三型。Ⅰ型：黏膜表面结构呈规整的蜂巢样，血管网不可见；Ⅱ型：黏膜表面结构呈蜂巢样圆形，周围可见规整的血管网，血管管径均匀；Ⅲ型：围绕腺管开口周围的血管呈不规整分支状中断，血管粗细不均。多项研究显示，NBI 放大内镜与染色放大内镜区分大肠肿瘤性和非肿瘤性病变的准确率相似。Su 等分别使用 NBI 放大内镜和色素放大内镜对 78 例患者进行检查，结果显示 NBI 内镜和染色内镜区分肿瘤性和非肿瘤性大肠息肉的敏感性、特异性和准确性相同。Hirata 等用 NBI 放大内镜和色素放大内镜做了对比研究，发现两者对腺管开口分型的诊断一致率为Ⅱ型 88%、ⅢS 型 100%、ⅢL 型 98%、Ⅳ型 88%、ⅤA 型 78%和ⅤN 型 100%。但与染色内镜相比，NBI 内镜检查仅需在两种光源间进行转换，无须喷洒色素，更方便、省时，并避免了色素对人体潜在的危害。

(4)内镜智能分光比色技术：内镜智能分光比色技术(FICE)通过模拟色素内镜，可以再现黏膜表层细微结构及毛细血管走向。其通过电子分光技术将彩色 CCD 采集到的不同色彩元素进行分解、纯化,根据内镜主机预设置的参数,从白光显像的全部光谱信息中抽提出相应信息后进行图像再合成,不仅能形成以上波段的组合光谱,更可提供 400～600 nm 间任意波长组合的图像处理模式,根据想要的波长进行图像重建,能清晰地观察组织表层结构和毛细血管走向,以及黏膜细微凹凸变化。与既往普通的色素内镜相比,FICE 无须染色便可清晰地观察黏膜腺管的形态,因此称之为电子染色。利用 FICE 技术可以更清晰地观察肠道黏膜腺管开口的形态与黏膜血管的形态。此外,FICE 还有放大模式,即 FICE 放大内镜。FICE 放大模式下可更清晰显示腺管开口形态及毛细血管结构,有助于提高病变诊断的准确率。FICE 放大内镜对腺管开口分型的诊断优于常规放大内镜,与染色内镜相似。由于血红蛋白吸收波长在 415 nm 左右,FICE 放大内镜更易观察到浅表毛细血管形态。FICE 模式下肿瘤性血管较非肿瘤性血管颜色更深,直径粗大,伴有血管扭曲变形、结构紊乱,部分血管网的破坏。但该项技术在大肠癌临床诊断方面的应用还有待进一步深入研究。

(5)共聚焦激光显微内镜:共聚焦激光显微内镜是一种新型的内镜检查方法,是由实验室光学显微镜衍生来的。将激光扫描显微镜结合于内镜上,在内镜检查时可获得病变的组织学诊断。这种技术不仅可将镜下的图像放大 1 000 倍,还可对黏膜进行一定深度的断层扫描成像,实时显示组织细胞的显微结构,从而有助于内镜下做出组织学诊断并指导靶向活检。在使用共聚焦激光显微内镜时,为了得到高对比性的图像,需要使用荧光对比剂。最常使用的是荧光素钠(10%)和盐酸吖啶黄素(0.05%)。二者联合应用可以更清晰地显示细胞和微血管结构,分析结肠隐窝的结构和杯状细胞的分布,对大多数患者的组织学诊断进行正确的预测。Sakashita 等在 2003 年首次提出了大肠高级别上皮内瘤变和癌症的共聚焦诊断标准,肿瘤性病变的特征是细胞核任何结构异常和清晰可见的存在,其预测大肠肿瘤性病变的敏感性为 60%。随后 Kiesslich 等研究发现,与病理诊断相比,共聚焦激光显微内镜诊断大肠肿瘤的敏感度为97.4%,特异度为 99.4%,准确度为 99.2%。但目前该技术还未大规模应用,国内外仅有少数医院将其应用于临床,其对早期大肠肿瘤的诊断有效性有待进一步验证。

(6)超声内镜:超声内镜具有普通内镜及超声显像的功能,目前应用于临床的超声内镜可分为两类:一类是内镜前端安装超声探头,对于肠道隆起较高的病变或肠腔外病变的诊断较适用,但在进行超声检查的同时无法进行内镜观察;另一类是通过内镜的活检孔插入细直径的超声小探头,主要适用于肠道表浅性病变的探查,其优点是插入容易,可以在内镜观察的同时实施超声检查,并可进行活检。超声内镜的优势是既可直接观察黏膜形态进行组织活检,又可超声扫描观察肠壁全层及邻近脏器的超声影像,对于癌变的浸润深度、邻近脏器的侵犯以及淋巴结转移进行准确的诊断并行 TNM 分期,这对大肠癌的术前诊断、分期、选择治疗方案、术后监测、判断预后均有重大意义。Harewood 等前瞻性评估了 80 例直肠癌患者,手术前应用超声内镜检查,提示超声内镜对 T 分期和 N 分期的准确性分别为 91%和 82%。

(7)结肠胶囊内镜:由于常规结肠镜检查会引起疼痛,经常需要麻醉,故其广泛应用仍受到限制。近年来发展的结肠胶囊内镜技术,由于其良好的安全性和耐受性,可用于结肠镜检查不能耐受的受检者,尤其适用于合并有严重心、脑、肾多脏器疾病,难以承受有创性检查的老年患者。其可以用于结肠疾病如结肠癌、结肠息肉的诊断和筛查。

目前国外多中心的临床研究表明,结肠胶囊内镜的检查过程中患者无明显痛苦,病变的诊断率较高,具有很好的可行性与实用性。对于大肠病变的检出率,一项系统性综述表明,结肠胶囊内镜发现各类息肉的敏感性为73%,特异性为89%。对有意义的息肉(>6 mm的息肉或多于3个息肉且不论大小)其敏感性是69%,特异性是86%。然而现阶段的结肠胶囊内镜还局限于病变的诊断和检测,不能进行组织活检和治疗;并且,结肠胶囊内镜在肠道内的运动完全依靠消化道自身动力和重力作用,不能进行人为控制,限制了它对特定部位进行检查。近期一种具有爬行功能的微型机器人结肠镜正在研究中,将其从肛门塞入后能自行利用其双臂爬向回盲部,还能利用其"手臂"对病变部位进行活检,钳取病理组织。其他如基于磁力的胶囊内镜等或许亦能在未来提高结肠胶囊内镜的应用价值。

2.早期大肠肿瘤的内镜下肉眼形态分类

早期大肠癌的内镜下肉眼形态分为两类基本型:隆起型和平坦型。隆起型(Ⅰ型):病变明显隆起于肠腔,基底部直径明显小于病变的最大直径(有蒂或亚蒂型);或病变呈半球形,其基底部直径明显大于病变头部直径。此型根据病变基底及蒂部情况分为以下三种亚型。①有蒂型(Ip):病变基底有明显的蒂与肠壁相连;②亚蒂型(Isp):病变基底有亚蒂与肠壁相连;③广基型(Is):病变明显隆起于黏膜面,但病变基底无明显蒂部结构,基底部直径小于或大于病变头端的最大直径。对于平坦型大肠肿瘤的定义与分型见下文。

(二)提高内镜医师诊断早期大肠癌的策略

新型的内镜诊断技术,如染色放大内镜、NBI放大内镜的开展为内镜医师识别微小病变和平坦型病变提供了新视野,尤其能加强对早期大肠癌和癌前病变的识别能力。所以对内镜医师进行专门的培训显得尤为重要,其对策如下。

(1)通过行业学会或组织进行学术活动及讲座,加深内镜医师对早期大肠癌病变,尤其是平坦型病变的认识,提高对这些病变的内镜下直接征象和间接征象的识别能力。

(2)在全国范围内推广应用染色内镜和放大内镜,并进行普及。在大医院建立内镜培训中心,系统培训肠镜医师,并通过读片制度提高内镜医师对大肠平坦型病变的识别能力。

(3)建议相关专业杂志多刊登规范化诊断治疗平坦型病变的个案报告。这类报告实质上比高例数回顾研究报告对医师更有益,其可直接指导和规范平坦型病变的诊治工作,引导内镜医师对这类病变的重视程度。

六、大肠癌的分型

根据肿瘤累及深度可将大肠癌分为早期癌与进展期癌。

(一)肉眼大体类型

1.早期癌

(1)息肉隆起型:肿瘤呈息肉状向腔内突出。可分为有蒂与无蒂或广基型。

(2)扁平隆起型:肉眼观呈斑块状隆起,似钱币状。

(3)平坦型:肿瘤与周围黏膜持平,无隆起,也无凹陷。

(4)凹陷型:肿瘤局部呈浅的凹陷。

(5)扁平隆起伴凹陷型:呈盘状,边缘隆起,中央凹陷。

2.进展期癌

(1)隆起型:肿瘤主体向肠腔内突出呈结节状、息肉状或菜花状隆起,境界清楚,有蒂或广基。切面观,肿瘤与周围肠壁组织境界清楚,浸润通常较表浅局限。若肿瘤表面坏死,形成浅表溃疡,形如盘状,称盘状型亚型。

(2)溃疡型:肿瘤面有深在溃疡,深度达或超过肌层。根据肿瘤生长方式及溃疡外形又可分为两个亚型。

局限溃疡型:肿瘤外观似火山口状,中央坏死,有不规则深溃疡形成。溃疡边缘肿瘤组织呈围堤状明显隆起于黏膜面。肿瘤底部向肠壁深层浸润,边界一般尚清楚。

浸润溃疡型:肿瘤主要向肠壁深层呈浸润性生长,与周围组织分界不清。肿瘤中央坏死形成深溃疡。溃疡边缘围绕肠黏膜,略呈斜坡状抬起,无明显围堤状结构。溃疡型在大肠癌最为常见,占51.2%。

(3)浸润型:肿瘤在肠壁内呈弥漫性浸润,局部肠壁增厚,但无明显溃疡或向腔内隆起的肿块。肿瘤常累及肠管全周,并伴有明显纤维组织增生,肠管周径明显缩小,形成环状狭窄,其浆膜面常可见因纤维组织收缩而形成的缩窄环。本型约占10%。组织学上多数为低分化腺癌。

(二)播散和转移

1.局部扩散

肿瘤沿着肠壁局部扩散,或呈环形浸润,累及肠管全周形成环状狭窄,或向纵轴蔓延,沿黏膜下浸润。对距肛缘4~6 cm的直肠下段高分化癌切除可采用保留肛门括约肌手术。肿瘤向管壁外直接浸润可累及邻近组织或器官。盲肠癌可累及右侧腹股沟及腹壁;横结肠癌可累及胃、胰、胆囊及脾;升结肠及降结肠癌可累及腹膜后组织;乙状结肠及直肠癌可累及盆腔脏器、膀胱、前列腺及阴道等。

2.淋巴道转移

大肠癌淋巴道转移率为40%~50%,其中早期癌转移率约为10%。淋巴道转移率还与肿瘤的肉眼类型、分化程度及生长方式密切相关。隆起型及局限溃疡型、高分化及呈推进性生长方式者,其转移率明显低于浸润型及浸润溃疡型、低分化及浸润性生长者。淋巴道转移通常顺着淋巴流向累及相应区域淋巴结,而直肠旁淋巴结可不受累。跳跃式转移的发生率大约10%。逆向转移系指癌转移至肿瘤下方肠管所引流的淋巴结内。通常是由上面淋巴管被癌阻塞所致。发生率在直肠癌为3.5%~5%。

3.血道转移

肝为大肠癌血道转移最常见的部位,其次为肺、肾上腺、卵巢、脑、肾及皮肤等。直肠下段癌通过两个静脉丛直接转移至骶骨及脊柱。此外,大肠癌转移至睾丸、颌骨、鼻咽部、盆腔以及指(趾)骨等处也有少数病例报道。

4.种植性转移

盲肠、横结肠及乙状结肠癌容易穿透浆膜种植于腹膜面。种植转移可在直肠子宫陷窝或直肠膀胱窝,并形成直肠指诊时可触及的肿块。种植转移也可累及卵巢,形成库肯勃瘤。

(三)与预后有关的因素

与大肠癌预后有关的因素很多,其中病理因素归纳起来包括肿瘤固有特点、宿主对癌反应的形态学表现以及肿瘤扩散程度的病理学标准等几个方面。在大多数研究中,大肠癌治疗性切除后5年生存率在40%~60%,手术失败的病例局部复发和(或)局部淋巴结转移的发生超过90%,其中半数病例仅局限于这些部位。所有复发病例中,2年内明显复发者71%,5年内为91%。

(四)临床病理分期

早期大肠癌的预后与癌组织浸润的深度密切相关。将浸润深度分为6个级别。

M1:癌组织位于黏膜固有层一半以内。

M2:癌组织位于黏膜固有层一半以上。

M3:癌组织深达黏膜肌层。

SM1:癌组织深达黏膜下层的浅部。

SM2:癌组织深达黏膜下层的中部。

SM3:癌组织深达黏膜下层的深部接近固有肌层。

(五)病理类型

大肠腺癌主要由柱状细胞、黏液分泌细胞以及未分化细胞构成,肿瘤可含有少量神经内分泌细胞及潘氏细胞。根据肿瘤细胞的组成及其组织结构特点,大肠腺癌可分为以下类型。

1.乳头状腺癌

癌组织呈粗细不等的乳头状分支状结构,乳头中心索为少量纤维血管间质,表面癌细胞呈柱状,具有不同程度异型性。深部肿瘤组织常呈小的乳头状囊腺癌结构,乳头一般较短。

2.管状腺癌

癌组织内出现管状排列结构。根据大肠腺癌的分化程度,可将其分为三级。

(1)高分化腺癌:癌细胞均排列成腺管状结构,腺管由单层癌细胞构成,胞核位于基底侧,异型性较轻。腺腔侧可见明显胞质带。

(2)中分化腺癌:癌细胞大多排列成腺管结构,部分癌细胞呈实性条索状或团块状结构。腺管内衬的细胞分化较差,细胞排列参差不齐,呈假复层,胞质较少,腺腔侧胞质带消失。

(3)低分化腺癌:癌细胞大多呈实性条索状或巢状结构,仅少数呈腺管状。癌细胞分化差,异型性明显,胞质很少。

3.黏液腺癌

本型以出现大量细胞外黏液为其特点,黏液可局限于囊状扩张的腺腔内,囊壁常衬以分化较好的黏液分泌上皮;黏液也可进入间质形成黏液湖,其中可见漂浮的癌细胞片段。所含黏液占肿瘤组织的1/2以上。

4.印戒细胞癌

肿瘤由弥漫成片的印戒细胞构成,无特殊排列结构。印戒细胞胞质可呈红染颗粒状,或呈细小空泡状,或呈大的黏液空泡;胞核一般呈不规则形,深染,偏于胞质一侧。

5.未分化癌

癌细胞弥漫呈片或呈团块状、条索状排列,无腺管形成。癌细胞核大而明显,胞质少,无黏液分泌。

6.鳞状细胞癌

大肠鳞状细胞癌罕见。诊断鳞状细胞癌需排除其他部位恶性肿瘤如肺鳞癌的大肠转移,排除鳞状细胞上皮瘘管所引起的鳞状细胞癌,排除肛门鳞状细胞癌的蔓延。

7.腺鳞癌

大肠腺鳞癌罕见,占大肠癌的0.025%~0.05%。腺鳞癌分布部位与普通型腺癌相同,约半数发生于直肠或乙状结肠,20%发生在盲肠,大体类型及临床表现与腺癌没有区别。组织学类型上,肿瘤由腺癌及鳞癌两种成分构成。鳞癌一般分化较差,侵袭性强;而腺癌与普通腺癌相同,分化一般较好。

8.小细胞癌

小细胞癌又称恶性类癌、燕麦细胞癌以及神经内分泌癌。发生于大肠的小细胞癌甚为罕见，约占大肠恶性肿瘤的0.2%，以直肠和右半结肠多见，其次为盲肠、升结肠、横结肠、乙状结肠、脾曲。临床上，小细胞癌为一种高度恶性的肿瘤，早期出现血道转移，70%～75%有肝转移，64%的患者在5个月内死亡。

肉眼：多数呈溃疡型，少数呈隆起型或浸润型。

镜下：癌细胞常排列成片，没有特殊结构；癌细胞有两种形态，一种呈卵圆形或多边形，胞质量少，呈嗜双色性，胞核圆形或卵圆形，染色质分布较均匀，核仁不明显；另一种似肺燕麦细胞癌，胞质不明显，核呈纺锤形，深染，也无明显核仁。常有坏死。大约21%伴有鳞状上皮化生，45%伴有腺瘤。

免疫组化：角蛋白单克隆抗体AE1/AE3、抗肌内膜抗体EMA阳性；神经元特异性烯醇化酶(neuron specific enolase，NSE)、神经元中丝蛋白(neurofilaments，NF)阳性。

9.类癌

肠道类癌最常见于阑尾，其次为回肠，直肠居第三位，结肠较少。直肠类癌的发现率大约为每2 500例直肠镜检查有1例。临床表现多无症状，多数为其他肠道病变做检查时被发现。年龄高峰为41岁，平均年龄52岁，男女之比为1.7∶1。

肉眼：扁平或略凹陷的斑块，或呈息肉样病变。类癌独有的特征之一是经过甲醛(福尔马林)固定后呈黄色。

镜下：小而一致的细胞于间质中浸润，呈彩带状分布，可伴有隐窝细胞微小增生灶。也存在少量产生黏蛋白的管状或腺泡细胞，亲银和嗜银反应常呈阴性。

免疫表型：NSE、嗜铬素、突触素、癌胚抗原(CEA)阳性；常表达生长抑素、胰高血糖素、P物质和YY肽、人绒毛膜促性腺激素(HCG)以及前列腺酸性磷酸酶；少数表达胃泌素、降钙蛋白、胰多肽和促胃动素。

处理方法：小于2 cm且局限于黏膜或黏膜下层的直肠类癌最好是局部切除。体积较大或表现为肌层浸润的类癌，需要根治性手术治疗。

10.类癌腺癌混合

多见于阑尾，也可发生于胃、小肠及大肠。肉眼和一般类癌相似。

镜下：癌细胞排列呈巢状、条索状、腺泡状或管状，由三种类型的细胞构成，一种为胞质呈空泡状，核位于基底部，类似于印戒细胞或杯状细胞，胞质内含有黏液；第二种细胞较大，胞质略呈嗜酸性，核居中，常可见亲银或嗜银颗粒，有时胞质内也有黏液并存；第三种为潘氏细胞，存在于部分腺类癌中，所有上述细胞胞核小而一致，染色质细颗粒状，核分裂罕见。

七、大肠癌的化学治疗

化疗是大肠癌多学科综合治疗中的一个重要组成部分。对Ⅱ、Ⅲ期患者，它可以配合手术及放疗，通过杀灭微小的远处转移灶及局部术野的脱落癌细胞，减少术后复发和转移，提高生存率。对Ⅳ期患者或术后复发转移的患者，化疗更是主要的治疗手段。研究表明，对一般状况良好的Ⅳ期患者，接受全身化疗组的中位生存期比单纯支持治疗组延长8～10个月，联合靶向药物治疗中位生存期可以延长14个月，而且有客观疗效的患者往往伴有症状的改善和生活质量的提高。同步放化疗时，化疗药物还可以起到放射增敏剂的作用。因此，化疗无论是联合手术和放疗，还是单独使用，都有其独特的地位。

大肠癌的常用化疗药物有三类:氟尿嘧啶类药物、奥沙利铂和伊立替康,它们是从数十种化疗药物中筛选出来的对大肠癌有确切疗效的药物。大肠癌的常用化疗方案多为这三类药物排列组合而成。需要注意的是一些广谱的化疗药物如紫杉醇、吉西他滨、培美曲塞、阿霉素、甲蝶氨呤、长春瑞滨等对大肠癌均无明确疗效,不推荐常规使用。

(一)常用药物

(1)氟尿嘧啶类:氟尿嘧啶类药物是大肠癌化疗的基石。其中氟尿嘧啶(5-fluorouracil,5-FU)自1957年应用于临床以来,一直是治疗大肠癌的主要药物,在转移性疾病和术后辅助治疗方面的地位举足轻重。5-FU的衍生物有替加氟、尿嘧啶替加氟(优福定)、去氧氟尿苷、卡莫氟、卡培他滨、替吉奥等。目前在全世界范围内临床应用最广泛的5-FU衍生物是卡培他滨。替吉奥对亚洲人大肠癌疗效不亚于卡培他滨,尽管NCCN指南等并未将其列入,但值得我们进一步研究。替加氟、尿嘧啶替加氟、去氧氟尿苷、卡莫氟等由于有更好的药物替代,目前已经很少使用。

(2)氟尿嘧啶(5-fluorouracil,5-FU):5-FU是抗嘧啶类合成的抗代谢药物,在体内转变为氟尿嘧啶脱氧核苷酸(5-FUdUMP),与胸苷酸合成酶(TS)的活性中心形成共价结合,抑制该酶的活性,使脱氧胸苷酸生成减少,导致肿瘤细胞的DNA生物合成受阻。在这个过程中如果加入甲酰四氢叶酸(leucovorin,LV),则5-FUdUMP、TS、LV三者可以形成牢固、稳定的三元复合物,对TS的抑制作用大大增加,从而提高5-FU的疗效。因此在临床工作中,5-FU和LV往往是联合使用的。

5-FU也可代谢为氟尿嘧啶核苷,以伪代谢物形式掺入RNA中,干扰肿瘤细胞RNA的生理功能,影响蛋白质的生物合成。5-FU对增殖细胞各期都有抑制作用,对S期细胞最敏感。

5-FU的用法有静脉推注、静脉输注、持续静脉输注、肝动脉灌注化疗以及腹腔内灌注化疗等。

5-FU最常见的不良反应有腹泻、口腔炎、轻至中度白细胞减少等。比较多见的不良反应有食欲减退、轻度恶心、呕吐、皮肤色素沉着、轻度脱发等。5-FU的不良反应随药物剂量、用法改变而不同,例如5-FU持续静脉输注时手足综合征增多,而血液系统和胃肠道系统毒性反应明显减少。

5-FU经代谢后主要分解成二氢氟尿嘧啶而失活,其中起关键作用的限速酶是二氢嘧啶脱氢酶(DPD)。

(二)常用化疗方案

大肠癌常用的三类化疗药物——氟尿嘧啶类药物(5-FU/LV、卡培他滨、替吉奥)、奥沙利铂、伊立替康经过排列组合,可以组成若干种化疗方案,但最重要的有三种方案:5-FU/LV、FOLFOX、FOLFIRI。

5-FU/LV是所有方案的基石。根据5-FU和LV不同的用法和剂量,5-FU/LV的使用方案有Mayo方案、Roswell Park方案、de Gramont方案、AIO方案等。de Gramont方案又称为"双周疗法(LV5FU2)",后被改为"简化的双周疗法(sLV5FU2)",相对上述其他方案,其疗效和不良反应均更易被接受,因此目前应用最为广泛,本文中如无特殊说明,5-FU/LV方案均按"简化的双周疗法"用药。

5-FU/LV联合奥沙利铂是FOLFOX方案,5-FU/LV联合伊立替康是FOLFIRI方案,5-FU/LV、奥沙利铂、伊立替康三药联合是FOLFOXIRI方案。将5-FU/LV更换为卡培他滨,联合奥沙利铂是 CapeOX 方案（也称 XELOX 方案），联合伊立替康是 CapeIRI 方案（也称 XELIRI 方案）。将 5-FU/LV 更换为替吉奥（S1），联合奥沙利铂是 SOX 方案，联合伊立替康是 IRIS 方案。

（1）氟尿嘧啶类单药方案。①5-FU/LV 方案（sLV5FU2）：14 天为一周期；②卡培他滨方案：21 天为一周期；③替吉奥方案：21 天为一周期。

（2）奥沙利铂、氟尿嘧啶类两药联合方案。①FOLFOX：mFOLFOX6 14 天为一周期；②CapeOX：21 天为一周期；③SOX：21 天为一周期。

（3）伊立替康、氟尿嘧啶类两药联合方案。①FOLFIRI：14 天为一周期；②CapeIRI（不推荐使用）：21 天为一周期；③IRIS：21 天为一周期。

（4）奥沙利铂、伊立替康两药联合方案：IROX 21 天为一周期。

（5）奥沙利铂、伊立替康、氟尿嘧啶类三药联合方案：FOLFOXIRI 14 天为一周期。

（6）伊立替康单药方案：21 天为一周期。

（文景丽）

第八章

妇科肿瘤

第一节　子宫内膜癌

一、概述

子宫内膜癌是指发生于子宫内膜的上皮性恶性肿瘤，发病率占妇女恶性肿瘤的20%～30%。与发病相关的因素有肥胖、未经产、饮食、糖尿病、高血压、遗传因素、无拮抗措施使用雌激素等。局部侵犯和淋巴结转移是其主要的扩散方式。局部侵犯主要侵及子宫肌层，盆腔、腹主动脉及阴道是常见的淋巴结转移部位。浆液性癌和透明细胞癌可通过腹膜腔种植转移，子宫内膜癌晚期可通过血行转移。

二、诊断要点

(1)临床表现：可见于任何年龄，但多见于老年妇女，好发年龄是50～60岁。90%的患者主要症状是子宫出血，出血量与病变程度无关；15%的绝经后子宫出血为子宫内膜癌；仅1%～5%的患者无症状。其他症状和体征有阴道异常分泌物、宫腔积液和积血、下腹疼痛、腹部包块等。应了解患者病史和家族史。

(2)子宫分段诊刮取得组织学是诊断的金标准。

(3)常见的辅助检查有盆腔超声、CT、MRI，可以较好地显示子宫肌层侵犯情况；此外，也需要血常规、尿常规、肝肾功能、血清CA125、胸部X线片等检查，必要时进行肾血流图、胃肠造影等检查。

三、病理和分期

(一)病理

90%的子宫癌是子宫内膜癌，其中最常见的是子宫内膜腺癌，其他少见的有子宫透明细胞癌、子宫浆液癌、黏液癌和鳞癌等。

1.子宫内膜腺癌

分化较好，病程隐匿，25%有鳞状化生。

2.子宫内膜浆液性癌

侵袭性生长，与卵巢浆液癌相似，常伴有内膜萎缩和内膜上皮癌。在内膜内播散性、多中心性生长，一半以上有淋巴结转移，预后不良。

3.透明细胞癌

透明细胞癌合并浆液组分者预后最差，合并内膜腺癌者预后稍好。

4.黏液癌

与内膜腺癌相似，倾向于分化好。

5.内膜鳞癌

有3个标准诊断内膜鳞癌：无腺癌成分，与宫颈上皮未连接，无宫颈癌倾向。预后不好。

6.未分化癌

代表一组异源性肿瘤，预后非常差。

(二)分期

1971年FIGO制定了临床分期，1988年制定了手术分期。对于不能手术的患者仍用2002年临床分期标准(表8-1)。

表8-1 AJCC子宫体癌TNM分期与FIGO分期

T:原发肿瘤		
TNM分期	FIGO分期	
Tx		原发肿瘤无法评价
T_0		未发现原发肿瘤
Tis	0	原位癌
T_1	Ⅰ	肿瘤局限于子宫体
T_{1a}	$Ⅰ_A$	肿瘤局限于子宫内膜
T_{1b}	$Ⅰ_B$	浸润肌层<1/2
T_{1c}	$Ⅰ_C$	浸润肌层≥1/2
T_2	Ⅱ	累及宫颈，但未超出子宫
T_{2a}	$Ⅱ_A$	累及宫颈黏膜体，无间质浸润
T_{2b}	$Ⅱ_B$	累及宫颈间质
T_3	Ⅲ	有局部和(或)区域淋巴结转移
T_{3a}	$Ⅲ_A$	累及浆膜和(或)附件直接蔓延或转移，和(或)腹水或腹腔冲洗液细胞学阳性
T_{3b}	$Ⅲ_B$	阴道转移(直接蔓延或转移)
T_4	$Ⅳ_A$	累及膀胱或直肠黏膜(泡状水肿不足以把肿瘤分为T_4)
N:区域淋巴结		
Nx		区域淋巴结无法评价
N_0		无区域淋巴结转移
N_1	$Ⅲ_C$	有区域淋巴结转移
M:远处转移		
Mx		远处转移无法评价
M_0		无远处转移
M_1	$Ⅳ_B$	有远处转移(除主动脉旁和(或)腹股沟以外的腹腔淋巴结转移，不包括阴道、盆腔浆膜或附件的转移)

临床分期

0期：$TisN_0M_0$

Ⅰ期：$T_1N_0M_0$

$Ⅰ_A$期：$T_{1a}N_0M_0$

$Ⅰ_B$期：$T_{1b}N_0M_0$

$Ⅰ_C$期：$T_{1c}N_0M_0$

Ⅱ期：$T_2N_0M_0$

$Ⅱ_A$期：$T_{2a}N_0M_0$

$Ⅱ_B$期：$T_{2b}N_0M_0$

Ⅲ期：$T_3N_0M_0$

$Ⅲ_A$期：$T_{3a}N_0M_0$

$Ⅲ_B$期：$T_{3b}N_0M_0$

$Ⅲ_C$期：$T_{1\sim3}N_1M_0$

$Ⅳ_A$期：T_4任何NM_0

$Ⅳ_B$期：任何T任何NM_1

四、治疗原则

(一)手术治疗

手术是子宫内膜癌的主要治疗方法，术式的选择依据临床分期、病理类型、分化程度及患者的全身情况来决定。

(二)放疗

放疗是子宫内膜癌的辅助治疗，可分为术前放疗和术后放疗，对不能手术者是主要的根治性治疗方法。术前放疗可以减少术后阴道穹隆复发，使肿瘤缩小，创造手术切除条件，减少术中播散；缺点是影响术后分期。目前大部分子宫内膜癌采用的是术后放疗。

(三)激素治疗

主要是孕激素治疗，一般用于治疗晚期或复发肿瘤。可以口服或静脉给药，常用药物有甲羟孕酮、甲地孕酮、氯地孕酮和己酸孕酮。另外，还可应用抗雌激素药物如三苯氧胺等。

(四)化疗

化疗多用于晚期和复发的患者，作为综合治疗的一部分。

五、放疗

(一)适应证

(1)严重内科并发症或高龄等不宜手术的各期患者，可行单纯放射治疗(腔内加体外)，

(2)术前、术后的辅助性放疗。

(二)禁忌证

一般情况太差，恶病质，难以耐受放射治疗者。

(三)操作方法及程序

1.放射治疗前的准备

详细询问病史，注意并存疾病情况，细致全身检查及盆腔检查；核对、确认肿瘤病理及分级；

其他有关检查如血、尿、便常规，肝肾功能，B 超、CT、MRI，确定临床分期。治疗感染及并存疾病如高血压、糖尿病等。

2.放射治疗方案

(1)单纯放射治疗。①体外照射。射野：各种射野均可参照宫颈癌的设野方法，唯照射野下界可依阴道受侵范围上下有所变动。剂量：盆腔放射治疗一般在近完成全盆腔野 DT 30 Gy 时开始腔内治疗，此时照射野下段中部开始挡铅，挡铅宽度 4 cm，高度 8～10 cm(挡铅高度依子宫体的大小可有所变动，若为矩形野挡铅宽 4 cm，分为盆腔四野照射)，再继续体外照射，DT 15 Gy，即总量 DT 45～50 Gy。每天 DT 量为 1.8～2.0 Gy。腔内近距离照射当天不行体外照射。主动脉旁淋巴结区放射治疗可行适形放疗，组织量可达 60～70 Gy，一般依据每周照射次数、单次量的不同，依其生物效应的改变，总组织量也应有所改变。②腔内治疗：宫腔容器用单管者可采用以下两个参考点。F 点：宫腔放射源顶端旁开子宫中轴2.0 cm。A 点：宫腔放射源末端相当于宫口水平向上 2 cm，旁开子宫中轴 2 cm。有条件者可设置直肠、膀胱参考点，以便控制其受量，减少并发症。

腔内治疗剂量应达到 F 点 45～50 Gy，A 点 35～42 Gy，每周 1 次，每次 F 点 6～8 Gy，分 6～8次进行，必要时要适当补充阴道腔内照射，以减少阴道复发。

子宫体的大小影响疗效，子宫越大，宫腔单管放射治疗者的靶区剂量分布越不均匀，疗效越差；反之，子宫小疗效相对较好。由于宫腔形状的影响，当距宫腔所置入的管状容器较远的宫角剂量达到肿瘤致死量时，距放射源较近的子宫峡部及颈管则受量较大，可能会引起一些放射性坏死，宫腔积液，阴道分泌物增多等，而且有时坏死表现与肿瘤未控或复发难于区别，这也是目前子宫内膜癌单管腔内放射治疗剂量难于掌握及随访时需要注意并应给予适当处理的问题。

(2)手术合并放射治疗。①术后放射治疗：用于手术病理分期Ⅰ～Ⅱ期具有复发高危因素者的辅助治疗或手术切除范围不足或切缘不净者的补充治疗。术后发现的组织学Ⅲ期也应给予盆腔放疗，若仅细胞冲洗液阳性，目前有文献报道可不增加特殊处理，一般在术后 10～14 天即开始放射治疗，延误时间则影响疗效。

Ⅰ～Ⅱ期高危因素组。①病理类型：透明细胞癌及腺鳞癌，不论期别及组织分化程度，术后均须给予辅助性放射治疗或化疗；子宫内膜浆液性乳头状癌，因其生物学行为类似卵巢上皮癌，则术后以化疗为主。②子宫内膜样腺癌Ⅰ期患者的肌层浸润深度及细胞分化程度：$Ⅰ_a$ 期的 G_3；$Ⅰ_b$ 期的 G_2、G_3；$Ⅰ_c$ 期的 G_1、G_2、G_3。③有脉管受累者。④宫颈受侵者。以上后三者术后首选盆腔体外放疗，或放、化疗同时应用。⑤腹膜后淋巴结转移，限于盆腔者仍以盆腔体外放疗为主，超出盆腔者选择适形放疗。⑥阴道切缘不净或因阴道切缘距离肿瘤＜5 mm 者除盆腔照射外，还应补充阴道腔内治疗。

剂量：全盆体外照射，组织量一般为 45 Gy(个别病例可根据情况，针对具体病灶缩野可达50 Gy 照射野面积过大时需慎重)，每天 1.8～2.0 Gy。需采用术后阴道腔内放射治疗者，可在术后约 2 周时开始(即阴道伤口基本愈合后)，每单次量为阴道黏膜下 0.5 cm 处 6～8 Gy，3～4 次完成(为防止膀胱、直肠受量过大而不以 A 点为参考点)。若采用术后体外加腔内合并放射治疗时，为减少膀胱、直肠并发症，可在体外达 30 Gy 时照射野下界挡铅 4 cm×4 cm。有条件者挡铅范围可在模拟机下标出阴道顶端位置，从此位置向上 1～2 cm，向下达照射野下界，宽度仍为 4 cm。

术前放射治疗：因宫体过大或病期晚，手术不宜切除者，可依据情况，采用适当的术前腔内或体外放射治疗，然后在合适的时机进行手术切除，再依术后情况增加不同方式的术后放射治疗。

治疗方式及剂量也应依治疗的不同目的和方式而定。一般多不主张采用手术前常规放射治疗，因疗程过长对患者不利，并且对一些不需要放射治疗的患者，采用了放射治疗加手术的双重治疗，增加了并发症的发生率。

(3)手术后复发的放射治疗：依据不同情况决定，如复发在盆腔及腹主动脉旁，可行体外放射治疗，方法及剂量如上述。孤立病灶可依具体情况采用体外三维立体适形照射。阴道复发可依具体情况适量腔内放射治疗，因此时子宫已切除，要特别注意膀胱、直肠受量，有条件者最好设置膀胱、直肠参考点进行监测，减少并发症。

(四)注意事项

1.放射治疗中

患者可能出现放射治疗反应如乏力、食欲缺乏、尿频、大便次数增加等，一般给予对症处理即可缓解。白细胞下降低于 $3\times10^9/L$，血小板下降低于 $80\times10^9/L$ 等可暂停放射治疗，给予升血细胞药物，待好转后再恢复放射治疗。同时注意处理并发症。

2.放射治疗后

(1)完成放射治疗后应定期随诊，第一次为放射治疗后 1 个月，以后第 1～2 年内每 3 个月一次，放射治疗后 3～5 年，每 6 个月至 1 年一次。随诊检查内容包括：①盆腔检查(三合诊)。②阴道细胞学检查。③胸片。④根据不同情况，可行 B 超、CT、MRI 检查等。

(2)正常组织晚期并发症防治：放射治疗后以膀胱、直肠远期并发症较多见，治疗方法以对症处理为主。

(盖慧荣)

第二节　子宫颈癌

一、概述

宫颈癌是较常见的恶性肿瘤，在妇科恶性肿瘤中发病率最高。HPV 感染、性生活开始早、性伴侣增多、多次妊娠等可能是其发病的相关因素。宫颈上皮内瘤样病变(CIN，Cervical intraepithelial neoplasia)是与宫颈癌相关的一组癌前病变，反映宫颈癌发生、发展中的连续过程。宫颈癌常呈局部扩散和淋巴结转移。手术和放疗是宫颈癌的主要治疗手段，近年来，对早期的宫颈癌进行手术治疗已获得较好的疗效，但对于局部晚期的患者和手术后有高危因素的患者仍以放疗为主要治疗手段，放疗和同步化疗是治疗局部晚期宫颈癌的标准方法。

二、诊断要点

(一)临床表现

阴道出血是最常见的主诉，可以是月经过多、月经间期出血、性交后出血或绝经后出血。有的患者表现为阴道异常分泌物。许多患者有盆腔、腰骶部疼痛，晚期可有尿频、尿血以及大便规律改变的表现。极少数患者有尿毒症，腹主动脉旁和锁骨上淋巴结转移。

(二)体格检查

盆腔检查是诊断宫颈癌的最主要的步骤,认真仔细地盆腔检查包括阴道、外阴、宫颈、子宫、宫旁、直肠等。双合诊和三合诊是必需步骤。应注意有无消瘦和贫血。

(三)病理学诊断

宫颈及宫颈管组织学检查是确定宫颈癌的最重要证据。

(四)影像学检查

盆腔和腹部的增强CT和MRI检查对于确定病变侵犯范围,特别是发现淋巴结和宫旁浸润是非常有用的。CT对宫颈癌分期判断的准确率是66%~69%,并不高于临床分期(66%~79%),在Ⅱ期~$Ⅲ_A$期区分价值小。①Ⅰ期病灶(局限于宫颈):CT不能辨认。②$Ⅱ_B$期病灶(宫旁侵犯):CT不能辨认早期浸润。③$Ⅲ_A$期病灶(阴道下部侵犯):应用阴道标记CT可辨认。④$Ⅲ_B$期病灶(浸润至盆壁):CT可辨认。⑤Ⅳ期病灶:CT不易辨认中空器官的早期浸润。MRI能较好地区分子宫和宫颈病变,准确性高,能显示肿瘤体积,特别是宫旁扩展;对淋巴结的阳性预测值82%,阴性预测值94%。对晚期$Ⅲ_B$~$Ⅳ_A$期,CT与MRI无区别。胸部X线片与肝、肾超声检查是必检项目。对于可疑侵犯或转移的患者,需要肾血流图、钡灌肠和上消化道造影。

(五)实验室检查

包括血常规,尿常规,肝肾功能,SCC等。

三、病理和分期

(一)宫颈癌常见的病理类型

1.鳞状细胞癌

鳞状细胞癌是宫颈癌最常见的病理类型,占75%~85%,包括三种亚型:角化型、非角化型、小细胞型。也有许多学者将鳞癌分为高分化、中分化和低分化,高分化鳞癌的特征符合角化型鳞癌,中分化和低分化鳞癌的形态特征符合非角化型鳞癌和小细胞型鳞癌。

2.腺癌

占所有宫颈癌的10%~20%,并逐年上升。常起源于宫颈内管,确诊时病灶往往较大。目前认为宫颈腺癌的发生同宫颈鳞癌一样,也有不典型增生、原位癌和浸润癌的连续过程。

3.混合癌(腺鳞癌)

分两型,即成熟型与未成熟型,后者预后差。

4.小细胞癌

为神经内分泌起源,常侵袭性生长,在诊断时往往播散。

(二)宫颈癌的分期

目前常用的是2002年AJCC TNM分期和FIGO分期(表8-2),后者的依据是肿瘤原发部位与侵及盆腔内宫颈旁组织的程度,以盆腔检查为绝对金标准,淋巴结情况及转移均未纳入分期内。FIGO临床分期委员会强调,子宫颈癌的临床分期一经确定就不能改变,即以治疗前盆腔检查为准,如在手术后发现与术前不一致,也以术前检查为准,不能改变原定分期。因此,治疗前的盆腔检查和临床分期是非常重要的。盆腔检查要求三合诊检查,两人同时在场,至少一人是妇科肿瘤医师。必要时在麻醉下进行。

表 8-2　AJCC 宫颈癌 TNM 分期与 FIGO 分期

T：原发肿瘤

TNM 分期	FIGO 分期	
T_x		原发肿瘤无法评价
T_0		未发现原发肿瘤
Tis	0	原位癌
T_1	Ⅰ	病变限于子宫(不论是否累计子宫体)
T_{1a}	Ⅰ$_{\mathrm{A}}$	镜下浸润癌，上皮基底下间质浸润深度≤5 mm，水平扩散≤7 mm，脉管内浸润(静脉或淋巴管)不影响分期
T_{1a1}	Ⅰ$_{\mathrm{A1}}$	间质浸润深度≤3 mm，水平扩散≤7 mm
T_{1a2}	Ⅰ$_{\mathrm{A2}}$	间质浸润深度＞3 mm，但≤5 mm，水平扩散≤7 mm
T_{1b}	Ⅰ$_{\mathrm{B}}$	局限于宫颈的临床可见病灶，或镜下浸润范围＞T_{1a2}/Ⅰ$_{\mathrm{A2}}$
T_{1b1}	Ⅰ$_{\mathrm{B1}}$	临床病灶最大直径≤4 cm
T_{1b1}	Ⅰ$_{\mathrm{B2}}$	临床病灶最大直径＞4 cm
T_{2a}	Ⅱ$_{\mathrm{A}}$	无明显宫旁浸润
T_{2b}	Ⅱ$_{\mathrm{B}}$	有宫旁浸润
T_3	Ⅲ	侵犯盆壁；或阴道下 1/3；或引起肾盂积水；或无功能肾
T_{3a}	Ⅲ$_{\mathrm{A}}$	侵犯阴道下 1/3，但未到盆壁
T_{3b}	Ⅲ$_{\mathrm{B}}$	侵犯盆壁；或引起肾盂积水；或无功能肾
T_4	Ⅳ$_{\mathrm{A}}$	累及膀胱或直肠黏膜；或超出真骨盆
	Ⅳ$_{\mathrm{B}}$	远处转移

N：区域淋巴结

N_x：区域淋巴结无法评价

N_0：无区域淋巴结转移

N_1：有区域淋巴结转移

M：远处转移

M_x：远处转移无法评价

M_0：无远处转移

M_1：有远处转移

临床分期

0：$TisN_0M_0$

Ⅰ：$T_1N_0M_0$

Ⅰ$_{\mathrm{A}}$：$T_{1a}N_0M_0$

Ⅰ$_{\mathrm{A1}}$：$T_{1a1}N_0M_0$

Ⅰ$_{\mathrm{A2}}$：$T_{1a2}N_0M_0$

Ⅰ$_{\mathrm{B}}$：$T_{1b}N_0M_0$

Ⅰ$_{\mathrm{B1}}$：$T_{1b1}N_0M_0$

续表

Ⅱ:$T_2N_0M_0$
Ⅱ$_A$:$T_{2a}N_0M_0$
Ⅱ$_B$:$T_{2b}N_0M_0$
Ⅲ:$T_3N_0M_0$
Ⅲ$_A$:$T_{3a}N_0M_0$
Ⅲ$_B$:$T_{3b}N_0M_0$,$T_{1\sim2}N_1M_0$
Ⅳ$_A$:$T_{3a}N_1M_0$
Ⅳ$_B$:T_{3b}任何 NM_0,T_4 任何 NM_0,任何 T 任何 NM_1

四、治疗原则

Ⅰ$_A$ 期:首选手术,不能手术者可放疗。

Ⅰ$_B$,Ⅱ$_A$ 期:根治性手术或根治性放疗。

Ⅱ$_B$～Ⅳ$_A$:以放疗为主,先期化疗和增敏化疗可提高疗效。

Ⅳ$_B$ 期:姑息治疗。

腺癌(桶状宫颈癌):最好先化疗后再决定手术或放疗。

五、放疗

(一)适应证

放射治疗是子宫颈癌的主要治疗手段之一,原则上适合于各期患者的治疗,但目前多应用于Ⅱ$_B$ 以上的中、晚期,及有并发症的早期患者。

(二)禁忌证

宫颈癌放射治疗无明显禁忌证。

(三)操作方法及程序

1.放射治疗前的准备

(1)进行全面仔细的体格检查,了解病变范围并详细绘图记录;拍胸片、心电图检查、做膀胱镜、直肠镜、静脉肾盂造影等,必要时行盆腹 B 超、CT、MRI 等辅助检查。

(2)实验室检查:包括肝肾功能、血常规及尿、便常规检查,特别是白细胞不得$<3.0\times10^9$/L,血小板不得$<80\times10^9$/L。

(3)积极处理并发症,贫血不仅是常见的并发症,而且影响治疗效果,应积极纠正,必要时输血。如子宫颈癌患者出血经一般处理无效或局部肿瘤较大者,可先行腔内照射使肿瘤缩小,同时达到止血的目的,为正式治疗做好准备。积极治疗盆腔炎、泌尿系统感染等并发症。

2.放射治疗

除原位癌或Ⅰ$_{a1}$期患者可以仅给予单纯腔内照射外,均应体外照射与腔内照射相结合,特别强调单纯体外照射不能治愈宫颈癌。

(1)体外照射。①放射源:放射源为高能 X 射线(加速器产生)或^{60}Co-γ 射线治疗机。②照射范围及设野方法:盆腔矩形野:范围包括髂总(或部分)、髂外、髂内、闭孔、骶前及腹股沟深淋巴结。在模拟机下进行定位,上界 $L_{4\sim5}$间隙,下界为闭孔下缘,两侧界为股骨头中心或内 1/3。无模拟设备者临床上也可采用以下方法;前野下缘位于耻骨联合上缘下 4～5 cm,后野下缘位于骶尾关节下 1.5～2 cm,射野面积宽为主 16～18 cm,高为 14～15 cm,前后野对称。也有采用盒型照射野。盆腔六边形野是照射范围增加了主动脉下段,其他同上。模拟机下定位设野,野上界在 $L_{3\sim4}$ 的间隙,宽 8 cm;下界仍为闭孔下缘下 0.5 cm,宽约 12 cm;两侧界为骨盆最宽处向外延 1.5～2.0 cm,相当于两侧股骨头中心之间,约 16 cm,上述各间距端点相连形成六边形野,前后也平行对称。扩大野是指主动脉旁淋巴结转移时,可从上述两种设野上缘延伸至所需照射的部位,野宽 8 cm(有条件者可直接针对病灶采用适形调强照射)。③照射方式:全盆照射 DT 25～30 Gy/3～4 周,中间挡铅照射 DT 15～20 Gy/2 周,腔内治疗当日不行外照射;六边形野挡铅 4 cm(宽)×10 cm(高),矩形野挡铅 4 cm (宽)×[14～15 cm(高)]。全盆照射快结束时开始腔内治疗;如果最初为盆腔中挡铅照射亦称为四野照射,与腔内照射同时进行,总剂量同上。腔内治疗当日不行外照射。标准的外照射方案为每周 5 次,每次 DT 180～200 cGy。

(2)腔内近距离照射。①参照点:A 点指宫腔放射源末端上 2 cm,中轴旁开 2 cm。B 点位于 A 点外侧 3 cm。若有条件可设置直肠膀胱等部位参考点,尽量减少危险器官的受量。②放射源:目前国内常用的腔内治疗放射源为中、高剂量率放射性核素如 ^{137}Cs、^{192}Ir 等。③方法与剂量:高剂量率腔内治疗每周1 次,每次 A 点剂量 6～7 Gy 为宜,A 点总剂量 35～42 Gy(达到 49 Gy 应慎重),宫颈腺癌患者可适当增加 A 点剂量,中剂量率腔内治疗时应增加剂量。一般腔内治疗在全盆照射近结束时开始。对于局部肿瘤巨大、活跃出血的患者,可以先给予阴道容器达到止血目的。若每次近距离治疗采用阴道及宫腔容器同时使用时,布源比较合理,共同参与 A 点剂量计算;若两者分别使用时,一般阴道容器照射的参考点采用阴道黏膜下 0.5 cm,剂量约 20 Gy。对于局部特别巨大的外生型肿瘤可采用组织间插植治疗,根据肿瘤情况决定插针数及布源,并据肿瘤消除情况决定插植次数。对于肿瘤浸润阴道者,采用不同直径的塞子治疗,尽可能选择大号塞子,每次阴道黏膜或黏膜下 0.5 cm 给予 6～8 Gy,对不需要照射的部分可行铅挡(但阴道塞子增加了直肠和膀胱的受量及并发症)。

(3)放射治疗与化疗相结合:目前,主要采取放射治疗与化疗同时进行,利用其增敏的作用。药物种类及方案较多,以不影响放射治疗疗程为好,目前多采用 5-FU、顺铂等。

(4)三维立体适形调强照射:目前多用于复发宫颈癌孤立病灶或盆腔、主动脉旁淋巴结转移灶的照射。

(5)放射治疗与热疗相结合。

(四)注意事项

1.放射治疗后的随访

放射治疗后的随访十分重要,放射治疗的晚期并发症及患者康复情况只能从随访中了解。治疗后第 1 年每 3 个月随访 1 次,第 2～4 年每 6 个月随访 1 次,第 5 年后每年随访 1 次。随访时仔细查体,并行胸部 X 线、细胞学检查、肿瘤标志物 SCC、B 超等,必要时行 CT 或 MRI 等检查。

2.放射治疗反应及并发症

避免对照射野内皮肤的刺激,保持干燥;放射治疗中及结束后一段时间应加强阴道冲洗。并发症的处理以对症治疗为主。常见的晚期并发症有放射性直肠炎、膀胱炎及盆腔纤维化。

(盖慧荣)

第三节 卵巢良性肿瘤

一、病理特点

(一)卵巢上皮性肿瘤

1.浆液性囊腺瘤

占卵巢良性肿瘤的25%,常见于30~40岁。肿瘤大小不一,表面光滑,多为单侧,也可有双侧性,囊内充满淡黄色液体。单纯型者多为单房,囊壁光滑;乳头型者常为多房;囊壁内可见乳头,偶也可见向囊外生长,此种情况必须详查有无恶性存在;前者恶变率为35%,后者则可达50%。镜下囊壁为单层立方或柱状上皮,间质内可见砂粒体,是浆液性囊腺瘤的特点,恶性时也可见,无特异性。

2.粘液性囊腺瘤

占卵巢良性肿瘤的20%,多发生于生育年龄,少数儿童也可见。大多为单侧以多房性为主,可生长至较大程度,以至引起压迫症状。瘤内容物为胶冻样,属粘多糖类,切面可见大小数目不等的房,房间隔也可较厚,囊壁衬以单薄层分泌粘液的高柱状上皮细胞,富有胞浆,胞核位于底部。高柱状上皮之间有杯状细胞,与宫颈内膜及肠的粘液细胞相似,特殊染色可见嗜银细胞。此瘤恶变率为5%~10%。

卵巢粘液性囊腺瘤合并腹膜假粘液性瘤约31.1%患者可并发腹膜假粘液性粘液瘤(PP)。由于粘液性内容物溢入腹腔,导致腹膜种植,形成肿瘤结节,外观极似癌的转移,但细胞无异形性或核分裂,且多限于腹膜表面生长,继而可引起肠粘连,甚至种植于阑尾。在切除卵巢粘液性肿瘤时,如处理不当,以至囊内容物溢入腹腔,也可发生此瘤。卵巢交界性粘液瘤合并腹膜假粘液性肿瘤最多,恶性肿瘤时也可发生,故须十分注意,合并此瘤者死亡率均高。

3.内膜样腺瘤或囊腺瘤

良性者非常少见,多发生在更年期或绝经后。肿瘤直径平均19 cm大小,切面囊腔内可见一个或多个息肉样突出。囊壁为内膜样上皮,呈柱状或低柱状,核卵形。息肉样突起表面有增生的内膜样腺体,似腺瘤型子宫内膜增生过长,伴有内膜样间质,出血不严重。

4.腺纤维瘤/囊腺纤维瘤

腺纤维瘤/囊腺纤维瘤是良性肿瘤中较少见者,由来自卵巢上皮和其下的间质组织组成,可分为腺纤维瘤和囊腺纤维瘤。腺纤维瘤是以纤维间质为主的实性肿瘤,其中有少量囊腔;囊腺纤维瘤是实质占一部分,其余部分为囊腔。又根据该瘤腺体内衬上皮的性质而分为浆液性、粘液性和内膜样3种。

5.透明细胞瘤

由透明细胞和鞋钉样细胞镶衬于纤维瘤样组织组成,良性极为少见。

6.勃勒纳瘤(Brenner瘤)

占所有卵巢肿瘤的0.5%~1.7%,绝大多数为良性。多位于皮质或皮质和髓质交界处,极少位于卵巢门。单侧多,实性为主,质地坚硬,表面灰白色,大小不一,0.5~30 cm。无包膜,但与周围受挤压的卵巢组织形成分界清楚的肿瘤境界。镜检以上皮细胞为主,圆形或多边形,胞浆丰富,核较小,常见明显核纵沟,呈咖啡豆样外观。

7.混合性上皮瘤

由两种或两种以上的上皮成分组成,若肿瘤内的上皮成分不足10%者,则仍依据占优势成分的肿瘤命名。反之则命名混合性上皮性肿瘤,并注明所含上皮成分及百分率。本瘤占良性卵巢上皮肿瘤2%~3%。浆、粘液混合性上皮性肿瘤的囊腔内,可分别含浆液或粘液,比例不等。囊壁或囊腔内乳头分别衬覆浆液或粘液上皮或两者兼备衬覆同一囊壁及/或乳头。以浆液/粘液及粘液/Brenner瘤的混合居多。

(二)性索间质性肿瘤

1.卵泡膜细胞瘤

占全部卵巢肿瘤的0.5%~1%,是卵巢具有内分泌功能肿瘤中最常见者。多发现于绝经期前后,30%有绝经后出血,16%月经过多,8.4%月经稀少,4%发现于妊娠期,29%有腹部肿块史,10%有腹胀。可合并子宫内膜增生或腺癌。大多为单侧,大小不等,外观光滑或呈分叶状。切面灰色或黄色,质密,呈漩涡状。细胞大小不等,具有含脂质成纤维细胞型的圆形或梭形细胞,不同程度上与卵泡内膜层细胞相似。如部分细胞具有黄体的泡膜细胞形态,则称为黄体化泡膜细胞瘤。此瘤恶性少于1%。

2.纤维瘤

占所有卵巢肿瘤的2%~5%,并非少见肿瘤。单侧居多,仅约10%为双侧。大小不等,小者为卵巢表面小结节,大者可充满盆腔,出现压迫症状,多发生于中老年妇女。由于肿瘤质地硬,中等大小时易扭转。内分泌功能症状较泡膜细胞瘤低,但有时可混有泡膜细胞瘤成分。瘤表面光滑,或多数结节状,切面白色或灰白色,有似平滑肌瘤的编织结构。可出现水肿或囊性退行性变,形成囊腔,有时还可有钙化。镜下与其他部位的纤维瘤相似,可见梭形成纤维细胞及纤维细胞。细胞成束,交织排列,常有粗细不等的胶原纤维,两者比例不等。此瘤为良性肿瘤。

(三)生殖细胞肿瘤

1.成熟性囊性畸胎瘤

成熟性囊性畸胎瘤又称皮样囊肿,占所有卵巢肿瘤的10%~30%,是卵巢良性肿瘤中最常见者。可发生于任何年龄,5%~24%为双侧。9%~17%可发生扭转,出现急腹痛。肿瘤中等大小,直径10 cm左右,外观圆形或椭圆形,包膜薄,光滑,呈白、灰、棕黄等色。囊内可见来自三层胚叶的各种组织,如鳞状上皮、毛发、牙齿以及皮脂样物。后者在人体温下为流质,在室温时为半固体,是由脂肪、皮肤脱屑、甘油胆酸及醇类合成。囊壁内常有一处较突起,即所谓“头节”,各种胚叶组织最易于此处找到,也是病理检查切片时应注意之处。此瘤恶变率为2%~3%,多发生在老年患者。如有恶变,在切开肿瘤后,除常见油脂、毛发等内容物外,尚有实质性部分,或有糟脆坏死部分,而恶变常发生在“头节”附近。

2.卵巢甲状腺肿

很少见,占卵巢畸胎瘤2%~2.7%。诊断标准是甲状腺组织要占卵巢肿瘤成分的50%以上;或虽低于此比例,但临床有甲状腺功能亢进症状,而证明不是由于颈部甲状腺肿引起。有10%~30%的卵巢甲状腺肿合并甲亢,患者年龄多在30~50岁。肿瘤多为单侧,外观呈多房,囊性,表面光滑或呈结节状。剖面呈红木色,含有胶质,镜下可找到成熟的甲状腺组织。恶变率为1%~5%。

二、临床表现

(一)症状

肿瘤较小时多无症状,生长至一定大小可出现以下症状:①下腹不适;②下坠;③腹部增大;④腰围变粗;⑤自行发现肿物;⑥月经紊乱,尤其在功能性肿瘤时出现,如卵泡膜细胞瘤;⑦排尿困难;⑧排便困难。

(二)体征

多因合并腹水或肿瘤过大引起。①呼吸困难;②心悸;③下肢水肿;④移动性浊音;⑤腹部触及肿瘤。

(三)合并症的临床表现

1.蒂扭转

(1)突然一侧下腹剧痛。

(2)常伴有恶心呕吐等。

(3)也可呈阵发性或持续性疼痛。

2.破裂

(1)有以下病史:腹部外伤或挤压;分娩;性生活;过于用力的妇科检查或腹部穿刺。

(2)因破口大小而出现程度不等的腹痛。

(3)原腹部可触及肿块,后未再触及。

3.感染

(1)发热。

(2)腹痛。

(3)腹肌紧张。

(4)白细胞升高。

(5)肿物有压痛。

4.梅格斯综合征(Meig 综合征)

卵巢良性肿瘤合并胸腔积液、腹水者在肿瘤切除后即消失,称 Meig 综合征。1%～5%纤维瘤可合并此征,其他如粘液性囊腺瘤,Brenner 瘤均可出现。

三、诊断及鉴别诊断

(一)妇科检查

(1)在子宫一侧或双侧触及肿物。

(2)肿物实性或囊性,界限清楚,与子宫能分开。

(3)蒂长的肿瘤活动度大,可自盆腔一侧推至另一侧,或自盆腔推至腹腔。

(4)肿物较大时只能在盆腔检查时触及肿物下端,但应注意辨别肿物位于子宫的侧方,前方或后方。

(5)必须做妇科三合诊检查。

(二)辅助检查。

(1)B 型超声波检查,尤其经阴道 B 超更有助于诊断。

(2)有腹水时可行腹穿,并查腹水常规及细胞学检查,查找有无癌细胞。

(3)必要时可行消化道造影(CT,MRI)或内窥镜检查除外消化道肿瘤。

(4)肿瘤标记物检查(CA125,CA19-9,CEA,AFP,hCG,SA 等)除外恶性肿瘤。

(5)必要时行腹腔镜检查。

四、鉴别诊断

(一)非卵巢肿瘤的鉴别

1.瘤样病变

最常见的是滤泡囊肿,多囊卵巢及黄素囊肿,均以单侧为多,壁薄直径很少大于 5 cm。黄素囊肿有时也可较大,多并发于滋养细胞疾病,血 HCG 阳性。多囊卵巢直径不大,常为双侧卵巢增大,多伴有闭经。

2.盆腔炎性肿物

多有盆腔炎病史,或经过急性或亚急性盆腔炎后,形成炎性肿物甚至脓肿。

(1)卵巢肿瘤合并感染:先有肿瘤病史,以后再出现炎症。

(2)输卵管积水:病程较长,炎症病史常不十分清楚,症状轻。外形长圆,壁薄,有压痛,活动度略差于卵巢肿瘤。

(3)输卵管积脓:肿物压痛明显,伴有体温升高,白细胞计数高。

3.子宫内膜异位症

卵巢为子宫内膜异位囊肿或于子宫直肠凹陷处触及不规则肿物和结节时与卵巢恶性肿瘤不易鉴别,病史中患者多有痛经史,B 超检查可协助鉴别,必要时行腹腔镜检查。

4.子宫肌瘤

有蒂的浆膜下子宫肌瘤,或有子宫肌瘤继发囊性变或红色退变,不易与卵巢肿瘤鉴别。此时子宫多增大,常有月经增多症状,肿瘤与子宫关系密切,可做 B 超协助诊断。

5.妊娠子宫

(1)早期妊娠子宫:有停经史及早妊反应,子宫增大变软,必要时做妊反或 B 超,可协助诊断。

(2)中期妊娠子宫:有时因病史不明,会误诊为巨大卵巢肿瘤,应认真做腹部检查,检查胎心,或必要时做 B 超。

6.充盈膀胱

妇科检查前未排空膀胱,或其他原因引起慢性尿潴留,而患者又自述能排尿,会造成误诊。任何妇科检查一定注意先排空尿,必要时可导尿后再检查。

(二)卵巢良恶性肿瘤的鉴别

(1)病史:良性病程较长,逐渐长大;恶性病程较短,长大较快。

(2)外形:良性表面光滑,恶性表面不光滑或呈结节状。

(3)性质:良性多为囊性,恶性多为囊实性或实性。

(4)活动度:良性较好,恶性较固定或活动度较差。

(5)双侧性:良性约 5%为双侧,恶性约 70%。

(6)妇科三合诊检查:良性多无异常,恶性常可于子宫直肠凹陷处触及结节状物或乳头状物。

(7)腹水:良性偶见,恶性常见。

(8)全身情况:良性较好,恶性晚期时可出现恶病质。

(三)辅助检查

(1)肿瘤标记物的检查。

(2)B超,CT,必要时取腹水查癌细胞。

(3)腹腔镜检查。

(四)腹水的鉴别诊断

1.巨大卵巢囊肿

平卧时膨隆的腹部表现为中央隆起,妇科检查尤其是三合诊时能触及肿物,腹部叩诊无移动性浊音;腹水则形如蛙腹,但有移动性浊音,盆腔检查未触及肿物。

2.其他疾病所致腹水

常可在讯问病史时了解,如肝病史,心脏病,或胃肠道病史等,辅助检查如B超,X线胃肠照影等有助于诊断。

五、治疗

(一)手术

1.适应证

(1)除因有严重合并症不能手术者,明确诊断即应手术。

(2)一般附件肿物大于6 cm时应手术明确其性质,生育年龄妇女不除外卵巢瘤样病变时应定期检查,可在月经前后对比观察。

(3)绝经期前后应特别警惕有无卵巢恶性肿瘤的可能。

(4)有扭转破裂等合并症时应急诊手术。

2.范围

根据患者年龄、生育要求及对侧卵巢情况决定手术范围。

(1)年轻患者:如为单侧卵巢肿瘤,对侧卵巢正常,可行肿瘤剥除术;当肿瘤较大时,可做患侧附件切除;对侧有明显病变时,患侧行肿瘤剥除,对侧应剖视检查;双侧卵巢均有肿瘤时,视情况行肿瘤剥除术,或一侧附件切除,一侧肿瘤剥除,以保留部分正常卵巢组织,保存其功能。

(2)绝经前后:多行全子宫及双附件切除或一侧附件切除。

(3)其他年龄段:根据具体情况决定。

(4)畸胎瘤:应仔细检查对侧卵巢,必要时做剖视活体检查。

(5)巨大卵巢肿瘤应尽量完整切除,尤其是粘液性囊腺瘤,避免术中肿瘤破裂,溢出囊液。切口宜大,必要时可在术中先穿刺将囊内液吸出,待体积缩小后再取出,但穿刺时应用纱垫防护穿刺部位周围的组织,避免囊液外溢。放液速度不能过快,以免腹压骤降引起休克。

(二)卵巢肿瘤合并妊娠

(1)早期妊娠:如卵巢肿瘤小于5 cm,不能完全排除妊期黄体囊肿,可密切观察其消长情况,因此时期手术易诱发流产。

(2)中期妊娠:以14～16周时最宜施行手术,可根据情况行单侧附件切除或肿瘤剔除术,术后应注意保胎防止流产。

(3)妊娠28周以后:手术较难进行,且易引起早产,最好能等待至产后进行。

(4)妊娠晚期如肿瘤已被推至盆腔外,无阻塞产道可能,可在产后手术。如肿瘤阻塞产道,可根据情况行剖宫产同时切除肿瘤。

(5)妊娠期发生卵巢肿瘤合并症,如卵巢肿瘤扭转,破裂或疑恶性,均应立即手术。

(三)手术前后注意事项

1.术前

任何良性卵巢肿瘤在未经病理检查之前,均不能绝对肯定无恶变的可能。对术前可疑恶性者应做好充分准备,如阴道消毒为子宫切除之需。

2.术中

切口宜大,使肿瘤可完整取出;如可疑恶性,开腹后应留腹腔冲洗液;术中应仔细探查子宫与双附件;切下肿物后,应立即切开肉眼检查,可疑时,送冰冻切片组织学检查。尤其是粘液性囊腺瘤,常在同一标本上可同时良性,交界性及恶性均存在,与病理医师共同检查非常重要。

六、预后

卵巢良性肿瘤预后均较好,但需及时治疗,并注意有无恶性的可能。

(张海东)

第四节　卵巢交界性肿瘤

卵巢交界性肿瘤在组织学上位于良性及恶性之间,又称为低度潜在恶性,诊断主要依据病理,占全部卵巢肿瘤的10%～20%。发病与卵巢恶性肿瘤有关因素可能有关。应用促排卵药如克罗米芬类,有潜在发生卵巢交界性肿瘤的风险,口服避孕药可能有保护作用。

一、病理

(一)浆液性交界瘤

占所有卵巢浆液性肿瘤的15%。双侧发生情况较良性多,与浆液性囊腺瘤相似。

(1)上皮复层化达2～3层,伴乳头或上皮簇形成。

(2)上皮有轻度或中度非典型性。

(3)核分裂像少见。

(4)无卵巢间质浸润。

(二)粘液性交界性囊腺瘤

占所有粘液性卵巢肿瘤6%～13%,外观与良性粘液性囊腺瘤无明显区别。

(1)上皮复层化不超过3层,伴有乳头和上皮簇形成。

(2)细胞轻至中度不典型性,伴粘液分泌异常,可见杯状细胞。

(3)核分裂像少。

(4)无间质浸润。

(5)可有腹膜表面种植但无深部浸润。

卵巢粘液性囊腺瘤合并假粘液性腹膜瘤:发病较多预后不好。合并卵巢交界性粘液性瘤达50%,合并良性者31.1%,合并恶性者达16.7%。

(三)交界性宫内膜样瘤

罕见,多为单侧及绝经后。

(1)腺上皮假复层。

(2)无间质浸润。

(3)无血管或淋巴管浸润。

(四)交界性透明细胞瘤

较少见,细胞异型性不显著,无间质浸润,预后好。

(五)交界性 Brenner 瘤

单侧多,可囊实性,囊内可见乳头。有上皮增生,但无间质浸润,瘤细胞较一致。

二、分期

与卵巢恶性肿瘤相同。

三、临床表现

与卵巢浸润性癌相似,一般早期症状很难发现,但如仔细讯问,或能找到一些不适处。如腹部增大,包块,腹痛,不规则出血等。由于生长低速,转移率低,以局部扩展和盆腔腹膜种植为主,远处转移症状少见。

四、诊断及鉴别诊断

(一)诊断

(1)病史及临床表现与卵巢恶性肿瘤相似,更应注意妇科三合诊检查。

(2)辅助检查经阴道彩色多普勒检查有利于协助诊断。浆液性交界性肿瘤 CA125 约 50% 升高。

(二)鉴别诊断

主要与浸润癌鉴别,需依据病理,详见表 8-3。

表 8-3　交界性和浸润性卵巢癌鉴别诊断

	交界性	浸润性
腹膜浸润	很少见	较常见
双侧性	少见	常见
发病年龄	45 岁	65 岁
乳头生长	多在囊内壁	腔内外均可见
坏死出血	罕见	常见
核异型性	轻至中度	重度
核分裂象	<4/10 高倍镜	多见,>1/高倍镜
细胞复层	<3 层	>3 层
间质浸润	无	有

五、治疗

(一)手术

1.范围

视患者年龄,生育状况,临床分期及病理类型等决定。

(1)Ⅰa期,年轻,有生育要求者:切除患侧附件,对侧剖视(也有不主张),腹腔冲洗液细胞学检查及必要的多点活检。

(2)Ⅰa期,年龄大或无生育要求,或Ⅰb,Ⅰc期患者:全子宫双附件,大网膜及阑尾切除。

(3)Ⅱ,Ⅲ,Ⅳ期患者:肿瘤细胞减灭术。

2.再次手术分期问题

如初次手术只进行一侧卵巢切除,或腹部横切口未仔细探查,是否应进行再次手术以明确分期,需根据以下情况分析。

(1)初次手术是否仔细探查盆腹腔。

(2)Ⅰ期肿瘤的亚分期。

(3)肿瘤组织类型。

(4)对生育要求的迫切性。

(5)医生与患者共同商讨的态度。

(二)辅助治疗

是否加用化疗尚有争议,应区别对待。

六、预后与随访

(一)影响预后的因素

(1)临床分期。

(2)初次手术后残存。

(3)DNA 非整倍体。

(4)细胞异型性及有丝分裂指数。

(5)腹膜种植:粘液性囊腺瘤尤其重要,合并腹膜假粘液性瘤的交界性卵巢瘤,平均生存期为2年,而大多数患者在6年内死亡,无合并症者,20年生存率可达85%。

(6)组织类型

(二)预后

较恶性者好,5年生存率可达95%,Ⅰ期可达100%,Ⅲ期只占56%～73%,与以上各因素均有关。

(三)随访

虽然交界性肿瘤预后较恶性好,但在保守治疗的患者,定期随访尤其重要。时间可参考恶性肿瘤。

(张海东)

第五节 卵巢癌

一、流行病学

卵巢癌是妇科常见的恶性肿瘤之一,近年有逐渐上升的趋势。在地域分布上,卵巢癌的发病率以北欧、西欧、北美最高,在亚洲,中国、日本和印度发病率较低。在种族分布上,白种人妇女的发病率较黑种人为高,美国白种人妇女卵巢癌的发病率为14/10万,而黑种人则为9.3/10万。在我国,卵巢癌的发病率在女性生殖系统肿瘤中位于宫颈癌和宫体癌之后,位居第三。在美国,卵巢癌的疾病相关死亡率在女性生殖系统肿瘤中居于首位,在全部女性恶性肿瘤的病死率中继肺癌,乳腺癌,结、直肠癌之后,位居第四。发病率和死亡率相当高。卵巢癌主要发生在绝经后妇女,据统计,平均发病年龄为63岁,在40～44岁年龄段,年发病率为15/10万～16/10万,70～74岁年龄段为发病高峰,达57/10万。

卵巢癌的发病与以下因素有关。

(一)生殖因素

有关卵巢癌发生机制主要有两种学说:①卵巢持续排卵学说,指卵巢上皮的慢性周期性损伤和修复与卵巢癌的发生有关。②高促性腺激素学说,指高促性腺激素导致体内雌激素水平升高,从而刺激卵巢上皮增生和癌变。有资料表明,妊娠和哺乳对卵巢有保护作用,若妊娠累计月份增多和哺乳期延长,卵巢癌的发病率降低。口服避孕药可抑制卵巢排卵,降低卵巢癌的发生。

(二)饮食因素

高饱和脂肪酸的摄入同卵巢癌的发病有关,而新鲜水果、蔬菜的摄入可降低卵巢癌的发病率。Larsson等研究表明其摄入量同卵巢癌的发病率呈负相关。Mettlin等报道,乳糖摄入量增加可使卵巢癌发病危险性增高,如丹麦、瑞典等国家奶制品使用量很大,相应乳糖摄入量高而卵巢癌的发病率也高,而大量食用十字花科蔬菜,服用维生素E、β胡萝卜素等则可降低卵巢癌的发病。

(三)吸烟

有吸烟史的妇女更易患卵巢癌,随着吸烟时间的延长,罹患卵巢癌的危险性也相应增加。

(四)遗传因素

家族史也是卵巢癌发生的一个重要因素,有遗传学基础及家族史的妇女70岁前发生卵巢癌的危险性明显升高。有学者发现其同BRCA(DNA修复基因)基因突变有关。

二、转移与复发性

卵巢癌的转移途径包括腹腔种植、淋巴转移和血行转移,而腹腔种植是最常见的转移方式,可发生于2/3的患者中。肿瘤细胞穿透卵巢包膜后,脱落至腹腔,腹膜表面均有机会种植形成结节样新生物,特别是肝脏、脾脏、膈肌和大网膜表面。肿瘤细胞阻塞淋巴回流,导致腹水形成。

淋巴转移多为盆腔和腹主动脉旁淋巴结。在所有病例中,盆腔淋巴结转移概率为80%,腹主动脉旁淋巴结转移率为78%，腹股沟淋巴结为40%，纵隔淋巴结为50%，锁骨上淋巴结为48%。

血行转移最常见为肝脏，其次为肺、胸膜、骨、肾、膀胱、皮肤、肾上腺和脾脏。

三、临床表现

绝大多数卵巢上皮性肿瘤患者早期没有特异性症状，多为腹部不适和腹胀，从而常常导致诊断延误。有统计表明上皮性卵巢癌患者就诊时70%为Ⅲ～Ⅳ期，其他症状包括阴道流血和泌尿系统症状如尿频、尿急，胃肠道症状如腹泻和肠梗阻等。卵巢生殖细胞恶性肿瘤容易侵犯和扭曲漏斗骨盆韧带，即使肿瘤早期亦可引起剧烈疼痛。卵巢性素间质肿瘤分泌性激素而产生相应症状，如性早熟等。颗粒细胞瘤患者，如为绝经前妇女，会出现绝经或月经紊乱症状，如为绝经后妇女，可能出现绝经后阴道出血。

四、诊断要点

(一)病史采集和体格检查

卵巢癌特别是卵巢上皮性肿瘤，早期由于没有特异性临床症状，故对于女性患者主诉下腹部不适胀痛应引起重视，需详细询问家族史、月经及婚育史，特别对于阴道不规则出血的患者，应进行详细腹部和妇科体格检查。最常见的腹部体征为腹水和腹部肿块，肿块往往固定坚硬，表面呈结节样改变。

(二)实验室检查

1.常规血液检查

包括血常规，肝、肾功能，电解质，红细胞沉降率等。

2.相关肿瘤标志物测定

CA125是卵巢上皮恶性肿瘤最常用的肿瘤标志物。CA125是一结构复杂的糖蛋白，分子量为20万，存在于体内的多种组织，如间皮细胞组织、米勒管上皮和有这两种上皮组成发生的恶性肿瘤组织内。血清CA125正常值一般在35 U/mL以下，卵巢浆液性囊腺癌、卵巢内膜样癌的敏感性可达93%，特异性为75.2%，CA125在卵巢上皮性肿瘤诊断和随访中有重要价值，肿瘤经手术治疗后数天内CA125明显下降，它还可作为肿瘤复发早期诊断指标，较影像学可提早6个月甚至更早。

CA19-9在卵巢黏液性恶性肿瘤中表达增高，癌胚抗原(CEA)在卵巢癌中阳性率为7%～39%，肿瘤特异性生长因子(TSGF)、铁蛋白(SF)在卵巢癌患者中阳性率分别可达83%和60%，多项肿瘤标志物的联合检测可提高卵巢癌患者的早期诊断率。

在含有滋养层成分的卵巢肿瘤中，血清HCG可作为诊断和随访的指标。血清神经特异性烯醇化酶(NSE)浓度是卵巢未成熟畸胎瘤、无性细胞瘤一个很好的监测指标。

(三)影像学检查

1.B超检查

超声检查简单易行，特别是经阴道超声的开展，使其组织分辨率和恶性肿瘤检出率有了很大的提高。卵巢恶性肿瘤的超声图像往往表现为实质性或囊性肿块，内部结构紊乱；囊壁厚薄不均，其上有结节样突起，多伴有腹水。多普勒超声还可显示肿瘤血流特性。B超同CA125联合检查，两项指标均为异常的绝经后妇女，其患卵巢癌危险性明显增高，RR为327。

2.计算机体层摄影(CT)和磁共振成像(MRI)

CT 和 MRI 可清晰显示卵巢肿瘤内部结构以及同周围组织脏器关系,同时可显示盆腔和其他脏器的转移,CT 对于腹膜后淋巴结转移有较好显示。在卵巢良、恶性肿瘤的诊断中,MRI 的图像优于 CT,其主要影像学表现为肿块为囊实性,肿块体积增大(>4 cm),囊壁增厚不规则,其上有菜花状突起,肿瘤内可见坏死,可侵犯周围脏器,常伴有腹水和肿大淋巴结。MRI 对恶性卵巢肿瘤的分期准确率可达 80%,为治疗提供良好依据。

3.正电子发射体层显像(PET-CT)

PET 作为一种无创性分子影像学技术,可早期提示肿瘤功能和代谢的改变,它对卵巢癌诊断的敏感性为 78%~100%,特异性可达 75%~92%,同其他手段结合,可进一步提高其准确率。对于卵巢癌的分期,治疗效果的监测和复发的诊断都有明显的优势。在疗效预测和预后判断方面,由于 PET 可提供肿瘤代谢情况,有学者发现 PET 检查 SUV 值高的患者预后差,治疗后 PET 结果阴性提示疗效好,且肿瘤无复发期相对较长,PET 三维定量技术可准确测量肿瘤体积,肿瘤体积同患者预后密切相关,体积小者预后相对较好。

(四)病理检查

1.超声引导下卵巢穿刺细胞学检查

在阴道超声指引下对卵巢包块进行穿刺提取组织进行病理学检查,对于盆腔肿块性质不明的患者是一种创伤较小的选择,对于腹腔镜检查有禁忌者有一定优势。

2.腹腔镜下卵巢活检

其优点为肿瘤活检在直视下进行,提高了检查的准确性,在病理诊断中有重要意义。

3.腹水或腹腔冲洗液检查

卵巢恶性肿瘤有突破卵巢包膜向外生长的趋势,容易形成腹腔播散和腹膜种植。因此,腹水或腹腔灌洗液找癌细胞对卵巢癌的诊断有一定价值。

五、病理

(一)卵巢肿瘤的病理分类

卵巢兼俱生殖、内分泌等功能,结构复杂,生长肿瘤形态种类繁多,分类标准不一。1973 年世界卫生组织对卵巢肿瘤制定了统一的分类标准,1988 年又做了修订。其最主要的改变是将通常的“上皮性肿瘤”改为“上皮-间质性肿瘤”。它提示这些肿瘤虽然起源于卵巢表面上皮,但其中很多含有肿瘤性间质成分,如腺纤维瘤、腺癌纤维瘤等,符合胚胎学上苗勒管由体腔上皮及其下的间叶组织衍化而来的概念。

根据肿瘤分化程度、肿瘤细胞异型性和核分裂象,可对卵巢肿瘤进行分级,G_1 代表分化程度良好;G_2 代表分化程度中等;G_3 代表分化不良。

(二)卵巢肿瘤的分期

卵巢恶性肿瘤的分期主要根据肿瘤的大小和侵犯范围、区域淋巴结转移情况和有否其他器官的转移来决定。实际分期应以手术分期为准。准确的分期对手术方式的选择和术后放、化疗的实施有指导性作用。FIGO1988 年修订了卵巢恶性肿瘤的分期标准,它同 AJCC 的 TNM 分期比较如表 8-4。

表 8-4 FIGO 与 AJCC 的 TNM 分期比较

TNM 分期	FIGO 分期	特点
原发病灶		
Tx		原发肿瘤不能检测到
T_0		无原发肿瘤证据
T_1	Ⅰ	肿瘤局限于卵巢(单侧或双侧)
T_{1a}	$Ⅰ_A$	肿瘤局限于单侧卵巢,包膜无侵犯,卵巢表面无肿瘤,腹膜和腹膜灌洗液中无癌细胞
T_{1b}	$Ⅰ_B$	肿瘤局限于双侧卵巢内,包膜无侵犯,卵巢表面无肿瘤,腹膜和腹膜灌洗液中无癌细胞
T_{1c}	$Ⅰ_C$	肿瘤局限于单侧或双侧卵巢伴有以下改变之一:包膜破裂,肿瘤细胞侵及卵巢表面,腹膜和腹膜灌洗液中有癌细胞
T_2	Ⅱ	肿瘤侵犯单侧或双侧卵巢延及盆腔或有种植
T_{2a}	$Ⅱ_A$	直接侵犯和(或)种植于子宫和(或)输卵管、腹膜和腹腔灌洗液中无癌细胞
T_{2b}	$Ⅱ_B$	直接侵犯和(或)种植于其他盆腔组织、腹膜和腹腔灌洗液中无癌细胞
T_{2c}	$Ⅱ_C$	盆腔直接侵犯和(或)种植(T_{2a}或 T_{2b})合并腹膜和腹腔灌洗液中有癌细胞
T_3	Ⅲ	肿瘤侵犯单侧或双侧卵巢伴显微镜下证实盆腔以外腹膜转移
T_{3a}	$Ⅲ_A$	显微镜下证实盆腔以外腹膜转移(无肉眼可见肿瘤)
T_{3b}	$Ⅲ_B$	肉眼可见盆腔以外腹膜转移,转移灶最大径≤2 cm
T_{3c}	$Ⅲ_C$	盆腔以外腹膜转移灶最大径>2 cm 和(或)区域淋巴结转移
区域淋巴结		
Nx		区域淋巴结不能检测
N_0		无区域淋巴结转移
N_1	$Ⅲ_C$	有区域淋巴结转移
远处转移		
Mx	远处转移无法检测	
M_0		无远处转移
M_1	Ⅳ	有远处转移
	AJCC 分期:	
	Ⅰ期	$T_1N_0M_0$
	$Ⅰ_A$ 期	$T_{1a}N_0M_0$
	$Ⅰ_B$ 期	$T_{1b}N_0M_0$
	$Ⅰ_C$ 期	$T_{1c}N_0M_0$
	Ⅱ期	$T_2N_0M_0$
	$Ⅱ_A$ 期	$T_{2a}N_0M_0$
	$Ⅱ_B$ 期	$T_{2b}N_0M_0$
	$Ⅱ_C$ 期	$T_{2c}N_0M_0$
	Ⅲ期	$T_3N_0M_0$
	$Ⅲ_A$ 期	$T_{3a}N_0M_0$
	$Ⅲ_B$ 期	$T_{3b}N_0M_0$
	$Ⅲ_C$ 期	$T_{3c}N_0M_0$
		任何 TN_1M_0
	Ⅳ期	任何 T 任何 NM_1

六、预后因素

卵巢恶性肿瘤预后因素同其本身生物学行为和临床干预措施密切相关。随着医疗技术的进步、化疗药物和手术技术的发展，治疗效果逐渐提高。分析其预后因素有以下几方面：①FIGO分期。②肿瘤细胞学类型。③肿瘤分化程度(G)。④手术后残余灶大小。⑤化疗药物选择和疗程。卵巢恶性肿瘤分期是其最重要的预后因素。Ⅰ期患者，肿瘤分化程度相对较好者，其5年生存率可达90%，而Ⅲ期患者为35%左右，Ⅳ期不到10%。在相同期别的患者中，肿瘤分化程度和细胞类型是相对重要的预后指标，黏液腺癌和透明细胞癌预后不佳。对于肿瘤细胞减灭术后患者，残余瘤灶>2 cm者较<2 cm者预后为差。术后常规化疗6个疗程及以上者预后较不足6个疗程者好，有报道显示其5年生存率可提高10%左右。随着近年来紫杉醇等新药用于卵巢癌的治疗，其疗效较表柔比星、美法仑、5-FU、环磷酰胺有所提高。

其他相关因素还有年龄、术后CA125水平、DNA异倍体性等。

七、治疗

卵巢癌的治疗是以手术为主的多种治疗方法相结合的综合治疗。手术探查应仔细彻底，包括腹腔冲洗液的细胞学检查，以得到正确的临床分期，为术后放、化疗提供治疗依据。手术应尽可能切除卵巢原发灶、腹腔转移灶和盆腔腹主动脉旁转移淋巴结，使残余病灶最大径在2 cm以下，为术后放、化疗的疗效提高创造条件。

(一)外科处理

外科治疗包括以下几种方法。

(1)对于$Ⅰ_A$和$Ⅰ_B$期高分化癌的患者，术中应仔细全面探查腹腔，明确分期，排除卵巢以外无转移者，行经腹全子宫加双附件切除术即可，术后不行常规放、化疗。这些患者的5年生存率可达90%以上。肿瘤分期为$Ⅰ_A$期和$Ⅰ_B$期，但细胞分化差者，或$Ⅰ_C$期患者因腹水中找到癌细胞，术后应结合化疗及放疗。

(2)卵巢癌肿瘤细胞减灭术对Ⅱ、Ⅲ、Ⅳ期患者治疗原则相同，在剖腹探查的同时尽可能切除卵巢肿瘤原发灶和腹腔转移灶，其切除范围包括：全子宫、双侧附件、大网膜、阑尾、转移肠段。卵巢癌盆腔和腹主动脉旁淋巴结转移概率相同，术中应行淋巴结清扫，以便正确分期和减小肿瘤负荷。卵巢癌肿瘤细胞减灭术的目的是尽可能切除肉眼可见肿瘤，即使有肿瘤残余也应使残余灶控制在2 cm以下(目前更要求控制在1 cm以下)，减小肿瘤负荷，提高术后放、化疗的敏感性，提高治疗效果。有学者研究了减灭术后残存肿瘤大小对肿瘤进展时间的影响，术后无肿瘤残余者平均肿瘤进展时间为42个月，而残余肿瘤约1 cm者为20个月。

(3)两次剖腹探查术作为卵巢恶性肿瘤治疗后评估的手段，两次剖腹探查术一般在术后化疗6个疗程后进行，其目的是为了解腹盆腔残余肿瘤经化疗或放疗后的情况，即：是消退还是继续发展，以作为进一步化疗的指导依据。如肿瘤消退，可减少不必要的继续化疗，减小化疗的不良反应。

(二)化疗

对于进展期卵巢癌，化疗是术后重要的辅助治疗手段。多种化疗药物对卵巢癌有效，化疗方案包括单药治疗和联合用药。而手术结合术后联合化疗已成为进展期卵巢癌的标准治疗。对卵巢癌有效的药物包括美法仑、铂类、环磷酰胺、多柔比星类、氟尿嘧啶、紫杉醇等。自铂类药物引入卵巢癌的治疗以来，卵巢癌的治疗效果有了很大的提高，常用的基于铂类的化疗方案有 CP 方案（CTX＋DDP）、CAP 方案（CTX＋ADM＋DDP）、CHAP 方案（HMM＋CTX＋ADM＋DDP）、PT 方案（TAXOL＋DDP）。含 DDP 方案总的缓解率为 67%，较不含 DDP 方案提高 20%左右。但三药联合方案（CAP）是否优于两药方案（CP），仍无定论。

20 世纪 80 年代后，紫杉醇类药物对铂类耐药的卵巢癌显示了很高的活性，两项Ⅲ期随机临床试验比较了含或不含紫杉醇方案的疗效，一组Ⅲ～Ⅳ期卵巢癌患者手术后接受了 DDP-TAXOL 方案化疗，另一组接受了 DDP-CTX 方案治疗，无论肿瘤反应率，无疾病进展期，总生存期 DDP-TAXOL 均较对照组好，总生存期达到了 38 个月，而对照组为 24 个月。

术后化疗以多少周期为宜，国内学者比较了晚期卵巢癌＞6 周期和＜6 周期疗效的差异。化疗周期长者 5 年生存率较对照组提高 10%左右。但继续延长化疗周期，化疗不良反应增加，并未显示疗效增加。有作者试图提高化疗剂量进一步增加疗效，但多项Ⅲ期临床随机试验没有显示增加 DDP 剂量（75 mg/m^2）对疗效有益。

（三）放疗

卵巢上皮肿瘤是对放疗呈中等敏感的肿瘤，其中以浆液性肿瘤敏感性最高，放疗常作为手术的辅助治疗，多用于术后，也可同化疗结合。对于晚期卵巢癌可起到姑息治疗效果。卵巢无性细胞瘤对放疗敏感性高，手术加术后放疗疗效很好。

1.适应证

（1）卵巢上皮癌：放射治疗主要用于术前、术后的辅助治疗及晚期、复发患者的姑息治疗。放射治疗的部位常有：盆腔、全腹、腹主动脉旁、局限性复发和转移灶。

放疗：①术前放射治疗，可使肿瘤缩小、粘连松解，提高手术切除率。随着化疗的不断进展，目前术前放射治疗多被化疗代替，但仍可用于孤立的、限于盆腔手术切除困难的肿瘤，特别是不宜化疗的患者。术前放射治疗如给肿瘤量 20 Gy，休息 2 周可手术；如给 40 Gy，应等放射治疗反应过后，即休息 6～8 周后再手术。②术后放射治疗，是临床经常应用的治疗方法。可用于初次手术无残存肿瘤，或盆腔镜下残存瘤直径＜2 cm腹腔无残存肿瘤的患者，或二次探查阴性患者的术后巩固治疗和二次探查阳性患者的术后挽救治疗，其目的是继续杀灭残存肿瘤。术后放射治疗一般始于术后 7～10 天。③复发卵巢癌的放射治疗，主要应用于术后化疗后局部肿瘤进展或复发患者的姑息治疗。

（2）卵巢无性细胞瘤：卵巢无性细胞瘤（单纯型）对放射治疗高度敏感，直至 20 世纪 80 年代中期，术后仍常采用放射治疗，疗效好，生存率达 83%。放射治疗的方法和剂量基本同卵巢上皮癌。一般有术后单纯盆腔放射治疗或全腹盆放射治疗等。近年来，大量的临床研究表明单纯的无性细胞瘤对顺铂为基础的联合化疗高度敏感，在晚期和复发性患者中，亦取得了高的治愈率。但放射治疗是一种局部治疗，对病变广泛的晚期和复发患者疗效不佳。且全盆放射治疗使患者永久性丧失生育功能并有 5%～10%的肠道并发症。因此，目前无性细胞瘤术后首选化疗。但对化疗耐药者，可通过手术和放射治疗治愈。

2.禁忌证

（1）合并肠梗阻、盆腹腔感染。

（2）明显恶病质。

3.操作方法及程序

目前临床应用的方法有术后单纯辅助放射治疗及术后放疗、化疗的联合应用等。治疗方法多选择全腹加盆腔放射治疗。至于^{32}P腹腔灌注，主要用于具高危因素的早期癌，其疗效和应用仍有争论，除极少数单位外，目前大多不采用。一般主张即使是早期癌，也应采用全腹加盆腔照射。全腹加盆腔照射作为早期患者术后唯一的辅助治疗其疗效已得到肯定。晚期卵巢上皮癌的放射治疗主要应用于肿瘤切除彻底的患者(残存肿瘤 0 直径或≤2 cm)的根治性治疗或晚期患者的姑息性放射治疗。治疗效果主要与残存肿瘤大小、分期及分化程度相关

(1)盆腔照射：在过去几十年中，盆腔照射是卵巢癌术后治疗的主要方法。目前多与腹部照射和(或)化疗综合应用。盆腔照射范围包括下腹和盆腔，上界第 4～5 腰椎，下界盆底，前后对称垂直照射，肿瘤量 40～50 Gy，6～8 周完成。

(2)全腹加盆腔照射：卵巢癌无论病期早晚，术后都主张采用全腹加盆腔照射，其原因有三，一是患者多有盆、腹腔内广泛种植和(或)腹水，部分肿瘤细胞是游离的；二是即使Ⅰ和Ⅱ期患者上腹也可能有潜在的播散或腹膜后淋巴结转移；三是卵巢原发肿瘤在盆腔，盆腔可能有潜在的或较多的肿瘤残存，尤其是晚期患者。

全腹加盆腔照射多用于早期患者的术后预防治疗，或有小的残存肿瘤(直径<2 cm，甚至<0.5 cm)中晚期患者的术后治疗。全腹照射上始于膈上 1 cm，下至盆腔闭孔下缘，包括腹膜在内的盆腹腔(图 8-1)。照射技术现均采用全腹开放大野照射，曾一度应用的腹部移动条形野技术，后经临床随机分组研究比较，全腹开放大野较移动条形野有较低的并发症，且肿瘤的控制率相同，因此目前全腹部照射已被开放大野照射代替。

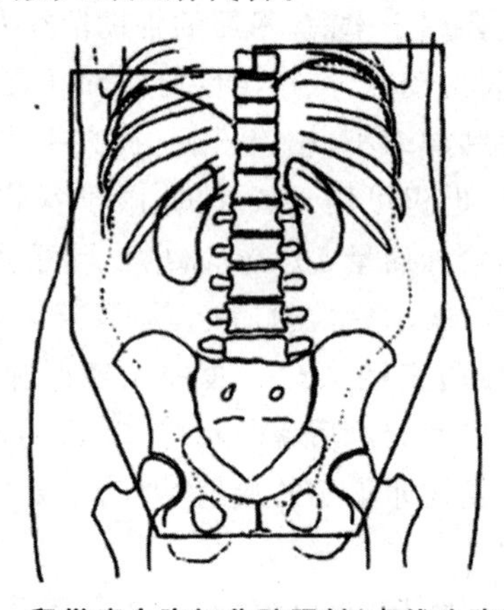

图 8-1　卵巢癌全腹加盆腔照射(虚线为腹膜线)

照射剂量：一般全腹照射的肿瘤剂量为 22～28 Gy/6～8 周，前后垂直照射。为减少肾损伤，从后方挡肾，剂量限于 15～18 Gy。盆腔野照射剂量增至 45～50 Gy。

全腹加盆腔照射的疗效受诸多因素影响，为取得较好的疗效，对选择盆腹腔放射治疗为术后唯一辅助治疗的患者，应遵循以下原则：①上腹部无肉眼可见肿瘤，且盆腔肿瘤直径<2 cm，或无肉眼见肿瘤。②整个腹腔必须包括在照射野内，放射治疗前模拟定位。③肝脏不予遮挡(防护)，但上腹部剂量因此限制在 25～28 Gy，每天量 100～120 cGy。④肾脏采用部分遮挡保护，使其受量不超过 18～20 Gy。⑤盆腔野每天照射量 1.8～2.2 Gy，总量达 45 Gy。⑥前、后野对称照射，确保前、后野剂量相差不超过 5%。⑦照射野必须在髂嵴外。⑧照射野必须达腹膜外。⑨上缘应在呼气时横膈上 1～2 cm。全腹照射的患者放射治疗反应较大，可有恶心、呕吐、腹泻等胃肠反应，白细胞、血小板下降等骨髓抑制以及不同程度的肝肾损伤，甚至放射治疗可能因此被迫

中断。肠粘连和肠梗阻是主要的晚期放射治疗反应，据报道肠梗阻的发生率在4%～12%不等，大多数为10%左右，须手术解除的肠梗阻则相对少见，晚期并发症还偶有放射性膀胱炎、严重的吸收不良等。

(3)腹腔内放射性核素的应用：腹腔内灌注放射性核素胶体金-198(^{198}Au)或胶体磷-32(^{32}P)治疗卵巢癌已有30余年的历史。因放射性物质在腹腔内常分布不均，可引起严重的肠道并发症，并对腹膜后淋巴结无作用，目前多被腹腔化疗代替。但腹腔内放射性核素治疗有其独特的优点，在它接触到的体腔表面有限的深度内，可受到高剂量的照射。同时也有给药方法简便和治疗时间短的优点。胶体金-198的β射线的能量为0.32 MeV，射程不到4 mm，其γ射线易引起肠损伤。近年来多使用胶体^{32}P，^{32}P发射纯的β射线，平均能量为0.69 MeV，射程约8 mm，半衰期较长为14.3天，肠道损伤小。

放射性核素的腹腔内灌注主要用于早期患者如肿瘤破裂、有腹水等的预防治疗，及腹腔内有小的散在的残存肿瘤的术后治疗。这些射线穿透软组织的深度<1 mm，因此对有大的残存肿瘤患者并不适合。如腹腔内有粘连，则影响了^{32}P灌注液体的流动，既影响疗效，又增加并发症。^{32}P腹腔治疗最常见的并发症是腹痛，发生率为15%～20%。化学性或感染性腹膜炎为2%～3%。最严重的晚期并发症是小肠梗阻5%～10%。

(4)其他方法：高剂量单次分割照射治疗晚期卵巢癌，可取得姑息疗效。常用于肿瘤限于盆腔的患者，盆腔照射肿瘤量10 Gy，1天完成，每月1次。一般照射1～2次是安全的，超过2次者有严重放射反应。

膈及腹主动脉旁是卵巢癌常见的转移部位，Schray等提出在全腹放射治疗时，应增加腹主动脉旁和膈下区照射野。腹腔、膈区、腹主动脉旁区及盆腔的剂量分别增至30 Gy、42 Gy、42 Gy、51 Gy。

高分割全腹照射技术，采用全腹大野前后垂直照射，每天上下午各照射1次，每次肿瘤量80 cGy，总量30 Gy/3周，并加盆腔照射，其近期及远期的放射治疗反应较小，优于一般全腹照射方法。

4.放射治疗疗效的影响因素

影响疗效的因素较为复杂，主要包括肿瘤的病变范围、组织学分类、术后残存肿瘤的大小及肿瘤分级等。

(1)病变范围即分期对放射治疗疗效的影响：Ⅰ～Ⅱ期患者术后辅助放射治疗的疗效相对较好。其主要原因是Ⅰ～Ⅱ期肿瘤主要限于盆腔，盆腔脏器对放射治疗的耐受量较高，故能达到一定的治疗剂量。Ⅲ期患者的全腹照射受其敏感器官耐受量的限制，特别是肝肾区常需防护，而这些部位又常是肿瘤转移的好发部位，不易达到治疗剂量，故Ⅲ期辅助放射治疗疗效较差。

(2)术后残存肿瘤对疗效的影响：以前将卵巢癌归于低度放射敏感肿瘤，近年来多认为是中度放射敏感肿瘤，因此渴望高剂量照射能获得较好的疗效。但由于照射面积大，并包括腹腔内的敏感器官如小肠、肝、肾等，故照射前肿瘤的体积成为影响疗效的主要因素。Rubin提出卵巢上皮癌的放射致死量，直径<1 cm的原发肿瘤为50 Gy，直径<5 mm的转移灶需45～50 Gy，1 mm转移灶为25 Gy。一般认为残存肿瘤>2 cm时，放射治疗后很少患者能长期生存。残存肿瘤的大小是影响晚期患者放射治疗疗效的主要因素。

(3)肿瘤组织学分类对放射治疗疗效的影响：卵巢无性细胞瘤(单纯型)是放射高度敏感的肿瘤，卵巢颗粒细胞瘤对放射治疗也较敏感。卵巢上皮癌为放射中度敏感的肿瘤，结合手术、化疗综合应用，可取得较好疗效。卵巢生殖细胞瘤中，除无性细胞瘤外，其余的卵巢恶性生殖细胞瘤如卵巢内胚窦瘤、未成熟畸胎瘤等对放射治疗不敏感。

（4）肿瘤组织的分级对放射治疗疗效的影响：一般认为组织分化越差对放射治疗越敏感，但因分化差的肿瘤恶性程度高，总的预后不佳。

（张海东）

第六节　阴　道　癌

一、概述

原发阴道癌非常少见，约占女性生殖系统恶性肿瘤的1%～2%，多发于老年。阴道癌病因不明，可能与病毒感染（人乳头瘤病毒）、盆腔放射治疗史、长期刺激和损伤等有关。透明细胞癌常出现在青春期和青年期，与患者在母体内受过己烯雌酚（DES）影响有关。因其紧邻尿道、膀胱及直肠，阴道不同部位淋巴引流也不同，并且血管及淋巴管丰富，吻合支多，故本病治疗有一定困难，疗效也较差。

二、病理

原发阴道癌组织学以鳞癌为主，占85%～90%，腺癌次之，另外可见恶性黑色素瘤、肉瘤和生殖细胞肿瘤等。

转移途径以直接蔓延和淋巴转移为主，晚期可有血行播散。阴道壁淋巴丰富，相互交融形成淋巴网，并于阴道两侧汇合成淋巴干，阴道上段淋巴回流至盆腔淋巴结，下段至腹股沟淋巴结，而中段双向回流。

三、临床表现

阴道流血和分泌物异常是阴道恶性肿瘤最常见的症状。早期以不规则阴道出血、白带增多为主要症状。晚期肿瘤侵犯膀胱或直肠时，可出现尿频或里急后重感。但也有5%～10%患者无症状，常是通过常规盆腔检查和宫颈阴道细胞学检查发现病变。妇科检查可见阴道壁肿物，可伴有感染出血；或有部分阴道壁变硬，呈结节、糜烂、溃疡和出血。

四、诊断

根据病史、症状、体征及对阴道壁肿物取材进行活体组织检查，病理诊断可确诊，若无明显病变，应先作阴道涂片进行细胞学检查，然后在阴道镜下行定位活检确诊。

多数阴道的恶性肿瘤由其他部位转移而来，通常为宫颈癌或外阴癌，子宫内膜癌和绒癌也常转移到阴道，在诊断时应仔细鉴别。在肿物接近宫颈或宫颈可疑受侵，应从阴道及宫颈分别取活检送病理。应做超声、盆腔CT或MRI检查，以了解盆腔或腹股沟淋巴结是否有转移。

五、分期

阴道癌的分期采用 FIGO 于 1992 年制定的分期标准。

0 期:原位癌,上皮内癌。

Ⅰ期:癌局限于阴道壁。

Ⅱ期:癌侵及阴道旁组织,但未达盆壁。

$Ⅱ_A$ 期:阴道旁浸润,未达盆壁。

$Ⅱ_B$ 期:宫旁浸润,未达盆壁。

Ⅲ期:癌扩展达盆壁。

Ⅳ期:癌超出真骨盆或侵犯膀胱或直肠黏膜。但膀胱黏膜泡样水肿不属Ⅳ期。

$Ⅳ_A$ 期:癌扩散至邻近器官或转移蔓延至真骨盆以外。

$Ⅳ_B$ 期:癌扩散至远处器官。

六、治疗

(一)综合治疗原则

常采用放射治疗和手术治疗,对阴道生殖细胞恶性肿瘤化学治疗也有很好的疗效。应根据分期、病灶大小、部位及与膀胱、尿道、直肠的关系制订个体化治疗方案。阴道癌上段病变可参照宫颈癌的治疗原则,下段病变参照外阴癌的治疗原则。

(二)放射治疗

由于原发阴道癌多为年老患者及解剖原因,绝大多数患者均选择放射治疗。

1.适应证

阴道癌的治疗十分复杂,适应证须高度个别对待,这不仅需要放射治疗,手术的丰富临床经验,更需对各种放射治疗手段理论基础的掌握,这对临床上只掌握一种治疗手段的临床医师治疗阴道癌时比治疗其他妇科肿瘤更加困难。

(1)单纯根治性放射治疗:①Ⅰ期和Ⅱ期早(仅侵及黏膜下,阴道旁受侵较少),腔内及体外放射治疗相结合,可达根治目的,特别是病灶位于阴道中 1/3 者,放射治疗优于手术。②Ⅱ～Ⅲ期患者,从临床角度用单纯放射治疗,达根治性目的较为困难,必要时放疗、化疗同时应用。③放射治疗计划应使原发灶及相应淋巴结引流区域均得到合理、充足剂量,以达根治性放射治疗的目的,若原发灶位于阴道上 1/3,需子宫完好,否则失去了子宫内的腔内治疗,达不到根治目的。

(2)辅助性放射治疗:手术及单纯放射治疗从临床角度均不能单独达到根治性目的时,以高度个别对待的原则采用手术,放射治疗及化疗的不同方式的综合治疗。

术前放射治疗。①原发灶:原发灶过大,涉及阴道范围广或全部时,临床估计单纯手术、放射治疗均达不到根治目的时,依高度个别对待。可给予术前腔内及组织间和(或)体外放射治疗,为适合手术创造条件。②尿道:肛门括约肌受累,可先用适当剂量给予局部放射治疗,然后手术以达尽量保留括约肌功能的目的。

术后放射治疗:①一些肿物较大或范围较广者,也可采用局部肿块扩大切除,然后给予根治性放射治疗,可节约腔内治疗的剂量,减少直肠、膀胱、并发症的目的,两者的结合与术前放射治疗一样,要有经验的临床医师掌握。②对手术适应证估计不足而首先采用了手术切除,局部切缘不净或周边及基底肿瘤距切缘不足者,采用适当的术后放射治疗。③手术时为保留尿道括约肌,切除不充分者,术后可给予适当的区域性放射治疗。

2.禁忌证

恶病质。

3.操作方法及程序

(1)放射治疗前的准备:细致地进行病灶及全身检查以及必要的临床各项常规化验及影像学检查,定出临床分期,依此设计合理的单纯放射治疗方案及其他治疗方法及程序。

(2)放射治疗方案:本病的放射治疗基本原则与宫颈癌放射治疗相同,采用体外与腔内(包括组织间)放射治疗相结合,除外极早期病例,否则缺一不可。

体外放射治疗野的设置及剂量:①病变位于阴道上 1/3 者,盆腔照射范围基本同宫颈癌。若肿瘤范围较广,体外照射野的下缘可随肿瘤下缘适当下移。②若病变涉及阴道中、下段时,体外照射前野除包括全阴道外还应包括双侧腹股沟及邻近盆腔淋巴结,其后野位置同常规盆腔外照射野,前野包括全阴道及双侧腹股沟。治疗野中心剂量仍为 40～45 Gy(30 Gy 后中心挡铅)。然后从前野增加双侧腹股沟浅层剂量可采用6～12 MeV电子线使双侧腹股沟总剂量达 60～70 Gy。

腔内放射治疗:①后装腔内施用器类型。中心单通路柱形容器(阴道塞子):为 2～4 cm 不同直径的有机玻璃圆柱体。可根据病灶范围来选择布源长度。因该容器中心的放射源距病变有一定距离,此距离越大,靶区内的剂量梯度变化越小,可使靶区内剂量更均匀,故而适合于瘤体厚、浸润深的病变类型。但在参考点外的膀胱、直肠受量与参考点的剂量差别较小,故要注意膀胱、直肠的受量是否超出了它的耐受范围。依此原理,可根据肿块厚度选择不同直径的阴道塞子。八通路中心屏蔽柱形施用器:为有机玻璃棒,设8 条可置软塑管施源器的等距离通槽,表面设硬塑外套,总直径 3～4 cm。塞子中心设置直径 10～12 mm 通孔,孔中置铅柱,容器前端配以卵圆头,后端设固定板。使用时依病变范围选择布源长度,依病变位置选择不同象限布施源器软管,被屏蔽的健侧组织受量可下降,而使不需照射的部分阴道、膀胱、直肠得到更好的防护。容器的放射源距瘤体近,可使其获得较高剂量并使治疗时间缩短。其次因照射距离短,较原靶体积内剂量下降梯度大,剂量分布不均匀而适合于糜烂型或瘤体较薄,浸润较浅的病变类型。又因靶体积内剂量下降梯度大,位于参考点外侧的膀胱、直肠受量与参考点剂量差别较大,故在参考点剂量与单通路阴道塞子照射相同时,直肠、膀胱可受到较好的距离防护。组织间插植:适合于巨块型局限性病变,用治疗计划系统(TPS)计算插植针的布局及参考点剂量,确保插针之间距离准确及平行,最好使用模板式插植。②腔内治疗的参考点设置及剂量。阴道参考点设置及剂量(指高剂量率 HDR),一般采用阴道黏膜下0.5 cm 作参考点,若瘤体很厚时该点不能代表肿瘤基底,可采用1 cm 作参考点。参考点的设置不同,总剂量应有所变动。一般认为体外加腔内肿瘤基底量为 60～70 Gy/6～7 周为宜。盆腔体外照射中心总剂量 DT 40～45 Gy,体外 DT 30 Gy 时,中心挡铅后给予腔内治疗。腔内肿瘤基底随参考点设置不同,给予剂量不同,在治疗过程中,也可依肿块厚度的变化更改参考点的设置,更复杂者加用组织间插植,故局部的放射剂量,可参照肿瘤的消退及膀胱、直肠受量两者决定,不可机械地掌握。

4.注意事项

(1)保持阴道清洁,每天阴道清洗。

(2)腹股沟及盆腔照射后可能出现下肢回流障碍,产生水肿。

(孟　杨)

参考文献

[1] 李雨.肿瘤临床思维与实践[M].武汉:湖北科学技术出版社,2022.
[2] 刘海青.常见肿瘤病理诊断与规范治疗[M].上海:上海交通大学出版社,2023.
[3] 杨相辉.临床肿瘤诊疗技巧[M].武汉:湖北科学技术出版社,2022.
[4] 何爱国.现代肿瘤诊断与治疗[M].济南:山东大学出版社,2023.
[5] 林宇,宝莹娜.临床肿瘤放疗[M].长春:吉林科学技术出版社,2022.
[6] 詹启敏,钦伦秀.精准肿瘤学[M].北京:科学出版社,2022.
[7] 务森,姚文健,周建炜.肿瘤诊疗与防控[M].北京:化学工业出版社,2023.
[8] 葛明华,张大宏,牟一平,等.肿瘤微创手术学[M].厦门:厦门大学出版社,2022.
[9] 于金明,王俊杰,滕峰,等.肿瘤放射治疗住院医师手册[M].北京:中国科学技术出版社,2023.
[10] 陈杜鹃.常见肿瘤疾病治疗与病理诊断[M].上海:上海科学普及出版社,2023.
[11] 李言冰,张世豪.临床肿瘤诊断与治疗实践[M].汕头:汕头大学出版社,2022.
[12] 朱晓毅,张虹,王敏.肿瘤综合治疗与病理技术[M].上海:上海交通大学出版社,2023.
[13] 金献测,谢聪颖,严森祥.肿瘤放射治疗器官运动类型及管理手册[M].北京:科学出版社,2023.
[14] 张丽珺,王晓娟,李占忠,等.肿瘤疾病诊断治疗与护理[M].成都:四川科学技术出版社,2022.
[15] 程国丽.现代肿瘤综合治疗进展[M].上海:上海交通大学出版社,2023.
[16] 梁廷波.实体肿瘤规范诊疗手册[M].杭州:浙江大学出版社,2022.
[17] 殷洪涛.肿瘤科诊治技术与治疗方法[M].北京:中国纺织出版社,2023.
[18] 邢浩.肿瘤诊疗要点与病例集萃[M].开封:河南大学出版社,2022.
[19] 刘志野,宋增福,张茵.临床常见肿瘤诊断和治疗[M].北京:中国纺织出版社,2023.
[20] 范述方.肿瘤临床治疗拾奇[M].北京:中国中医药出版社,2022.
[21] 范锋.临床肿瘤防治技术实践[M].汕头:汕头大学出版社,2022.
[22] 崔蓬莱,尹义强,苗军程,等.临床肿瘤学与综合治疗[M].青岛:中国海洋大学出版社,2023.
[23] 温娟,王国田,姬爱国,等.现代肿瘤病理诊断与治疗[M].哈尔滨:黑龙江科学技术出版社,2022.
[24] 苏克莉.肿瘤科临床诊断与治疗学[M].上海:上海科学技术文献出版社,2023.
[25] 夏廷毅,张玉蛟,王绿化,等.肿瘤放射外科治疗学[M].北京:人民卫生出版社,2022.

[26] 曲修胜.临床常见肿瘤综合诊治与放疗应用[M].北京:中国纺织出版社,2023.
[27] 邓清华,马胜林.转移性肿瘤放射治疗[M].杭州:浙江大学出版社,2022.
[28] 梁雅静,曲华君,孔祥硕.肿瘤疾病诊治与病理诊断[M].上海:上海交通大学出版社,2023.
[29] 施敏,罗念平.肿瘤的治疗与康复研究[M].长春:吉林科学技术出版社,2022.
[30] 唐浩,曹燕鸣,唐又群.临床肿瘤内科学精要[M].上海:上海交通大学出版社,2023.
[31] 沈玉芹,张健.肿瘤家庭康复[M].北京:人民卫生出版社,2022.
[32] 邓军吉,郝永杰,昝海英.临床肿瘤放疗精要[M].成都:四川科学技术出版社,2022.
[33] 赵文学.临床肿瘤学疾病诊断与治疗[M].上海:上海交通大学出版社,2023.
[34] 魏玮.实用临床肿瘤学[M].沈阳:辽宁科学技术出版社,2022.
[35] 何瑞仙.肿瘤外科规范化手术配合[M].北京:人民卫生出版社,2023.
[36] 孙江华,李东辉,刘世浩,等.全腔镜远端胃癌根治术与腹腔镜辅助远端胃癌根治术在消化道重建中的临床效果对比[J].临床和实验医学杂志,2022,21(5):497-501.
[37] 贺松,李娇娇,张斌,等.分析 NAC 治疗乳腺癌的 MRI 成像变化及其参数对预测浸润性乳腺癌 TILs 水平的效能[J].中国 CT 和 MRI 杂志,2023,21(7):87-89.
[38] 周宇,耿进朝,韩雪,等.射频消融治疗原发性肝癌患者疗效评价[J].实用肝脏病杂志,2022,25(5):718-721.
[39] 胡晓东,许怀瑾,聂智梅,等.甲状腺结节手术人群中 HDL-C 水平与甲状腺癌发生风险的相关性分析[J].解放军医学杂志,2023,48(5):501-509.
[40] 杨颖,成薇婷,何肇晴,等.TP63 对非小细胞肺癌细胞吉非替尼耐药性及 DSC3/DSG3 基因表达的影响[J].中国老年学杂志,2023,43(5):1207-1211.